Erfahrungen über

Diagnostik und Klinik

der Herzklappenfehler

Erfahrungen über
Diagnostik und Klinik
der Herzklappenfehler

Von

Professor Dr. S. E. Henschen
ehem. Direktor der medizinischen Universitätsklinik in Upsala
und der medizinischen Klinik in Stockholm

Mit 271 Kurven

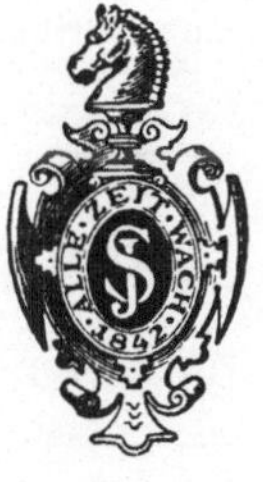

Berlin

Verlag von Julius Springer

1916

ISBN 978-3-642-51310-7   ISBN 978-3-642-51429-6 (eBook)
DOI 10.1007/978-3-642-51429-6

Vorwort.

Die großartigen Fortschritte während der letzten Dezennien sowohl der Anatomie als der Physiologie des Herzens sowie die neuen Methoden der Diagnostik der Herzkrankheiten bezeichnen eine fast vollständige Revolution auf diesem Gebiete. Gleichzeitig damit, daß die neueren Forschungen über die myogene Natur der Herzkontraktionen den Anstoß zu wichtigen anatomischen Entdeckungen besonders über das Reizleitungssystem in der Herzmuskulatur gaben, wurde durch eingehende kardio- und sphygmographische und jüngst elektrische Methoden die Diagnostik des Herzens neu belebt, wozu auch die röntgenologische, photographische und orthodiagraphische Bestimmung der Lage und Größe des Herzens kräftig beigetragen hat. Durch alle diese Untersuchungsmethoden ist neues Licht sowohl über die physiologische Wirksamkeit als die Diagnostik der Herzkrankheiten geworfen.

Die neuen Methoden aber sind noch nicht ein Allgemeingut des praktizierenden Arztes und werden es kaum in der nächsten Zeit; sie erfordern eine Untersuchungsattiraille, welche ihm beim Krankenbett nicht zu Gebote stehen kann, in einem erstklassigen Krankenhause einer größeren Stadt ausgenommen, wenn zugleich besonders auf diesem Gebiete geschulte Ärzte angestellt sind. In der täglichen Praxis ist der Arzt noch zu den alten wohlbekannten, wenn auch weniger exakten Methoden hingewiesen.

Auf diese klassischen Methoden sind auch meine Beobachtungen über etwa 300 Fälle von Herzkrankheiten gestützt, welche in meine Erfahrung in der Periode 1882—1911, in den medizinischen Kliniken in Upsala 1882—1890 und in Stockholm 1890—1912, fielen. Seit der Einführung der Röntgenographie und der Orthodiagraphie sind auch jene Methoden zur Kontrolle reichlich benutzt worden, und außerdem kamen die besten kardio- und sphygmo- und manometrischen Methoden zur Anwendung; dagegen konnten die allerneuesten elektrischen Methoden, wegen äusserer Umstände, leider nicht benutzt werden.

Mit Absicht habe ich hier nur diejenigen Fälle abgehandelt, wo die Diagnose etc. durch die Sektion verifiziert wurde, damit soweit möglich subjektive Urteile vermieden würden. Eine große Reihe von anderen von mir behandelten Herzkrankheiten wurde also ausgeschlossen, sowie auch viele Fälle, wo entweder die klinische Untersuchung oder die Sektion nicht die nötigen Daten darbot.

In dieser Schrift sind nur Bruchstücke aus der Geschichte der Herzklappenkrankheiten abgehandelt, welche von anderen Forschern mehr oder weniger vernachlässigt wurden oder zu einer anderen Deutung veranlassen.

Es war überhaupt keineswegs meine Absicht, die klinische Geschichte der Herzklappenfehler zu schreiben und alle wohl anerkannten Tatsachen, welche sich zum Übermaß in den Lehr- und Handbüchern vorfinden, zu wiederholen, wohl aber viele hypothetische Angaben durch tatsächliche originale Beobachtungen zu stützen, vervollständigen oder korrigieren und in Übereinstimmung mit der Natur zu bringen. Deshalb werden auch nur ausnahmsweise andere, vorzugsweise klassische Autoren hier und da angeführt.

Die allermeisten der klinischen Untersuchungen und Tatsachen sind von mir selbst in allen Details kontrolliert worden, und zwar in der Regel von Tag zu Tag während kürzerer oder längerer Zeit.

Auch die Sektionen, welche von den Fachkundigen Herren Professoren Hedenius und Sundberg ausgeführt wurden, sind in der Regel von mir selbst in bezug auf die Herzen, Leber, Nieren usw. kontrolliert worden, indem oft die Herzen usw. zu meiner Disposition von den Herren Obduzenten gestellt wurden. Die Beschreibungen und Angaben über Dilatation, Hypertrophie usw. stammen also oft von mir. Die mikroskopischen Untersuchungen wurden von mir selbst gemacht, nachdem die Präparate in meinen Laboratorien unter meiner Aufsicht verfertigt worden waren. Dagegen stammen die Angaben über die makroskopische Farbe und Fettdegeneration der Muskulatur, welche sich bei der Konservierung in Alkohol usw. verändern, in der Regel von den Obduzenten. Ich war also in der günstigen Lage, die Sektionen mit mikroskopischen Untersuchungen und klinisch-anatomischen Beobachtungen zu komplettieren und mit eigenen Augen in zweifelhaften Fällen interessante Details zu untersuchen, welche für die klinische Deutung der Fälle von Wichtigkeit waren.

Somit ist diese Schrift eine Frucht von kombinierter klinisch anatomischer Forschung während 30 Jahren. Man sieht so oft allgemeine subjektive Urteile ausgesprochen, ohne daß die betr. Forscher sich auf eine genügende Anzahl gut gesichteter Befunde stützten. Hier lege ich die Daten zur Prüfung vor, um eine Kritik zu ermöglichen.

Die mikroskopischen Untersuchungen stützen sich auf etwa 5000 Präparate, die ich durchmustert habe. Es war nicht meine Absicht, feinere anatomische Details mitzuteilen, sondern hauptsächlich die Befunde statistisch und klinisch zu verwerten.

Während dieser Arbeit wurde ich wiederholt von der großen Schwierigkeit überzeugt, die Herzbefunde exakt zu beurteilen, und zwar nicht nur in bezug auf Dilatation und Hypertrophie, sondern auch betreffs eventueller Stenose und Insuffizienz; manchmal wich deshalb meine Ansicht von der der Obduzenten ab. Manchmal wurde erst durch die klinische Untersuchung die richtige Deutung gefunden.

Für die Ergebnisse der Sektionen bin ich den Obduzenten, den Herren Professoren weil. P. Hedenius in Upsala und Carl Sundberg in Stockholm, sehr verbunden.

Stockholm, im Januar 1916.

S. E. Henschen.

Inhaltsverzeichnis.

Verzeichnis der Abkürzungen.

A. = Arteria.
A.Ao. = Aorta.
Ai. = Aortainsuffizienz.
As. = Aortastenose.
Ais. = Aortainsuffizienz mit Stenose.
ac. = acuta.
adip. = adiposa.
Alkoh. = Alkohol.
Anr., Aneur. = Aneurysma.
Aof. = Aortafehler.
Art. = Arteria.
Art. scl. (skl.) = Arteriosclerosis.
B. = Bindegewebe (vermehrt).
Br. = Bronchitis.
c. = cum.
Cardioscl. = Cardiosclerosis.
chr. = chronica.
Chord. = Chorda.
Cord. = Cordis.
Cyan. = Cyanosis, cyanotica.
D., Dil., Dilat. = Dilatation.
d. = geringe Dilatation.
Deg., Degen. = Degeneratio.
diff. = diffusa.
dikr. = dikrot.
dx. = dexter.
E., End., Endoc. = Endocarditis.
Emph. = Emphysema.
fibr. = fibrosa.
Fing. = Finger.
funkt. = funktionell.
gem. = geminus.
Ger. = Geräusch.
gew. = gewachsen.
H. = Hypertrophie.
h. = geringe Hypertrophie.
Hep. = Hepatis.
Hyp. = Hypoplasia (aortae).
I., Ins. = Insufficientia.
irreg. = irregularis.
J. = Jahre.
K. = Kernvermehrung.
kompl. = kompliziert.
lat. = lateralis.
lev. = levis.

L. K. = Linke Kammer.
L. V. = Linker Vorhof.
M. mitr. = Mitralis.
M. Myoc. = Myocarditis.
M. = Mann.
Mi. = Mitralinsuffizienz.
Ms. = Mitralstenose.
Mis. = Mitralinsuffizienz m. Stenose.
Med. = Medial.
M. L. = Mamillar-Linie.
Nephr. = Nephritis.
Org. = Organisch.
o. = fehlt.
P. Peric. = Pericarditis, Pericardium.
P. = Puls.
Pigm. = Pigmentatio.
Pulm. = Pulmonum, pulmonal.
R. rad. = Radialis (arteria).
rel. = relativa.
Ren. — Renum.
Retr. = Retractio.
R. K. = Rechte Kammer.
R. V. = Rechter Vorhof.
S. Segm. = Segmentation.
Sarc. = Sarcoma.
Scarl. = Scarlatina
sehn. = sehnig.
sin. = sinister.
St., Sten. = Stenose.
Stern. = Sternum.
Syn. = Synechia.
T. Tric. = Tricuspidalis.
Ti. = Tricuspidalis-Insuffizienz.
Ts. = Tricuspidalis-Stenose.
Tis. = Tricuspidalis-Insuffizienz m. Stenose.
tard. = tardus.
tot. = totalis.
ulc. = ulcerativa.
V. v. = Valvula.
verd. = verdickt.
verr. = verrucosa.
V. p. = Venenpuls.
W. = Weib(er).
zus. = zusammen.

I. Statistisches.

Das Material umfaßt 300 Fälle. Von diesen waren 146 Männer und 154 Weiber, also wie 1000 : 1055, oder fast etwa in gleicher Anzahl. Wenn man in Betracht nimmt, daß die Weiber überhaupt etwas zahlreicher im Lande sind als die Männer (wie 1000 : 1049), so wäre man geneigt zu sagen, daß Herzklappenfehler bei uns ebenso zahlreich beim weiblichen wie beim männlichen Geschlecht vertreten sind. Andererseits standen etwa $^1/_5$ mehr Betten für Männer als für Weiber im Zeitraume 1900—1910 zu meiner Verfügung, aber in Betracht muß auch genommen werden, daß wohl Weiber als schwächer mehr geneigt sind als Männer, das Krankenhaus aufzusuchen. Legt man diese Umstände zusammen, so ist der Schluß wohl berechtigt: Männer und Weiber sind etwa gleich zu Herzklappenfehlern geneigt oder richtiger sterben in gleicher Zahl an Herzklappenfehlern. Vielleicht sind Weiber in Schweden etwas mehr zu Herzfehlern geneigt.

Was die verschiedenen Altersklassen betrifft, so finden wir, daß das Material nur wenige Kranke im Alter von 0—9 Jahren umfaßt, was wohl zum größten Teil darauf beruht, daß in der Periode September 1900—1911 das Material aus einem Krankenhause stammt, wo es verboten war, Kinder unter sechs Jahren aufzunehmen, da in der Hauptstadt verschiedene spezielle Kinderkrankenhäuser bestehen. Dies gilt zum Teil auch für die Periode 1882 bis Mai 1900.

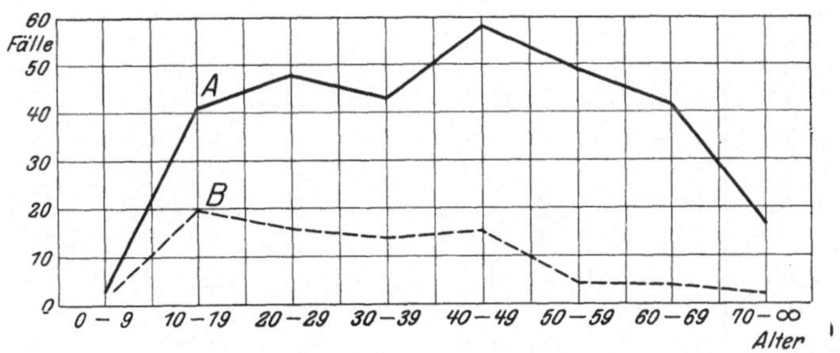

Kurve 1. Mortalität.
A —— Todesalter aller Klappenfehler.   B --- Todesalter der Perikarditisfälle.

Hiervon abgesehen, finden wir schon in der Periode 10—19 Jahre eine nicht unbedeutende Anzahl Todesfälle, 41 = 13,6 %; noch mehr werden in der Periode 20—29 Jahre hinweggerafft, 48 = 16 %. Dann sinkt die Ziffer auf 43 = 14,3 %, um dann auf 58 = 19,3 % zu steigen. Im Alter von 50 bis

59 Jahren starben 49 = 16,3 %. Noch in der Periode 60—69 Jahre lebten 41 = 13,6 %. In der Periode 70 Jahre starben 17 = 5,7 %.

Tabelle 1.   **Statistik der Herzfehler[1]).**

Alter	0—9		10—19		20—29		30—39		40—49		50—59		60—69		70—∞		Sa.	
Geschlecht	M.	W.	M.	W.	M.	W.	M.	W.	M.	W.	M.	W.	M.	W.	M.	W.	M.	W.
I. Endocardit. mitral.	—	—	2	3	2	3	2	2	2	1	2	4	2	1	—	—	12	14
II. „ aortae	—	—	—	1	—	1	—	—	3	2	8	1	2	3	1	—	14	8
Endokardit. Sa.	—	—	2	4	2	4	2	2	5	3	10	5	4	4	1	—	26	22
III. Org. Mitral-insuff.	—	—	—	5	2	3	1	—	2	2	—	2	3	3	1	—	9	15
IV. Funkt. Mitral-insuff.	—	2	3	7	1	3	4	2	8	4	3	4	6	6	1	4	26	32
Mitral-ins. Sa.	—	2	3	12	3	6	5	2	10	6	3	6	9	9	2	4	35	47
V. Mitral-sten. (reine)	—	—	2	1	1	2	—	3	2	3	1	3	—	3	1	—	7	15
M.-ins + M.-stenose	1	—	3	2	1	4	—	8	3	3	1	—	—	2	—	1	9	20
Ms. + Mis Sa.	1	—	5	3	2	6	—	11	5	6	2	3	—	5	1	1	16	35
VI. Trik.-insuffizienz	—	—	3	1	2	1	1	3	3	1	2	—	1	—	—	—	12	6
„ stenose	—	—	—	—	1	2	2	5	—	3	—	1	—	—	—	—	3	11
„ ins.+ stenose	—	—	—	1	—	1	—	1	—	1	—	—	—	1	—	—	—	5
Trik.-Fehler Sa.	—	—	3	2	3	4	3	9	3	5	2	1	1	1	—	—	15	22
VII. Aorta-stenose	—	—	—	—	—	—	—	—	—	—	—	—	—	1	2	—	2	1
„ insuff.	—	—	—	—	3	1	2	—	2	1	1	—	1	—	—	—	9	2
Ai + As	—	—	—	—	—	—	—	—	1	—	4	—	2	—	—	—	7	—
Aortitis	—	—	—	—	—	—	—	—	—	—	—	—	1	—	—	—	1	—
As + Ai; Aortit. Sa.	—	—	—	—	3	1	2	—	3	1	5	—	4	1	2	—	19	3
VIII. Aortafehler kompl.	—	—	—	—	—	—	—	—	—	—	—	—	—	—	—	—	—	—
A. Ms + Ai	—	—	—	—	—	—	—	—	—	—	1	—	—	—	—	—	1	—
B. Ms + As	—	—	—	—	—	—	—	—	—	—	—	1	—	—	—	—	—	1
C. Mi + Ai																		
a) org. Mi	—	—	—	2	1	2	2	—	3	—	1	—	—	—	—	1	7	5
b) funkt. Mi	—	—	2	1	2	1	1	1	3	—	2	2	1	—	1	—	12	5
D. Mi + Ais	—	—	1	—	1	—	—	—	—	—	2	—	—	1	—	—	4	1
E. Mi + Ms + Ai	—	—	—	1	1	—	—	1	—	—	—	—	—	—	—	2	1	4
F. Mi + As	—	—	—	—	—	—	—	—	—	—	—	—	1	—	—	—	1	—
G. Ms + Ais	—	—	—	—	—	—	—	1	—	—	1	—	—	—	—	—	1	1
H. Mis + Ais	—	—	—	—	4	2	—	2	2	2	1	1	—	1	1	—	8	8
Kompl. Aof. Sa.	—	—	3	4	9	5	3	4	9	2	7	5	1	2	3	3	35	25
Sa. summarum	1	2	16	25	22	26	15	28	35	23	29	20	19	22	9	8	146	154
	3		41		48		43		58		49		41		17		300	

[1]) M = Mitralis; i = Insuffizienz; ao = A = Aorta; s = Stenose.

Die folgende Tabelle ergibt die Verteilung der Klappenfehler auf Alter in Prozenten von allen Herzklappenfehlern.

Tabelle 2. **Mortalität.**

Alter in Jahren	0—9	10—19	20—29	30—39	40—49	50—59	60—69	70—∞
Anzahl	3	41	48	43	58	49	40	17
Prozent	1,0	13,6	16,0	14,3	19,3	16,3	13,3	5.7

Wir ersehen aus der Kurve 1, daß sich die Anzahl schon im Dezennium 10—19 Jahre zu gut 40 erhebt, bleibt zwischen 40 und 50 bis zu der Periode 40—50 Jahre und erreicht in diesem Dezennium ihr Kulmen, um nach dem 60.—70. Jahre schnell zu fallen.

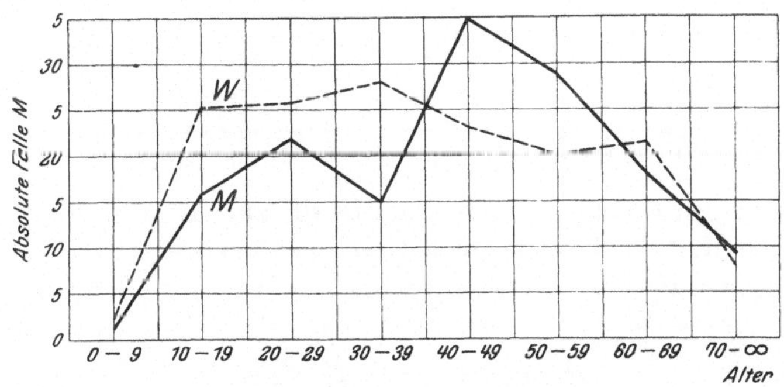

Kurve 2. Altersmortalität.
M —— Männer. W --- Weiber.

Was das Alter der verschiedenen Geschlechter betrifft, so verteilen sich die Herzfehler oder richtiger die Todesfälle an Herzfehlern im Alter, wie die Kurve 2 zeigt. Bis zum 40. Jahre überwiegt die Sterblichkeit der Weiber, zwischen dem 40. und 60. die der Männer; nachher ist die Zahl der Todesfälle etwa dieselbe für Männer und Weiber. Es sterben also

Tabelle 3.

0—40 J.		40—60 J.		60 J. ∞	
M.	W.	M.	W.	M.	W.
44	81	64	43	27	30

Den Grund dieses Verhältnisses finden wir bei der Untersuchung, wie sich die verschiedenen Fehler in den verschiedenen Altersgruppen verhalten.

Tabelle 4.

Altersklassen	0—9		10—19		20—29		30—39		40—49		50—59		60—69		70—79		Sa.	
Geschlecht	M.	W.	M.	W.	M.	W.	M.	W.	M.	W.	M.	W.	M.	W.	M.	W.	M.	W.
I. Mitralisgruppe:																		
Endokarditis	—	—	2	4	2	4	2	2	5	3	10	5	4	4	1	—	26	22
Mitralinsuffizienz	—	2	3	12	3	6	5	2	10	6	3	6	9	9	2	4	35	47
Ms + Mis	1	—	5	3	2	6	—	11	5	6	2	3	—	5	1	1	16	35
Trikusp.-Mitralf.	—	—	3	—	2	3	1	3	2	2	1	1	1	—	—	—	10	9
Gruppe I Sa.	1	2	13	19	9	19	8	18	22	17	16	15	14	18	4	5	87	113
II. Aortengruppe.																		
Trikus.-Aortenf.	—	—	—	2	1	1	2	6	1	3	1	—	—	1	—	—	5	13
Aortenfehler	—	—	—	—	3	1	2	—	3	1	5	—	4	1	2	—	19	3
Kompl. Ao.-Fehler	—	—	3	4	9	5	3	4	9	2	7	5	1	2	3	3	35	25
Gruppe II Sa.	—	—	3	6	13	7	7	10	13	6	13	5	5	4	5	3	59	41
Sa. summarum.	1	2	16	25	22	26	15	28	35	23	29	20	19	22	9	8	146	154

In der obigen Tabelle 4 (I.) finden sich die zur Mitralisgruppe gehörenden Fälle, in der Abteil. II die zur Aortagruppe gehörenden. Und die Kurven A, B, C und D geben die Frequenz dieser Fälle, auf Männer und Weiber verteilt an.

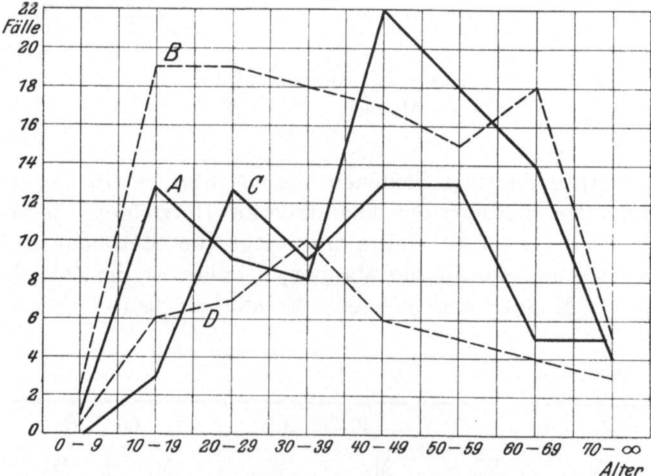

Kurve 3. Todesalter für Mitral- und Aortenfehler. Männer und Weiber.
A-Kurve —— Männer-Mitralfehler.   B-Kurve --- Weiber-Mitralfehler.
C-Kurve —— Männer-Aortenfehler.   D-Kurve --- Weiber-Aortenfehler.

Wir ersehen zuerst, daß die Männerkurve A für die Mitralgruppe 2 Maxima zeigt; das spätere Maximum, welches in die Periode 40—49 Jahre fällt, bildet das

Kulmen. Ganz anders verläuft die Weiberkurve B. Sie kulminiert viel früher, zwischen 10—19 Jahren und 20—29 Jahren, hält sich lange, bis 70 Jahre, auf einer gewissen Höhe, um dann zu fallen.

Die Männer-Aortenkurve C hat auch zwei Maxima, die Kurve liegt aber viel niedriger in der Periode 40—60 Jahre. Die Weiber-Aortenkurve D liegt viel niedriger, besonders in den Jugendjahren, erreicht das Maximum zwischen dem 30. und 39. Jahre und liegt dann von den Kurven (3) am niedrigsten.

Hieraus ergibt sich, daß die Höhe der Weiberkurve in den jüngeren Jahren durch das Prädominieren der Mitralfehler bedingt ist, hingegen die Höhe der Männerkurve zwischen den 40. und 60. Jahren teils durch das Überwiegen der Mitralfehler, teils durch das Überwiegen der Aortenkurve.

Besonders ist die Höhe der Männerkurve in späteren (40—60) Jahren zu beachten. Wir werden unten zeigen, daß dieses besonders durch die Einwirkung der luetischen Fälle verursacht wird.

Die Kurve 4 zeigt die Verteilung der Klappenfehler auf die verschiedenen Formen von Fehlern.

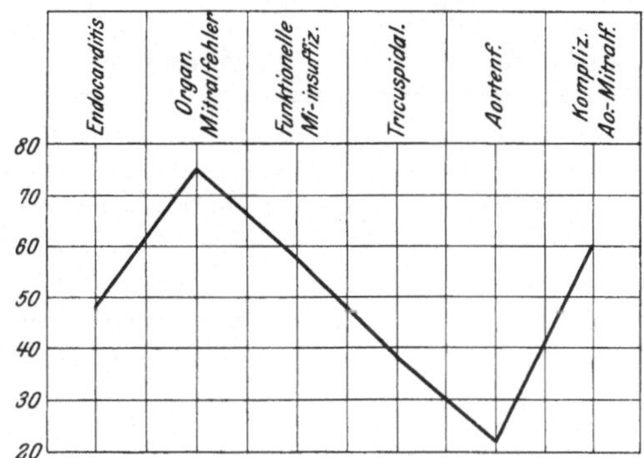

Kurve 4. Herzklappenfehler (absolute Anzahl).

Die organischen Mitralfehler sind am häufigsten, demnächst kommen die kombinierten Mitral-Aortafehler, dann die funktionellen Mitralinsuffizienzen; am niedrigsten sind die reinen Aortafehler.

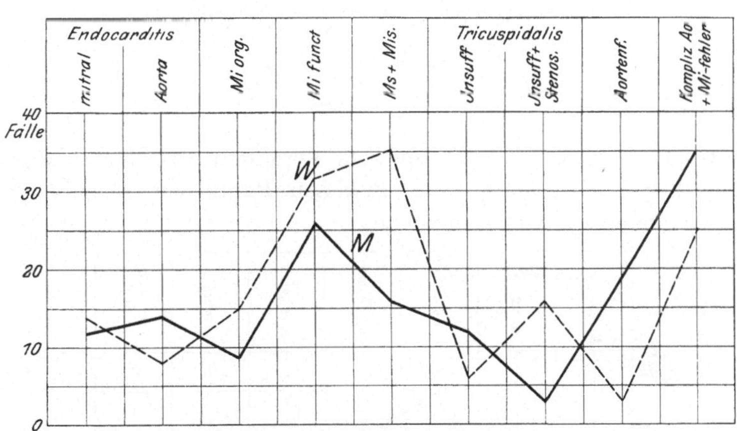

Kurve 5. Absolute Anzahl Fälle.
M —— Männer. W --- Weiber.

Die Kurve 5 gibt die Verteilung auf die Geschlechter und Formen. Man sieht, daß der Parallelismus nicht vollständig ist und bemerkt, daß sowohl die organischen als die unorganischen Mitralfehler bei den Weibern überwiegen; für die Aortenfehler, sowohl die einfachen als die komplizierten, überwiegen die Männer, gewiß infolge des Prädominierens der Lues und der Arteriosklerose als Ätiologie. Aber auch bei den frischen Endokarditiden überwiegen bei Mitral-Endokarditiden die Weiber, bei Aorten-Endokarditiden die Männer. Bei den Trikuspidalfehlern gibt es eine entschiedene Differenz zwischen den Insuffizienzen und den Stenosen, indem die Männer bei der Trikuspidalinsuffizienz überwiegen, die Weiber dagegen bei der kombinierten Trikuspidalinsuffizienzstenose.

Besondere Aufmerksamkeit beansprucht die Perikarditis bei den Klappenfehlern.

Es zeigt sich in bezug auf Alter, daß die mit Perikarditis komplizierten Fälle sich folgendermaßen verteilen.

Tabelle 5. **Perikarditis.** (S. Kurve 1, B.)

Altersklassen	0—9		10—19		20—29		30—39		40—49		50—59		60—69		70—∞		Sa.	
Geschlecht	M.	W.	M.	W.	M.	W.	M.	W.	M.	W.	M.	W.	M.	W.	M.	W.	M.	W.
Fälle	1	2	10	10	7	9	5	9	13	2	4	1	2	2	3	—	45	35
Summa	3		20		16		14		15		5		4		3		80	

Hieraus ergibt sich, daß die Perikarditis schon in den Altersperioden 0—9 und 10—19 Jahre sehr häufig ist.

Die Perikarditis hat 45 Männer und 35 Weiber betroffen. Sie ist auf die verschiedenen Altersgruppen verschieden verteilt:

Tabelle 6.

0—39 J.		40—80 J.	
M.	W.	M.	W.
23	30	22	5

Die Kurve 6 gibt in Prozenten das Verhalten von Herzklappenfehlern und Perikarditis. Man kann einen gewissen Parallelismus nicht verneinen, wenn er auch nicht zwingend erscheint.

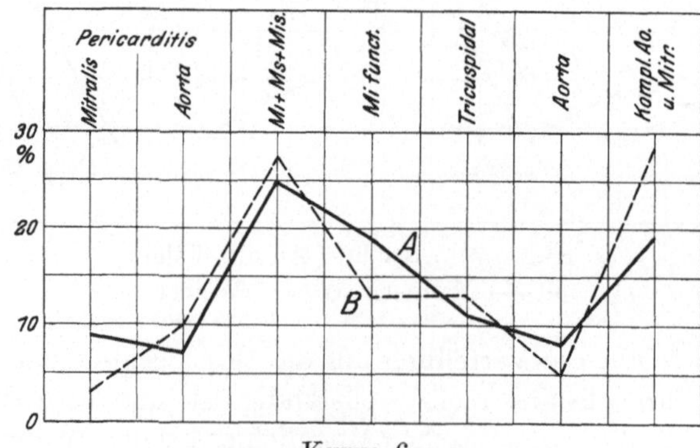

Kurve 6.

A —— ⁰/₀ der verschiedenen Formen von Klappenfehlern von allen Klappenfehlern.
B --- Perikarditisformen in ⁰/₀ von allen Perikarditiden.

Verteilt man aber die verschiedenen Formen in Prozenten auf sämtliche
Fälle und ebenso die Perikarditisfälle auf die verschiedenen Formen, so ergibt
die Kurve 6 dieses Verhältnis, und es zeigt sich, daß die beiden Kurven fast
parallel laufen, wenn auch die Perikarditis bei Mitralfehlern etwas höher und
bei Aortenfehlern etwas niedriger als die Kurve sämtlicher Herzfehler läuft.
Bei den komplizierten Mitral-Aortenfehlern ist das Perikarditisprozent besonders
hoch, d. h. bei diesen Fehlern tritt die Perikarditis besonders oft auf (vgl. die
Abteilung über Perikarditis). Der Unterschied zwischen den funktionellen
Mitralinsuffizienzen und den Perikarditiden, welche bei dieser Form verhältnismäßig schwer sind, ist auffallend. Diese Form ist ja nicht so oft mit Endokarditis
kombiniert wie die organische Form von Mitralfehlern.

II. Myokarditis.

Wenn ich im Folgenden den Terminus Myokarditis brauche, so bin ich
mir wohl bewußt, daß man damit sehr verschiedene pathologische Zustände
bezeichnet. Aber da es keineswegs meine Absicht ist, irgendeinen Beitrag zu
der feineren Histologie der Myokarditis zu geben, sondern zu untersuchen,
wie oft sogenannte myokarditische Veränderungen allerlei Art bei den verschiedenen Herzfehlern vorkommen, so konnte ich bei der statistischen Be-
arbeitung des Materials schon aus technischen Gründen zwischen den verschiedenen Formen keinen Unterschied machen, indem dadurch jede Prozentberechnung unmöglich werden würde. Dagegen habe ich in der beigefügten Tabelle
für jeden Fall die gefundene Veränderung annotiert, falls andere Forscher sich
dessen bedienen wollen.

Die gewöhnlichen Formen der Myokarditis sind wie bekannt 1. die
akuten: Vermehrung der Kerne der Muskel- und Bindegewebszellen, sowie
Infiltration mit Lympho- und Leukozyten, welche selbst so zahlreich auftreten
können, daß man von mikroskopischen Eiteransammlungen sprechen kann; endlich makroskopische Abszesse usw. 2. Die chronischen: Schwielen verschiedener, embolischer, thrombotischer und entzündlicher sowie anämisch-
nekrotischer und luetischer usw. Art. Nimmt man alles das mit in Berechnung,
so ist es einleuchtend, daß der von mir eingeschlagene Weg der einzig anwendbare, wenn auch nicht ganz exakte ist, da selbst mit dem Mikroskop diese verschiedenen Formen nicht mit völliger Sicherheit von einander getrennt werden
können.

Nicht selten rechnet man zu den myokarditischen Veränderungen auch,
obschon unrichtig, die degenerativen Veränderungen und die Segmentation.
Diese wird unten besonders behandelt.

Aus dieser Verwirrung der Terminologie lassen sich auch die auseinander-
gehenden Meinungen über die Bedeutung der Myokarditis zum Teil erklären.

Von der kombinierten anatomischen und elektro-kardiographischen
Untersuchung erst können wir in zahlreichen Fällen eine Aufklärung erwarten.

Die Bedeutung einer vorhandenen interstitiellen Myokarditis ist noch eine
offene und viel diskutierte Frage. Im Jahre 1893 [1]) schrieb Krehl: „Man
wird das Gesamturteil dahin abgeben müssen, daß in allen vollständig unter-

---

[1]) Krehl: Arb. a. d. Medicin. Klinik zu Leipzig 1893, S. 210 ff.

suchten Herzen, welche Klappenfehler hatten, Entzündungen der Gefäße und der Muskulatur vorhanden sind, verbunden mit verbreitetem Schwund der Muskulatur und mit Veränderungen der Muskelfasern auch an den Stellen, an denen interstitielle Entzündungen nicht vorhanden sind. Diese letzteren selbst sind nirgends abgelaufen, sondern sind überall im Weiterschreiten begriffen. . . Die Ursache dieser progredienten Entzündungen" ist „vielfach infektiös". Es liegt zugleich eine Entzündung des Endokards, der Gefäße und der Muskulatur vor. „Darin liegt auch die Bedeutung der genannten Befunde für die Leistungen des Herzens." „Denn daß die gefundenen Veränderungen etwa für die Tätigkeit des Herzens bedeutungslos seien, wird niemand im Ernst behaupten können." Der Einfluß beruht auf dem Sitz der Veränderungen und auf der Ausdehnung. Und diese Veränderungen stehen im nächsten Zusammenhang mit den gewöhnlichen Symptomen bei den Herzfehlerkranken.

Auch bei anderen Formen von Endokarditis, wie z. B. bei Diphtheritis, Scharlach usw. finden Romberg und die Leipziger Schule in den interstitiellen Veränderungen des Muskelfleisches eine genügende Erklärung der Herzsymptome.

Wenn früher die Bedeutung der parenchymatösen Veränderungen, der albuminösen und der Fettdegeneration übertrieben wurde, so trat, nach den Untersuchungen der Leipziger Schule, eine Periode ein, wo diese die Anschauungen beherrschte. Aber kaum ein Dezennium später setzte die Reaktion gegen diese Schule ein. Und im Jahre 1906 schreibt, nach gründlichen anatomischen Untersuchungen, Aschoff: „In der modernen Lehre von den Erkrankungen des Herzmuskels spielen die entzündlichen Veränderungen eine große Rolle." „So steht die Mehrzahl der Autoren, unter ihnen vor allem Krehl und Romberg auf dem Standpunkte, daß die von ihnen angenommenen progredienten entzündlichen Veränderungen, also eine chronische Myokarditis, eine sehr wesentliche, ja vielfach die einzige Ursache der im Laufe der Zeit auftretenden Herzschwäche sind" (bei Herzklappenfehlern).

Aber nach Aschoff „fehlen meist in chronischen Fällen sonstige (mit Ausnahme eigenartiger rheumatischer Knötchenbildungen) stärkere entzündliche Veränderungen", welche „nie einen solchen Umfang erreichten, daß wir damit das Erlahmen des Herzens erklären konnten. . . Die Ursache des Erlahmens muß dann in der Mehrzahl der Fälle ausschließlich in der zunehmenden Arbeitslast, wie sie durch die Veränderungen an dem Klappenapparat oder außerhalb des Herzens bedingt wird, gesucht werden." Und bei einer Durchsicht der Protokolle bei Krehl findet Aschoff, „daß die Veränderungen oft recht geringfügig sind und die Herzschwäche um so weniger zu erklären vermögen, als wir wissen, daß selbst größere Schwielenbildungen die Herzarbeit nicht zu beeinträchtigen brauchen. . . Wir wissen noch nichts Sicheres darüber, wie weit eine umfangreiche Zerstörung des Reizleitungssystems eine wirkliche Herzschwäche bedingen kann." „Nun ergibt unser Material, im Gegensatz zu Krehl und Romberg, auffallend geringfügige Veränderungen, die unseres Dafürhaltens nicht genügend sind, um die Herzschwäche zu erklären. . . Ohne Zweifel trifft die Krehl-Rombergsche Anschauung für einen Teil der Fälle zu. Während die genannten Autoren den Prozentsatz derselben ziemlich hoch ansetzen, müssen wir ihn sehr niedrig einstellen."

Weiter spricht derselbe sich dahin aus (S. 49), „daß die Mehrzahl aller Schwielen im Herzmuskel bei Klappenfehlern auf solche durch Gefäßverstopfung oder Sklerose herbeigeführten anämischen Nekrosen, nicht aber auf eine primäre interstitielle Myokarditis zurückgeführt werden müssen.“

Und weiter: „Schwere diffuse Veränderungen scheinen bei rheumatischen Herzklappenfehlern . . eine Seltenheit zu sein.“ Aschoff faßt seine Anschauungen folgendermaßen zusammen: „Frische entzündliche Veränderungen kommen vor, sind aber nach Zahl und Umfang zu gering, um die jetzt vorherrschende Meinung zu stützen, daß die anatomischen Veränderungen eine wesentliche Rolle bei der sogenannten Dekompensation des Herzmuskels spielen.“ Auch verneint Aschoff die Berechtigung und die Richtigkeit der Albrechtschen Anschauungen. (Die heutige Lehre von den pathologisch-anatomischen Grundlagen der Herzschwäche von Aschoff und Tawara 1906.)

Die Bedeutung der interstitiellen Myokarditis ist also, wie schon gesagt, eine noch offene Frage. Während viele mit der Leipziger Schule (Krehl und Romberg) die Myokarditis als die wichtigste der pathologischen Veränderungen des Herzens einschätzen, sind andere Autoritäten (wie Aschoff u. a.) geneigt, der Myokarditis fast jede Bedeutung als Todesursache, selbst als Ursache der Herzinsuffizienz, abzuerkennen; die Aschoffsche Schule legt das größte Gewicht auf die Lokalisation der vorhandenen Myokarditis, ob sie im Reizleitungssystem vorkommt oder nicht.

Mir scheint es: „Veritas in medio consistit“. Die ausgeprägte und diffuse akute Myokarditis hat meiner Meinung nach eine große Bedeutung für die Herzwirksamkeit und trägt bisweilen direkt zum Tode bei. Die kleinen Bindegewebsschwielen, welchen Krehl und Romberg so große Bedeutung zuerkennen, sind wohl ohne größere Einwirkung auf die Herzwirksamkeit; sie sind am öftesten stationär, Jahre hindurch. Große Schwielen, besonders im Septum, sind von großen Störungen begleitet (Arhythmie und Tachykardie). Der Effekt einer Veränderung beruht wohl, wie Aschoff u. A. behaupten, in hohem Grade auf ihrer Lokalisation.

Diese Sätze zu beweisen ist ebenso schwierig, wie es für die Gegner ist, ihre Behauptungen zu beweisen. Es läßt sich zurzeit auf diesem Gebiete aus dem anatomischen Befunde nur schwer viel in bezug auf die Funktion beweisen. Die von den meisten Forschern als Beweise herangezogenen Tatsachen lassen sich oft nach zwei Richtungen hin deuten.

Wenn im folgenden von der Myokarditis (= M) die Rede ist, so wird darunter in der Regel, wo nicht anders angegeben wird, nicht nur die ausgesprochene Entzündung, sondern auch der durch eine vermehrte Anzahl von Kernen charakterisierte akute Reiz sowie die kleineren Bindegewebsschwielen eingerechnet. In den Tabellen werden diese verschiedenen Formen durch M oder Myoc. (Myokarditis), oft mit dem Adjektivum diffusa, mit K (Kernvermehrung) und B (Bindegewebe) angegeben. In den Übersichtstabellen aber wurde es, wie schon gesagt, der Übersicht wegen notwendig, alle diese Formen zusammenzufassen.

Die Myokarditis ist eine bei den Herzklappenfehlern sehr häufige Erscheinung. Doch hängt das Resultat gewissermaßen von der Genauigkeit der Untersuchung ab. Macht man mit Krehl Serienschnitte, so findet man wohl in

Tabelle 7.   **Verteilung der Myokarditis (+ K) auf die verschiedenen Teile des Herzens[1].**

Herzfehler	Linke Herzhälfte						Rechte Herzhälfte						Fälle Summa
	Papillarmuskeln		Kammern		Vorhof		Papillarmuskeln		Kammern		Vorhof		
	vorkom.	fehl.	vorkom.	fehl.	vorkom.	fehl.	vorkom.	fehl.	vorkom.	fehl.	vorkom.	fehl.	
Mi + Ms	11 50 %	11	15 68,2 %	7	15 68,2 %	7	10 61 %	7	14 63,6 %	8	15 68,2 %	7	22
Funktionelle Mi	9 37,5 %	15	19 79,2 %	5	18 75 %	6	13 50 %	11	17 70,8 %	7	18 75 %	6	24
Trikuspidalfehler	11 50 %	11	16 73 %	6	15 64 %	7	4 18 %	10	17 73 %	5	17 73½ %	5	22
Aortafehler	6 66,6 %	3	7 77,7 %	2	4 44,4 %	5	2 50 %	2	6 66,6 %	3	6 66,6 %	3	9
Kompl. Mitral- und Ao-Fehler	14 40 %	21	24 69 %	11	21 57 %	14	12 48 %	13	22 63 %	13	21 57 %	14	35
Endokardit. mitralis	3	—	3	—	3	—	—	—	3	—	3	—	—
Fälle	54	61	84	31	76	39	41	43	79	36	80	35	115
Summa	115		115		115		84		115		115		

[1] K = Kernvermehrung.

jedem Herzen irgendeine Form von Myokarditis. Nimmt man nur Probestückchen heraus, so wird natürlicherweise die Häufigkeit eine viel geringere.

Ich war äußerer Umstände wegen auf die letzte weniger vollständige Methode angewiesen. In mehr als 100 Fällen von Herzklappenfehlern wurden sowohl alle vier Höhlen, als auch die Papillarmuskeln der linken und in vielen Fällen auch der rechten Kammer untersucht.

Indessen konnte die Krehlsche Methode nicht gebraucht werden; aber der Mangel in bezug auf die Anzahl untersuchter Stellen wird gewissermaßen durch die große Zahl der Untersuchungen ersetzt. Von der Wand jeder Höhle wurden 1—2 größere Proben herausgenommen und davon eine Anzahl von Schnitten gefärbt und untersucht. Diese wurden aus der lateralen Wand der linken Kammer (oder auch aus dem Septum), sowie aus der lateralen Wand der rechten Kammer genommen. Es unterliegt deswegen wohl keinem Zweifel, daß die Myokarditiden noch häufiger sind, als hier angegeben wird.

Es ist überhaupt eine mißliche Sache, eine Statistik über die Frequenz der Myokarditis, besonders in bezug auf die Altersgruppen, aufzustellen. In einigen Fällen findet man einen einzigen oder wenige kleine Herde von beginnender Infiltration oder selbst nur eine Kernvermehrung als Ausdruck eines Reizes. Damit sind diejenigen Fälle nicht gleichzustellen, wo eine diffuse intensive Entzündung auftritt. In der zunächst folgenden Berechnung der Altersgruppen habe ich die diffusen Myokarditiden und die Kernvermehrungen zusammengerechnet. Nur solche Fälle, wo vollständige Beobachtungen über ihr Vorkommen sowohl in den Wänden der Höhlen, als im Papillarmuskel der linken Kammer zur Hand waren, wurden aufgenommen. Es waren 106 Fälle. Außerdem machte ich in 84 Fällen Beobachtungen über die Veränderungen des rechten Papillarmuskels. Diese wurden besonders berechnet.

In den 106 Fällen hatte ich, um eine Übersichtszahl zu gewinnen, die positiven Beobachtungen der fünf verschiedenen untersuchten Stellen mit 5 dividiert und die so erhaltene Zahl als einen Ausdruck des Auftretens der Myokarditis im Herzen gebraucht, wie aus der Tabelle hervorgeht.

So z. B. gibt es in der Altersgruppe 70 Jahre und höheres Alter 28 positive Beobachtungen an Schnitten von fünf Stellen in sieben Fällen, also vier Myokarditiden auf fünf Stellen; also fand sich Myokarditis in 80 % der Fälle.

Bei einer solchen Berechnung finden wir, daß Myokarditis in allen Altersgruppen sehr häufig ist. Ihr Prozent wechselt zwischen 57 und 80, wie die Kurve 7, Tab. 8, näher zeigt. Die Variation in den Gruppen ist überhaupt eine geringe, nämlich nur 66—80, wenn man die Altersgruppe 60—69 Jahre ausnimmt, wo die Zahl auf 57 fällt, um in der nächsten auf 80 zu steigen; doch umfaßt diese letzte Gruppe nur sieben Fälle; das Prozent ist also nicht mit den anderen vergleichbar.

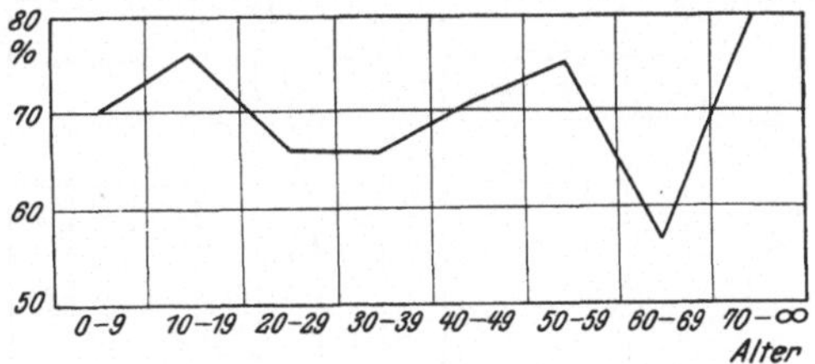

Kurve 7. Myokarditis in verschiedenen Altersgruppen.

Eine Prozentberechnung der Myokarditis nach Altersgruppen in den verschiedenen Abteilungen des Herzens hat in Anbetracht der bisweilen kleinen Zahlen wenig Zweck.

Um so größeres Interesse hat es, die Verbreitung der Myokarditis in sämtlichen Fällen zu untersuchen. Wir haben Beobachtungen teils über 106 vollständige, teils über 115 Fälle (einige unvollständige) zur Disposition. Für den rechten Papillarmuskel betreffen die Zahlen 84 Fälle. Bei Berechnung der 106 finden wir eine auffallende Übereinstimmung der Zahlen. In den Papillarmuskeln findet sich Myokarditis in 47 % (rechts) und 48 % (links); in den Kammern sowie im linken Vorhof 75 %, nur im rechten Vorhof etwas höher, nämlich kaum 80 %.

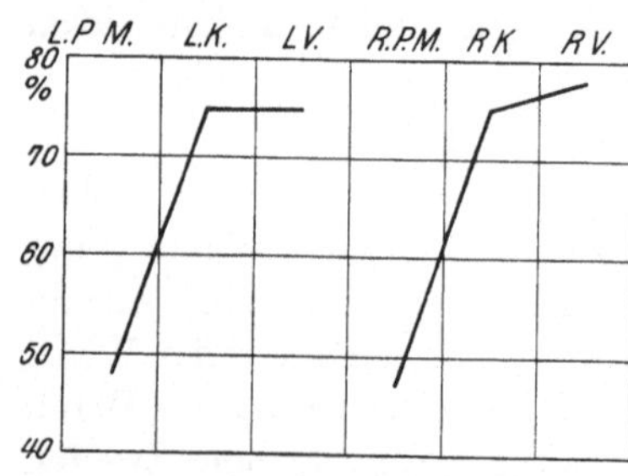

Kurve 8. Die Myokarditis in verschiedenen Teilen des Herzens.

L.P.M. Linke Papillar-Muskeln.
L.K. Linke Kammer.
L.V. Linker Vorhof.
R.P.M. Rechte Papillar-Muskeln.
R.K. Rechte Kammer.
R.V. Rechter Vorhof.

Wenn man bedenkt, wie mißlich eine solche mikroskopische Untersuchung in der Tat ist, wie schwierig oft zu entscheiden ist, ob eine Vermehrung der Kerne vorliegt oder nicht, wie leicht die Schnitte die Entzündungsherde verfehlen usw., so ist man im höchsten Grade erstaunt über die genaue Übereinstimmung der Resultate. Auffallend ist diese Übereinstimmung nicht nur hinsichtlich der Höhlen, sondern auch der Papillarmuskeln.

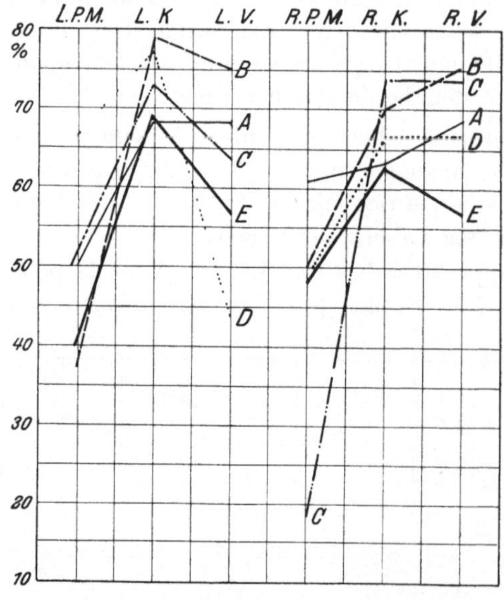

Kurve 9. Myokarditis der verschiedenen Herzteile bei verschiedenen Klappenfehlern.
A —— Mi + Ms + Mis.   B --- Funktionelle Mi.   C —··— Trikuspidalfehler.   D ..... Aortafehler.   E —— Kombinierter A + M-fehler.
L = linker, R = rechter, K = Kammer, V = Vorhof, P.M = Papillarmuskel.

Wir ersehen, daß diese ein viel niedrigeres Prozent von Entzündung darbieten. Vielleicht läßt sich diese sonderbare Tatsache durch die Lokalisation, ihre freistehende Stellung gegenüber den gewöhnlichen Entzündungsherden in den Klappen und dem Herzbeutel erklären. Warum sollten sonst die Papillarmuskeln mehr als die Höhlenwände von Entzündung freibleiben, da gewiß ihre Arbeit proportionsweise als eine hohe zu veranschlagen ist? Vielleicht schützt den Papillarmuskel die freistehende Lage vor der Entzündung.

Die oben angeführten Prozentzahlen stimmen zwar nicht ganz, aber doch im Hauptsächlichen mit der Berechnung der sämtlichen 115 beobachteten Fälle (Tabelle 7).

Die Verteilung der Myokarditis auf die verschiedenen Formen von Klappenfehlern in den verschiedenen Abteilungen des Herzens geht auch aus der Tabelle 8 und Kurve 9 hervor.

Tabelle 8.

Anzahl von Beobachtungen, die der Pap.-Muskeln der rechten Kammer ausgenommen	Altersklassen in Jahren	Fälle		Linke Herzhälfte			Rechte Herzhälfte		
		Proz.	Anzahl	Pap.-Musk.	Kammer	Vorhof	Pap.-Musk.	Kam. mer	Vorhof
7	0—9	70	2	1	1	1	1	2	2
80	10—19	76	21	12	18	18	5	15	17
53	20—29	66	16	7	12	11	3	12	11
63	30—39	66	19	9	13	13	8	13	15
43	40—49	71	12	5	10	10	8	9	9
64	50—59	75	17	11	12	12	8	14	14
34	60—69	57	12	2	8	8	6	7	9
28	70—∞	80	7	4	5	6	2	7	6
Summa 372	—	—	106	51	79	80	41	79	83
				48 %	75 %	75 %	47 % in 86 Fällen	75 %	80 %
				in 106 Fällen				in 106 Fällen	

Durch diese Verteilung werden die Zahlen oft so klein, daß eine Prozentberechnung irreleiten kann und jedenfalls nicht mehr zuverlässig ist. Betrachten wir die Kurven, so fällt

1. die Übereinstimmung in bezug auf die linke Kammer ins Auge. Wir finden Myokarditis in allen den verschiedenen Formen in etwa 70%. Bei den funktionellen Mitralinsuffizienzen erreicht die Myokarditis fast 80%. Es scheint also, als ob die linke Kammer in diesen Fällen mehr zu Myokarditis geneigt wäre. Vielleicht finden wir hierin die Ursache der pathologischen Dehnung dieser Kammer, was in kausalem Zusammenhang mit der relativen Insuffizienz steht.

Auch bei den Aortenfehlern ist das Prozent ebenso hoch, und auch bei diesen Fehlern ist die Dehnung der Kammer eine sehr große.

2. Der linke Vorhof zeigt sehr differente Zahlen. Bei den Aortenfehlern (ohne Mitralfehler) ist das Prozent sehr niedrig. Die Arbeit des linken Vorhofes ist ja in solchem Falle eine nicht besonders große. Das kann man aber auch von der rechten Kammer und dem rechten Vorhof sagen. Vielleicht beruht das Prozent zufällig auf den geringen Zahlen.

Auffallend ist die hohe Zahl bei der funktionellen Mitralinsuffizienz im Vergleich mit den anderen und besonders bei den organischen Mitralfehlern, besonders den Mitralstenosen, wo dieser Vorhof eine große Arbeit leistet.

3. Die rechte Kammer zeigt ziemlich gleiche Zahlen, die höchsten bei den Trikuspidalfehlern, wie zu erwarten war, aber auch bei der funktionellen Mitralinsuffizienz recht hohe Zahlen.

4. Der rechte Vorhof zeigt das höchste Prozent bei der funktionellen Mitral- und den Trikuspidalfehlern, demnächst bei der organischen Mitralis, was vielleicht durch die hohe Leistung in diesen Fällen erklärt wird. Man hätte für die kombinierten Mitralis-Aortafälle ein höheres Prozent erwartet.

5. Die linken Papillarmuskeln haben ein relativ niedriges Prozent von Myokarditis, 37—50°/₀; nur die Aortenfehler zeigen ein hohes Prozent. Bei diesem Fehler wird der große Papillarmuskel einem starken Trauma durch den rekurrierenden Strom ausgesetzt. Vielleicht liegt hierin die Ursache.

6. Die rechten Papillarmuskeln zeigen, mit Ausnahme bei den Trikuspidalfehlern, untereinander eine ziemliche Übereinstimmung (nur 50°/₀). In der Tat hatte man bei diesen ein hohes Prozent erwartet. Untersucht sind 14 Fälle. Nur in vier Fällen fanden sich myokarditische Veränderungen. Die Ursache scheint nicht klar zu sein, und zwar um so weniger, da die Myokarditis hier bei den organischen Mitralfehlern, wo diese Papillarmuskeln eine große Arbeit leisten, sehr häufig, 61°/₀, ist, gegen 18°/₀ bei den Trikuspidalfehlern.

Als Haupteindruck besteht eine Übereinstimmung in der höheren Disposition der Herzhöhlenwände für Myokarditis im Verhältnis zu den Papillarmuskeln.

Wie bekannt, suchen mehrere Forscher den Hauptgrund der Herzhypertrophie in einer Entzündung — einer Myokarditis. Aus diesem Grunde ist in den beigefügten Tabellen überall der Befund, ob Hypertrophie oder nicht, unter der Annotation, ob Myokarditis vorhanden ist oder nicht, angegeben. Eine diesbezügliche Untersuchung ist jedoch etwas undankbar, da die Herzwände nur ausnahmsweise nicht hypertrophisch sind.

III. Segmentation.

Unter allen postmortalen mikroskopischen Befunden am Herzen nimmt die Segmentation den ersten Platz ein. Über ihre sowohl pathologisch-anatomische Natur, wie über ihre klinische Bedeutung streitet man noch, oder vielmehr der Streit ist fast abgeblasen, da man weder die Segmentation vom anatomischen Gesichtspunkte aus zu erklären vermochte, noch über ihre klinische oder funktionelle Bedeutung einig ist. Deshalb hat man die bequemste Erklärungsweise erwählt und den Streit als vollständig bedeutungslos dekretiert.

Daß dem der Fall ist, davon überzeugt schon eine oberflächliche Durchsicht der übrigens recht großen Literatur über die Fragmentation. Schon Virchow hatte 1847 die Aufmerksamkeit auf diese auffallende Veränderung gelenkt, und später wurde sie von einer großen Anzahl von Forschern beachtet, und zwar bei den verschiedensten Krankheiten, ohne daß ihre Bedeutung aufgeklärt wurde oder die Forscher sich in dieser Hinsicht einigten. Die Meinungsverschiedenheit betrifft zuerst die rein anatomischen Verhältnisse, wo die Veränderung im Muskel auftritt, in den Kittlinien, zwischen diesen oder sowohl in wie zwischen diesen.

Ebenso streitet man, ob sie auch experimentell durch Fäulnis hervorgerufen werden kann oder nicht. Während Giese die Fragmentation immer als ein postmortales Fäulnisphänomen betrachtet, verneinen andere dieses. Andere, wie Dunin, sehen in der Fragmentation das erste Zeichen einer Fäulnis. Die allermeisten dagegen betrachten die Fragmentation als eine agonale Erscheinung ohne jede vitale Bedeutung, oder ihre pathologische Bedeutung als eine sehr zweifelhafte (Romberg und Krehl).

Auch in bezug auf die Ursachen der Entstehung gehen die Anschauungen weit auseinander. Nach Schlüter[1]) wird das Herz erst insuffizient und dann tritt die Fragmentation als eine agonale Erscheinung ein. Nach Israel erklärt sich die Veränderung durch mechanische Momente, erhöhte Arbeitsleistung bei einer Schwächung des Zusammenhangs der Primitivbündel, wobei die histologische Beschaffenheit der Muskulatur in Betracht kommt.

Die Allermeisten sehen in der Fragmentation die Wirkung agonaler Kontraktionen der Muskulatur, aber „mit den Kontraktionslinien selbst, welche von den früheren Autoren als Kittlinien bezeichnet wurden, hat die Fragmentierung nichts zu tun" (Aschoff), „wohl aber mit den ungleichmäßigen Verdichtungen, welche das absterbende Protoplasma der Muskelfasern erfährt", „und je mehr die Muskelfasern im Laufe des Lebens erschöpft sind, um so leichter und deutlicher werden diese agonalen Phänomene hervortreten" (Aschoff). Dieses Absterbephänomen ist doch gewissermaßen auch durch physikalische Veränderung der Muskelfasern bedingt. Zum Teil ist doch die Fragmentation eine postmortale Erscheinung, welche doch in der Agone beginnen kann." „Beim Fehlen aller Reaktionen ist eine vitale Entstehung ausgeschlossen" (Aschoff). Doch können allerlei Ernährungsstörungen eine weniger feste Beschaffenheit herbeiführen (Kaufmann).

Ehe wir diese Frage abhandeln, wollen wir einige diesbezügliche Tatsachen vorlegen.

Die Segmentation ist eine beim toten Herzen sehr häufige Erscheinung. Wir nehmen zuerst ihr Auftreten in verschiedenen Altersklassen in Betracht.

Eine Statistik stößt auf fast dieselben Schwierigkeiten wie bei der Myokarditis. Indessen, wie wir unten nachweisen wollen, tritt letztere am öftesten in

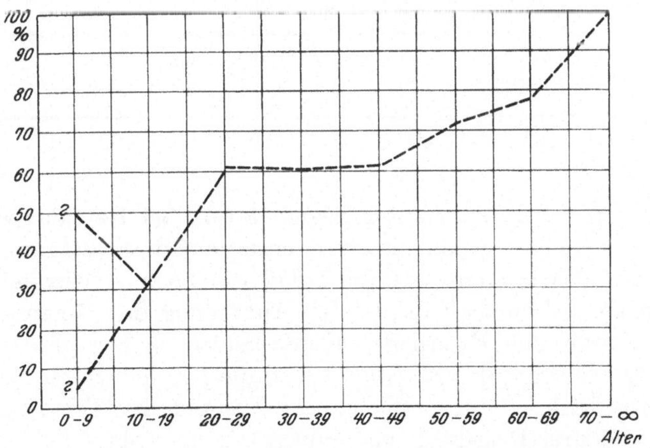

Kurve 10. Segmentation in verschiedenen Altersperioden.

den Papillarmuskeln und in der Wand der linken Kammer auf. Findet sie sich überhaupt, so ist sie hier vorhanden. Die Frequenz der Segmentation der linken Kammer ist also ein Exponent ihrer Gesamtfrequenz. Wir wollen deswegen die Frequenz in den verschiedenen Altersperioden nach ihrer Frequenz

---

[1]) Schlüter, Die Erlahmung des Herzmuskels. 1906. Dietrich, Die Elemente des Herzmuskels. Fischer 1910.

in der Wand der linken Kammer beurteilen. Eine andere Berechnung würde irreführen.

Die Tabelle 9 und Kurve 10 zeigen ihre Frequenz in der Wand der linken Kammer. Die Schnitte entstammen aus der lateralen Wand in der Nähe der Papillarmuskeln. Etwa 5000 Schnitte sind durchmustert worden.

Wie wir aus der Kurve 10 (Tabelle 9) ersehen, hat die Kurve einen charakteristischen Verlauf. Zuerst muß jedoch bemerkt werden, daß die Periode 0—9 Jahre nur zwei Fälle umfaßt und das Prozent also als höchst unsicher zu betrachten ist. Wohl einstimmig erklären die Verf., daß die Segmentation bei Kindern fast unbekannt ist; so behaupten Aschoff u. A. Ein bestimmtes Prozent habe ich nicht angegeben gesehen. Der Beginn der Kurve ist deswegen unter $10\,^0/_0$ gelegt und mit einem Fragezeichen bezeichnet.

Nach dieser Korrektion ersehen wir: die Segmentation, fast unbekannt bei Kindern, wächst schnell bis $30\,^0/_0$ in der Altersgruppe 10—19 Jahre und noch mehr nach dem 20. Jahre. Während des reifen Alters verbleibt das Prozent vom 20. bis 50. Jahre fast absolut unverändert (auf $60\,^0/_0$), um in den folgenden Dezennien schnell bis $72—76\,^0/_0$ und nach dem 70. Jahre bis $100\,^0/_0$ zu steigen.

Tabelle 9. **Segmentation in der Wand der linken Kammer.**

	Altersgruppen	0—9	10—19	20—29	30—39	40—49	50—59	60—69	70 ∞
Anzahl der Fälle	Segmentation vorhand.	1	8	14	12	11	16	10	7
	„ fehlt	1	18	9	8	7	6	3	—
	Fälle Summa	2	26	23	20	18	22	13	7
Prozent der Fälle	Segmentation vorhand.	50?	30,7	60,9	60	61,1	72,7	76,9	100
	„ fehlt	50?	69,3	39,1	40	38,9	27,3	23,1	—
	Prozent Summa	100	100	100	100	100	100	100	100

Dieser Gang der Frequenz der Segmentation bei Herzklappenfehlern ist auffallend und, soviel ich weiß, bisher in bezug auf diese Erkrankungen nicht genug beachtet. Wenn man annimmt, daß die Segmentation ein Ausdruck der Zerreißlichkeit, Zerbrechlichkeit oder Abnutzung des Herzmuskels ist, so bedeutet die Kurve: die Fasern des Kindesherzens haben große Stärke und Tenazität, aber schon mit dem 20. Jahre wird diese in hohem Grade vermindert ($60\,^0/_0$ Segmentation). Jetzt verbleibt der Zustand der Tenazität des Herzmuskels während drei Dezennien unverändert, d. h. während der ganzen Zeit des sogenannten Mannesalters verbleibt die innere Kraft oder Vitalität des Herzmuskels ziemlich unverändert, um nach dem 50. Jahre bedeutend verschlechtert zu werden. Mit dem 70. Jahre erreicht die Segmentation ein Prozent von 100, d. h. jedes Herz ist bei Herzklappenfehlern so abgenutzt, daß beim Tode eine Fragmentation vorliegt.

Zu fast denselben Resultaten ist Aschoff gekommen. „Die Fragmentierung fehlt bei Neugeborenen und ist bei jugendlichen Personen unter 20 Jahren ein seltenes und spärliches Vorkommnis, nimmt dagegen mit dem Alter an Häufigkeit zu und wird bei älteren Erwachsenen in zwei Drittel aller Fälle gefunden." Eine Kurve der von Aschoff beschriebenen Fälle von Fragmentation in einer Anzahl von verschiedenen Krankheiten stimmt im ganzen mit meiner Kurve A, stützt sich aber auf zu spärliches Material. Doch senkt sich das Prozent nach 70 Jahren bei Aschoff, steigt aber bei mir auf $100\,^0/_0$, was auf der geringen Anzahl (nur drei Fälle) beruhen kann. Die Aschoffschen Fälle von ausschließlich Herzkrankheiten sind zu gering, um einer prozentischen Berechnung unterworfen zu werden. Diese seine Kurve stimmt also gar nicht.

Schlüter fand bei Arteriosklerose und Klappenfehlern oder idiopathischer Herzhypertrophie nirgends Fragmentation — gewiß mangelhafte Observation.

Untersuchen wir dann, wie sich die Segmentation auf die verschiedenen Abteilungen des Herzens verteilt, so gibt die Tabelle sowie die Kurve darüber Aufschluß. Zuerst ist die Regelmäßigkeit der Segmentation zu bemerken. In der linken Hälfte ist sie viel häufiger als in der rechten. Verbindet man die Punkte für die Papillarmuskeln und dann die Punkte für die Kammern und ebenfalls die für die Vorhöfe, so bilden sie fast parallele Linien.

Die rechte Herzhälfte zeigt eine entschieden geringere Disposition für die Segmentation als die linke.

In jeder der Herzhälften gibt es weiter eine bestimmte Ordnung. Die Papillarmuskeln zeigen das höchste Prozent, dann kommen die Kammerwände und erst bedeutend tiefer die Vorhöfe.

Kurve 11.

Segmentation in 111—114 Fällen. R.-P.-M. in 84 Fällen.

Weiter ist der Unterschied zwischen Vorhof und Kammer links bedeutend größer $(44\,^0/_0)$ als zwischen diesen Höhlen rechts $(25\,^0/_0)$.

Wie sind nun diese Tatsachen zu deuten? Wenn wir nicht mit der Mehrzahl der neueren Forscher annehmen, daß die Segmentation eine Erscheinung ohne jede pathologische Bedeutung, weder für das Leben, noch vom anatomischen Gesichtspunkte ist, sondern daß sie in Übereinstimmung mit der oben hervorgehobenen Hypothese ein Ausdruck der Zerreißlichkeit oder Schwäche der Herzmuskeln beim Tode infolge Abnutzung ist, so läßt sich auf Grund der Kurve folgendes Raisonnement anstellen. Derjenige Muskel, welcher die größte Arbeit leistet und verhältnismäßig am meisten der Dehnung ausgesetzt ist, dürfte am ehesten abgenutzt und verbraucht werden. Wo der Druck am höchsten ist, da hat man also am häufigsten die Segmentation zu erwarten. Die Statistik der recht reichlichen Fälle scheint eine solche Auffassung zu stützen. In der linken Kammer ist der Blutdruck am höchsten; diese hat wohl

Tabelle 10.   **Verteilung der Segmentation auf die verschiedenen Teile des Herzens.**

Art des Herzfehlers	Fälle, Anzahl	Linke Herzhälfte						Rechte Herzhälfte						Summa
		Papillar-muskeln		Kammer		Vorhof		Papillar-muskeln		Kammer		Vorhof		mit Segmentation
		mit	ohne	mit	ohne	mit	ohne	mit	ohne	mit	ohne	mit	ohne	
		Segmentation						Segmentation						
Mitralinsuffiz. und Stenose	22	19	3	18	4	5	16	10	7	12	10	2	20	68
%		86,4		81,8		22,7		59		54,5		9		50°/₃
Funktion. Mitralinsuffizienz	24	20	4	13	11	3	21	17	9	5	19	1	22	59
%		83,3		54,2		12,5		65		20,8		4,2		42%
Trikuspidalfehler	22	19	3	14	8	8	14	5	7	6	16	2	20	54
%		86		64		36		39		27		9		41%
Aortafehler	9	7	2	8	1	3	6	2	2	4	5	1	8	25
%		78		89		33		50		33		11		44%
Mitralis-Aortafehler	35	24	10	22	12	6	29	13	12	9	24	4	30	98
%		71		65		17		52		27		12		46%
Endocarditis mitralis	3	3	0	1	2	(1)	2	—	—	2	1	0	3	7
%		100		33		?33		—		66		0		15%
Summa	115	92	22	76	38	26	88	47	37	38	75	10	101	
		114		114		114		84		113		111		
%		81		67		23		56		34		9		

viel größere Arbeit zu leisten als die rechte, deshalb ist das Prozent der Segmentation hier entschieden höher als rechts.

Aber diejenige Partie, welche im Verhältnis zu ihrem Volumen die vielleicht höchste Arbeit leistet, ist wohl der Apparat der Papillarmuskeln. Hier trifft man auch das höchste Prozent von Segmentation, und zwar in den beiden Kammern.

Dagegen haben ohne Zweifel die Vorhöfe die geringste Arbeitsbürde auf sich gelegt, und der Unterschied im Blutdruck zwischen den Kammern und den Vorhöfen ist ein bedeutender; auch ist das Prozent der Segmentation hier am niedrigsten, und zwar niedriger im rechten Vorhof als im linken. Deshalb berstet die Muskulatur des rechten Vorhofs am seltensten, demnächst die des linken usw.

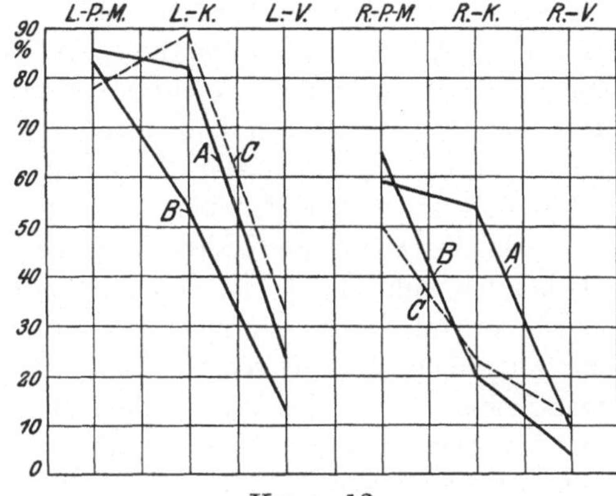

Kurve 12.

A —— Organische Mi + Ms + Mis.   B —— Funktionelle Mi.   C --- Aortenfehler.

Wie verlockend eine solche Theorie auch sei, so lassen sich dennoch einige Einwände gegen dieselbe machen. Zunächst ist wohl die Muskulatur der Vorhöfe überhaupt anders gebaut und vielleicht weniger zur Segmentation disponiert als die der Kammer. Daß die Muskelfasern der Vorhöfe eine andere Textur und Form als die der Kammer haben, kann man leicht sehen, wie auch, daß die Einlagerung der elastischen Elemente eine reichlichere als in der Wand der Kammer ist. Ob aber die Disposition zur Segmentation eine geringere bei der Vorhofsmuskulatur ist, das ist wohl schwierig nachzuweisen.

Weiter kann man fragen, ob wirklich die Papillarmuskeln im Verhältnis zu ihrer Masse eine größere Arbeit zu leisten haben als die Wände der Kammer. Die Wand der linken Kammer hat zwar eine größere Arbeitsleistung zu vollführen, als die der rechten Kammer; ihre Wand ist aber auch viel dicker, und es läßt sich fragen, ob nicht das Volumen der Muskulatur proportional zu Druck und Arbeit angepaßt ist.

Dessenungeachtet ist die oben erwähnte Hypothese zur Erklärung der verschiedenen Prozente von Segmentation gewissermaßen verlockend.

Wenn sie richtig ist, dann ist damit auch die Wahrscheinlichkeit dargelegt, daß die Segmentation im Verhältnis zur Abnutzung und Zerrung der Muskelfasern oder zu der von ihnen geleisteten Arbeit steht. Und damit wäre die hohe Bedeutung dieser mysteriösen Erscheinung gewissermaßen entschleiert.

Wir wollen jetzt diese Hypothese in den einzelnen Formen von Herzklappenfehlern prüfen. Dabei muß jedoch erinnert werden, daß die Zahlen leicht durch die Zergliederung oder Verteilung auf die vielen Formen so klein werden, daß sie bei der Prozentberechnung unzuverlässig werden können.

Wir wollen dabei zuerst die Verhältnisse bei den organischen Mitralfehlern (Mi, Ms, Mis) und der funktionellen Mitralinsuffizienz analysieren und dann die der Aortenfehler.

2*

Der Unterschied zwischen den organischen Mitralfehlern, von welchen die allermeisten mit Mitralstenose verbunden sind, und den funktionellen dürfte darin bestehen, daß die Arbeit des linken Vorhofs und der rechten Herzhälfte bei der funktionellen Insuffizienz geringer, oft selbst viel geringer ist als bei der organischen und besonders als bei der Stenose der Mitralisöffnung. Wir sehen auch, daß die Kurve der funktionellen Mitralisfehler niedriger liegt als die der organischen Formen, besonders tritt dieses bei der linken Kammer und der rechten Kammer, weniger bei den Vorhöfen hervor. Die Segmentation der linken Kammer ist bei der organischen Mitralis 81,8, bei der funktionellen nur 54,2; die der rechten Kammer bei der organischen Mi 54,5, bei der funktionellen Mi 20,8.

Ob die Arbeit der linken Kammer bedeutend größer bei der organischen als bei der funktionellen ist, darüber kann man vielleicht disputieren, aber gewiß ist der organische Fehler mehr permanent als der funktionelle. Dagegen sind die Ansprüche an die rechte Kammer geringer bei der funktionellen Mitralinsuffizienz als bei den organischen Mitralfehlern, und ebenfalls die Ansprüche an den rechten Vorhof kleiner als an den linken. Mit diesen Verhältnissen stimmen die Kurven gut überein. Dasselbe gilt auch für die linken Papillarmuskeln.

Dagegen erreicht die Segmentation der linken Papillarmuskeln bei beiden Formen fast dieselben sehr hohen Prozente. Daß diese Muskeln bei den Mitralfehlern in der Regel eine große Arbeitsleistung ausführen müssen, ist wohl sicher. Durch die Starre der Klappen und des Ostialrings bei der Mitralstenose scheint doch ihre Funktion gewissermaßen erleichtert zu sein. Vielleicht haben wir hierin den Grund, daß die Segmentation der linken Papillarmuskeln bei den funktionellen und organischen Fehlern etwa dieselbe Höhe erreichen.

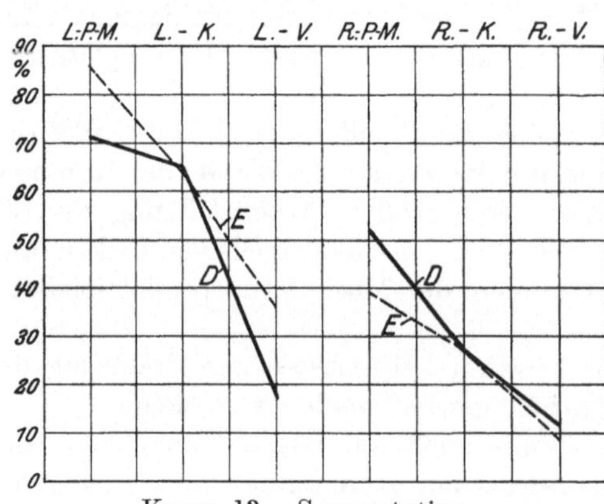

Kurve 13.   Segmentation.
D —— Mitral-Aortenfehler.   E --- Trikuspidalfehler.

Dies ist jedoch nur hypothetisch. Dagegen weichen die rechten Papillarmuskeln etwas von der Regel ab.

Somit haben wir die fast volle Übereinstimmung dieser beiden Kurven mit unserer oben erwähnten Hypothese dargetan.

Vergleichen wir hiermit die Kurve der Aortenfehler, so ist zu erinnern, daß diese sich nur auf neun Fälle stützt; die Beobachtungen über die rechten Papillarmuskeln umfassen nur vier Fälle; diese Kurve ist deshalb am wenigsten zuverlässig.

Die Aortenkurve unterscheidet sich zuerst in bezug auf die Segmentation der linken Kammer durch das höchste Prozent von allen Herzfehlern. In voller Übereinstimmung damit zeigt bei diesen Fehlern die linke Kammer das größte Volumen infolge der mechanischen, Allen wohlbekannten Faktoren, welche sich dabei geltend machen. Bei keinem Herzfehler sind so große Ansprüche an eine Herzabteilung gestellt, und der mechanische Druck auf die

Wände dieser Kammer sowohl bei der Systole als besonders der Diastole ist wohl ein exzessiver.

Hiermit stimmt gut überein, daß die Segmentation ein so hohes Prozent erreicht.

Auch die Papillarmuskeln werden in hohem Grade durch den anprallenden Blutstrom gedehnt und angegriffen. Sowohl bei der Systole, als bei der Diastole haben sie eine große Arbeit auszuführen und werden ja oft hypertrophisch und plattgedrückt, wie man gleich beim Öffnen der linken Kammer sieht. Auch ist ihre Segmentation recht häufig, wenn auch nicht so häufig wie bei den Mitralfehlern.

Andererseits ist bei den mit Mitralfehlern nicht komplizierten Aortenfehlern die Leistung der rechten Kammer und des rechten Vorhofs und der Blutdruck in denselben relativ gering. In Übereinstimmung damit ist auch ihre Segmentation geringer als bei den organischen Mitralfehlern, und zwar sowohl in bezug auf die Papillarmuskeln, als auf die Kammer; dagegen nicht in bezug auf den Vorhof. Doch fand sich hier die Segmentation nur in einem Falle.

Dagegen trifft das Prozent in bezug auf den linken Vorhof nicht zu. Hier hätte man ein niedrigeres Prozent als bei den Mitralfehlern erwartet, da keine Mitralis bestand.

Im ganzen stimmt also die Kurve mit unserer Hypothese überein, nicht aber betreffs des linken Vorhofs. Vielleicht liegt jedoch die Erklärung, was den linken Vorhof betrifft, in folgender Tatsache. Wenn der linke Vorhof bei den Aortenfehlern sich entleeren soll, so trifft das Blut infolge der Aorteninsuffizienz, nicht eine leere linke Kammer, sondern eine mit Blut mehr oder weniger ausgefüllte. Der Vorhof hat bei einem hohen Druck zu arbeiten, daher vielleicht das relativ hohe Prozent der Segmentation.

Wenn diese Deutung das Richtige trifft, dann wird die Übereinstimmung zwischen den Segmentationsprozenten und unserer Hypothese eine erfreuliche.

Wenn wir zum Schluß die Kurven für die zahlreichen Fälle von den mit Mitralfehlern kombinierten Aortenfehlern und für die Trikuspidalfehler analysieren wollen, so muß zuerst daran erinnert werden, daß diese Kurven durch Summierung von bedeutend ungleichwertigen Fällen zustande gekommen sind. Bei der Mitral-Aortenkurve findet man eine Expression sowohl der Mi als Ms und Mis wie auch As, Ai und Ais in allen möglichen Variationen. Noch mehr gilt dieses betreffs der Trikuspidalkurve, wo nicht nur Ti und Ts, sondern auch Mi, Ms, Mis und As, Ai und Ais miteinander kombiniert sind, ja selbst ein Pulmonalisfehler in einem Falle.

Die Arbeitsleistung der verschiedenen Höhlen muß nach der Kombination und Art der Fehler wechseln, und zwar in hohem Grade. Eine Zerteilung der Kurven wäre zu wünschen, kaum aber praktisch durchzuführen. Man kann deshalb keine genügende Erklärung nach der oben erwähnten Hypothese fordern. Jedenfalls wird eine solche leicht hervorkonstruiert und künstlich; doch wollen wir einige Bemerkungen machen.

Beim Vergleichen der Kurven der unkomplizierten (C) und komplizierten Aortenfehler (D) bemerkt man gleich, daß das Prozent der Segmentation der linken Kammer bei D auffallend niedriger als bei C ist. In der Tat ist der funktionelle Unterschied der Arbeitsleistung in den beiden Fällen der, daß in den mit Mitralfehlern komplizierten Fällen von Aortenfehlern der Blutdruck in der linken Kammer ein niedriger sein muß als bei den nicht komplizierten, denn infolge der Mi fließt ein Teil des Blutes zurück, oder bei Ms fließt das Blut nicht in die Kammer in gleicher Fülle ein; vielleicht wird auch dadurch die Arbeit der Papillarmuskeln geringer; doch treten in bezug auf sie komplizierte Faktoren ein, welche in vielleicht entgegengesetzter Richtung wirken.

Die Prozente der Segmentation der anderen Teile unterscheiden sich übrigens nur wenig in den beiden Kurven C und D, mit Ausnahme des linken Vorhofs, wo man bei D ein höheres Prozent erwartet hätte; aber wie schon bemerkt wurde, waren die Zahlen bei C sehr gering (9), weshalb das Prozent für den linken Vorhof vielleicht zu hoch ist.

Noch verwickelter ist die Kurve E. Alle Fälle sind doch durch einen Trikuspidalfehler, eine Insuffizienz oder Stenose charakterisiert. Diese beiden Fehler vermehren die Arbeit des rechten Vorhofs; dessenungeachtet ist das Segmentationsprozent ein niedriges und stimmt im ganzen mit dem für die übrigen Klappenfehler. Sonst weicht es von den A und C dadurch ab, daß das Prozent für die linke Kammer etwas niedrig ist, was damit gut übereinstimmt, daß wohl der Druck der linken Kammer oft niedrig ist, und zwar infolge des Trikuspidalfehlers.

An den Kurven D und E lassen sich also nur einzelne Punkte ohne Zwang erklären, was bei den komplizierten Verhältnissen zu erwarten war.

Aber sowohl E als besonders D stimmen in ihrer allgemeinen Form mit den Kurven der übrigen Formen von Klappenfehlern überein.

Das Schlußresultat der Analyse kann so ausgedrückt werden: die allgemeine Kurve für das Segmentationsprozent sämtlicher Klappenfehler läßt sich in erfreulicher Weise aus den Druck- und Arbeitsverhältnissen der Papillarmuskeln und der Höhlen erklären, wenn man von der Hypothese ausgeht, daß die Segmentation als ein Ausdruck der Abnutzung oder Zerrung infolge des intrakardialen Druckes auf die Wände und ihrer Leistungen angesehen werden darf. Die Kurven A, B und C bei den unkomplizierten Mitral- und Aortenfehlern stehen auch mit den intrakardialen Druck- und Arbeitsverhältnissen im Einklang, wenn man einige Einzelne unwichtige Punkte ausnimmt.

Dagegen sind nur einzelne Prozente bei den komplizierten Klappenfehlern leicht erklärlich, was wohl auch zu erwarten war.

Es läßt sich weiter die Frage aufstellen, ob die Segmentation von einigen bekannten Faktoren oder pathologischen Veränderungen nachweislich abhängt. Dabei tritt zuerst die Frage heran, in welchem Verhältnis die Segmentation zur Myokarditis steht. Es liegt nahe, sich vorzustellen, daß die Myokarditis entweder als eine Ursache, oder als eine Folge mit Toxinbildung im Herzmuskel verbunden ist. In beiden Fällen läßt es sich denken, daß die Toxine eine Lockerung zwischen den Muskelzellen oder innerhalb derselben verursachen können und somit der Segmentation Vorschub leisten oder diese direkt hervorrufen.

Diese Frage ist der statistischen Berechnung zugänglich. Wie verhalten sich also die beiden Kurven der Myokarditis und der Segmentation zueinander?

Folgende Kurven 14 geben darüber Aufschluß.

Vergleichen wir zuerst die Frequenz der Myokarditiden in verschiedenen Altersklassen mit der Segmentation, so ergeben die Kurven eine vollständige Dissonanz zwischen den beiden Kurven. Die Segmentation, nach den meisten Forschern fast unbekannt im frühen Kindesalter, steigt rasch bis etwa 60%, verbleibt bei diesem Prozent während drei Dezennien und steigt dann bis 100% (nach dem 70. Jahre).

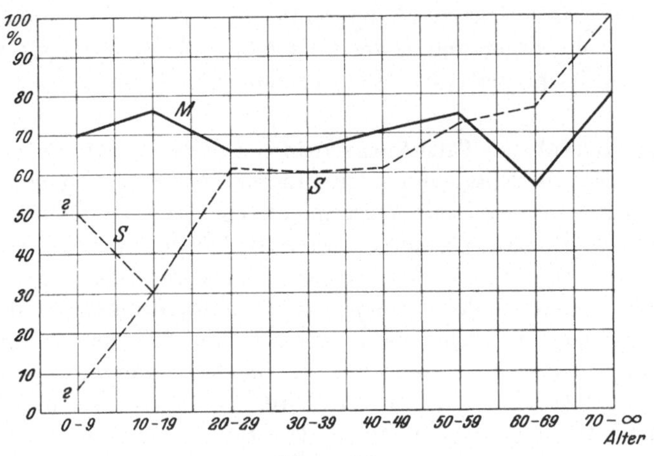

Kurve 14.

M——Myokarditis in verschiedenen Altern. S - - - Segmentation in verschiedenen Altern.

Die Myokarditis beginnt schon beim Kinde mit einer Frequenz von 70%, variiert dann um dieses Prozent 60 Jahre, senkt sich dann in den nächsten Dezennien, um nachher bis 80 nach dem 70. Jahre zu steigen.

Die Differenz im Verlauf der Kurven ist auffallend.

Vergleichen wir dann die Verbreitung der Myokarditis und der Segmentation in den verschiedenen Teilen des Herzens, so ist die Differenz auch eine sehr ausgeprägte.

Die Segmentation ist am frequentesten in den Papillarmuskeln sowohl im linken als im rechten Herzen, senkt sich regelmäßig in den Kammern und noch mehr in den Vorhöfen.

Die Myokarditis ist am seltensten in den Papillarmuskeln, und zwar sowohl links als rechts in fast absolut gleichem Prozent und erhebt sich dann für die Kammer und Vorhöfe, ebenfalls in zu fast gleichem Prozent. Noch klarer geht dies aus den Kurven hervor.

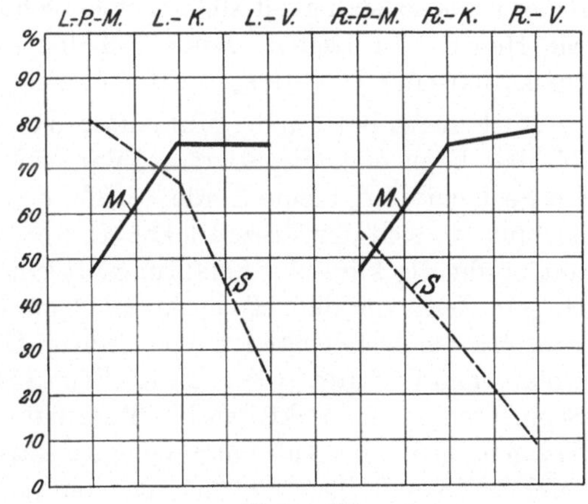

Kurve 15.

M —— Myokarditis. S - - - Segmentation.

Segmentation und Myokarditis haben also keinen Zusammenhang miteinander, sind fast Gegensätze zueinander. Wenn nun die Myokarditis die Folge einer Infektion ist, so kann die Segmentation kaum einen solchen

Grund haben. Vielmehr ist die Segmentation auf ganz andere Ursachen zurückzuführen; und der Gedanke wird gleich beim Betrachten der Segmentationsbilder im Mikroskop auf mechanische Momente als Grund der Segmentation geführt. Sie wird wahrscheinlich durch Abnutzung oder Zerren infolge mechanischen Druckes oder Zerreißens hervorgerufen.

Die oben gegebene Untersuchung deutet darauf hin, daß der Herzmuskel in der Jugend viel stärker und widerstandsfähiger ist als später, und daß er bei hohem Alter leicht zerreißt. Die Segmentation kann also fehlende Tenazität bedeuten.

Die oben angeführten Tatsachen scheinen mir recht kräftig für die Israëlsche Theorie über die Entstehung der Fragmentation zu sprechen, und daß diese andererseits in gewissem Zusammenhange mit früheren Ernährungsstörungen steht und also doch eine klinische Bedeutung hat und ein Ausdruck der Schwäche des Herzmuskels ist. Fassen wir so die Fragmentation auf, so werden dadurch dem Tode vorhergehende Schwächezustände des Herzens, meiner Meinung nach, in vielen Fällen erklärt, was mit meiner klinischen Erfahrung gut übereinstimmt. Dadurch würde das Mysterium der Fragmentation gewissermaßen gelöst sein. Sie ist die Endkatastrophe einer weit fortgeschrittenen Ernährungsstörung des Herzmuskels.

Es scheint mir selbst wahrscheinlich, daß der Tod selbst in der Mehrzahl der Fälle eben durch diese Zerreißung der Herzmuskeln zustande kommt. Es ist ja eine allgemeine Erfahrung, daß der Tod fast in der Regel ein Herztod ist und durch Stillstehen des Herzens erfolgt, d. h. infolge Unvermögens des Herzens, sich zusammenziehen. Aber lange vorher war gewiß die Kraft des Herzens bedeutend herabgesetzt. Das Herz verhält sich wie ein abgenutztes Kleid, welches bei geringfügiger Überlastung berstet. Die Herzmuskeln bersten, wenn ihnen zuviel zugemutet wird. Der hypertrophische Herzmuskel, welcher durch Ernährungsstörungen schwach geworden ist und nahe an der Grenze seiner Funktionsfähigkeit steht, berstet schon, wenn eine geringe Überbelastung, wie Heben von Lasten, Laufen, Treppensteigen u. dgl., oder eine neue Intoxikation oder Infektion, wie Pneumonie, Nephritis usw. hinzukommt.

Ob dieses Bersten der Muskelfasern erst in Agone eintritt oder schon früher, darüber kann man disputieren. Man sieht oft im Herzmuskel Andeutungen zur Segmentation, kleine Herde, wo die Segmentation dem Grade nach geringfügig ist, und wo sich der Prozeß lokal sehr beschränkt. In Übereinstimmung hiermit ergibt die klinische Erfahrung oft eine kürzere Zeit, bei Alten selbst eine längere Zeit, vor dem Tode Anfälle von Herzermattung oder von Schwindel vom Herzen her, bisweilen von akuter Herzdilatation mit charakteristischen Geräuschen begleitet (wie z. B. im Falle 154 Ahman), wo nachher ausgedehnte Segmentation entdeckt wird. Mehrmals findet man bei Herzkranken den Tod plötzlich beim Aufrichten oder Aufsetzen des Patienten eintreten. In mehreren solchen Fällen habe ich bei der postmortalen Demonstration ante sectionem eine ausgedehnte Segmentation vorhergesagt, welche sich bei der mikroskopischen Untersuchung bestätigt hat. Daß das Leben mit einer ausgedehnten und hochgradigen Segmentation nicht vereinbar ist, das ist von selbst einleuchtend.

IV. Endocarditis acuta.

Bekanntermaßen leiten sich die allermeisten Klappenfehler von akuten Endokarditiden her, welche später einen Ausgang in chronische, deformierende oder retrahierende Endokarditiden haben. Auf ihrer Basis entwickelt sich oft eine spätere akute, verruköse oder ulzeröse Endokarditis, oft in Zusammenhang mit dem tödlichen Ausgange der Herzkrankheit oder mit anderen verhängnisvollen Komplikationen, wie Sepsis, Pneumonie, Pleuritis, akuter Perikarditis, akuter Nephritis, zerebralen Komplikationen usw.

Tabelle 11.

Endocarditis acuta (verrucosa + ulcerosa). Prozent von Altersklassen gegen Herzfehler.

Altersklassen	0—9		10—19		20—29		30—39		40—49		50—59		60—69		70 ∞		Summa	
	verr.	ulc.	verr.	ulc.	verr.	ulc.	verr.	ulc.	verr.	ulc.	verr.	ulc.	verr.	ulc.	verr.	ulc.	verr.	ulc.
Anzahl v. Endokardit.			19	3	14	14	10	8	8	9	3	3	6	2	4	1	64	40
„ „ allen Endok.	—		22		28		18		17		6		8		5		104	
„ „ Herzfehlern	3		41		48		43		58		49		41		17		300	
Proz. aller Endokardit.	—		53,7		58,3		41,9		29,3		12,3		19,5		29,4		34,7	

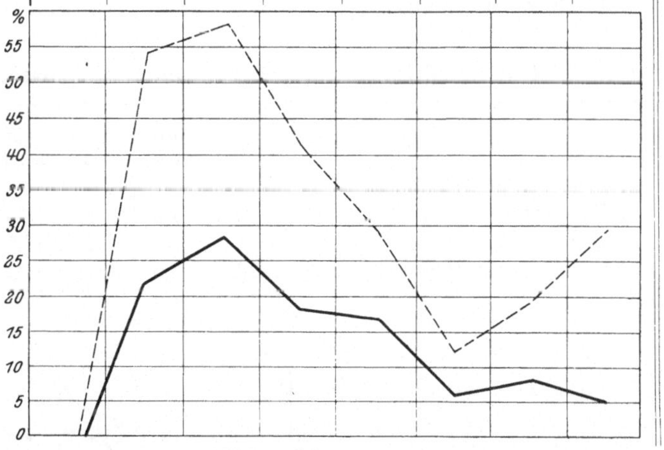

Kurve 16.

——— = alle Endokarditen.

--- = º/o der Endokarditen von allen Herzfehlern der entspr. Altersgruppen.

Mein Material bietet in dieser Hinsicht recht zuverlässige und eingehende Sektionsbeobachtungen, welche einige statistische Schlüsse von Wert erlauben. Leider wurden nicht in Zusammenhang mit den Sektionen im pathologischen Institut Kulturen von Bakterien bei den ulzerösen Formen angelegt. Dergleichen interessante Untersuchungen wurden von Harbitz in Christiania und von Anderen vorgenommen. Meine Statistik erlaubt also in dieser Hinsicht keine Schlüsse.

Dagegen ist das Material groß genug, um die Verteilung der sekundären [1]

---

[1] Wenn ich unten von akuter Endokarditis spreche, so meine ich diese spätere Endokarditis.

akuten Endokarditiden auf die verschiedenen Formen von Klappenfehlern zu studieren [1]).

Ein gewisses Interesse hat es weiter nachzuforschen, wie sich die akuten Spätendokarditiden auf die verschiedenen Formen von Herzfehlern verteilen.

Die Tab. 11 und die Kurve 16 zeigen die Verteilung sämtlicher akuter Endokarditiden auf die Altersklassen.

Von der Altersperiode 0—9 Jahre habe ich nur drei Fälle, weil in meinen Abteilungen Kinder unter 10 Jahren nur in geringer Anzahl behandelt wurden. Von den drei Kindern unter 10 Jahren hatte keines eine Endocarditis acuta. Ein allgemein gültiger Schluß aus diesen wenigen Zahlen ist kaum erlaubt. Dagegen kulminiert die Endocarditis acuta sowohl absolut als relativ (in Prozenten) in der Altersperiode 20—29 Jahre. Die Entwicklungsjahre disponieren schon entschieden zur akuten Endokarditis und damit also auch zu Herzklappenfehlern.

Die beiden Kurven, der absoluten und der Prozentzahlen, gehen auch fast parallel, erreichen ihre Maxima zwischen 20 und 29 Jahren und fallen dann schnell schon in den nächsten Dezennien; noch zwischen 30 und 50 Jahren haben die Patienten eine nicht geringe Disposition bei Klappenfehlern, sich neue akute Anfälle von Endokarditis zuzuziehen. Erst nach dem 50. Jahre fällt die Disposition unter 10%, um später nach dem 60. Jahre auffallend zu steigen, wohl in Zusammenhang mit den letalen Infektionen.

Tabelle 12.   **Endocarditis acuta (verrucosa $+$ ulcerosa).**

	Mi	Mi frukt.	Mi + Ms	Tri-kusp.	Ao.	Mi + Ao.
Anzahl von Endokarditis	9	15	21	15	10	34
„ „ Herzfehlern	24	58	51	37	22	60
Prozent Endokarditis von Herzfehlern .	37,5	25,9	41,2	40,5	45,4	56,6

Kurve 17. a) $\%$ = —— Endocarditis acuta (verrucosa et ulcerosa); b) --- = absolute Anzahl.

[1]) Infolge der Undeutlichkeit einiger Sektionsprotokolle und der Schwierigkeit einer exakten Zusammenrechnung differieren die Berechnungen der verschiedenen Tabellen über Endokarditis betreffs einiger Ziffern.

Diese Kurven zeigen vom prophylaktischen Gesichtspunkte die Notwendigkeit, die Kinder in den Entwicklungsjahren sorgfältig zu überwachen. In unserer Zeit bedeutet das besonders, die Kinder nicht mit Sport, besonders im Winter, zu überanstrengen, sie in dieser Jahreszeit gut zu kleiden und zu überwachen, daß sie nicht naß werden. Nach dem 30. Jahre ist die Gefahr nicht so groß.

Die Tab. 12 mit ihrer Kurve 17 ergibt dies in Prozenten der vorhandenen Herzfehler. Wir ersehen, daß die mit Aortenfehlern komplizierten Mitralklappenfehler, wie zu erwarten war, am meisten zur Endokarditis disponieren, und daß sonst die Endokarditiden unter den organischen Mi selbst recht zahlreich sind.

Bei den relativen oder funktionellen Mi ist die Endocarditis acuta überhaupt recht spärlich. Bei den Aortafehlern ist das Prozent hoch.

Dagegen erreicht die Endokarditis bei den Ms, Mi und den Trikuspidalfehlern fast dasselbe Prozent, etwa 40%. Das ist auch ganz natürlich. Diese Formen entstehen gewöhnlich durch Rezidive von Endokarditis.

Untersuchen wir weiter, wie die Endocarditis acuta verrucosa sich in diesen Hinsichten verhält.

Tabelle 13. Akute Endokarditiden (verruköse) und Herzfehler-Anzahl.

Mi	Mi-Funkt.	Ms + Mis	Trikusp.	Ao.	M + Ms	Ac.-End. verrucos. Summa	Ao.-Endokarditis + Perikarditis Herzfehler		Alters-klassen
							mit Perik.	ohne Per.	
3	5	4	3	—	4	19	14	5	10—19
3	—	2	1	1	7	14	12	2	20—29
—	1	3	2	1	3	10	5	5	30—39
—	—	3	2	—	3	8	1	7	40—49
—	—	1	1	—	1	3	—	3	50—59
1	1	3	—	1	—	6	—	6	60—69
—	1	—	1	1	1	4	—	4	70—∞
Sa. 7	8	16	10	4	19	64	32	32	
% 37,6	13,8	31,3	25,6	18,2	30				

Die Tabellen 13 und 14 (Kurve 18) geben ihre Frequenz in den verschiedenen Altersgruppen in absoluten Zahlen sowie prozentisch an. Wir ersehen, daß die Kurve in der Altersperiode 10—19 Jahre kulminiert, um dann stetig zu fallen. Die absoluten Zahlen für Endocarditis acuta und Endocarditis acuta + Perikarditis verlaufen fast parallel, Tabelle 15, Kurve 19. Es läßt sich daraus schließen: die Perikarditis und die akute Endokarditis sind aus derselben Quelle entsprungen — einer Infektion. Sie unterscheiden sich durch die verschiedene Lokalisation.

Wie sich die verruköse Endokarditis auf die verschiedenen Klappenfehler verteilt, geht aus dieser Kurve 20 hervor. Sie ist am frequentesten bei Ms + Mis und M-Ao-Fehlern, niedrig bei den relativen Mi und Ao-Fehlern, wie zu erwarten war, da diese Formen oft nicht endokarditischen Ursprungs sind.

Tabelle 14.   **Akute verruköse Endokarditis.**

Altersklassen	0—9	10—19	20—29	30—39	40—49	50—59	60—69	70 ∞	Summa
Absol. Anzahl von Herzfehlern . . .	3	41	48	43	58	49	41	17	300
Verruköse Endokarditiden	—	19	14	10	8	3	6	4	64
Prozent	0	46,3	29,2	23,3	13,8	6,1	14,6	23,0	21,3

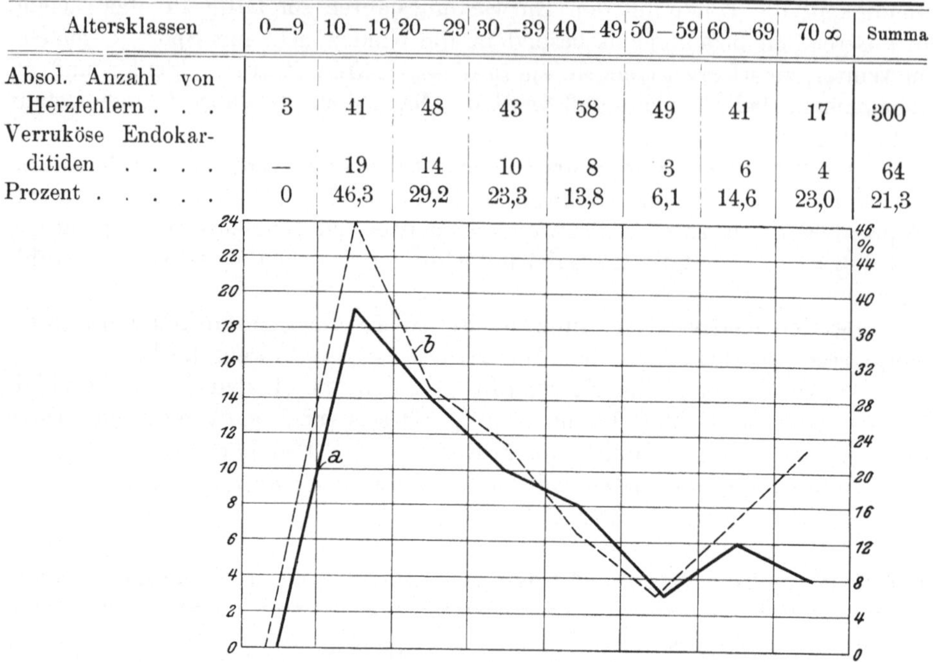

Kurve 18.   —— = absolute Zahlen; --- prozentische Zahlen.

Tabelle 15.   **Akute verruköse Endokarditis.**

Altersperioden	0—9	10—19	20—29	30—39	40—49	50—59	60—69	70 ∞
Anzahl	0	19	14	10	8	3	6	4

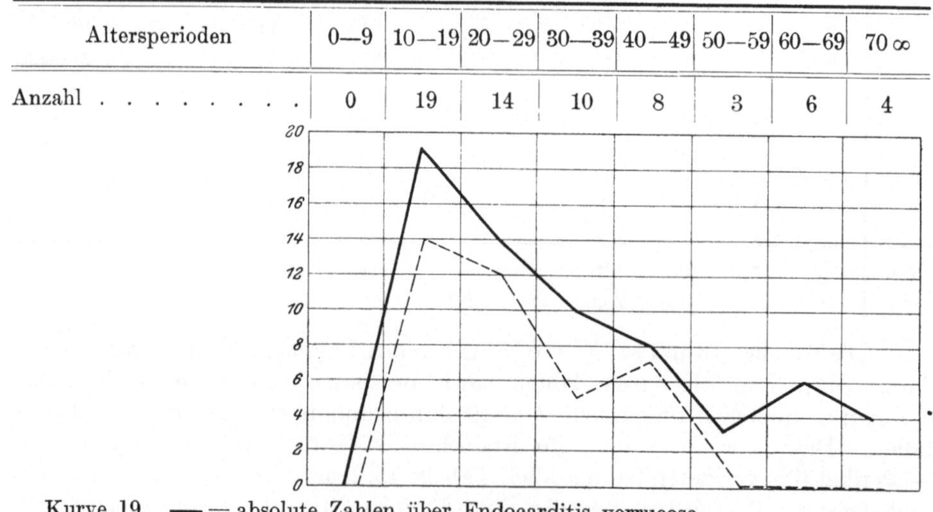

Kurve 19.   —— = absolute Zahlen über Endocarditis verrucosa.
      --- =   „   „   „   „   „   mit Perikarditis.

Gehen wir danach zu den ulzerösen Formen über, so geben die Tabellen 17, 18 und 19 eine Übersicht über diese Formen bei verschiedenen Altersklassen in Prozenten von der in diesen Klassen befindlichen Anzahl von Klappenfehlern.

Beim Vergleichen der Kurve 21 für die verruköse Endokarditis (Tabelle 17) ersehen wir, daß die ulzeröse Form erst in der Periode 20 bis 29 Jahre kulminiert, die verruköse schon in einem früheren Dezennium, 10 bis 19 Jahre. Die ulzeröse Form entwickelt sich ja auf dem Boden der verrukösen und ist also in der Regel sekundär. Der Abfall bei der ulzerösen Form in den nächsten Dezennien ist viel langsamer. Die verruköse zeigt größeres Prozent als die ulzeröse, sonst verlaufen die Kurven in der Zeitperiode 20—60 Jahre im ganzen parallel.

Tabelle 16. **Akute verruköse Endokarditis.**

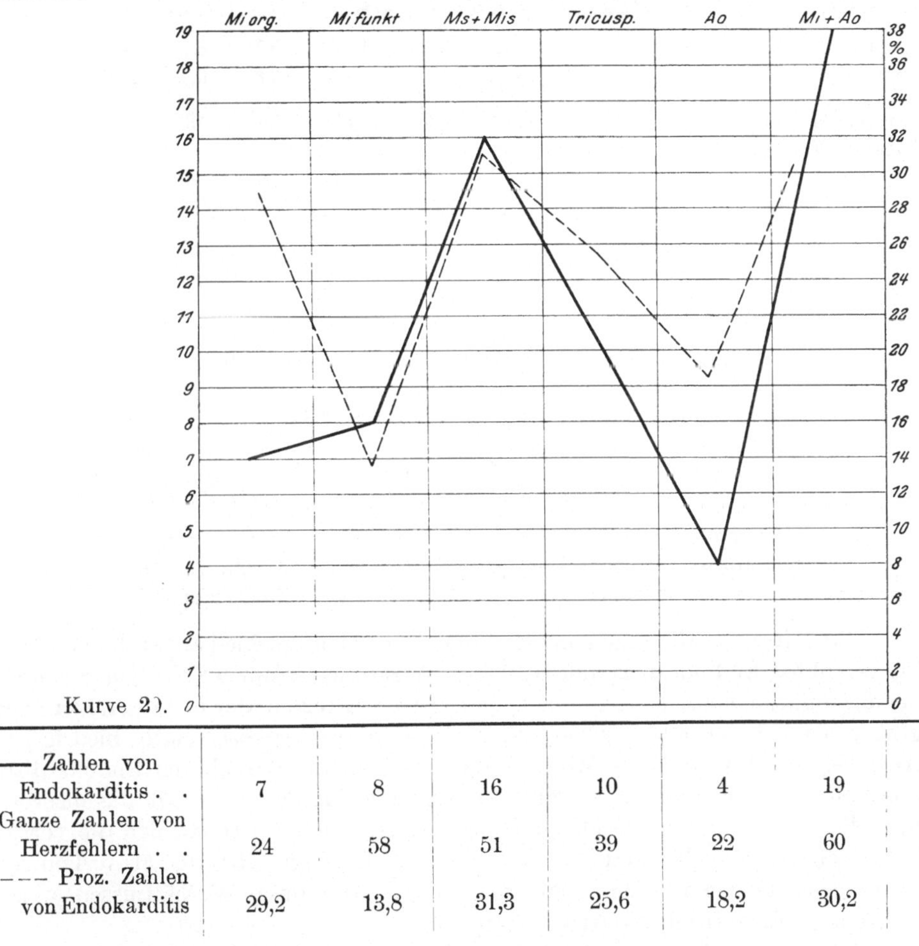

	Mi org.	Mi funkt	Ms + Mis	Tricusp.	Ao	Mi + Ao
—— Zahlen von Endokarditis . .	7	8	16	10	4	19
Ganze Zahlen von Herzfehlern . .	24	58	51	39	22	60
− − − Proz. Zahlen von Endokarditis	29,2	13,8	31,3	25,6	18,2	30,2

Bei der Untersuchung, wie sich die ulzeröse Form in den verschiedenen Formen von Klappenfehlern verhält, finden wir, daß sie ganz verschieden bei den verschiedenen Fehlern auftritt (Tabelle 18, Kurve 22).

Bei der organischen Mitralinsuffizienz waren nur zwei ulzeröse Fälle (8%) vorhanden. Die Kurven für prozentische und absolute Zahlen verlaufen ziemlich parallel miteinander, für Aortafehler ausgenommen (Tabelle 17, 18).

Erstaunend ist, daß die ulzeröse Form bei der relativen Mi höher ist als bei selbst Ms + Mis, dann steigt sie bei den Trikuspidalfehlern, noch mehr prozentisch (nicht absolut) bei den Aortafehlern und erreicht hier ihr Kulmen, um für M + Ao-Fehler ein wenig zu fallen (Tabelle 18). Diese Kurve erweckt Erstaunen, und zwar in mehreren Hinsichten.

Der Unterschied fällt am besten ins Auge, wenn die Prozentkurven für die verruköse und ulzeröse Endokarditis aneinander gelegt werden (Tabelle 19).

Tabelle 17. **Ulzeröse Endokarditis im Verhältnis zur verrukösen.**

Altersklassen	0 – 9	10 – 19	20 – 29	30 – 39	40 – 49	50 – 59	60 – 69	70 ∞
Ulzeröse Endokarditis %	—	7,3	27,3	18,6	15,7	6,1	4,9	5,9
Verruköse „ %	0	46,3	29,2	23,3	13,8	6,1	14,6	23,0
Alle Herzfehler	3	41	48	43	58	49	41	17
Ulzeröse Endokarditis, absolute Anzahl . . .	—	3	14	8	9	3	2	1

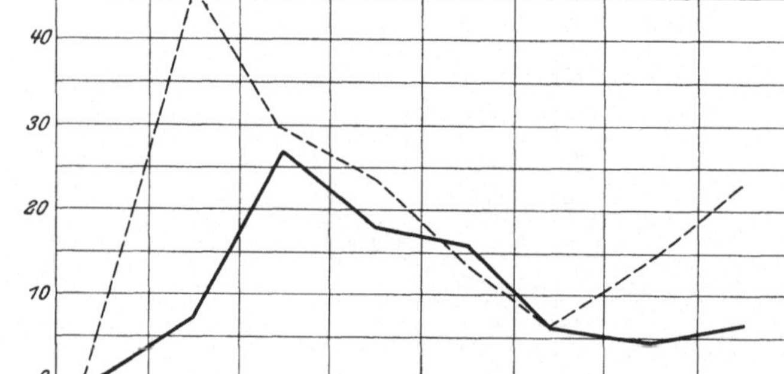

Kurve 21.

--- = Endocarditis verrucosa ⎰ prozentische Zahlen der Anzahl von Herzfehlern
—— =   „   ulcerosa ⎱   in jeder Altersgruppe.

Bei Mitralinsuffizienzen und Stenosen ist der Unterschied am auffallendsten, die verruköse Endokarditis mit $31,3\,^0/_0$, die ulzeröse mit nur $9,8\,^0/_0$. Ganz anders bei der funktionellen; eigentümlich genug ist das Prozent der ulzerösen hier eher größer als bei der organischen, bei welcher die verruköse relativ niedrig ist. Aber bei der Gruppe Ms + Mis steigt das Prozent der verrukösen Endokarditis ansehnlich, die ulzeröse aber fällt. Bei Trikuspidalfehlern steigt die ulzeröse und die verruköse senkt sich; und bei den Aortafehlern senkt sich die verruköse noch mehr, während die ulzeröse ansehnlich steigt. Bei den M-Ao-Fehlern überwiegen die verrukösen; beide sind hoch. Aus diesen Verhältnissen lassen sich einige Eigentümlichkeiten erklären.

Wir haben oben ersehen, daß die Mi org. oft stationär wird und die Patienten recht alt werden. Dürfte nicht eben das niedrige Prozent der ulzerösen Endokarditis hierzu beitragen, wenn man in Betracht nimmt, wie ominös die ulzeröse Endokarditis ist? Bei der relativen Mi sind beide Formen wenig frequent; daher die relative Ungefährlichkeit dieser Form und ihr langes Leben.

Bei den Aortafehlern ist die ulzeröse recht gemein, die verruköse seltener, und bei den M-Ao-Fehlern sind beide recht häufig. Daher die schlechte Prognose,

von der mechanischen Schwierigkeit des Kreislaufs abgesehen. Bei den Trikuspidalisfehlern dürfte die Lokalisation des Fehlers schon die schlechte Prognose
bedingen.

Tabelle 18. Ulzeröse Endokarditis bei verschiedenen Herzkrankheiten.

Altersperioden	III Mi	IV Mi funct.	V Mi + Ms	VI Tri- kusp.	VII Ao	VIII Mi + Ao	Summa
0—9	—	—	—	—	—	—	—
10—19	—	2	—	—	—	1	3
20—29	—	3	2	2	3	4	14
30—39	—	—	1	2	1	4	8
40—49	1	1	1	1	—	5	9
50—59	1	1	—	—	—	1	3
60—69	—	—	1	—	1	—	2
70 ∞	—	—	—	—	1	—	1
Summa	2	7	5	5	6	15	40
Prozent	8,3	12,1	9,8	14,3	26	25	13,3

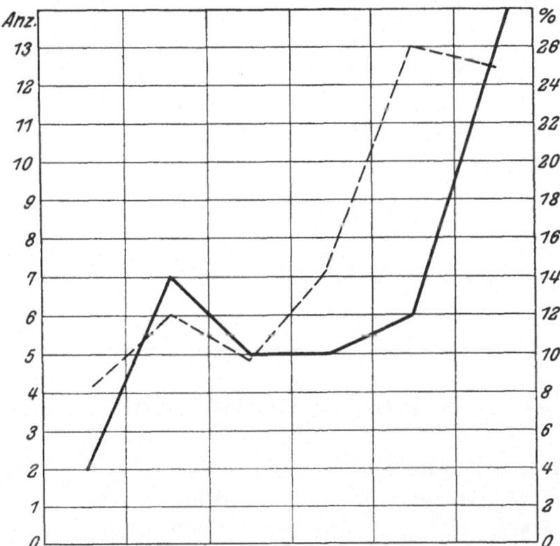

Kurve 22. —— = Endocarditis ulcerosa, absolute Zahlen;
--- =   „   „   , prozentische Zahlen davon.

Aber auch eine andere Eigentümlichkeit läßt sich aus dem verschiedenen
Auftreten der Formen deduzieren. Die verruköse Endokarditis hat eine Tendenz
zur Organisierung, die ulzeröse zum Zerfall. Bei der Mitralinsuffizienz sehen
wir auch höchst selten die Mi durch Zerfall der Klappen, sondern gewöhnlich
durch die Aufrollung und die Schrumpfung der Klappen entstehen. Noch mehr
macht sich diese Tendenz zur Organisation und Zusammenwachsung bei der
Stenose geltend, welche sich auch oft aus der Mi zu entwickeln scheint.

Wäre dieselbe Frequenz der verrukösen Endokarditis bei den Aortaklappen vorhanden, so hätten sie wohl eine viel größere Tendenz zur Zusammen-

lötung; dadurch wäre die Stenosenform überwiegend. Jetzt sehen wir eine größere Frequenz der ulzerösen Formen, welche eine Tendenz zur Insuffizienz zeigt.

Auch bei den Trikuspidalfehlern ist die verruköse Endokarditis überwiegend, daher die relativ große Anzahl von Stenosen.

Tabelle 19.   **Verruköse und ulzeröse Endokarditiden.**

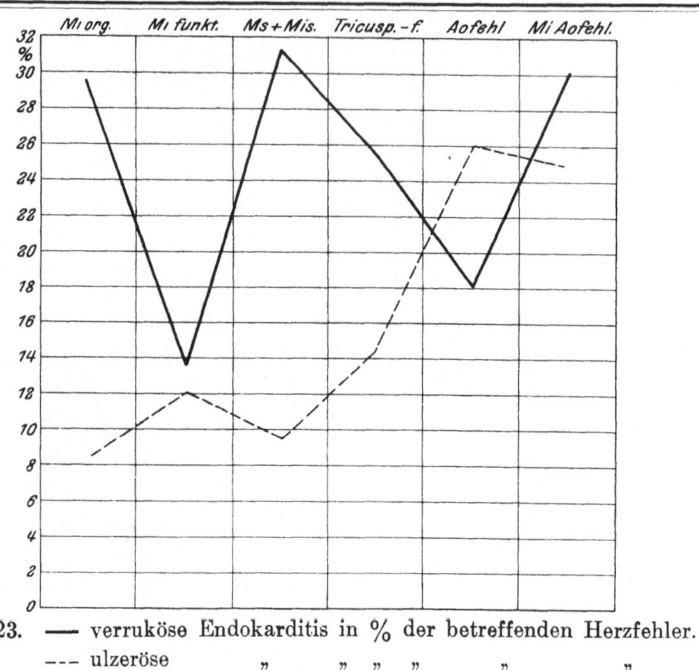

Kurve 23.   —— verruköse Endokarditis in % der betreffenden Herzfehler.
--- ulzeröse   „   „ „ „   „   „

V. Perikarditis als Komplikation der Herzklappenfehler.

Daß die Perikarditis in der Geschichte der Herzklappenfehler eine überaus wichtige Rolle spielt, ist jetzt mehr als früher anerkannt. Es geht auch aus dem vorliegenden Material klar hervor. Wir finden in der folgenden Tabelle 80 Fälle von Perikarditis bei 300 Herzklappenfehlern, also eine Prozentzahl von 26,7 %.

Noch bedeutungsvoller wird die Perikarditis, wenn man bedenkt, wie schädlich die Perikarditis auf die Herzwirksamkeit und auf die Entwicklung des Herzens einwirkt. Aus der Tabelle 20 geht die Verteilung der Perikarditis auf die verschiedenen Altersgruppen hervor. Wir ersehen aus der Kurve 24, daß die Perikarditis alle Fälle unter 10 Jahren kompliziert. Indessen wird dieser Schluß dadurch bedeutend geschwächt, daß das Material für diese Periode nur drei Fälle umfaßt. Doch dürfte das Resultat mit der allgemeinen Erfahrung übereinstimmen, daß die Perikarditis im Jugendalter eine hervorragende Rolle spielt.

Indessen findet man auch davon sehr abweichende Angaben.

Hustedt, welcher das Kieler Sektionsmaterial benutzte, fand unter 491 Fällen von Herzkrankheiten nur 7 Fälle = 1,4 % von Perikarditis und davon nur einen Fall in der Altersgruppe 1—9 Jahre. Diese Zahlen stimmen also gar nicht mit meiner Erfahrung überein.

Schrötter nimmt etwa 30 % beim akuten Rheumatismus an.

Andererseits soll nach Barié u. A. die Perikarditis vor dem 5.—6. Jahre selten sein und weniger häufig beim Kinde als beim Erwachsenen.

Weill rechnet auf 430 Patienten sieben Fälle, und sagt, daß sie bei Greisen verhältnismäßig häufig ist (s. Barié, S. 170).

Selbst ein so erfahrener Mann wie Riegel (Gerhardts Handbuch IV. I. S. 163, 1878) sagt: „Im ganzen kommt die Perikarditis jedenfalls bei Kindern weit seltener als bei Erwachsenen zur Beobachtung."

Dem gegenüber setze ich folgende Tatsachen:

Tabelle 20. **Herzklappenfehler, kompliziert mit Perikarditis.**

Altersklassen	0—10		10—19		20—29		30—39		40—49		50—59		60-69		70—79		Summa	
	M.	W.	M.	W.	M.	W.	M.	W.	M.	W.	M.	W.	M.	W.	M.	W.	M.	W.
Endocarditis mitralis . .	—	—	1	1	1	—	—	—	—	—	—	—	—	—	—	—	2	1
„ aortae . .	—	—	1	—	—	—	—	—	1	—	3	—	1	1	1	—	7	1
Mitralinsuffizienz ot Mitral-insuffizienz + -stenose .	1	—	2	6	—	4	—	4	4	—	—	—	—	—	1	—	8	14
Funktionelle Mitralinsuffizienz	—	2	3	—	—	—	1	—	3	—	—	—	—	1	—	—	7	3
Trikuspidalinsuffizienz und Stenose	—	—	1	—	—	1	2	4	2	1	1	—	—	—	—	—	6	6
Aortainsuffizienz und Stenose	—	—	—	—	1	1	—	—	—	—	—	—	1	—	—	—	2	1
Kombinierte Aortafehler .	—	—	2	3	5	3	2	1	3	1	—	1	—	—	1	—	13	9
Summa	1	2	10	10	7	9	5	9	13	2	4	1	2	2	3	—	45	35
	3		20		16		14		15		5		4		3		80	
Perikarditis in % der Herzfehler in verschiedenen Altersklassen . .	100		48,8		33,3		30,2		25,9		10,2		12,2		17,7			

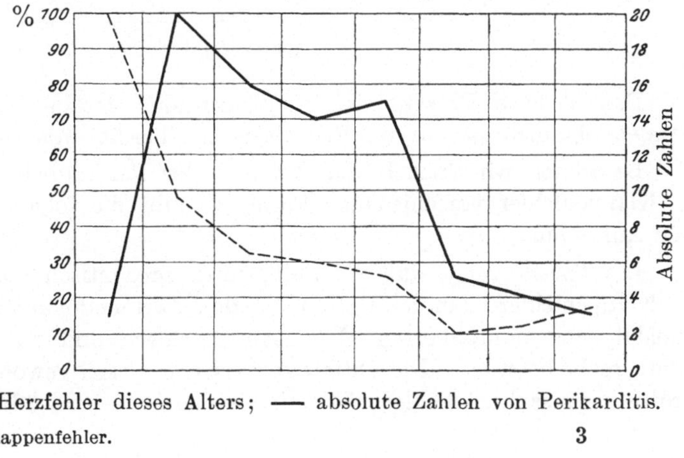

Kurve 24.

- - - Prozent der Herzfehler dieses Alters; —— absolute Zahlen von Perikarditis.

Meine Kurve 24 und Tabelle 20 stützen sich auf exakte Beobachtungen. Sogenannte perikarditische Flecke oder Schwielen werden jedoch nicht eingerechnet. In der Periode 10—19 Jahre ist das Prozent 48,8, um nachher stetig zu fallen; erst bei Alten über 70 Jahre ist sie ein wenig frequenter; diese Zahlen sind aber zu klein, um als allgemeingültig angesehen zu werden.

Es darf bemerkt werden, daß alle meine Zahlen nicht die Frequenz der Perikarditis bei einem bestimmten Alter angeben, sondern beim Tode. Die Perikarditis ist natürlich oft viel früher erworben.

Was die Verteilung auf die verschiedenen Formen von Klappenfehlern betrifft, so finden wir in der Kurve 25 (Tabelle 21), daß sie am häufigsten bei den organischen Mitralfehlern und den kombinierten Mitral-Aortafehlern ist, nämlich 27,5 % aller Perikarditiden. Bei den funktionellen Mitralfehlern ist das Prozent schon auffallend niedriger, 12,5 %, und noch mehr bei den Aortenfehlern. Da die funktionellen Mitralfehler nicht in Zusammenhang mit Endokarditis stehen und viele Aortafehler auf Arteriosklerosis beruhen, so sind diese Zahlen leicht zu erklären. Dagegen ist es nicht so klar, warum das Prozent bei den Trikuspidalfehlern so relativ niedrig ist (15 %), da die meisten von diesen in Zusammenhang mit organischen Mitral- und selbst Aortafehlern stehen. Das Prozent bei den Mitralendokarditiden kann zufällig sein (nur drei Fälle) und ist auffallend niedriger, als bei den Endokarditiden der Aortaklappen.

Tabelle 21.   **Perikarditis bei**

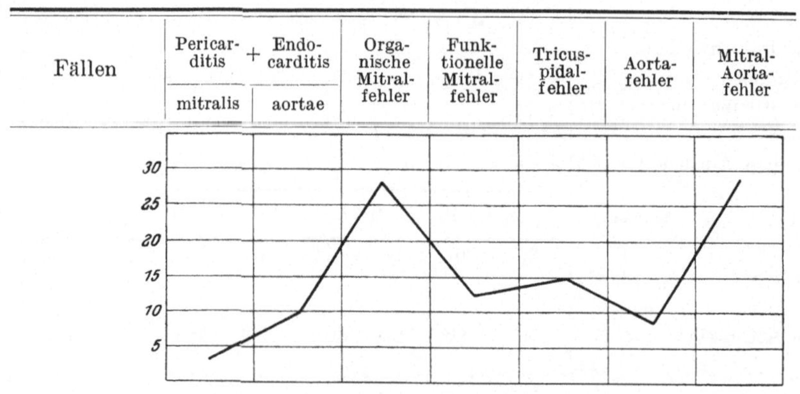

Fällen	Pericarditis + Endocarditis		Organische Mitralfehler	Funktionelle Mitralfehler	Tricuspidalfehler	Aortafehler	Mitral-Aortafehler
	mitralis	aortae					

Kurve 25.

Das niedrige Prozent der Endokarditiden deutet darauf hin, daß die Mitralendokarditis primär im Verhältnis zur Perikarditis ist.

Berechnen wir danach das Prozent der Perikarditiden auf die Anzahl der Klappenfehler verschiedener Form, so gibt die folgende Tabelle 22 darüber Aufschluß.

Die Tabelle zeigt, daß die Perikarditis prozentisch von den resp. Fällen von Klappenfehlern am häufigsten bei den Aortaendokarditiden, bei den Trikuspidal- und kombinierten Mitral-Aortenfehlern und auch bei den Mitralfehlern recht hoch ist. Die Differenz zwischen diesen gewöhnlich durch Endokarditis verursachten Fehlern ist keine bedeutende (29—36). Dagegen ist das

Prozent niedrig bei den funktionellen Mitralfehlern und den Aortafehlern, bei welchen beiden die Endokarditis keine so große Rolle spielt.

Tabelle 22.

	Pericarditis + Endocarditis		Organische Mitralfehler	Funktionelle Mitralfehler	Tricuspidalfehler	Aortafehler	Mitral-Aortafehler
	mitral.	aortae					
Anzahl Fälle von Herzfehlern	26	22	75	58	36	22	60
Anzahl Pericarditis . .	3	8	20	10	12	3	22
Prozent	11,7	36,4	29,3	17,2	33,3	13,6	36,6

Kurve 26.

Das niedrige Prozent bei der Mitralendokarditis kann zufällig sein (drei Fälle von Perikarditis).

Tabelle 23.   **Akute Endokarditis und Perikarditis.**

Altersklassen	0–9	10—19	20–29	30—39	40–49	50—59	60—69	70—∞
Endocarditis acuta (E.) . .	0	19	14	10	8	3	6	4
Perikarditis (P.)	0	14	12	5	7	0	0	0
Anzahl Herzfehler . . .	3	41	48	43	58	49	41	7
Prozent d. P.+E.	0	34,1	25	11,6	12,1	0	0	0

Prozentkurven auf Anzahl Herzfehlern

Kurve 27.

Alle diese Zahlen deuten auf einen nahen Zusammenhang der Perikarditis mit der Endokarditis hin.

In der Tat ist die Perikarditis oft mit der akuten Endokarditis vereinigt, und zwar in den verschiedenen Altersklassen folgendermaßen.

Dabei wurden sowohl akute als chronische Perikarditiden summiert.

Tabelle 24. **Die Perikarditis vereinigt sich mit der Endokarditis in folgenden Prozent von E.**

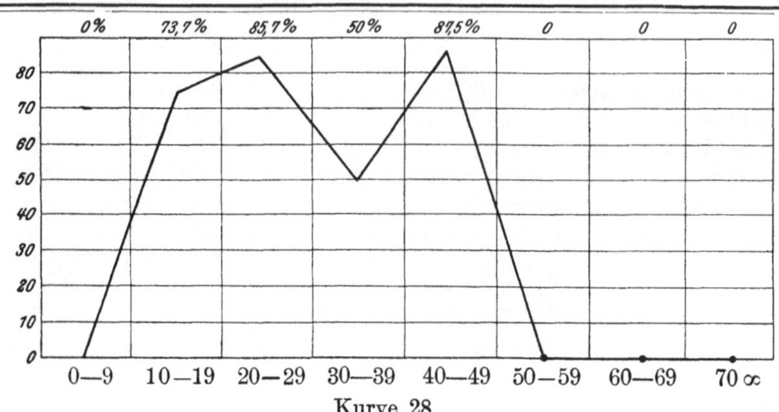

Kurve 28.

Aus Tabelle 23 geht hervor, daß die Endo-Perikarditis in der Periode 10 bis 19 Jahre im Verhältnis zu der Anzahl Herzfehler kulminiert, um sich nachher zu senken. Nach dem 50. Jahre trifft man sie nicht mehr vereinigt.

Aus der Tabelle 24 erhellt, daß beim Vorhandensein von Endokarditis auch Perikarditis am öftesten in der Altersklasse 40—49 Jahre eintritt; eine zweite Erhöhung findet zwischen 20 und 29 Jahren statt.

Folgende Tabelle 25 gibt die Verteilung der (Spät-) Endokarditiden bei den verschiedenen Formen von Herzfehlern.

Tabelle 25.   **Endo- und Pericarditis.**

	0—9	10—19	20—29	30—39	40—49	50—59	60—69	70 ∞	Summa
Organ. Mitralinsuffizienz .	—	2	1	—	—	—	—	—	3
Funkt. Mitralinsuffizienz .	—	4	—	—	—	—	—	—	4
M.-sten. und M.-insuff. .	—	3	2	2	3	—	—	—	10
Tric.-ins. und sten. . . .	—	2	—	—	—	—	—	—	2
Aortafehler	—	—	3	—	—	—	—	—	3
Komb. Mitr. u. Aortafehler	—	3	6	3	4	—	—	—	16
Summa	—	14	12	5	7	—	—	—	38
	3	41	48	43	58	49	41	7	
%		34,1	25,0	11,6	12,1	0	0	0	

Daß sich die Pericarditis acuta oft mit der Myokarditis vereinigt, ist auch eine wohlbekannte Tatsache. mir Da indessen nicht alle Perikarditisherzen zur mikroskopischen Untersuchung auf Myokarditis zugänglich waren, so kann ich hierüber nur bei der Hälfte aller Perikarditiden (40 Fälle) Aufschluß geben. Es zeigt sich dabei, daß unter 40 Fällen von Perikarditis in den herausgenommenen Proben Myokarditis nur in zwei Fällen fehlte; es gibt aber keine Garantie, daß nicht Myokarditis auch in diesen zwei Fällen in anderen Abschnitten des Herzens als in den untersuchten vorhanden war. Man dürfte deshalb sagen können: **bei der Perikarditis fehlte Myokarditis nie oder fast nie.** Dabei ist diese Diagnose nicht nur auf Grund ausgesprochener Infiltration von Rundzellen, sondern auch bei allerlei Zeichen von Reiz, wie z. B. Kernvermehrung des Bindegewebes, gestellt. Die Tabellen 26 und 27 geben über die Verteilung der Myokarditis eine Übersicht.

Tabelle 26.   **Perikarditis mit Myokarditis, 38 Fälle.**

Altersperioden	Anzahl untersuchter Fälle	Linke Herzhälfte			Rechte Herzhälfte		Summa
		Papillarmuskeln	Kammer	Vorhof	Kammer	Vorhof	
0—9	2	1	1	1	2	2	7
10—19	14	7	13	11	10	11	52
20—29	5	1	2	4	4	4	15
30—39	7	4	5	7	6	7	29
40—49	5	2	4	4	4	4	18
50—59	4	3	3	3	4	4	17
60—69	0	—	—	—	—	—	—
70— ∞	1	1	1	1	1	1	5
Summa	38	19	29	31	31	33	143

Perikarditis ohne Myokarditis 2 Fälle:

1904, B. 57.   Ade Johansdotter, 18 Jahre alt.   Pericarditis tuberculosa.

1907, B. 96.   Charles Gruneau, 18 Jahre alt.   Pericarditis chronica adhesiva partialis.

Von den 40 Perikarditisfällen hatten 38, d. h. 95 %, Myokarditis.

Aus den Tabellen 26 und 27 ersehen wir, daß die Kombination Peri-Myokarditis in einem großen Prozent (aller vorhandenen Perikarditiden berechnet) vorkommt, nämlich schon in jungen Jahren in 66—70%; in den nächsten Altersklassen dagegen in etwa 30—50%, um dann im Alter 50—59 bis 80 zuwachsen. Rechnet man die Fälle P + M in Prozenten der untersuchten Fälle von Perikarditis, so muß die Kurve mit der für Perikarditis zusammenfallen, denn die Anzahl der Fälle von Myokarditis ist fast dieselbe wie die der Perikarditis. Myokarditis und Perikarditis gehen also Hand in Hand. Schon in der Periode 10—19 Jahre ist die Myokarditis sehr häufig.

Wir ersehen weiter (Tabelle 26), daß die Myokarditis bei gleichzeitiger Perikarditis am öftesten in der Wand des rechten Vorhofs vorkommt (33 mal bei 38 Fällen von Perikarditis), aber fast ebenso oft in dem linken Vorhof und der rechten Kammer, aber auch sehr oft in der Wand der linken Kammer, dagegen relativ selten in den Papillarmuskeln der linken Kammer und in den der rechten, was wohl darauf beruht, daß die Papillarmuskeln überhaupt frei von Myokarditis bleiben.

Untersucht man dabei, ob sich die verschiedenen Teile des Herzens in verschiedenen Altersperioden verschieden verhalten (Tabelle 28, Kurve 30), so findet man einen auffallenden Parallelismus mit der Ausnahme, daß besonders

Tabelle 27.   **Perikarditis mit Myokarditis, 38 Fälle.**

Altersperioden, Jahre	0—9	10—19	20—29	30—39	40—49	50—59	60—69	70—∞
Fälle von Perikarditis und Myokarditis, Sa. 38 . .	2	14	5	7	5	4	—	1
Prozent auf alle Perikarditiden	5,3	36,8	13,2	18,4	13,2	10,5	—	2,6
Prozent auf alle Perikarditisfälle in resp. Gr. .	66,5	70,0	31,3	53,8	33,3	80,0	—	33,0

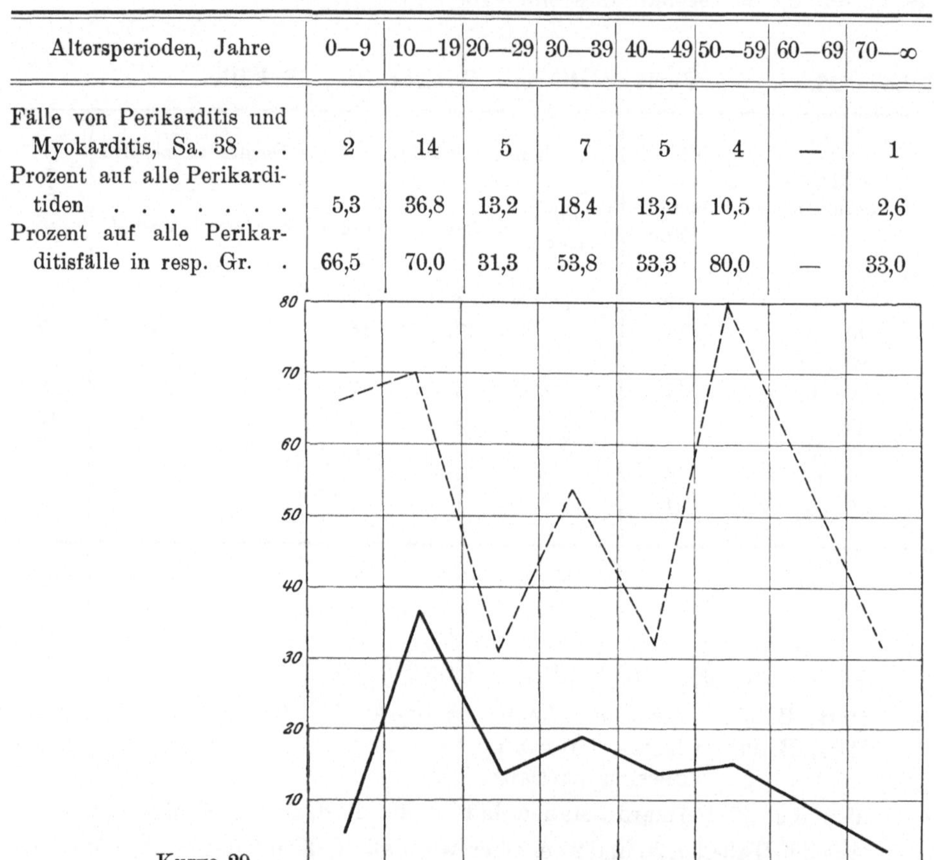

Kurve 29.

—— P + M in Prozent sämtlicher Perikarditiden; ----- P + M in Prozent aller in jeder Altersperiode befindlichen Perikarditiden.

in jüngeren Jahren (10—19) bei der Perikarditis die Papillarmuskeln der linken Kammer von Myokarditis relativ verschont werden.

Es wird also kaum ein besonderer Abschnitt des Herzens, die Papillarmuskeln ausgenommen, in gewissem Alter bei Perikarditis von der Myokarditis verschont.

Peri-, Myo- und Endokarditis sind nicht selten miteinander verbunden. Nach einigen Forschern (wie Jürgensen) kann man kaum von einer isolierten

Form diese Entzündungen sprechen, sondern nur von einer Pankarditis. Die untenstehenden Zahlen zeigen, daß diese Behauptung nicht gut begründet ist. (Tabelle 29, Kurve 31).

Tabelle 28. Myokarditiden in den verschiedenen Altersklassen in verschiedenen Herzabteilungen bei der Perikarditis.

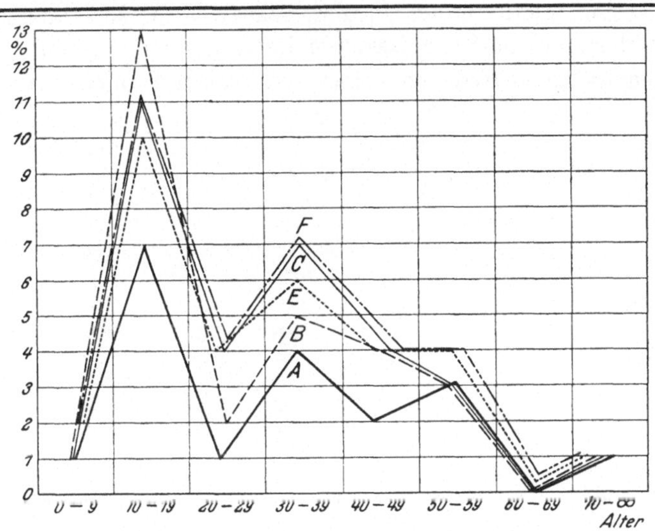

Kurve 30.

A —— linker Papillarmuskel; B ‐‐‐ linke Kammer; C —— linker Vorhof; E ‐‐‐‐ rechte Kammer; F —··— rechter Vorhof.

Tabelle 29.   **Peri-, Myo- und Endokarditiden.**

	Organ. Mi.	Funkt. Mi.	Mi.ins. u. Mi.-sten.	Tricusp.-fehler	Aorta-fehler	Ao.-Mi.
Peri- + Myo- + Endokarditiden . . .	4	7	9	9+1	4	13 + 1
Alle Herzfehler	24	58	51	35+2	25	59
Prozent	16,6	12,1	17,6	25,7	16,0	22,0

Kurve 31.

Alle Peri-, Myo- und Endokarditiden im Verhältnis zu den verschiedenen Formen von Herzfehlern.

Wir ersehen zuerst, daß die Verteilung dieser drei Formen bei verschiedenen Formen von Herzfehlern eine verschiedene ist. Wie zu erwarten war, ist das Prozent bei der funktionellen Mitralisinsuffizienz ein geringes ($12,1\%$) und auch so bei den Aortenfehlern (16%). Daß dasselbe Prozent (16%) auch bei der isolierten Mitralisinsuffizienz auftritt, erklärt sich wohl daraus, daß diese Fälle fast stationär sind und Rezidive selten vorkommen; damit vermindert sich die Gefahr für diese Kombination. Aber bei den komplizierten Trikuspidal- und Mitral-Aortenfehlern ist das Prozent relativ hoch, 25,7 und 22%, indem diese Fehler durch wiederholte Rezidive hervorgerufen werden.

Dagegen ist keine Rede von einer souveränen Pankarditis.

VI. Mikroskopisches.

Diese Tabellen sind zur Kontrolle beigefügt und zeigen, in welchen Fällen eine mikroskopische Untersuchung vorgenommen wurde. Sie zeigen also auch, welche Herzen mir zur Nachkontrolle der Sektionen zugänglich waren.

Erklärung der Bezeichnungen hier und sonst in den Tabellen:

A. Bezeichnungen der Klappenfehler:

Ao = Aorta, M = Mitralis, i = Insuffizienz, s = Stenose.

Aoi = Aorta-Insuffizienz, Aos = Aorta-Stenose, Aois = Aorta-Insuffizienz-Stenose.

Mi = Mitralis-Insuffizienz, Ms = Mitralis-Stenose, Mis = Mitralis-Insuffizienz mit Stenose.

Ti = Tricuspidal-Insuffizienz, Ts = Tricuspidal-Stenose, Tis = Tricuspidal-Insuffizienz und Stenose.

B. Bezeichnungen der pathologisch-anatomischen Befunde:

B = Bindegewebe (in den Rubriken); B. (in den Kolumnen) = vermehrtes Bindegewebe.

M = Muskelfaser (in den Rubriken), M. = Myoc. = Myokarditis (in den Kolumnen).

K = Kernvermehrung.

S = Segm. = Segmentation, Deg. = Degeneration.

E = End. = Endocarditis.

P = Peric. = Pericarditis.

D = Dil. = Dilatation; d = dil. = geringere Dilatation.

H = Hyp. = Hypertrophie; h = hyp. = geringere Hypertrophie.

LK = linke Kammer, RK = rechte Kammer.

LV = linker Vorhof, RV = rechter Vorhof.

Rz = Reiz = Inflam. Reizung.

Übrige Verkürzungen und Zeichen sind leicht zu deuten.

Mikroskopisches

Nr.	Jahr	Name	Krankheit	Perikardit.	Endokardit.	Bindegewebe	Muskel	Papillarmuskel B.	Papillarmuskel M.	Kammerwand B.	Kammerwand M.	Vorhof B.	Vorhof M.

I. Fälle von Endocarditis

Nr.	Jahr	Name	Krankheit	Perikardit.	Endokardit.	Bindegewebe	Muskel	Papillarmuskel B.	Papillarmuskel M.	Kammerwand B.	Kammerwand M.	Vorhof B.	Vorhof M.
11	1883	Adolf Staberg, 16 J.	Rheum. art. 1883	P. vil.-losa m. Synech.	E.mitr. E. ao.	Myo- † card. acuta u. chron.	Segm.	Myoc.	0	Myoc. 0 d	d	Myoc. 0 h	0 d
12	1897	Emil Edberg, 14 J.	Diphtherie 20. II. 97, † 25. II.		E.mitr.			Myoc.	0	Myoc. h	Deg. 0 d	Myoc. 0 h	0 d
13	1899	Pauline Pettersson 12 J.	Rheum. art.	P. Sy-nech.	E.mitr.			Myoc. diff.	0	Myoc. diff. H	0 D	Myoc.	0
19	1892	Frans Dahlqvist, 29 J.	Nephrit. acuta (chron.)		E.mitr.			B	Segm.	B H	(Sgm.) D		

II. Fälle von Endocarditis

Nr.	Jahr	Name	Krankheit	Perikardit.	Endokardit.	Bindegewebe	Muskel	Papillarmuskel B.	Papillarmuskel M.	Kammerwand B.	Kammerwand M.	Vorhof B.	Vorhof M.
32	1884	Matilde Såtterman		0 Peric.				Myoc.	Deg.(?)	Myoc.	Deg.		

III. Organische Mitral-

Nr.	Jahr	Name	Krankheit	Perikardit.	Endokardit.	Bindegewebe	Muskel	Papillarmuskel B.	Papillarmuskel M.	Kammerwand B.	Kammerwand M.	Vorhof B.	Vorhof M.
54	1897	Emma Thörn, 41 J.	Skarlatina		E. ulc.		D.adip- u. pa-rench.	Myoc. B	Segm.	Myoc. a. B h	Segm. D	Myoc. lev. o h	0 D
B. 15	1907	Anna M. Nilsson, 52 J.				.	Blu-tungen, Deg. par.	0	Segm.	Myoc. h	Segm. D	Myoc. 0 h?	0 d
60	1895	Charlotte Löfgren, 21 J.	Rheum. art.	Syn. tot.	E. ac.		Deg. adip.			Myoc. lev. H	0 D		D
65	1898	Joh. G. Eriksson, 62 J.	Cancer ventriculi		E. ac.	M.; Schwie-le in d. Hintw.		0	Segm.	0 h D	Segm. lev. D	Myoc. h	0 d
66	1895	K. J. Härén, 67 J.	Syphilis			mul-tiple fibröse M.		B. herd.	Segm' part.	B H	Segm. part. D	0 h?	0 d
59	1894	Selma Eriksson, 14 J.	Rheum.	P. adhaes.	E. ac.			0	Segm. part.	B. Myoc. H	(Sgm.) D	Myoc. ?	Deg. ?

IV. A. Funktionelle Mitral-

A. Ne-

Nr.	Jahr	Name	Krankheit	Perikardit.	Endokardit.	Bindegewebe	Muskel	Papillarmuskel B.	Papillarmuskel M.	Kammerwand B.	Kammerwand M.	Vorhof B.	Vorhof M.
74	1898	Johann Söderholm, 38 J.	Nephr. chr. par.; Alkoh.; Lues.		E. ac.		Deg.	Myoc. diff. H	Segm. diff. D	Myoc. diff. H	Segm. diff. D	Myoc. diff. H	Segm. lev. 0
75	1899	P. Ekdahl, 48 J.	Nephr. chron.		0	fest		Kerne	Segm.	Myoc. diff. lev. H	kräft. Musk. D	Myoc. diff. H	kräft. Musk. D

B. Rheuma-

Nr.	Jahr	Name	Krankheit	Perikardit.	Endokardit.	Bindegewebe	Muskel	Papillarmuskel B.	Papillarmuskel M.	Kammerwand B.	Kammerwand M.	Vorhof B.	Vorhof M.
78	1893	Elisabet Hjertberg, 65 J.	Rheum. art.	0	0	Myoc. chron.		B.	Segm.	K H	Segm. part. D	(Myoc.) 0	(Sgm.) d

über das Herz.

Papillar-Muskel		Kammerwand		Vorhof		Puls		Bemerkungen
B.	M.	B.	M.	B.	M.	Art	Frqu	

acuta mitralis. (S. 73—80.)

Papillar-Muskel		Kammerwand		Vorhof		Puls		Bemerkungen
		Myoc. H	0 d	Myoc.	0 D	voll, weich, nicht ganz regelm.	120	
		Myoc. 0 h	0 0 d	Myoc.	0 0 d			Bei Lebezeit. deutl. Herzdilatation.
		Myoc. diff. H	0 D	Myoc. diff.	0			

aortae. (Tab. VIII. S. 82.)

Papillar-Muskel		Kammerwand		Vorhof		Puls		Bemerkungen
		Myoc. ac.	0	Myoc. diff.	0			

insuffizienz. (Tab. IX. S. 98—103.)

Papillar-Muskel		Kammerwand		Vorhof		Puls		Bemerkungen
Myoc. lev.	h Segm.	Myoc. d	Segm. D	B. Myoc. (h)	0 0 0 d			
Myoc.	(Sgm.)	Myoc. (h)	Segm. D	Myoc. 0 h?	0 0 d			
Myoc.	Sgm.?	H	D		D			Akute Dil. im Krankenhause
Myoc.	Segm.	0 H	Segm. part. d	Myoc. ac. + chr. h?	0 d?			
B. Myoc.	Segm.	0 H	Segm. lev. D	Myoc. lev. h?	0 d			
B?	Segm.	Myoc. part.	0	Myoc. ?	Deg. ?			

insuffizienz. (Tab. X. A. S. 122.)

phritis.

Papillar-Muskel		Kammerwand		Vorhof		Puls		Bemerkungen
Myoc.	Segm.	Myoc. diff. H	Segm. lev. d?	Myoc. diff. 0	0 0			
Myoc.	Segm.	Myoc. part. H	0 D	Kerne B H	0 D			

tismus.

Papillar-Muskel		Kammerwand		Vorhof		Puls		Bemerkungen
B. Myoc.	Segm.	Myoc. B. θ	Segm. part. D	B.K. h	(Sem.) d			

Fälle				Makroskopisch		Makroskopische Diagnose		Linkes Herz					
Nr.	Jahr	Name	Krankheit	Peri-kardit.	Endo-kardit.	Binde-gewebe	Muskel	Papillarmuskel B.	Papillarmuskel M.	Kammerwand B.	Kammerwand M.	Vorhof B.	Vorhof M.
C. sog. Degene-													
79	1898	Karin Svensson, 72 J.	Skarlat.,Typh. Pneum.	0	E.	Myoc.		Myoc. lev.	Segm.	K H	0 D	K H	0 0
82	1886	Anders Mattsson, 66 J.	Alkoh.	0	0		Fett. Deg. adip.	B. H	Segm. diff.	0	Deg. adip. Segm. D	0 0	0 0
84	1899	Maria Andersson, 46 J.	Alkoh.				Deg. parench. u. adip.	0	Segm.	(K) H	Segm. H	0 ?	0 ?
80	1882	Anna Andersson, 58 J.	Degen. cord.	0	0	recht. fester	link. bleich			K (Myoc.) B. 0	0 0 ?		D
E. Tuber-													
87	1884	Johann Hedenskog, 43 J.	Tbc. pulm.	P. chr. Synechia	0					K 0	Segm. Deg. 0	pr. saknas 0	0
88	1892	Vilhelmina Jansson, 61 J.	Tbc.	0	0		Fett				D		prep.
F. Akute													
92	1897	Fanny Sundel, 10 J.	Diphtherit.	Injic.	0	Myoc.	Deg.	0	Deg.	0 d	D	0 0	0 0

IV. B. Funktionelle Mitral-

A. Ne-

Nr.	Jahr	Name	Krankheit	Peri-kardit.	Endo-kardit.	Binde-gewebe	Muskel	Papillarmuskel B.	Papillarmuskel M.	Kammerwand B.	Kammerwand M.	Vorhof B.	Vorhof M.
B. 23	1905	Selma Andersson, 37 J.	Nephr. chr.; End. chr. fibr., Urämie.	0	End. chr. fibr.	fest u. hart		Myoc.		K 0 h	0 0 d	K 0 h	H 0 Segm. 0 d
B. 24	1905	Karl J. Olsson, 67 J.	Nephr. chr.; (Alkoh.;) Bronchit.	0	0	Klin. Myoc. chr. Mikr. Myoc. ac. lev. Myoc. chr.pul		0	Segm. part.	K Myoc. lev. H	0 Segm. (D ?)	K Myoc. lev. H ?	0 Segm. D
B. 25	1905	Sven Matsson, 45 J.	Nephr. chr.; Alkoh.; Tbc. pulm.; Myoc. chr. fibr.	0	0	Myoc. chr. u. ac.		0 Myoc.	Segm.	Myoc. diff. H	Segm. D	Myoc. ac. h ?	0 Segm. D
B. 28	1909	Emma Boman, 45 J.	Nephr. chr.; Uraem.	0	0			0 Myoc.	Segm.	0 K H	Segm. D	Myoc. lev. h ?	0 Segm. D
C. Sog. Degene-													
B. 31	1905	Gust. F. Sundberg, 71 J.	Art.-card.-scl.; H. u. D. cord.; Myocard. chr.	0	0	Myoc. chr. fibr. interst.		0	Segm.	Myoc. diff. H	Segm. D	K Myoc. diff. 0 h	O S D
B. 32	1907	Karin Eriksson, 26 J.	End. verr.; Infarct. lien.	0	End. verr.	Myoc. ac.		0	Segm. part.	Myoc. diff. h	0 d ?	0	0
B. 33	1907	Gabriel Svensson, 74 J.	Art.-cardiosl.; (Alkohol.chr.), Myoc. chr.fibr.	0	0	Myoc. chr. fibr. schwielig		0	gering. Segm.	Myoc. diff. H	ger. Segm. D	Myoc. lev. K H	0 d

| | Rechtes Herz | | | | | Puls | | Bemerkungen |
| Papillarmuskel | | Kammerwand | | Vorhof | | | | |
B.	M.	B.	M.	B.	M.	Art	Frqu.	

ratio cordis.

Papillarmuskel B.	M.	Kammerwand B.	M.	Vorhof B.	M.	Art	Frqu.	Bemerkungen
(B.)?	(D)	Myoc. diff.	0	B.K	0 Deg.			
		H	D	H	D			
B	**Segm.**	B.	0	0	0			
		H	D	d	h			
K	körnige Deg.	0	0	0	**Deg.**			
		H	D	?	d			
Myoc.								
		H	D		D			

culosis.

Papillarmuskel B.	M.	Kammerwand B.	M.	Vorhof B.	M.	Art	Frqu.	Bemerkungen
K	Segm. Deg.	K	Segm. Deg.	0	0			
saknas			D					
			d?					

Krankheiten.

Papillarmuskel B.	M.	Kammerwand B.	M.	Vorhof B.	M.	Art	Frqu.	Bemerkungen
0	Deg.	0		0	0			Akute Dilatation.
			D	0	0			

insuffizienz. (Tab. X. B. S. 126 ff.)

phritis.

Papillarmuskel B.	M.	Kammerwand B.	M.	Vorhof B.	M.	Art	Frqu.	Bemerkungen
Myoc.	'	K	0 Segm.	K	H 0 Segm.			
		H	D?	0 h	0 d			
K	(Sgm.)	**Myoc. diff.**	0 Segm.	K Myoc. ac.	0 Segm.	hart	84	
		H		0 h	d			
0	(Sgm.)	**Myoc. diff.**	0 Segm.	Myoc.	0 S	groß, un-regelm.		
		H	D	h?	D			
0	0	0 K	**Cemtl.**	0	0 S	Galopprhyth.		
		H	D	h?	D			

ratio cordis.

Papillarmuskel B.	M.	Kammerwand B.	M.	Vorhof B.	M.	Art	Frqu.	Bemerkungen
0		K	0 S	**Myoc. diff.**	0 S	unregelm.		
			D	h	d			
0	0	Myoc. diff. 0 h	0 0 d	K	0	dikr., regelm.	116	
0	0	Myoc. lev.	0	K	0			
		h	**D**	h	D			

| | | Fälle | | Makroskopisch | | Makroskopische Diagnose | | Linkes Herz | | | | | |
| | | | | | | | | Papillarmuskel | | Kammerwand | | Vorhof | |
Nr.	Jahr	Name	Krankheit	Peri-kardit.	Endo-kardit.	Binde-gewebe	Muskel	B.	M.	B.	M.	B.	M.
B. 35	1904	Matilde Pettersson, 42 J.	Deg. adip. u. Atroph. cord.	0	End. chr. mitr. lev.		Deg. adip.	0 Myoc.	Segm.	0 Myoc. H	mäß. Segm. D	0 0 h	0 d
B. 37	1906	Ollas Anna Larsdotter, 26 J.	Pylephlebit.; Peritonit.; Septikämia		End. scle ?		„Trübe Schw."			(K)	0 normal	0	0

D. Pericarditis

Nr.	Jahr	Name	Krankheit	Peri-kardit.	Endo-kardit.	Binde-gewebe	Muskel	Pap. B.	Pap. M.	Kammer B.	Kammer M.	Vorhof B.	Vorhof M.
B. 38	1904	Anna Gustafsson, 4 J.	Vit. cord. (Ins. mitr. ?) Pneumonia.	P. chr. c. syn. tot.	0	ver-dickt, fest	bleich	**Myoc. ac.**	0 Segm.	0 Myoc. H	Segm. D!	0 h ?	0 D ?
B. 39	1904	Anders Lund, 49 J.	(Alcoh. chr.) Pericardit. serofibrin. ac., Bronchit. cat.	P.sero-fibr. ac.	0	Myoc. chr. fibr.		0 Myoc.	Segm.	0 Myoc. H	0 Segm. D	Myoc. (h ?)	0 Segm. d
B. 40	1907	Johanna E. Olsson, 14 J.	Oed. gr.; H. u. D. c.; End. verr.	P. mi-cro-scop.	End. verr. lev. v. ao.		Deg. adip. u. pa.-rench.	0	0	Myoc. lev. fibr. H	0 D	Myoc. ac. lev. H	0
B. 41	1907	Olga Sjöblom, 8 J.	Peric. adhaes. fibr.; D.u.H.c.	P. ad-haes. fibr. lev.	End. fibr.			0 Myoc.		K in-terst. H	0 D	K H	0 d
B. 43	1909	Arvid Johansson, 18 J.	End. ac. verr. Pericardit. fibrin. ac.; Myoc. chr.	P. fi-brin. ac.	End. ac. verr.	Myoc. chr. fibr.		Myoc. lev.	(Sgm.)	Myoc. diff. h	0 D	Myoc. diff. (h ?)	0
B. 45	1910	Fritiof Plato, 18 J.	Synech. peric. H. u. D. c.; End. ulc.	Sy-nech. tot.	End. ulc. v. mitr. u.v. ao. lev.	ver-dickt	Deg. adip.	0 Myoc.	Segm.	K H	0 D	Rund-zell-infiltr. H	0 D
B. 46	1909	RutThunberg, 13 J.	Ins. rel. u.End. verr. ac. mitr., D. u. H. cord.	0 Blu-tung	End. verr. ac. v. mitr. ulc.	Myoc. chr. fibr. M. ac.	Deg. adip.	0 Myoc.	Begin. Segm.	Myoc. diff. H	Segm. D	Myoc. lev. H	0 D

F. Endocarditis

Nr.	Jahr	Name	Krankheit	Peri-kardit.	Endo-kardit.	Binde-gewebe	Muskel	Pap. B.	Pap. M.	Kammer B.	Kammer M.	Vorhof B.	Vorhof M.
B. 48	1903	Johan Andersson, 20 J.	End. ac. ulc. ao. u. mitr.; Deg. parench. cord. u. hep. Nephr. ac.	Blu-tun-gen	End. ac. ulc. mitr. u. ao.			Myoc. ac.	Segm.	Myoc. diff.	Segm. d	Myoc. diff.	Segm.
B. 49	1905	Maria Henriksson, 22 J.	End. ulc. v. mitr. u. pariet. Deg. parench. myoc.et hepat.	0	End. ulc. u. verr.		Deg. par.	Myoc. **lev.**	Segm. ind.Sp.	Myoc. ac. X	Segm. D	0	0 Segm. d
B. 51	1909	And. Joh. Ekstrand, 53 J.	End. chr. ulc.; Bronchit. diff. purul.; Nephr. chr. parench.	0	End. chr. ulc.			Myoc. lev.	Segm.	Myoc. diff. H	0 D	Myoc. diff.	0

V. A. Fälle von reiner Mitralis-
A. Reine Stenose durch

Nr.	Jahr	Name	Krankheit	Peri-kardit.	Endo-kardit.	Binde-gewebe	Muskel	Pap. B.	Pap. M.	Kammer B.	Kammer M.	Vorhof B.	Vorhof M.
94	1896	Karl G. Eriksson, 18 J.	Aneur. ao. Chor.	0	0	fest				Myoc. H	0 D		

| Rechtes Herz | | | | | | Puls | | Bemerkungen |
| Papillarmuskel | | Kammerwand | | Vorhof | | | | |
B.	M.	B.	M.	B.	M.	Art	Frqu.	
K	(Seg.)	0	0	0	0	regelm.	80	
		h	D	0 h	d			
		K	0 normal	0	0			

(a d h a e s i v a).

| Papillarmuskel | | Kammerwand | | Vorhof | | Puls | | |
B.	M.	B.	M.	B.	M.	Art	Frqu.	
M. lev.	0	Myoc. diff.	Segm.	Myoc. K	0	regelm., klein	140	
		H	D!	0 h	0 d			
0	(Sgm.)	Myoc. lev.	0 Segm.	Myoc. lev.	0 Segm.	irreg., rigid.	60	
		H	D		d			
0	(Sgm.) 0	0	0	kein	Präp.	klein	120—130	
		H	D	h?	d			
0	(Sgm.)	K	0	M. lev.	0	regelm.	120	
		H	D	o d	0 d			
0	(Sgm.)	Myoc. diff. 0 h	0 D	Myoc. diff.	0 d	dikr., Galopp. Arythmie un-regelm.		
0	0	0	0	0 einz. Rz.	H 0 Segm.	klein	116	
		H	D	H	D			
0	0	0	0	0	0			
		H	D		D			

u l c e r a t i v a.

| Papillarmuskel | | Kammerwand | | Vorhof | | Puls | | |
B.	M.	B.	M.	B.	M.	Art	Frqu.	
0	(Sgm.)	Myoc. lev.	Segm. d	0	0			
K	Segm.!	0 d?	Segm. D	K	0 Segm.			
B.K.	Segm.	Myoc. diff.	0	Myoc. diff.	0			

Stenose. (Tab. XI. A. S. 190 ff.)

äußeren Druck von Aneurysma.

| Papillarmuskel | | Kammerwand | | Vorhof | | Puls | | |
B.	M.	B.	M.	B.	M.	Art	Frqu.	
		H	D		D	hart, sehr klein		

B. Reine Stenose durch

Nr.	Jahr	Name	Krankheit	Makroskopisch Perikardit.	Endokardit.	Makroskopische Diagnose Bindegewebe	Muskel	Linkes Herz Papillarmuskel B.	M.	Kammerwand B.	M.	Vorhof B.	M.
96	1886	Klara Eklund, 22 J.	Pneum.; Synech. peric.	P. sy-nech. ac.	0			0	Segm. H?	0 D	Segm. 0	K 0	Segm. Deg. D
B. 53	1902	Eva Kr. Andersson, 53 J.	Sten. v. mitr.; Br. chr.; Neph. interst. chr.	0	0	keine Schwiel.	braun	Myoc. lev.	Segm.	Myoc. lev. 0	Segm. d	Myoc. diff.	0 D

C. Stenose durch Verkalkung des

Nr.	Jahr	Name	Krankheit	Perikardit.	Endokardit.	Bindegewebe	Muskel	Papillarmuskel B.	M.	Kammerwand B.	M.	Vorhof B.	M.
97	1893	Anders Persson, 58 J.	Canc. pulm.; Calcif. cord.	P. can-ceros.	0			K	Segm. Deg.	Myoc. chr. H	Deg. Segm.	Myoc. chr. h?	Deg.

D. Stenose mit ver-

Nr.	Jahr	Name	Krankheit	Perikardit.	Endokardit.	Bindegewebe	Muskel	Papillarmuskel B.	M.	Kammerwand B.	M.	Vorhof B.	M.
98	1892	Oskar Norberg, 17 J.	End. ao., mitr. u. tric.; Peric. ac.	P. ac.	E. ao., mitr. u. tric.			K gelind	0 Segm.	gelinde verm. Kerne H	0 Segm. D	Zell-Infiltr. H	0 D

E. Stenose mit Ver-

a) Klinisch latente Stenose

α) Ohne Geräusch

Nr.	Jahr	Name	Krankheit	Perikardit.	Endokardit.	Bindegewebe	Muskel	Papillarmuskel B.	M.	Kammerwand B.	M.	Vorhof B.	M.
100	1884	Anna Bursell, 35 J.	End. ulc.	0	E. ulc.		Deg. adip.	K	Deg. Segm.	K h	0 Segm. D	K K 0	Deg. Segm. d
B. 56	1903	Amanda Lundgren, 50 J.	Myoc. chr. fibr.; Infiltr. adip. myoc.; End. chr. fibr. v. mitr. u. ao. c. sten. v.mitr.	0	End. chr. fibr. u. verr.	Myoc. chr. fibr.	Infiltr. adip.	Myoc. lev.	Segm.	Myoc. diff. h	Segm. D	B. ver-ändert h	0 Segm. D
B. 57	1904	Ada Johansdotter, 18 J.	End. chr. mitr. c. exacerb. ac.; D. cord.; Br. catarrh.	P. tu-berc.	End. chr. c. exaterb.ac. mitr.	nicht ver-dickt			Segm.	0 0	Segm. D	0 H	Segm. D

β) Mit schwachem

Nr.	Jahr	Name	Krankheit	Perikardit.	Endokardit.	Bindegewebe	Muskel	Papillarmuskel B.	M.	Kammerwand B.	M.	Vorhof B.	M.
104	1892	Paulina Andersson, 37 J.			B. chron.	Myoc.		0	Segm. un-vollst.	0 h	keine Segm. D	Myoc. h	körnig, spärl. d

V. B. Kombinierte Mitralis-Stenose

C. Leichtere Stenose,

Nr.	Jahr	Name	Krankheit	Perikardit.	Endokardit.	Bindegewebe	Muskel	Papillarmuskel B.	M.	Kammerwand B.	M.	Vorhof B.	M.
114	1892	David Andersson, 18 J.	Hypopl. ao.	0	E. chron. nicht ac.		Deg.	Myoc. subac. diff. H	Deg. Segm. D	Myoc. ac. dif. h	Deg. Segm. d	Myoc. dff.	Deg. 0 Segm. d
115	1892	Anna Andersson, 33 J.	Endo- u. Pericard. exsud.	P. acuta	End. mitr. tric. u. ao.			K	Segm. h	Infiltr. h	Segm. geringf d	K H	0 D

Rechtes Herz — Papillarmuskel B.	M.	Kammerwand B.	M.	Vorhof B.	M.	Puls Art	Frqu	Bemerkungen

Klappenveränderungen.

Rechtes Herz — Papillarmuskel B.	M.	Kammerwand B.	M.	Vorhof B.	M.	Puls Art	Frqu	Bemerkungen
		(K) H	Segm. (Deg.) D	Myoc. B 0	Deg. 0	klein, regelm.	65	Impuls nicht kräftig.
V	(Seg.)	Myoc. diff. 0	0 Segm. d	Myoc. diff. (h)	0 D	unregelm., klein	72—84	

Ostialrings mit Kalkknötchen.

Rechtes Herz — Papillarmuskel B.	M.	Kammerwand B.	M.	Vorhof B.	M.	Puls Art	Frqu	Bemerkungen
		Myoc. H	Segm Deg. D	Myoc.	0 Seg. Deg.			

breiteter Endokarditis.

Rechtes Herz — Papillarmuskel B.	M.	Kammerwand B.	M.	Vorhof B.	M.	Puls Art	Frqu	Bemerkungen
		Infiltr. D	0	Infiltr. H	0 D	unregelm. klein-groß	110	Ins. u. End. ungewiß; gelinde Sten. Perikarditisches Reibungsgeräusch.

dacht auf Insuffizienz.

(ohne Geräusch am 2. Tone)

am 1. Ton.

Rechtes Herz — Papillarmuskel B.	M.	Kammerwand B.	M.	Vorhof B.	M.	Puls Art	Frqu	Bemerkungen
		K gering H	0 Deg. Segm. D	K etwas	Segm.	voll, weich, regelm.	100	Ins.?; hochgradige Stenose.
K	0	Myoc. diff. h?	0 Segm. D	B. ver- mehrt 0 Myoc. h?	H D?	weich, unreg. klein		Myocardit. luet.
0	Segm.	0 0	Segm. D	0 h?	0 Segm. d?	regelm., klein 120		Plötzl. Tod.

Geräusch am 1. Tone.

Rechtes Herz — Papillarmuskel B.	M.	Kammerwand B.	M.	Vorhof B.	M.	Puls Art	Frqu	Bemerkungen
		0 H	wenig ver- änd. D	infiltr. h	spärl. d	klein-groß, abortiv	34	Stenose; Ins.? Weiche Klappen.

mit Insuffizienz.   (Tab. XI. B. S. 196 ff.)

gewöhnlich diagnostiziert.

Rechtes Herz — Papillarmuskel B.	M.	Kammerwand B.	M.	Vorhof B.	M.	Puls Art	Frqu	Bemerkungen
		Myoc. ac. u. subac.	Deg. 0 Segm. D	Myoc. subac. diff. 0	Deg. 0 Segm. 0	klein, un- gleichm.		Ins. u. Sten., klin. u. anat.
		K H	0 Myoc. D	K	0 d	klein, schwach	80	Ins. u. Sten., klin. u. anat.

D. Schwere Stenose

a) mit typischen

Nr.	Jahr	Name	Krankheit	Makroskopisch: Peri-kardit.	Makroskopisch: Endo-kardit.	Makr. Diagnose: Binde-gewebe	Makr. Diagnose: Muskel	Linkes Herz — Papillar-muskel B.	Papillar-muskel M.	Kammer-wand B.	Kammer-wand M.	Vorhof B.	Vorhof M.
B. 63	1906	Johan Lundvall, 49 J.	Endoc. chr. v. mitr.; H. u. D. cord.; Synech. peric.; Degen. adip. c.	P. Sy-nech.	E. chr. c. exa-cerb.; E. ulcer.		Deg. adip. „etat tigré"	0 Myoc.	Segm.	Myoc. H	0 Segm. D	0 Myoc. h?	H 0 Segm. D
B. 64	1909	Gulli Lindberg, 18 J.	End. chr. verr. c. sten. mitr.; H. cord.;Peric serofibr. ac.; Cirrh. hep.	Peric. sero-fibr. ac.	E. chr. verr.			0	Segm.	K h	0 0	0 h	0 d
B. 65	1909	Emilia Grönberg, 26 J.	End. chr. u. ac. ulc.: Ins. u. sten. mitr.; Nephr. chr. parent.	0	E. chr. u. ac. ulcer.		Deg.	Myoc. lev.	Segm. gering	K H	D	K H	0 Segm. H D

b) mit akzidentellen dia- (präsy-) stol.

Nr.	Jahr	Name	Krankheit	Makroskopisch: Peri-kardit.	Makroskopisch: Endo-kardit.	Makr. Diagnose: Binde-gewebe	Makr. Diagnose: Muskel	Linkes Herz — Papillar-muskel B.	Papillar-muskel M.	Kammer-wand B.	Kammer-wand M.	Vorhof B.	Vorhof M.
119	1897	Anna Andersson, 47 J.	Pneum. ac.; Pleurit.	0	0		Deg. pa-rench.			0 h	Segm. D		
B. 67	1904	Erik E. Edlund, 16 J.	End. chr.; W. u. H. cord.; Indur. cyan. pulm., hep. u. lien. u. ren.; Br. diff.; Alb.	0	E. chr.	etw. dick, fest	grau	K leviss.		0 Myoc. H	**Segm.** **D**	Myoc. lev. H	Segm. d
B. 68	1904	Anna Halldén, 38 J.	Sten. u. Ins. mitr.; H. u.D. c.; Thromb. pariet. atr. sin.; Pericard.sicca; Tracheit.;Pleurit. fibrin.; Nephrit. interst. sec. lev. etc.	P.sicca				0 Myoc.	Segm. nicht deutl.	0 Myoc.	0 Segm.	0	0

E. Klinisch latente Stenose,

a) geringe

Nr.	Jahr	Name	Krankheit	Makroskopisch: Peri-kardit.	Makroskopisch: Endo-kardit.	Makr. Diagnose: Binde-gewebe	Makr. Diagnose: Muskel	Linkes Herz — Papillar-muskel B.	Papillar-muskel M.	Kammer-wand B.	Kammer-wand M.	Vorhof B.	Vorhof M.
B. 69	1901	Hildur Charl. Eriksson, 17 J.	End. verr. u. mitr. u. ao. Peric. serofibr. Pneum. croup. Pleur. exsud.	Peric. serofib.	E.verr. v.mitr. u. ao.	mikr. Myoc. ac. makr. norma				Endo-myoc. ac.	Segm. ?		
B. 71	1907	Bertil Halldén, 16 J.	Peric. serofibr. c. synech. part. End. verr. v. tric., mitr. u. ao.; Sten.mitr	Peric. serofib. ad-haes.	E. verr v. tric., mitr. u. ao.	Myoc. ac.	0	Spitz. infil-triert. 0 Sgm. Cmt.		Myoc. H	0 Segm. D	**Myoc. diff.** H	0 d?

Rechtes Herz						Puls		Bemerkungen
Papillarmuskel		Kammerwand		Vorhof				
B.	M.	B.	M.	B.	M	Art	Frqu.	

mit Geräuschen,

Geräuschen.

B.	M.	B.	M.	B.	M	Art	Frqu.	Bemerkungen
0	Segm.	0	Cemt.	0	0	unregelm., ziemlich schwach.	100	Sten. u. Ins. incomp.
		Myoc.		Myoc.	Segm.			
		H	D	0	D			
B (h)	(Sgm.)	K?	Sgm.?	Myoc.	0	klein	120—130	Ins. u. Sten. mitr., klin. u. anat.
		H	D	(h?)	D			Synech. peric. klin. — Peric. ac. anat.
0	0	K	Cemt.	0	0	regelm., celer	120	Sten. u. Ins., klin. u. anat.
		H	D	h	D			

Geräuschen, diagnostiziert.

B.	M.	B.	M.	B.	M	Art	Frqu.	Bemerkungen
		H	D					Ins. u. Sten., klin. u. anat.
Myoc.	0	0	Segm.	K	Segm.		104—	1902 Ins. u. Sten.
		H	D	H	d	hart, regelm.	140—160	1904 Sten. u. Ins.
(K)	0	0	0	Myoc.	0			

gewöhnl. nicht diagnostiziert.

Stenose (2 Fing.).

B.	M.	B.	M.	B.	M	Art	Frqu.	Bemerkungen
						voll, kräftig, regelm.	112	**Klin.** Insuff. mitr. **Anat.** Ins. u. Sten.
0	0 (S)	K	0	Myoc.	0	weich, unrelgem.	120	**Klin.** Ins.; Peric. exs.; Mediastinit.
								Anat. Sten. (u. Ins.?); Peric. serofibr.
		H	D	H	d?			

| Fälle | | | | Makroskopisch | | Makroskopische Diagnose | | Linkes Herz | | | | | |
| | | | | | | | | Papillar-muskel | | Kammerwand | | Vorhof | |
Nr.	Jahr	Name	Krankheit	Peri-kardit.	Endo-kardit.	Binde-gewebe	Muskel	B.	M.	B.	M.	B.	M.

b) mäßige Ste-

Nr.	Jahr	Name	Krankheit	Peri-kardit.	Endo-kardit.	Binde-gewebe	Muskel	B.	M.	B.	M.	B.	M.
B. 73	1902	Lilly Lundkvist, 35 J.	End. chr.recid. v. tric. u. mitr. c. sten. v.mitr. Nephr. chr. par. c. indur.	0	E. chr. v. tric. u.mitr.	normal		0 Myoc.	Segm.	0 Myoc. H	Segm. D	0	0 d

c) hochgradige Stenose

Nr.	Jahr	Name	Krankheit	Peri-kardit.	Endo-kardit.	Binde-gewebe	Muskel	B.	M.	B.	M.	B.	M.
B. 74	1907	Matilde Hessel, 35 J.	End. chr. u. ac. c. sten. mitr.; Myoc. chron.; Pleurit. sero-purul.; Tbc. pulm.; Nephr. chr.	0	E. chr. u. ac.	Myoc. chr.		0	Segm.	0 H	Segm. 0	0 H	0 D
118	1888	Anna Eriksson, 64 J.	Nephr. chr.; Endoc. ac.	0	End. ac. u. chr.		Deg. adip.	0	Segm.	0 H	Segm. D	K H	Segm. gering. D

VI. I. Trikuspidalis-Insuffi-

A, Trikuspidalis-Insuffizienz

Nr.	Jahr	Name	Krankheit	Peri-kardit.	Endo-kardit.	Binde-gewebe	Muskel	B.	M.	B.	M.	B.	M.
122	1892	Johan Hagelin, 28 J.	Nephr. ac.; End. ulc.	0	End. ulc.			B ?	Segm.	Infiltr. v. Rz. H	Segm. D	0 0 h	Segm. 0 d

B. Mitralis-Insuffizienz

Nr.	Jahr	Name	Krankheit	Peri-kardit.	Endo-kardit.	Binde-gewebe	Muskel	B.	M.	B.	M.	B.	M.
123	1884	Johanna Söderberg, 23 J.	Ödem, Anurie, Alb.; Nephr. ac.	0	0		rot, m. gelb. Fleck. Segm.			0 h	Segm. d	0	(S)
B. 75	1902	Karl V. Ekelund, 50 J.	Sten. v. mitr. c. ins.; Ins. v. tric.; H. u. D. cord.; Deg. pa-rench.; Peric. serofibr.	Per. sero-fibr.	0		Deg. pa-rench.	Myoc.; B ver-mehrt	Segm.	Myoc. diff. W	Segm. D	Myoc. diff. 0	0 D !
B. 76	1903	Johan U. Helén, 69 J.	Nephr. chr. pa rench. hae-morrh. Br. ac. purul.; Pneum hypost. Art. scl.; Gastrit. chron.	0	0	fibr. Schwie len		0	Segm.	Myoc. B verm. H	Segm. D	0 0 h	0 D

C. Mitralis-Insuffizienz (c. Stenose)

1. Relative Triku-

Nr.	Jahr	Name	Krankheit	Peri-kardit.	Endo-kardit.	Binde-gewebe	Muskel	B.	M.	B.	M.	B.	M.
B. 78	1907	Kerstin Karlsson, 41 J.	H. cord.; End. chr. ulc. u. scl. v. mitr.; In-farct. pulm.; Stasis	0	E. chr. ulc.			0 Myoc.	Segm.	Myoc. ac. lev. chr. H	0 d	H Myoc. ac. u. chr. H	0 D

| Rechtes Herz | | | | | | Puls | | Bemerkungen |
| Papillar-muskel | | Kammerwand | | Vorhof | | | | |
B	M	B.	M.	B.	M.	Art	Frqu.	

nose (1 Fing.).

0	0	Myoc. ac. nicht chr.	0	0	0		100	**Klin.** D. u. H. cord.
		H	D		d?			**Anat.** Ins. u. Sten.

(Kleinfing. oder sehr verengt).

K	0	0	Segm.	0	H? 0	unregelm.	110	**Klin.** Myocardit. chr.; Vit. org. cord.
			d	d	D			**Anat.** Sten.
		0	Segm. gering	0	körnig deg.	klein	120	**Kl.** Ins. u. Sten.
		d	D		D			**An.** Ebenso.

zienzen. (Tab. XII. S. 216 ff.)

(Endocarditis ulcerosa).

		0 0	etw. körn.	wenig ver-änd.	etwas schw.	schwach, nicht intermit.	90	**Klin.** End. ulc.
		0 h	D	0 h	0 h			**Anat.** End. ulc.; Trikusp.-Insuff.?

+ Trikuspidalis-Insuffizienz.

		0	Segm.	Myoc. part.	(Sgm.)			**Kl.** Mitralis-Ins., rel.
		H	D					**An.** Insuff. mitr.; Ins. tric. ac. rel.
0	0	Myoc. gering H	0 Segm. D?	Myoc. diff. 0	0 Segm. D	weich, un-regelm. Arythmie. P. dif-ferens	84	**Kl.** Ins. mitr. u. tric. (+ Perikardit.).
								An. Ins. mitr. u. tric.
0	Segm.	0	0	0	0	regelm., sehr kräftig	70	**Klin.** Dil. arc. ao.
		0 H	d	0 h	D			**An.** Dil. parva ao. asc. u. part. sup. ao. desc.; Ins. tricusp.

+ Trikuspidalis-Insuffizienz.

spidalis-Insuffizienz.

B	0	Myoc.	0	Myoc. chr. u. ac.	0	unregelm, klein, zeler, stark arythm.		**Kl.** Ins u. Sten.
		H	D	H	D			**An.** Ins? u. Sten.

2. Or-

Nr.	Jahr	Name	Krankheit	Makroskopisch Perikardit.	Makroskopisch Endokardit.	Makr. Diagnose Bindegewebe	Makr. Diagnose Muskel	Linkes Herz: Papillarmuskel B.	Papillarmuskel M.	Kammerwand B.	Kammerwand M.	Vorhof B.	Vorhof M.
B. 80	1904	Joh. A. Karlsson, 16 J.	End. chr. fibr. rec., (Sten. u. Ins. mitr. u. Ins. (?) tric.), H. u. D. cord.; Peric. chr. fibr.	(P. chr. fibr.)	E. chr. fibr. u. ac.		grau-art.	0	Segm.	0 H	0 D	Myoc. ac. u. chr. 0 h	H 0 D
B. 81	1904	Kerstin Persson, 33 J.	End. chr. fibr. (Sten. u. ins. mitr.); H. u. D. cord.; Deg. myoc. adip.; Inf. pulm.	(P)	E. chr. fibr.		Deg. adip.	0	0 Segm.	Myoc. diff. H	0 Segm. D	0 Myoc. H	H O S. D

E. Mitralis-Insuffizienz + Aorta-In-

Nr.	Jahr	Name	Krankheit	Perikardit.	Endokardit.	Bindegewebe	Muskel	Papillarmuskel B.	Papillarmuskel M.	Kammerwand B.	Kammerwand M.	Vorhof B.	Vorhof M.
126	1886	Frans Eriksson, 36 J.		0	E. ulc.	myokarditische Schwarten		Myoc. Rz.	0 Segm.	Myoc. B H	0 Segm. D	Myoc. diff. 0 h	Deg. d
127	1891	Oskar Olsson, 22 J.	Endoc. ulc.; Pleurit.	0	E. ulc.		H	Myoc. diff. H	Deg. Segm. D	Infiltr. H	Segm. patr. Deg. D	Infiltr. h	Segm. 0d
B. 83	1904	Erik Andersson, 11 J.	Peric. chr. adh. End. verr.; Dg adip. cord.; H. u. D. cord.; Bronchit. subchr.	P. chr. adh. tot.	E. verr.		Deg. adip. „état tigré”	K	0 Segm.	Myoc. lev. H	0 Segm. D	Myoc. ac. diff. h	Segm. nicht deutl. d

F. Mitralis-Insuffizienz + Aorta-

Nr.	Jahr	Name	Krankheit	Perikardit.	Endokardit.	Bindegewebe	Muskel	Papillarmuskel B.	Papillarmuskel M.	Kammerwand B.	Kammerwand M.	Vorhof B.	Vorhof M.
B. 137	1903	A. V. Johansson, 59 J.	Cord. scl. Pleur. Br.	0	0	B in P. M.	Deg. adip.	M. ac. u. chr. H	Segm. D	0 M. 0	Segm. D	0 0	Segm. 0

G. Mitralis-Insuffizienz und Stenose, Aorta-

Nr.	Jahr	Name	Krankheit	Perikardit.	Endokardit.	Bindegewebe	Muskel	Papillarmuskel B.	Papillarmuskel M.	Kammerwand B.	Kammerwand M.	Vorhof B.	Vorhof M.
128	1894	Tekla Landström, 16 J.	Pleurit. exsud.	0	E. ac.			Infiltr.	Segm. (Deg.)	0 H	Segm. D	K Inf. v. Rz. H	H (Sgm.) (D)

H. Mitralis-Insuffizienz und Stenose + Aorta-

Nr.	Jahr	Name	Krankheit	Perikardit.	Endokardit.	Bindegewebe	Muskel	Papillarmuskel B.	Papillarmuskel M.	Kammerwand B.	Kammerwand M.	Vorhof B.	Vorhof M.
129	1897	Emma Borg, 31 J.	Degen. cord.	Peric. obl.	E. chr.	fest	klar, grau-rot	Myoc. lev.	Segm.	0 H	Segm. part. (D)	Myoc. lev. (h)	0 D

Q. Pulmonalis-Stenose und Insuffizienz + Tri-

Nr.	Jahr	Name	Krankheit	Perikardit.	Endokardit.	Bindegewebe	Muskel	Papillarmuskel B.	Papillarmuskel M.	Kammerwand B.	Kammerwand M.	Vorhof B.	Vorhof M.
130	1899	Hilde Edling, 60 J.	Enterit. chr.	0	E. chr.	nicht ver-dickt		Myoc. subac. diff.	Segm.	Myoc. diff. lev. Rundz. d	Segm. Deg. fast atroph.	0 0 h	Segm. part. 0 d

Rechtes Herz — Papillarmuskel (B., M.) · Kammerwand (B., M.) · Vorhof (B., M.) | **Puls** (Art, Frqu.) | **Bemerkungen**

ganische Ti.

Pap. B.	Pap. M.	Kam. B.	Kam. M.	Vor. B.	Vor. M.	Art	Frqu.	Bemerkungen
0	0	Myoc.	Segm.	Myoc. ac. u. chr.	0 •	unregelm., klein	124–136	Kl. Sten. u. Ins. mitr.; Ins. rel. tric.
		h	D	0 h	D			An. Sten. u. Ins. mitr. u. ins. (?) tric.
K	0	Myoc. lev. / H	0 Segm. / D	Myoc. lev. (h?)	H 0 Segm. / D	regelm.	108	Kl. Ins. u. Ssten. mitr.; Synech. peric.
								An. Sten. u. Ins. mitr.; keine Synechie.

suffizienz + Trikuspidalis-Insuffizienz.

Pap. B.	Pap. M.	Kam. B.	Kam. M.	Vor. B.	Vor. M.	Art	Frqu.	Bemerkungen
		Myoc diff.	Deg.	Myoc. diff.	0 Segm. Deg.	verschieden; Arterienton; P. differens		Kl. Ins. mitr.; Ins. ao.
		H	D	(h)	d			An. Ins. mitr., Ins. tric. rel.; Endocardit.; Ao.-Insuff.
		Myoc. diff.	Deg. Segm. nur einz. F.	Myoc. lev.	Deg.	hoch, zeler, stärker am r. als am l. Art. t.		Kl. Mitr.- u. Ao.-Ins. + End. ulc.
		H	D	0 h	0 d			An. Mitr.-Ins. + Tric.-Ins.; Ao.-Ins.; Endoc. ulc.
Myoc.	0 Segm.	K	0 Segm.	Myoc. ac. diff.	0 Segm.	zeler	60	Kl. Ins. ao. u. mitr.; Endoc. ac.; **Peric. chr. ?** H. u. D. cord.
		H	D	H	D			An. Peric. chr. adh. tot.; H. u. D. cord.; Bronchit. subohr.

Stenose + Tricuspidalis-Insuffizienz.

Pap. B.	Pap. M.	Kam. B.	Kam. M.	Vor. B.	Vor. M.	Art	Frqu.	Bemerkungen
0	Segm.	0	Segm.	0	0	Tartus P. diff.	3	Kl. As. + Ms. + D.H.c.
		H	d	0	0			An. As. + Mi. + Ti. + D.H.c.

Stenose und Trikuspidalis-Insuffizienz.

Pap. B.	Pap. M.	Kam. B.	Kam. M.	Vor. B.	Vor. M.	Art	Frqu.	Bemerkungen
		Bz.	kräft. (Sgm.)	B.Rz.	0	nicht v. Ao.-Sten. scharfe Spitze		Kl. Mitralis-Ins.; Mitralis-Sten.
		H	D	H	D			An. Mitr.-Ins.?, Mitr.-Sten.; **Tric.-Ins. rel.**; Ao.-Sten. (geringe).

Insuffizienz + Trikuspidalis-Insuffizienz.

Pap. B.	Pap. M.	Kam. B.	Kam. M.	Vor. B.	Vor. M.	Art	Frqu.	Bemerkungen
		Myoc. lev.	0	Myoc. lev.	0	klein, unregelm.		Kl. Mitr.-Ins., Mitr.-Sten., (Trikusp.-Ins.); Ao.-Ins.?
		H	D	H	D			An. Mitr.-Ins. u. Sten.; Ao.-Ins.; Tric.-Ins.; Ao.-I

kuspidalis-Insuffizienz + Stenose? (S. 226.)

Pap. B.	Pap. M.	Kam. B.	Kam. M.	Vor. B.	Vor. M.	Art	Frqu.	Bemerkungen
		K	Segm 0	Infiltr. v. Rz.	0	regelm., hart	88	Kl. Mitr.-Sten. u. Ins.
		0 h	d	H	D			An. Sten. u. Ins. ost. art. pulm. (Sten. ost. v. dx. ?); End. v. ao., pulm. u. tric. — Pulmonalis sehr verengt, läßt nur 1 Kleinfinger durch. Klappen geschrumpft, narbig. Carcinoma hepatis, welches die fehlerhafte Diagnose verursachte.

VI. II. Trikuspidalis-

I. Mitralis-Insuffizienz + Stenose

Nr.	Jahr	Name	Krankheit	Makroskopisch Peri-kardit.	Makroskopisch Endo-kardit.	Makr. Diagn. Binde-gewebe	Makr. Diagn. Muskel	Papillarmuskel B.	Papillarmuskel M.	Kammerwand B.	Kammerwand M.	Vorhof B.	Vorhof M.
133	1886	Kerstin Månsson, 28 J.	Album.; Cy-linder.	0	0		Deg. adip.	B.	Segm. part.	0	Segm. part. d	B H	Faser kräft. D H
B. 85	1900	August Månsson, 35 J.	End. chr. c. sten. mitr.; H. myoc.; D. lev. ventr. Peric. adh.; Pr. ac.	Peric. adh. part.	End. chr.	hy-pertr.		0	Segm.	Myoc. H	Segm. D	Myoc. rec. H	0 D H
B. 86	1903	Selma Andersson, 36 J.	Sten. u. Ins. v. mitr. u. sten.? v. tric.; Nephr. chr.; Cirrh. hep. etc.	0	0	Myoc. chr. u. ac.	.	0	Segm.	Myoc. diff. h	(Sgm.) 0 d	0 0 h	0 D
B. 87	1903	Klara Braun, 54 J.	Sten. mitr. u. tric.; Thromb. atr. cord.; Br. cat.; Nephr. chr. int.; End. mitr.; Cyan.	0	E.mitr. chron.			0	Segm.	0 Myoc. 0 h	Segm. 0 d	Myoc. diff. H	Segm D

K. Mitralis-Insuffizienz + Stenose + Aorta-

Nr.	Jahr	Name	Krankheit	Makroskopisch Peri-kardit.	Makroskopisch Endo-kardit.	Makr. Diagn. Binde-gewebe	Makr. Diagn. Muskel	Papillarmuskel B.	Papillarmuskel M.	Kammerwand B.	Kammerwand M.	Vorhof B.	Vorhof M.
134	1896	Alma Ekström, 30 J.	Vit. cord.(etc.,	0	E. ac.		Deg. adip. Segm.			h	D		D
B. 134	1902	Henry Thengelin, 32 J.	Nephr. chron. Perikard.	Peric. fibrin.	E. chr.			Myoc. lev.?	Seg.?	Myoc. lev., B verm.	0	K verm. ac. u. chr.	0

L. Mitralis-Stenose + Aorta-Insuf-

Nr.	Jahr	Name	Krankheit	Makroskopisch Peri-kardit.	Makroskopisch Endo-kardit.	Makr. Diagn. Binde-gewebe	Makr. Diagn. Muskel	Papillarmuskel B.	Papillarmuskel M.	Kammerwand B.	Kammerwand M.	Vorhof B.	Vorhof M.
B. 90	1902	Anna Åkerberg, 43 J.	Ins. v. ao. Sten. v. tric. u. mitr., Tbc. peric.; Hydronephr. ren. etc.	P. tbc.	0		Fett in d. r. K.	K	Segm.	Myoc. diff. 0 h	Segm.	Myoc. diff.	0

N. Mitralis-Insuffizienz + Stenose

Nr.	Jahr	Name	Krankheit	Makroskopisch Peri-kardit.	Makroskopisch Endo-kardit.	Makr. Diagn. Binde-gewebe	Makr. Diagn. Muskel	Papillarmuskel B.	Papillarmuskel M.	Kammerwand B.	Kammerwand M.	Vorhof B.	Vorhof M.
B. 92	1905	Anna Andersson, 32 J.	End. chr. fibr. retr.; H. c.; Indur. fusca pulm.; Cyanos. indur.	0	E. chr. fibr. retr.		bleich, braun	0 Myoc.	Segm.	K H	Segm. kaum d	K h	0 Segm. d

VI. III. Trikuspidal-Insuffizienz +

P. Mitralis-Insuffizienz + Stenose

Nr.	Jahr	Name	Krankheit	Makroskopisch Peri-kardit.	Makroskopisch Endo-kardit.	Makr. Diagn. Binde-gewebe	Makr. Diagn. Muskel	Papillarmuskel B.	Papillarmuskel M.	Kammerwand B.	Kammerwand M.	Vorhof B.	Vorhof M.
B. 94	1904	Jenny Lagström, 19 J.	End. chr. fibr. c. end. verr. exacerb.; Cya-nos., Pleurit. serofibr. etc.	P. am r. Vorh.	E. chr. fibr. c. E. verr. exa-cerb.		gelbe Flek-ken	Myoc. ac. u. chr.	Segm.	K Myoc. ac. lev. h	0 Segm. D	K Myoc. ac. lev.	H d
B. 135	1899	Anna Johansson, 36 J.		P. obl.	0		hyper-troph.	0	Segm.	B.K. H	Deg. D	K.B. ?	Segm. part. ?

| Rechtes Herz | | | | | | Puls | | Bemerkungen |
| Papillarmuskel | | Kammerwand | | Vorhof | | | | |
B.	M.	B.	M.	B.	M.	Art	Frqu.	

Stenose. (S. 220.)

+ Trikuspidalis-Stenose.

Papillarm. B.	M.	Kammerw. B.	M.	Vorhof B.	M.	Puls Art	Frqu.	Bemerkungen
		B H	0 D	B.	kräft. D H	Arythmie,stür- mend, kaum fühlbar.		Kl. Ins. u. Sten. mitr. An. Ins.? u. Sten. mitr.; Sten. tric. (gering).
		Myoc. rec. H	0 D	Myoc. diff. H	0 D H	regelm. klein	84	An. Ins.? mitr. c. sten. u. Sten. tric. Kl. Ins. mitr. (Ao.-Kl. sehnig, nicht retrahiert).
0	(Sgm.)	0 H	0 D	0 H	0 D	bisw. unregel- mäß., klein	80	Kl. Ins. u. Sten. mitr. u. Ins. tric. An. Sten. u. Ins. mitr. u. Sten. (?) tric.
0	Segm.	(K) H	Segm. D	Myoc. diff. H	(S) D	regelm., klein	88	Kl. Hypertr. cord.; (Nephrit. chr.). An. Sten. v. mitr. u. tric.; Ins. mitr.

Insuffizienz + Trikuspidalis-Stenose.

Papillarm. B.	M.	Kammerw. B.	M.	Vorhof B.	M.	Puls Art	Frqu.	Bemerkungen
		H	D		D	v. Mitr.-Sten.; akute Dilat.		Kl. Mitral. Ins. u. Sten. + Tric.-Ins?; Ao.-Ins An. Mitr.-Ins. u. Sten.; Tric.-Sten.; Ao.-Ins. Kl. Mi. An. Mi. Ai. Ms. Tcs.
0	0	B. chr. verm.	0	Myoc. acut.	0			

fizienz + Trikuspidalis-Stenose.

Papillarm. B.	M.	Kammerw. B.	M.	Vorhof B.	M.	Puls Art	Frqu.	Bemerkungen
0	(Sgm.)	Myoc. diff. 0 h	0 D	Myoc. diff.	H? 0 D	zieml. hart, klein	78	Kl. Ins.? v. ao. + Sten. v. mitr. An. Ins. v. ao. + Sten. v. mitr.

+ Aorta-Insuffizienz + Stenose.

Papillarm. B.	M.	Kammerw. B.	M.	Vorhof B.	M.	Puls Art	Frqu.	Bemerkungen
0	0	K H	0 Segm. D	K h	0 Segm. D	regelm., klein	130	Kl. Ins. u. Sten. mitr.; Stasis. An. Ins. u. Sten. mitr. et Ins. u. Sten. ao.

Trikuspidal-Stenose. (S. 224.)

+ Aorta-Insuffizienz (+ Stenose).

Papillarm. B.	M.	Kammerw. B.	M.	Vorhof B.	M.	Puls Art	Frqu.	Bemerkungen
0	0	K 0 Myoc. h	Segm. D	K kaum Myoc. etwas h	0 H d	regelm., klein	100— 84	Kl. Sten. u. Ins. mitr.; Ins. tric. An. Sten. u. Ins.? mitr. + Sten. (u. Ins.) ao. + Sten. (u. Ins.) tric.
		B.K. H	Deg. D	K (h)	Deg. (d)	etw. hart, teilw. ins., gleichm.	63	Kl. Ins. (u. Sten.) mitr.; Ins. ao. An. Ins. u. Sten. mitr.; Ins. (u. Sten.?) ao.; Ins. u. Sten. tric.

VII. Aortenfehler.

A. Aorta-

Nr.	Jahr	Name	Krankheit	Peri-kardit.	Endo-kardit.	Binde-gewebe	Muskel	Papillarmuskel B.	Papillarmuskel M.	Kammerwand B.	Kammerwand M.	Vorhof B.	Vorhof M.
137	1887	Erik Andersson, 74 J.	Bronchopn. Gangr. ped. sin.	0	0			B.K. Reiz-infiltr. H	Segm. (Deg.) d	K	(Sgm.) (Deg.)	K. u. Reiz-infiltr. 0 h	(Sgm.) 0 d
138	1885	Johanna Bask, 63 J.	Pneum. chr.	0	0	fest, hart		B. H	0 Segm. D!	Myoc. diff.	Segm.	Myoc. chr. diff. h?	dünn, schw. d?
139	1899	Joh. Er. Jansson, 78 J.	Neuralg. trig.; Enterit. ac.	P. chron.	E. ulc.			Myoc. diff. H	Segm. D	Myoc. diff.	Segm.	Myoc. diff. 0 h	Segm. d

B. Aorta-In-

Nr.	Jahr	Name	Krankheit	Peri-kardit.	Endo-kardit.	Binde-gewebe	Muskel	Papillarmuskel B.	Papillarmuskel M.	Kammerwand B.	Kammerwand M.	Vorhof B.	Vorhof M.
140	1882	Per Persson, 22 J.	Apl. ao.; Nephr. chr.	0	E. ulc. mitr. u. ao.			K Rz.	Segm.	0	Segm. D		
142	1893	Karl Jansson, 26 J.	Endoc. ulc. (Septicaem.)	P. ad-haes.	E. ulc.			Myoc. ac. diff. H	Segm. D	Myoc. diff.	Segm.	Myoc. ac. diff. ?	0 d
B. 95	1902	Oskar Vassberg, 26 J.	End.ulc.v. ao.; Deg. parench. myoc.; Br. ac.; Nephr. chr.pa-rench.	0	E. ulc. v. ao.		Deg. pa-rench.	Myoc. diff. h	Segm. d	Myoc. diff.	Segm.	Myoc. diff. 0	0 Segm. 0
144	1898	K. J. Danielsson, 34 J.	Nephr. chr. indur.; Cirrh. hepatis	0	E. ao.	fest	grau-braun			Rz. In-filtr. H	0 D	Myoc. 0	0 0
B. 97	1909	J. P. Jansson, 61 J.	Ins. u. Sten. ao. c. H. u. D. c.; Pneum. hyp. ost.; End. subac. Bronchit. purul. etc.	0	E. subac. mitr. u. ao.			0	Segm.	Myoc. ac. u. chr. H	Segm. leviss. D	0 0 h	0 D
B. 98	1903	Karolina Lindvall, 45 J.	Nephr. chron. par,; End chr. v. ao.; Myoc. fibr.; Deg. adip. hep. u. myoc.	0	E. chr. v. ao.	Myoc. fibr.	Deg. adip.	0 h	0 d	0	0	0 0	0 0

C. Aorta-Stenose

Nr.	Jahr	Name	Krankheit	Peri-kardit.	Endo-kardit.	Binde-gewebe	Muskel	Papillarmuskel B.	Papillarmuskel M.	Kammerwand B.	Kammerwand M.	Vorhof B.	Vorhof M.
147	1897	A. G. Fors. 55 J.	Angina pect.: Arterioscleros	0	0		Segm.	0	Segm.	0 H!!	Segm. D!	B. 0 h	(Sgm.) 0 d
148	1887	Fredrik Råd, 57 J.	Pneum. ac.; Pleurit. Gangr.	0	0	spröde	diff. graurot Deg. adip. incip.	(K)	(Sgm.)	K H	(Sgm.) D	K 0	0 D

VIII. Kombinierte Mitralis- und

A. Mitralis-Stenose

Nr.	Jahr	Name	Krankheit	Peri-kardit.	Endo-kardit.	Binde-gewebe	Muskel	Papillarmuskel B.	Papillarmuskel M.	Kammerwand B.	Kammerwand M.	Vorhof B.	Vorhof M.
B. 150 (99)	1903	L. J. A. sen. Lund, 51 J.	Ai., Aortit. chron. Met. Art.-scl. Dil. ao. Aneurys-ma, Nephr. chr. par.	P. ac. u. chr.	0	fest		K	Segm.	Myoc. H	Segm. D	Myoc. diff. h	0 d

Rechtes Herz						Puls		Bemerkungen
Papillarmuskel		Kammerwand		Vorhof				
B.	M.	B.	M.	B.	M.	Art	Frqu.	

(Tab. XIII. S. 244.)

Stenose.

Papillarmuskel B.	Papillarmuskel M.	Kammerwand B.	Kammerwand M.	Vorhof B.	Vorhof M.	Puls Art	Puls Frqu.	Bemerkungen
		K	Segm.	K	0	parv., tard.	65—75	Kl. Sten. ao.
		h	klein	0 h	Segm. / 0 d			An. Ebenso.
		K	Segm.	Myoc. chr.	0			Kl. Sten. ao.
		H	d	h?	d			An. Ebenso.
Myoc.	Segm.	Myoc. diff.	0 / S egm.	Myoc. diff.	0 / Segm.	parv., hart		Kl. Sten. ao.
		H	D	0 h	d			An. Sten. ao.; Endocardit. ao.

suffizienz. (S. 244.)

Papillarmuskel B.	Papillarmuskel M.	Kammerwand B.	Kammerwand M.	Vorhof B.	Vorhof M.	Puls Art	Puls Frqu.	Bemerkungen
		0	0 / Segm.					Kl. Ins. ao.
		h?	D					An. Endoc. ulc. mitr. u. ao.
		Myoc. ac. diff.	etwas schw.	Infiltr. v. Zellen	0	dikr., weich	140	Kl. Endocardit. ulc.
		0 h	d		kontrh.			An. Ins. mitr. u. ao.?
Myoc.	Segm.	Myoc. diff.	Segm.	Myoc. diff.	0 / Segm.	regelm., celer	90	Kl. Endocardit. ulc. v. ao. (Ins.).
		(b)	(d)	0	0			An. Endocardit. ulc. v. ao.
		B.(Rz.-Infiltr.)	0	B	0	regelm., groß, hart	84	Kl. Ins. ao.
		H	D	0	d			An. Ebenso.
0	0	Myoc. lev.	0	Myoc. diff.	0	kräftig, celer; bisw. arhythm.	46—60	Kl. Ins. (u. Sten.) ao.; Dil. ao. (?).
		H	D	0 h	D			An. Ins. u. Sten. ao. c. H. u. D. cord.
0	0	0	0	0	0	klein, etw. celer., Gal.-rhythmus	60—70 (52)	Kl. Nephr. chr.
		0 h	D	0	0			An. Ins. ao.?; Endoc. chr. ao. u. mitr.

mit Insuffizienz.

Papillarmuskel B.	Papillarmuskel M.	Kammerwand B.	Kammerwand M.	Vorhof B.	Vorhof M.	Puls Art	Puls Frqu.	Bemerkungen
		0	Segm.	0	Segm.	regelm., hart, tard.	120	Kl. Sten. u. Ins. ao.
		H	D	0 h	d			An. Ebenso.
		K	0	0	Deg.			Kl. Dil. u. Degen. cord.; Aneurysma.
		H	D	0	D			An. Aneurysma; Sten. u. Ins. ao.

Aorta-Fehler. (Tab. XIV. S. 270.)

und Aorta-Insuffizienz.

Papillarmuskel B.	Papillarmuskel M.	Kammerwand B.	Kammerwand M.	Vorhof B.	Vorhof M.	Puls Art	Puls Frqu.	Bemerkungen
K	0	Myoc. subac. diff.	0	Myoc. diff.	0	etwas hart, unregelm. P. differens		Kl. D. Ins. ao. Dil. ao.
		h	D	H	D			Anat. D. Ins. ao.; Aort. chron.

		Fälle		Makroskopisch		Makroskopische Diagnose		Linkes Herz — Papillarmuskel		Linkes Herz — Kammerwand		Linkes Herz — Vorhof	
Nr.	Jahr	Name	Krankheit	Perikardit.	Endokardit.	Bindegewebe	Muskel	B.	M.	B.	M.	B.	M.

B. Mitralis-Stenose

Nr.	Jahr	Name	Krankheit	Perikardit.	Endokardit.	Bindegewebe	Muskel	Pap. B.	Pap. M.	Kamm. B.	Kamm. M.	Vorhof B.	Vorhof M.
151	1882	Karolina Nylén, 52 J.	Rheum. chr.; Cancer hep.; Metast. in Peric., Pleur. u. Herz	P. haemorrh. Sarc. fusocellulare	End. chr.		Sarc.	0 Myoc.	Segm.	0 0 h	Segm. D	0 Tumor 0 h	0 D

C. Mitralis-Insuffizienz

a) Organische Mitralis-In-

Nr.	Jahr	Name	Krankheit	Perikardit.	Endokardit.	Bindegewebe	Muskel	Pap. B.	Pap. M.	Kamm. B.	Kamm. M.	Vorhof B.	Vorhof M.
B. 106	1902	Frans Malmström, 34 J.	End. verr. (u. ulc.) v. ao. u. mitr. c. ins.; Deg. parench. myoc.; H. u. D. c.; Peric. serofibr.; Nephrit. chr. parench.	P. sero. fibr.	E. verr. u. ulc. v. ao.u. mitr.	Schwielen	Deg. parench. gelbflammig	0	Segm.	Myoc. chr. diff. H	Segm. D	Myoc. 0	0 d?
B. 108	1907	Viktoria Löfgren, 18 J.	Dil. c. Peric. ac. circ. ser.; End. ulc. v. ao.; Deg. parench. myoc. etc.	P. ac. circ. ser. lev.	E. ulc. v. ao.		Deg. parench.	0	Segm.	Myoc. ac. lev. H	0 Segm. 0 d	0 Myoc. 0	Segm. beginn. 0
B. 109	1907	Viktor Strandberg, 46 J.	Peric. fibr. purul.; H. u. D. c.; End. chr. fibr. u. ac.verr. v. ao. u. mitr.; Ins. mitr.; Nephr. chr. par.	P. fibr. purul. Cor. vill. u. reticul.	E. chr. fibr. u. ac. verr. v. ao.u. mitr.		Deg. parench. u.adip.	0	0 Segm.	K H	0 Segm. D	ak. Infiltr. h?	0 Segm. d
B. 110	1910	Tekla Karlsson, 15 J.	Peric. chr.; Synech.End.verr.; subac. mitr. u. ao.: Nephr. ac. haemorrh. etc.	P. chr. Synechie	E. verr. subac. mitr. u. ao.	dünn	Myoc.	0		Myoc. ac. diff. H	0 Segm. D	Myoc. interst. h?	0 0 d
B 112	1903	Jakob Marienpolsky, 58 J.	Aneur. ao. asc. Aortit.; Ins. v. ao.; Dil.oesoph	0	0			0	0	B. verm. H	Segm. D	0 H	Segm. D

b) Mitralis-Insuffizienz rel.

Nr.	Jahr	Name	Krankheit	Perikardit.	Endokardit.	Bindegewebe	Muskel	Pap. B.	Pap. M.	Kamm. B.	Kamm. M.	Vorhof B.	Vorhof M.
B. 115	1907	Amanda Rosenberg, 32 J.	End. ulc. c. aneur. perf. v. omn. ao.; Ins. ost. mitr.; H. u. D. c.; Deg. adip. myoc.; Nephr. par.	0	E. ulc.		Deg. adip. u. parench.	Myoc. diff. reichl. Absc u. Insuff. H	Segm. d	Myoc. ac. int.	Segm.	0 0	0 0
153	1889	Karl Sandberg, 18 J.	Nephr. chron.-interst.	0	E. ac.	fest		B(K)	0 Segm.	B Myoc.	(Sgm.)	K	0
154	1896	Arvide Åman, 15 J.	Endoc. ac.		E. ac. mitr. u. ao.		Fett; Segm.	0 H	Segm. D	Myoc. H	Segm. D	0 H	H 0 D
B. 116	1907	Oskar Flor, 44 J.	End. ac. ao. u. mitr.; Ins. ao. u. mitr.; Br. chr.; Peric. ac.	P. ac. rec.	E. ac. ao. u. mitr., E. ulc. ao.		Reichl. Kern- u. Zellinfiltr.	0 Segm.	Myoc. Peric. ac. H	0 Segm.	Myco. Peric. lev. D	0 Segm. 0	0

Papillarmuskel B.	Papillarmuskel M.	Kammerwand B.	Kammerwand M.	Vorhof B.	Vorhof M.	Puls: Art	Puls: Frqu.	Bemerkungen
und Aorta-Stenose.								
		K	Segm.	Myoc. diff.	etwas schw.?			**Kl.** Sten. mitr. u. ao.
		0 h	d	0 h	D			**An.** Ebenso.
und Aorta-Insuffizienz.								
suffizienz und Aorta-Insuffizienz.								
B	0	Myoc.	Segm.	Myoc. lev.	0	hart, unregelmäß., etwas celer	85—116	**Kl.** Ins. v. ao. (u. mitr.?).
		H	D	0	d?			**An.** End. verr. (u. ulc.) v. ao. u. mitr. c. ins.
K	Segm.	Myoc. ac. lev.	0 Segm.	0	0	Art.-Ton; celer	110—115	**Kl.** Ins. v. mitr. (org.?); Ins. ao.; End. ulc.
		0 h	d	0	0			**An.** Ins. mitr.?; Ins. ao.; End. ulc. ao.
K	Segm.	K	0 Segm.	akute reichl Infiltr.	0 Segm.	zieml. groß, etw. celer; gelinde Arythmie	90—100	**Kl.** Endomyoc. ac.; H. u. D. cord.; Ins. mitr.
		(h?)	D	h	d			**An.** End. chr. fibr. u. ac. verr. v. ao. u. mitr.:
K	0	0 Myoc. Peric. ac.	0 Segm.	Myoc. Peric. ac.	0	unregelm., 2—3-gem., celer	75	**Kl.** Ins. ao., Pericardit., Endocardit. ao.
		H	D	h?	0 d			**An.** Ins. mitr. u. ao.?, Endocardit. verr. subac. mitr. u. ao.
0	0	0	0	0	Segm.	regelm., kräft., celer. P. differens	80	**Kl.** Ins. v. ao.; Aneur. ao.
		h	D	H	D			**An.** Ins. v. mitr.? u. ao; Dil. ao. Aneur.).
und Aorta-Insuffizienz.								
0	Segm.	0 Myoc.	0 Segm.	0	Segm.	regelm., norm. groß	110—120	**Kl.** Endomyoc. ac.; Ins. mitr. u. ao.
		(h?)	D	0	0			**An.** Endoc. ulc. c. aneur. perfor. V. omn. ao.; Ins. ost. mitr. (rel.).
		B	Atroph	B. Rz.	schmal	hart	64	**Kl.** D. Ins. mitr. (accid?); Ins. ao.
		H	D	0	0			**An.** D. Ins. mitr. rel.; Ins. ao.
		Myoc. diff.	0	0	H 0			**Kl.** Ins. mitr. u. sten.; End. ao.
		H	D	H	D			**An.** Ins. mitr. rel.; (keine Sten.); End. ao. (+ Ins.).
K	Segm.	Myoc. Peric. ac. gering	0 Segm.	(K) gering	0 Segm.	Aort.-Ton; l. P. größer		**Kl.** End. ac. ao. u. mitr.; Ins. ao. u. mitr.; Peric. ac.
		h?	d?	0	0			**An.** End. ulc.; Ins. ao. u. mitr. (rel.?); Peric. ac.

Nr.	Jahr	Name	Krankheit	Makroskopisch Peri-kardit.	Makroskopisch Endo-kardit.	Makroskopische Diagnose Binde-gewebe	Makroskopische Diagnose Muskel	Linkes Herz Papillar-muskel B.	Papillar-muskel M.	Kammerwand B.	Kammerwand M.	Vorhof B.	Vorhof M.
B. 120	1909	Olof Myrberg, 56 J.	Nephr. chr. par.; Myoc. chr. fibr.; End. chr. fibr. v. ao.; End. sub-ac. verr. ibid. u. mitr.		E. chr. fibr. v. ao.; E. subac. verr. ibid. u. v. mitr	M. chr. fibr.		0	Segm.	Myoc. ac.-chr. H	0 D?	0 K H	stark; 0 Segm. d
B. 117	1901	Emma Karlsson, 20 J.	Syn.tot.peric ; End. chr. u. ac.; Deg. adip. myoc.; Nephr. ac. lev.	Sy nech. tot	E. chr. u. ac. mitr. u. ao.		Deg. adip.			Myoc. leviss.	Segm.		
B. 118	1901	K. O. Alm, 23 J.	Syn. tot. per.; End. recurr. verr. ao. u. mitr.; Ins. ao. (u. mitr. ?); Dil. cord.	P., Sy-nechie	E. recurr. verr. ao. u. mitr.		Degen.	0	Segm.	Myoc. diff. H	Segm. lev. D	Myoc. ac. 0	0 Segm. 0
B. 119	1907	Charles Gruneau, 18 J.	End. chr. retr. v. aor. H. u. D. c. Peric. chr. adhaes. part. Stasis pulm.	Peric. chr. adh. part.	E. chr. retr. valv. ao.			0 Myoc.	Segm. Myoc. kräft.	Myoc. H	kräftig 0 Myoc. D	0 Myoc.	0 Segm. H
155	1896	E. G. Eriksson 70 J.	Nephr. chr. al-coh.; Endoc. chr. diff.	0	E. chr. diff.		Deg. adip.	0	0 Segm.	0 H	(Seg.) D	K 0	kräft. d
B. 121	1902	A. G. Andersson, 45 J.	H. u. D. c.; End. chr. v. ao.; Myoc. chr. multipl. fibr.; Aortit. chr.; Gastrit. chr.	0	E. chr. v. ao.	M. chr. multpl. fibr. Alte Myoc.		0	Segm. lev.	0 H	Segm. gering D	0 0	Segm. 0
B. 122	1909	Fredrika Göransson, 51 J.	Ins. ao.; Art. scler.; D. u. H. c. Pleurit. exs. Atel. pneum.; Stas. organ.	0	0			0	Segm.	Myoc. ac. lev. H	Segm. D	Myoc. h?	0 Segm. 0 d
B. 123	1905	K.A.Johanson Lindahl, 33 J.	End. rec. ulc. c.Ins. ao.(End. rec. verr. v. mitr.); H. u. D. c.; D. ao. asc.; Tbc.; Stas.	P. tbc.	E. rec. ulc. ao. E. rec. verr. v. mitr.			K	beginn. Segm.	chron. Schwie-len ?	0 Segm. D	Myoc. ac. lev. 0	0. Segm. 0
B. 124	1902	Helena Viberg, 50 J.	Ins. v. ao.; Art. scl.; Anr. ao. asc.; H. u. Pigm. fusca myoc.	0	0	H. u. Pigm. fusca	gelb-braun m.Fett-degen. Herd. u. an-äm.Fl.	Myoc. m. chr. Schwie-len	Segm.	0 H	Segm. (d)	Myoc. diff. 0	0 0
B. 125	1903	Edvin Pettersson, 49 J.	End. ac. ulc. c. Ins. v. ao.;Ins. v. mitr. rel.; Aortit. chr. (luet.); Nephr. subchr.	0	E. ac. ulc.		Myoc.	Myoc.	Segm.	Myoc. ac. H	Segm. D	Myoc. ac. lev. ?	Segm. gering ?
B. 129	1901	J. G. Hellgren, 52 J.	End. ao.(luet.) Ins. lev. v. ao. u. mitr.; Myo-card.; Pneum. interst. etc.	0	End. ao. (luet.) chron.	M.; bedeu-tende Schwie-len	braun			Myoc. ac. lev. h	Segm. d		

| Rechtes Herz | | | | | | Puls | | Bemerkungen |
| Papillarmuskel | | Kammerwand | | Vorhof | | | | |
B.	M.	B.	M.	B.	M.	Art	Frqu	
B (K)	0	K H	0 Segm. d	part. Zell- herde h	0 Segm. d H	kräftig, regelm.	72	**Kl.** Ins. mitr. rel. **An.** End. chr. fibr. v. ao.; End. subac. verr. ibid. u. v. mitr.; Ins. mitr. (rel.?) + ao.
						2—3-gem.	102	**Kl.** Ins. v. mitr. rel.; Peri-Endoc. recurr. **An.** Ins. v. mitr. rel. u. Ins. ao.
0	Segm.	Myoc. ac. diff. H	Segm. lev. D	Myoc. lev.	0 Segm. 0	celer, 2—4- gem.		**Kl.** Pericardit. **An.** Ins. v. ao. u. mitr. (rel.?).
0	0	0 Myoc. H	kräft. 0 Segm. D	0 Myoc. ?	0 H ?			**Kl.** D. Ins. mitr. **An.** D. Ins. mitr. u. ao.
		Myoc. chr. H	kräft. D	Myoc. 0	0 d	bigem., tard.; P. differens		**Kl.** Ins. (u. Sten.?) mitr.; Ins. ao.? **An.** Ins. mitr. rel. (keine Sten.); Ins. ao.
0	0	0 H	0 D	0 0	0 0?	hart, regelm., celer, Durozier	108	**Kl.** Arterioscleros.; Sten. u. Ins. v. ao. **An.** Aortitis; Ins. mitr. u. ao. (rel.).
0	Segm.	K? H	Segm. incip. d	K 0	0 0	r. rad. groß, celer; l. rad. klein	bisw. celer, bisw. tard	**Kl.** Ins. u. Sten. ao., Aortit. luet. **An.** Ins. ao.; Art.-scl.; (M.-ins. rel.?).
Myoc. lev.	0	Myoc. lev. h	0 Segm. cemt. ?	Myoc. ac. lev.	0 Segm. 0	regelm., groß, celer, P. differens	120	**Kl.** Aortit.; Ins. ao.; Ins. rel. v. mitr. **An.** Dil. ao. asc.; Ins. ao. (End. rec. verr. v. mitr.)
Myoc.	Segm.	Myoc. diff. ac. (h)	0 (d?)	Myoc. diff.	0 0	hart, regelm., P. differens	76	**Kl.** Aneur. ao.; Ins. u. Sten. (lev.) v. ao. c. ins. v. mitr. **An.** Aneur. ao. asc.; Ins. (rel.?) v. ao. u. mitr. (keine Sten.).
0	(Sgm.)	Myoc. lev. ac. H	0 Segm. D	Myoc. ac. lev. ?	Segm. gering ?	groß, celer; P. differens	96	**Kl.** Ins. u. Sten. v. ao.; End. ulc.; Aortit. luet. **An.** End. ac. ulc. c. ins. v. ao. u. v. mitr. rel.; Aortit. luet.
		h	d	(h?)	d	etw. hart, celer Duroziez	80	**Kl.** Ins. v. ao. u. Sten. rel. v. ao. **An.** Ins. lev. v. ao. u. mitr. rel.

Nr.	Jahr	Name	Krankheit	Peri-kardit.	Endo-kardit.	Binde-gewebe	Muskel	Papillar-muskel B.	Papillar-muskel M.	Kammerwand B.	Kammerwand M.	Vorhof B.	Vorhof M.
B. 126	1902	Joh. G. Karlsson, 62 J.	H. u. D. c.; Ins. v. ao., mitr. u. tric.; Deg. parench. myoc.; Aneur. ao.; Art.-scler.	0	0		Deg. parch.; braun-rot, gelb-flamm.	0	Segm.	Myoc. lev H	Segm. D	Myoc. diff. 0	0 Segm. D
B. 127	1905	Joh. A. Jakobsson, 55 J.	Aortit. chr. fibr. luet. c. aneur. diff.arc. ao. u. aneur. saccif.arc.; Ins. v. ao.; H. u.	0	0			0	Segm.	K H	Segm. D	Myoc. int.lev. 0	0 Segm. 0

D. Mitralis-Insuffizienz + Aorta-

Nr.	Jahr	Name	Krankheit	Peri-kardit.	Endo-kardit.	Binde-gewebe	Muskel	Papillar-muskel B.	Papillar-muskel M.	Kammerwand B.	Kammerwand M.	Vorhof B.	Vorhof M.
B. 128	1904	Oskar Andersson, 21 J.	End. ulc. v. ao.; H. u. D. cord.; Cyan. pulm., hep., lien. u. ren.; Infarcti pulm., lien. u. ren.	0	E. ulc. ao.	verdickt, fest		Myoc. lev.	Segm.	Myoc. diff. H	Segm. gering D	Myoc. lev. h	0 Segm. d
B. 147	1908	Joh. Gust. Blomgren, 57 J.	Card. u. Art-scl.; Aortit. chr. fibr.;End. chr. v. ao. (St. u. Ins.); D. u. H. c.; Deg. adip. myoc.	0	E. chr. v. ao. 0		Deg. adip.	Myoc. 0	Segm.	Myoc. 0 H	Segm. D	reichl. 0 Myoc. h	0 d
B. 130	1909	Maria Kr. Vard, 64 J.	St. grav. ost. ao.; Ins. lev. mitr.; H. u. D. c.; Myoc. chr. fibr.; Stas.hep. lien. u. ren.	0	0	M. chr. fibr.	diff. ge-streute Seh-nen-flecke	0		Myoc. lev. H	Segm. gering D	Myoc. lev 0	0 Segm. D

E. Mitralis-Insuffizienz und

Nr.	Jahr	Name	Krankheit	Peri-kardit.	Endo-kardit.	Binde-gewebe	Muskel	Papillar-muskel B.	Papillar-muskel M.	Kammerwand B.	Kammerwand M.	Vorhof B.	Vorhof M.
B. 132	1904	Anna Broberg, 19 J.	Retr. chord. tend. v. mitr. (Ins. v. mitr. u. ao.?); End. ac. v. ao. u. mitr., Peric. subac. etc.	P. subac. Syn. tot.	E. ac. v. ao. u. mitr.		Deg. adip.	0	0	(K) H	0 D	Myoc. H	0 0

G. Mitralis-Stenose und Aorta-

Nr.	Jahr	Name	Krankheit	Peri-kardit.	Endo-kardit.	Binde-gewebe	Muskel	Papillar-muskel B.	Papillar-muskel M.	Kammerwand B.	Kammerwand M.	Vorhof B.	Vorhof M.
B. 134a	1904	Kristina Engman, 50 J.	End. chr. fibr. (Sten. u. Ins. ao. u. Sten. mitr. + Dil. ao. lev.); H. u. D. c.; Art.-scl.	0	E. chr. fibr.		verdickt	K ver-mehrt	Segm.	Myoc. lev. H	Segm. gering D	Myoc. diff. H	0 Segm. D

H. Mitralis-Insuffizienz mit Stenose

Nr.	Jahr	Name	Krankheit	Peri-kardit.	Endo-kardit.	Binde-gewebe	Muskel	Papillar-muskel B.	Papillar-muskel M.	Kammerwand B.	Kammerwand M.	Vorhof B.	Vorhof M.
B. 138	1903	Karl A. E. Björk, 25 J.	End. verr. rec. c. Sten. u. Ins. mitr. u. Ins. ao.; Thromb. aur. dx. u. art. pulm. sin. etc.	0	E. verr. rec.	trock., m. ein-ge-senkt. Herd.	flamm.	0	Segm.	Myoc. lev. ac. u. chr. H	Segm. D	Myoc. un-deutl. H	0 Segm. d

Rechtes Herz: Papillarmuskel B.	Papillarmuskel M.	Kammerwand B.	Kammerwand M.	Vorhof B.	Vorhof M	Puls — Art	Puls — Frqu.	Bemerkungen
0	Segm.	Myoc. chr. lev. ·H	0 Segm. D	Myoc. lev. h	Segm. D	regelm., celer, P. differens	80	**Kl.** Ins. v. ao. u. mitr.; Aortit. chr. **An.** Ins. v. ao., mitr. (u. tric.?); Aneur. ao.
0	0	0 h	Segm. D	Myoc. int lev. 0	0 Segm. d?			**Kl.** Ins. v. ao. (M. ins.). **An.** Ins. v. ao. lev. (M. ins. rel.?); Dil. ao.

Insuffizienz mit Stenose.

Papillarmuskel B.	Papillarmuskel M.	Kammerwand B.	Kammerwand M.	Vorhof B.	Vorhof M	Puls — Art	Puls — Frqu.	Bemerkungen
		Myoc. diff. H	0 Segm. D	Myoc. lev. h	0 Segm. d	regelm., celer	110	**Kl.** Ins. ao. u. mitr. rel. **An.** Ins. mitr. rel.; Ins. u. Sten.? ao.
0	Segm.	0 Myoc. H	Segm. spärl. D	0 h	0 D	klein; Kapillarp.		**Kl.** Ins. mitr.; Ins. u. Sten. ao. **An.** Sten. u. Ins. ao.; Ins. mitr.?
0	(Sgm.)	Myoc. lev. H	0 Segm. D	0 0	0 D	tardus		**Kl.** Sten. ao. **An.** Sten. grav. ost. ao.; Ins. lev. mitr. u. ao.

Stenose mit Aorta-Insuffizienz.

Papillarmuskel B.	Papillarmuskel M.	Kammerwand B.	Kammerwand M.	Vorhof B.	Vorhof M	Puls — Art	Puls — Frqu.	Bemerkungen
0	0	0 h	0 D	0 H	0 0	unregelm., groß, etwas celer. Ton	100–120	**Kl.** Ins. u. Sten. mitr. + Ins. ao.?; Periendoc. (?); Endoc.? **An.** Ins. mitr. (u. ao.?) u. Sten. ao.; End. ac. v. ao. u. mitr.; Peric. (S. tot.).

Insuffizienz mit Stenose.

Papillarmuskel B.	Papillarmuskel M.	Kammerwand B.	Kammerwand M.	Vorhof B.	Vorhof M	Puls — Art	Puls — Frqu.	Bemerkungen
0	Segm.	Myoc. lev. diff. H	0 Segm. D	Myoc. lev. giff. 0 h	0 Segm. D	tard., weich, unregelm., arhythm., P. differens	70–80	**Kl.** Ins. u. Sten. ao.; H. u. D. cord.; Aortit. chr. **An.** Sten. u. Ins. ao. u. Sten. mitr.; H. u. D. cord,; Dil. ao. lev.

und Aorta-Insuffizienz mit Stenose.

Papillarmuskel B.	Papillarmuskel M.	Kammerwand B.	Kammerwand M.	Vorhof B.	Vorhof M	Puls — Art	Puls — Frqu.	Bemerkungen
0 0	0	Myoc. nicht deutl. h	Segm. D	0 h	0 0	wechs., langs. u. geschwind; celer; Ton groß	160–165	**Kl.** Ins. u. Sten. mitr. u. ao. Bisw. starke Ger., bisw. keine. **An.** Ebenso.

<table>
<tr>
<th colspan="4">Fälle</th>
<th colspan="2" rowspan="2">Makroskopisch</th>
<th colspan="2" rowspan="2">Makroskopische Diagnose</th>
<th colspan="6">Linkes Herz</th>
</tr>
<tr>
<th rowspan="2">Nr.</th>
<th rowspan="2">Jahr</th>
<th rowspan="2">Name</th>
<th rowspan="2">Krankheit</th>
<th colspan="2">Papillar-muskel</th>
<th colspan="2">Kammerwand</th>
<th colspan="2">Vorhof</th>
</tr>
<tr>
<th>Peri-kardit.</th>
<th>Endo-kardit.</th>
<th>Binde-gewebe</th>
<th>Muskel</th>
<th>B.</th>
<th>M.</th>
<th>B.</th>
<th>M.</th>
<th>B.</th>
<th>M.</th>
</tr>
<tr>
<td>B. 139</td>
<td>1904</td>
<td>Hilma Afzelius, 25 J.</td>
<td>End. chr. (Ins. u. Sten. mitr. u. ao.); End. ac. verr. tric. u. ao. Myoc. chr. fibr.; Nephrit. chr. int.</td>
<td>0</td>
<td>E. chr. E. ac. verr. Insp. u. ao.</td>
<td>M. chr. fibr.</td>
<td></td>
<td>0</td>
<td>Segm.</td>
<td>K verm.
H</td>
<td>0 Segm.
D</td>
<td>Myoc. ac. diff.
H</td>
<td>0 Segm.
D</td>
</tr>
<tr>
<td>B. 140</td>
<td>1904</td>
<td>Karl Magnusson, 42 J.</td>
<td>End. chr. retr. (Sten. u. Ins. mitr. a. ao.); Deg. adip. myoc.; Stas. pulm., hep., lien. u. ren.</td>
<td>0</td>
<td>E. chr. retr. 0</td>
<td></td>
<td>Deg. adip. gelb-flamm.</td>
<td></td>
<td></td>
<td>Myoc. lev.</td>
<td>Segm.</td>
<td>0</td>
<td>0</td>
</tr>
<tr>
<td>162</td>
<td>1887</td>
<td>Anders Pettersson, 27 J.</td>
<td>Bronchit.</td>
<td>P. ad-haes.</td>
<td>E. chr. nicht ac.</td>
<td>los, schlaff</td>
<td></td>
<td>0</td>
<td>Segm. part.</td>
<td>B
H</td>
<td>0 kräftig
D</td>
<td>B
H</td>
<td>0
D</td>
</tr>
<tr>
<td>163</td>
<td>1894</td>
<td>Gustaf Andersson, 20 J.</td>
<td>Endoperic.ac.</td>
<td>Endoperic. ac. P. ad-haes.</td>
<td>u. chr.</td>
<td></td>
<td></td>
<td>0</td>
<td>0 S. Deg.</td>
<td>0
H</td>
<td>Deg.
D</td>
<td>Myoc. chr.
H</td>
<td>H (Sgm.)
D</td>
</tr>
<tr>
<td>164</td>
<td>1891</td>
<td>Anders Nyström, 75 J.</td>
<td>Nephr. chr. interst.; Arterioscler.</td>
<td>0</td>
<td>0</td>
<td></td>
<td>Deg.</td>
<td>(K)</td>
<td>Segm. Deg.</td>
<td>0
H</td>
<td>Segm.
D</td>
<td>0
H</td>
<td>(Sgm.)
d</td>
</tr>
<tr>
<td>B. 146</td>
<td>1907</td>
<td>Joh. A. sen. Mörling, 54 J.</td>
<td>End. chr. fibr. u. calcul. c. ulc. ao. (Sten. ao. u. mitr.): H. u. D. c.; Myoc. chron fibr.</td>
<td>0</td>
<td>E. chr. fibr. u. calcul.</td>
<td>M. chr. fibr.</td>
<td></td>
<td>Myoc. lev.</td>
<td>Segm ?</td>
<td>Myoc. lev.
H</td>
<td>0 Segm.
D</td>
<td>Myoc. diff.
0</td>
<td>0 Segm.
d</td>
</tr>
<tr>
<td>B. 149</td>
<td>1905</td>
<td>Kristina Pettersson, 62 J.</td>
<td>Sten. mitr. u. ao.; D. u. H. c.; Myoc. chr.; D. ao. sec.; Sten. isthmi</td>
<td>0</td>
<td>0</td>
<td>M. chr.</td>
<td>fibröse Fleck.</td>
<td>K</td>
<td>0</td>
<td>reichl. Zell-ausw.
H</td>
<td>0 Segm.
D</td>
<td>B. verm.
0 ?</td>
<td>
0 ?</td>
</tr>
</table>

VII. Ruft die Endokarditis an den Mitralklappen ein Geräusch hervor?

Zum Ausgangspunkte meiner Studien über die Herzklappenfehler und die bei ihnen auftretenden physikalischen Erscheinungen nehme ich gern einen Satz des bekannten Klinikers Austin Flint: „It is a fact not to be lost sight of in the study of cardiac murmurs as of all auscultatory signs, that knowledge of the significance must be based on clinical experience, observations during life taken in connection with examinations after death. In cardiac auscultation it is not safe to trust to reasoning from principles of acoustics.‟

In der folgenden Darstellung werde ich deshalb von klinisch-anatomischen Tatsachen ausgehen.

Ich dürfte nicht irren, wenn ich annehme, daß sich die meisten Ärzte,

| Rechtes Herz | | | | | | Puls | | Bemerkungen |
| Papillar-muskel | | Kammerwand | | Vorhof | | | | |
B.	M.	B.	M.	B.	M.	Art	Frqu.	
0	Segm.	ver-mehrt; K H	0 Segm. D	Myoc. ac. diff. h?	0 Segm. D	sehr unregelm. klein	140	**Kl.** Ins. u. Sten. mitr.; Endoc. ac. (?). **An.** End. chr. (Ins. u. Sten. mitr. u. ao.); End. ac. verr. tric. u. ao.
		Myoc. diff.	0 Segm.	0	0	unregelm., klein, nicht rig.	84	**Kl.** Sten. ao. u. Ins. ao.; Vit. v. mitr. **An.** End. chr. retr. (Sten. u. Ins. mitr. u. ao.).
		Myoc. chr. H	0 kräft. D	B. H	kräft. D	unregelm., langsam; P. differens	54	**Kl.** Ins. mitr. c. Sten.; Ins. u. Sten ao. **An.** Ins. (u. Sten. rel.) mitr.; Ins. u. Sten.? lev. ao.; Peric. adhaes.
		0 H	(Sgm.) Deg. D	Infiltr. u. Rz.	Deg. D	oft groß, irreg.	54—84	**Kl.** Ins. u. Sten. mitr. **An.** Ins. u. Sten. mitr.; Ins.? u. Sten.? ao.; Pericard. adhaes.
		Infiltr. v. Rz. m. K. H	(Sgm.) (D)	0	(Sgm.)	groß, durus, celer, irreg. Ven.-puls°t.		**Kl.** Ins. mitr.? + Sten. u. Ins. ao. **An.** Ins. u. Sten. mitr. u. Ins. u. Sten. ao.
Myoc. lev.	0	0 h	0 Segm. D	Myoc. diff. lev. 0	0 Segm. d	nicht kennb., arhythm., P. differens		**Kl.** Sten. ao.; Ins. mitr. **An.** Sten. (u. Ins.?) ao. u. mitr.
Myoc. B.	Segm.	B. etwas verm. H	0 Segm. D	Myoc. B. ver-mehrt 0	0 0	unregelm., Schleim, ir-reg.; nicht rigid		**Kl.** Endoc. chr. fibr. (Sten. u. Ins. mitr.). **An.** Ins. mitr., Sten. mitr. u. ao. (+ ins.?); keine Endoc.

besonders bei gewissen akuten fieberhaften Krankheiten, wie Rheumatismus,
Scharlach, Pneumonie etc., beim Auftreten eines Geräusches, leiser oder scharfer
Art, oft zur Stellung der Diagnose einer Endokarditis veranlaßt und berechtigt
finden.   Es scheint wenigstens die geläufige Auffassung der Mehrzahl der
Ärzte zu sein.

Zwar finden wir in den Lehrbüchern (Eichhorst, Leube etc.) angegeben,
daß die Endokarditis zuweilen gar keine objektiven Symptome darbietet.
Dies ist aber nach den Angaben hauptsächlich der Fall, wenn die endokarditische
Wucherung nicht an den Klappen, sondern parietal sitzt.   „Ist" dagegen „die
Mitralis der Sitz der endokarditischen Veränderungen", dann „treten charak-
teristische Geräusche auf"[1].   Und selbst in einem der neuesten Handbücher

---

[1] Leube, Spezielle Diagnose. 1899. S. 16.

sagt Whittaker: „In as much as endocarditis affects chiefly or at least attacks first the mitral valve, disturbance in the action of this valve is made manifest by anomalies of sound or by murmurs. In the great majority of cases the mitral valve is so affected as to prevent perfect closure by the mitral valve so that . . . blood regurgitates . . Though fibrinous deposits may produce louder or rougher sounds. Soft vegetations . . may exist to a considerable extent at times without the production of a murmur"[1]). Diese Anschauung wird zwar nicht von allen Forschern gehuldigt, wohl aber von vielen. Als Beweis für die Richtigkeit dieses Satzes wird wohl angeführt, daß auch in der Mehrzahl der Fälle, wo ein Geräusch gehört wurde, auch die Sektion das Vorhandensein einer Endokarditis bestätigt. In der Mehrzahl dieser Fälle liegt indessen wohl ein ausgebildeter Herzfehler vor und zwar im Verein mit einer ausgesprochenen Endokarditis, oft sowohl akuter wie chronischer Art. Es ist aber leicht einzusehen, daß solche Fälle überhaupt nicht beweiskräftig sind, da schon der Herzfehler für sich das Geräusch genügend erklärt.

Will man ein richtiges Urteil über den Zusammenhang zwischen Geräusch und endokarditischen Auflagerungen gewinnen, so muß man diejenigen Fälle ante und post mortem untersuchen, in welchen eine Endokarditis ohne Komplikation mit einem ausgesprochenen Herzklappenfehler besteht, in welchen also Schrumpfungen der Herzklappen oder der Chordae oder der Papillarmuskeln noch nicht eingetreten sind.

Um diese Frage zu lösen, habe ich alle meine brauchbaren, d. h. genügend am Krankenbette und post mortem beobachteten Fälle von unkomplizierter Endokarditis zusammengestellt und geprüft.

Diese ordnen sich folgendermaßen.

Endocarditis acuta.

A. Bei Cancer ventriculi etc.

a) Die Töne rein, ohne Geräusch.

Fall 1. 1886, Nr. 172, Johan Smedberg, 62 Jahre.
Klin.: Der Impuls weder sicht- noch fühlbar. Keine Vergrößerung.
Anat.: Eine kleine hahnenkammähnliche Exkreszenz an jeder Klappe.

Fall 2. 1887, Nr. 544, Lars Lundberg, 68 Jahre. Canc. ventric. et hepat., Periton. incip., Aszites.
Klin.: Keine Vergrößerung. Der Herzimpuls weder sicht- noch fühlbar. Die Töne rein, klar und deutlich.
Anat.: Die Mitralklappen etwas verdickt und mit einer einfachen Reihe hahnenkammähnlicher Exkreszenzen besetzt, welche sich bis 1 cm hoch erheben und ziemlich lose den Klappen anhängen.

Also: Selbst 1 cm große Wucherungen rufen kein Geräusch hervor.

Fall 3. 1896, Nr. 128, Maria Ekström, 49 Jahre. Cancer abdominalis.
Klin.: Keine Vergrößerung des Herzens. Der Herzspitzenstoß weder sicht- noch fühlbar. Die Mitralistöne schwach und entfernt, aber ohne hörbares Geräusch.
Anat.: Herz atrophisch und die Höhlen etwas klein. Die Mitralklappen und ihre Sehnenfäden etwas verdickt. Die Klappe mit kleinen, warzenförmigen, trockenen Exkreszenzen, welche sich mit'dem Messer nicht ablösen lassen.

---

[1]) Twenth. Cent. of med. Bd. 4. p. 170.

Also: eine Endocarditis mitralis ohne Geräusch (beobachtet 13 Tage vor dem Tode).

Fall 4. 1886, Nr. 223, Maria Gustafsson, 54 Jahre. Cancer pylori, Pneum. hypostat.

Klin.: Keine Vergrößerung der Dämpfung. Kein Geräusch.

Anat.: Endocardit. verruc. mitral. u. aorta.

Fall B. 1. 1901, Nr. 308, Lovisa Anjou, 58 Jahre. Cancer ventriculi c. perforat., Tbc. chron. pulm. etc.

Klin.: Keine Vergrößerung des Herzens. Töne rein. Puls regelmäßig, 76.

Anat.: Endocardit. acuta et chron. mitral. An beiden Klappen eine Gruppe von Exkreszenzen mit Thromben-Belag. Aortaklappen normal. Alle Herzhöhlen von normaler Weite; keine Hypertrophie.

b) Die Töne unrein.

Fall B. 2. 1904. Nr. 253, Anna Ingeborg Axelsson, 52 Jahre. Canc. ventriculi, Aphasia etc.

Klin.: Herz nicht deutlich vergrößert. Systolische Töne unrein. Puls regelmäßig, 80—90.

Anat.: Endocardit. mitral. An beiden Klappen eine große warzenähnliche Exkreszenz mit frischen Auflagerungen.

Herz: Unbedeutende Dilatation der Höhlen; keine Hypertrophie.

c) Mit Geräusch.

Fall 5. 1892, Nr. 414, Karl Joh. Pettersson, 53 Jahre. Cancer ventriculi.

Klin.: Herz bis zur Mamilla. Der Herzspitzenstoß schwach, gleich nach innen von der Mamilla. Die Töne 6. IX. schwach, gut abgesetzt, rein; schwaches Geräusch wird 10.—20. X. gehört, am öftesten und am deutlichsten an der Spitze. 4. XI. die Herztöne schwach, Puls 48. 5. XI. gest.

Anat.: Herz: Breite 10 cm, Länge 9,5—10,25 cm, von der Größe der Faust. Rechte Kammer: Wand 2—3 mm; linke Kammer: Wand 10—12 mm, bildet die Spitze. Aortaklappen normal. Die Mitralklappen ringsum mit feinen hahnenkammähnlichen Exkreszenzen besetzt. Keine Verwachsungen. Das Myokardium zeigt braune Atrophie. Die Trabekel gut entwickelt.

Epikrise: Das Mitralgeräusch scheint hier passager gewesen; 10.—20. X., also etwa $^1/_2$ Monat vor dem Tode, fand sich ein schwaches Geräusch, welches später verschwand. Bemerkenswert ist, daß hier das Herz eine kleine Vergrößerung zeigte (bis Mamillarlinie), und daß die Wand der linken Kammer etwas dick war, was wohl auf eine (transitorische) Insuffizienz des Ostiums deuten kann.

Also transitorisches Geräusch mit muskulären Veränderungen!

B. Bei verschiedenen akuten Krankheiten.

a) Ohne Geräusch und ohne wesentliche Komplikationen.

Fall 6. 1890, Nr. 480, Hildegard Holmberg, 15 Jahre. Febr. typhoid. c. Empyemate; Pneumothorax etc.

Klin.: Der Herzspitzenstoß nicht sichtbar, 1 cm nach unten von der Mamilla zu fühlen. Die Töne rein, scharf abgesetzt.

Anat.: Herz von normaler Größe, die Herzhöhlen ebenso. An den beiden Mitralklappen, den Schließungsrändern entlang, finden sich warzenförmige kleine Exkreszenzen von gelbgrauer Farbe, sowie ein 4 mm großes Geschwür mit unregelmäßigen Rändern und gelbgrauem und schmierigem Geschwürsboden. Sonst nichts zu bemerken. (Endocard. verrucosa et ulcerosa.) Herzmuskulatur von normaler Dicke.

Epikrise: Hier fanden sich schwere Komplikationen und besonders Dekubitus. Sechs Wochen vor dem Tode fand sich kein Geräusch am Herzen, und später ist auch nichts Abnormes zu bemerken. Also eine ausgesprochene Endocarditis mitralis verrucosa et ulcerosa ohne Geräusch. Das Herz sonst normal.

Fall 7. 1898, Nr. 519, Maria A. Jansson, 65 Jahre. Bronchopneumonie; Bronchit. diff.

Klin.: Erkrankte 17. X. mit Fieber. 24. X. Puls klein. und schwach. Herz: Nichts Abnormes bemerkt. 25. X. gest.

Anat.: Endocardit. verrucosa acuta et chron. Das Herz klein. Das Myokardium braun. Atrophia fussa c. Degeneratione adiposa et Segmentatione. Arteriosklerosis.

Fall 8. 1894, Nr. 96, Gustaf Larsson, 46 Jahre. Pneumonia acuta bilat.; Abscessus pulmonum.

Klin.: Erkrankte im Dez. 1893; 1894 12. I. Spitzenstoß im fünften Interst. 2 cm nach innen von der Mamillarlinie. Töne rein. Puls 130; wechselte dann zwischen 82 und 160. Temperatur bis 41,3. 22. I. gestorben.

Anat.: Dilatatio cordis c. Hypertrophia ventriculorum; Breite 12 cm. Endocarditis verrucosa c. thrombosi. Das Myokardium lose und schlaff mit fettiger Degeneration.

Epikrise: Wahrscheinlich ein Alkoholiker; daher wohl die Dilatatio c. Hypertrophia. Dessenungeachtet reine Töne. Die Hypertrophie erklärt wohl das Fehlen eines Geräusches ungeachtet der Erweiterung.

Fall 9. 1895, Nr. 515, J. E. Eriksson, 52 Jahre. Pneumonia acuta dextra.

Klin.: Erkrankte 7. X. 12. X. Puls etwas unregelmäßig. Töne dumpf, ohne Geräusch. Gestorben 12. X.

Anat.: Endocarditis mitral. verruc. Das Herz nicht vergrößert oder erweitert (?). Degeneratio parenchymatosa.

Fall B. 3. 1903, Nr. 11, Selma Risell, 31 Jahre. Tbc. pulm. et organor. alior.

Klin.: Erkrankte 1902. 1903 Jan.: Herzstoß im V. Interst., innerhalb der Mamillarlinie. Herztätigkeit regelmäßig, 120. Herz vergrößert nach rechts. Töne ohne Geräusch. Gestorben 28. II.

Anat.: Herz etwas klein, atrophisch, sonst ohne Bemerkenswertes. An den Mitralklappen einige verruköse, nicht völlig erbsengroße Exkreszenzen. An den Aortavalven eine kleine Exkreszenz.

b) Ohne oder mit einem sehr schwachen Geräusche, aber mit geringer Dilatation.

Fall 10. 1882, Nr. 449, Amanda Berggren, 23 Jahre. Meningitis simplex.

Klin.: Erkrankte Mitte Nov. 12. XII. Herzstoß im IV. Interst., 3 cm nach innen von der Mamillarlinie. 13. XII. Herztätigkeit unregelmäßig, bis 100. Herztöne dumpf, aber rein. 15. XII. Töne ziemlich kräftig. Puls 120, voll. Gestorben 16. XII.

Anat.: Herz etwas dilatiert; Breite 10, Länge 11 und 10 cm. Endocardit. verruc. mitral.; die Klappen mit stecknadelkopfgroßen, dicht stehenden Knötchen. Chordae stärker als normal. Valvulit. incip. aorta. Degen. parenchymat.

Fall B. 4. 1908, Nr. 477, Olivia Malmberg, 21 Jahre. Pneumonia acuta, Degenerat. hepat., myocardii et renum.

Klin.: Herz bis 2 cm außerhalb der Mamillarlinie dilatiert. Töne wegen Rhonchi kaum zu hören. Geräusche scheinen nicht vorhanden zu sein.

Anat.: Endocardit. verruc. mitral. Herz unbedeutend vergrößert, schlaff. Rechte Kammer dilatiert; linke Kammer kontrahiert. An den Klappen kleine Exkreszenzen.

c) Mit Geräusch, und mit ausgesprochener Dilatation des Herzens.

α) Mit akuter Dilatation.

Fall 11. 1883, Nr. 102, Adolf Staberg, 16 Jahre.

Klin.: Im Alter von 6—8 Jahren akuten Rheumatismus und vor 10 Jahren Scharlach. Erkrankte 24. I. 1883 mit Fieber, Gelenkschmerzen und Herzklopfen. Status 4. II. Herzimpuls schwach im V. Interst. 1 cm nach innen von der Mamillarlinie; starke systolische Pulsationen in den Interst. 7. II. Dämpfung etwas nach außen von der Mamilla. 8. II. Dämpfung 3—4 cm weiter nach außen als früher (s. Karte). Kein Fremissement. Über der Spitze ein schwacher 1. Ton, mit einem schwachen, ausgesprochenen Geräusch. 2. Ton sehr verstärkt, oft etwas gespalten. Die Aortentöne rein aber schwach. Daneben ein schabendes Geräusch (Perikarditis).

Der Puls ziemlich voll, etwas weich, nicht ganz regelmäßig. 8. II. 1896 Puls 120, klein, dikrot.

9. II. Tod.

Anat.: Herz dilatiert mit geringer Hypertrophie. Länge 11 cm, Breite 11 cm. Die Spitze nach außen von der Mamillarlinie. Rechte Kammer etwas dilatiert und hypertrophisch (3 mm), die linke dilatiert, nicht deutlich hypertrophisch (9 mm, an der Spitze 7—8 mm). Der rechte Vorhof ausgedehnt, der linke weder dilatiert noch hypertrophisch. Das Ostium läßt gut zwei Finger durch. Die Chordae dünn, nicht retrahiert. Die Klappen und Papillarmuskeln normal, ausgenommen eine frische Endokarditis längst der Ränder der Mitralklappen und an den Aortenklappen. Pericarditis villosa mit Verlötung.

Das Myokardium. Linke Kammer: diffuse frische und ältere Myokarditis, deutliche Kittlinien; Papillarmuskeln ebenso; die Segmentation ausgesprochener. Linker Vorhof und rechte Kammer ebenso. Rechter Vorhof: Muskeln nichts Besonderes; Bindegewebe mit reichlicher diffuser Infiltration von Rundzellen.

Epikrise: Hier trat also eine akute Dehnung des Herzens ein, und zwar besonders der linken Kammer. Die in Zusammenhang mit einer Endokarditis und besonders der Perikarditis entstandene diffuse Myokarditis mit begleitender Segmentation erklärt diese Dilatation. Am ersten Tone fand sich ein ausgezogenes Geräusch, dessen Schwäche sich wohl durch die Schwäche der Herzkontraktionen erklären läßt. Die linke Kammer war nämlich gedehnt, aber nicht deutlich hypertrophisch.

Fall 12. 1897, Nr. 130, Emil Edberg, 14 Jahre. Aufgenommen 5. XII, gest. 25. II.

Klin.: Erkrankte an Herzleiden Weihnachten 1896, an Diphtherie am 20. II. 1897. Die Mutter herzleidend.

Status 5. II. Temperatur 37,3. Puls klein, mehr als 100.

Herz: Keine Voussure. Herzstoß im IV. Interst. bis in die Mamillarlinie, kräftig, hebend, wird von zwei Fingern gedeckt. Diffuse Pulsationen. 22. II. Herzstoß im V. Interst., kräftig, doch nicht hebend, 25. II. im VI. Interst.; Dämpfung 15. I. bis an die Mamillarlinie, 7. II. 3 cm nach außen von derselben Linie, auch nach rechts erweitert. Fremissement über der ganzen Herzfläche;, ob systolisches oder präsystolisches, ist nicht zu entscheiden.

Die Töne: Der erste an der Spitze mit einem ausgezogenen Geräusche, welches den Ton deckt; 1. Ton an der Basis: Geräusch schwächer. Aorten- und Trikuspidaltöne etwas unrein. 2. Pulmonalton gespalten, nicht sehr stark.

Temperatur anfangs afebril, später Fieber. Puls anfangs 76—120, später bis 132.

Harn anfangs albuminfrei, später mit Albumin und Zylindern.

Anat.: Das Herz. Dilatiert und hypertrophisch, Länge 9,5 und 10 cm, Breite 10 cm. Die Spitze 2 cm innerhalb der Mamillarlinie, im V. Interst. Rechte Kammer nicht dilatiert, die Wand mißt 2 mm. Linke Kammer nicht vergrößert; die Wand mißt überall 10 mm, also hypertrophisch. Rechter Vorhof nicht dilatiert, etwas kontrahiert. Die Wand 2—3 mm; linker Vorhof weder dilatiert noch hypertrophisch.

Mitralklappen nicht retrahiert, der Schließungsrand dick, mit einer schönen Reihe von verrukösen Exkreszenzen; ebenso an den Aortenklappen.

Das Myokardium fest, rotbraun, mit helleren Partien.

Mikroskopisches. Linke Kammer: Beginnende Segmentation mit diffuser akuter Myokarditis; Gefäße mit hyalinen Thromben; Papillarmuskeln mit ausgesprochener Segmentation und ebenso akuter Myokarditis. Linker Vorhof: Partielle Segmentation und zirkumskripte Myokarditis. Rechte Kammer wie die linke. Rechter Vorhof mit kolossalen, fast diffusen Infiltraten von Rundzellen.

Pericarditis fibrosa partialis.

Epikrise: Wir finden also von neuem ein ausgezogenes Geräusch am ersten Tone bei einer ausgesprochenen Dilatation der linken Kammer, und zwar infolge einer ausgedehnten akuten Myokarditis; weiter akute Herzdilatation und Segmentation. Nach dem Tode hat sich das Herz zusammengezogen!

β) Mit chronischer Dilatation.

Fall 13. 1899, Nr. 519, Paulina Pettersson, 12 Jahre. Aufgenommen 13. X., Tod 18. X.

Klin.: Seit zwei Jahren Gelenkrheumatismus. Seit drei Wochen Chorea nach Schreck. Seit vier Tagen zu Bett. Fieber 39,5—39°. Puls bis 136, regelmäßig.

Herz: Stoß im V. Interst. 2 cm nach außen von der Mamillarlinie, ebenso Dämpfung. An der Spitze und Basis ein starkes Geräusch; der zweite Pulmonalton nicht verstärkt.

Vor dem Tode Delirien.

Anat.: Vollständige perikarditische Synechie. Herz vergrößert und hypertrophisch. Ostium tricusp. und mitr. erweitert; jenes läßt gut drei, dieses gut zwei Finger durch. Schöne, frische Mitralendokarditis. Keine älteren Veränderungen der Klappen, der Chordae oder der Papillarmuskeln. Sowohl die linke wie die rechte Kammer erweitert und hypertrophisch.
Submeningeale Blutungen. Im Blute Staphylococcus pyogenes albus.

Mikroskopisches. Linke Kammer: Muskel: Beginnende diffuse Segmentation. Bindegewebe: Diffuse akute Myokarditis. Papillarmuskel: Geringe partielle Segmentation. Diffuse akute Myokarditis.

Linker Vorhof: Keine Segmentation; intensive akute Myokarditis.

Rechte Kammer: Partielle Segmentation; diffuse akute Myokarditis.

Rechter Vorhof: Muskel gedehnt, sonst normal; intensive akute Myokarditis.

Epikrise: Die Dilatation und Hypertrophie war ohne Zweifel von älterem Datum und in Zusammenhang mit einer früheren Myoperikarditis entstanden, welche zur totalen Perikardialsynechie führte. Das Mitralgeräusch läßt sich durch die Dilatation des Ostiums und der Höhle erklären. In welchem Maße sich das Geräusch von der Erweiterung des Trikuspidalostiums herleitete, ist nicht zu entscheiden.

d) Endocarditis mitralis, aortae und tricuspidalis. Kein Geräusch. Herz dilatiert und hypertrophisch.

Fall 14. 1896, Nr. 522, 1897, Nr. 17, Axel Lundqvist, 21 Jahre. Aufgenommen 19. X. 1896, gestorben 28. III. 1897.

Klin.: Erkrankte März 1895 mit Fieber, Geschwulst in den Füßen. Rezidiv im Nov., Bauch geschwollen. Alkoholiker. Status 19. X.: Temperatur afebril. Puls voll, 108. Herz. Keine Voussure. Impuls im IV. Insterst. 1,5 cm nach außen von der Mamillarlinie, hebend. Dämpfung nach außen von der Mamillarlinie. Töne rein, ohne deutliches Geräusch. 2. Pulmonalton akzentuiert. Oft Galopprhythmus. Bauch geschwollen. Leber groß. Vena jugularis nicht pulsierend. Im März kam Fieber dazu. Puls dikrot, 112—120.

Anat.: Herz: Beide Kammern dilatiert und hypertrophisch. Die Wand der rechten Kammer 6 mm dick, die der linken 12—10 mm. Endocarditis recens valvularum mitralium aortae et tricuspidal. Die Warzen selbst erbsengroß. Chordae mitrales verdickt. Ostien etwas erweitert. Das Myokardium etwas zyanotisch, schlaff trübe. Mediastino-pericarditis adhaesiva mit totaler Synechie und Kalkinfiltration.

Epikrise: Hier liegt also eine schöne verruköse Endokarditis mit selbst erbsengroßen Warzen vor, und dessenungeachtet war kein Geräusch vorhanden. Mit der Dilatation war eine bedeutende, wahrscheinlich kompensierende Hypertrophie verbunden. Darin liegt wohl die Erklärung daß die Dilatation nicht mit Geräusch verbunden war.

Der Fall ist übrigens eine sogenannte perikarditische Pseudoleberzirrhose.

C. Endokarditis bei Tuberculosis pulmonum.

a) Kein Geräusch.

Fall 15. 1894, Nr. 526, Karl Larsson, 31 Jahre. Aufgenommen 7. IX., gest. 22. IX.
Klin.: Erkrankte im September 1893 an Husten etc. Status 11. IX.: Tuberculosis

pulmonum; Herzgrenzen infolge des reichlichen Ödems schwierig zu bestimmen, scheinen erweitert; die Töne rein.

Anat.: Herz: klein. Klappen und Ostien ohne Besonderes, ausgenommen an den Schließungsrändern eine verruköse Endocarditis mitralis. Das Myokardium atrophisch, braun.

Epikrise: Also eine frische Endokarditis mitralis ohne Geräusch.

Fall 16. 1888, Nr. 574, Vilhelmina Värmé, 38 Jahre. Aufgenommen 12. XII., gestorben 27. XII.

Klin.: Seit drei Jahren Bluthusten. Status: Fieber, Puls 108; Tuberculosis c. cavernis; Herzstoß im IV. Interst. 1,5 cm nach innen von der Mamillarlinie; Dämpfung 1 cm nach innen von der Mamillarlinie; Töne rein.

Anat.: Endocarditis valvularis, Degeneratio adiposa (?) myocardii. Sonst nichts aufgezeichnet.

Fall 17. 1892, Nr. 18, Karolina Lundqvist, 18 Jahre. Aufgenommen 16. I. 1891, gestorben 8. VI. 1892.

Klin.: Erkrankte 1887. Status 19. XI. 1891: Keine Voussure, Herzstoß schwach im IV. Interst., Dämpfung normal, Töne rein, ohne Geräusch.

Anat.: Endocarditis verrucosa. Degeneratio adiposa myocardii.

b) Mit einem schwachen Geräusch.

Fall 18. 1891, Nr. 37, Anna Lundholm, 26 Jahre. Aufgenommen 4. XII. 1890, gestorben 7. VI. 1891.

Klin.: Erkrankte im Herbste 1890. Status 18. XII. 1890: Herzstoß im IV. Interst. gleich nach innen von der Mamillarlinie; Töne rein, deutlich. 18. II. über der Spitze schwaches Nebengeräusch.

Anat.: Herz etwas vergrößert; Länge 10 cm. Rechte Kammer: Wand etwas hypertrophisch. Linke Kammer: Wand 1 cm dick. Eine reichliche Endocarditis verrucosa mitralis et tricuspidalis. Myokardium schlaff mit körniger und fettiger Degeneration. Ostium mitrale läßt zwei Finger durch.

Epikrise: Die Schlaffheit der Muskulatur und die gelinde Vergrößerung des Herzens steht in Übereinstimmung mit dem schwachen Geräusche.

D. Fälle von Nephritis acuta oder chronica, Endokarditis ohne Geräusch.

Fall 19. 1892, Nr. 138, Frans Dahlqvist, 29 Jahre. Aufgenommen 10. II., gestorben 19. IV.

Klin.: Erkrankte 2. II. an akuter Nephritis. Status: Herztätigkeit regelmäßig; keine Voussure; Herzstoß etwas verstärkt, im V. Interst. in der Mamillarlinie; Dämpfung etwas vergrößert bis in die Mamillarlinie; Töne dick, stark, ohne Geräusch, der erste verstärkt, der zweite Pulmonalton verstärkt; Puls klein, dikrot, etwas erhöht.

Anat.: Herz etwas vergrößert und hypertrophisch. Akute verruköse Endocarditis mitralis.

Übrigens Nephritis (chronica-) acuta.

Epikrise: Also eine frische Endokarditis ohne Geräusch.

Fall 20. 1897, Nr. 626, Harald V—n, 32 Jahre. Aufgenommen 10. XII., gest. 13. XII.

Klin.: Erkrankte 1893. Status 10. XI.: Nephritis chronica; Impuls im V. Interst., hebend, wird von zwei Fingern gedeckt; Voussure; Dämpfung bis zur Mamillarlinie die Töne kräftig, etwas unrein; Puls regelmäßig, hart; Temperatur afebril.

Anat.: Herz.: Bedeutende Dilatation und Hypertrophie sowohl der rechten (Wand 5—3 mm) wie der linken Kammer (Wand 15—18 mm). Vorhöfe auch dilatiert und hypertrophisch. Ostium mitrale von gewöhnlicher Weite, Ostium tricuspidale erweitert. Die Ränder der Mitralklappen mit diffuser, gelatinöser Verdickung des Endokardiums (subakute Endokarditis). Ebenso die Aortenklappen. Degeneratio adiposa myocardii.

Sonst Nephritis chronica.

Epikrise: Kein deutliches Geräusch ungeachtet der subakuten Endokarditis. Die Höhlen waren dilatiert, aber das Myokardium hochgradig hypertrophisch und das Ostium mitrale nicht erweitert.

Fall 21. 1882, Nr. 156, Augusta S—son, 56 Jahre. Aufgenommen 31. III., gestorben 4. IV.

Klin.: Erkrankte gleich vor Weihnachten 1881. Status 4. IV.: angeschwollen; Herzstoß nicht sicht- oder fühlbar; die Töne schwach, ohne Geräusch; Puls klein, weich, 100.

Anat.: Herz klein, Breite 8, Länge 7,5 und 5,5 cm. Die Höhlen vermindert. Die Mitralklappen zeigen erbsengroße, weiche, gelatinöse Erhöhungen, sonst sind die Klappen und Ostien normal. Myokardium rotbraun, etwas mürbe. Arteriosklerosis. Cancer omenti, Nephritis chronica. Syphilis.

Epikrise: Die erbsengroßen Wucherungen an den Mitralklappen verursachten kein Geräusch.

Fall B. 5. 1905, Nr. 455, Karl Aug. Stof, 47 Jahre. Nephrit. chron. interst.; Dilat. et Hypertrophia cordis; Degeneratio myocardii.

Klin.: Herz vergrößert bis 2 cm nach außen von der Mamillarlinie. Töne fallen rein vor, entfernt. Der zweite Aortaton akzentuiert?

Anat.: Endocarditis mitralis et aorta. Mitralklappen mit frischen, verrukösen, hahnenkammähnlichen Exkreszenzen und fibrösen Knoten. Aortaklappen mit sklerotischen Veränderungen und großen, frischen Exkreszenzen. Degeneratio myocardii; Herz vergrößert, 15 cm; linke Kammer dilatiert und hypertrophisch, die rechte ebenso; Vorhöfe nur dilatiert. Das Myokardium ohne deutliche akute Myokarditis, nur im rechten Vorhof partielle Reizung.

Die eben angeführten Fälle von Endocarditis mitralis können in vier Gruppen verteilt werden.

1. Gruppe: am Krankenbette ein Geräusch nicht beobachtet, sondern die Töne rein und nach dem Tode keine Dilatation oder Vergrößerung des Herzens vorhanden und auch keine deutliche Mitralinsuffizienz.

Zu dieser Gruppe gehören die Fälle 1—4, 6—9, 15—17 und 21 und B. 1 und B. 3.

2. Gruppe: ohne oder mit einem schwachen Geräusch aber mit geringer Dilatation. Fälle 5, 10 und 18, B. 2 und B. 4.

3. Gruppe: wo ein Geräusch am ersten Tone vorhanden war und sich nach dem Tode eine Dilatation oder Vergrößerung des Herzens vorfand. Hierher gehören die Fälle 11—13.

4. Gruppe: ohne Geräusch, Herz vergrößert. Fälle 14, 19 und 20, B. 5.

Die 14 Fälle der 1. Gruppe scheinen also zur Genüge zu beweisen, daß eine Endocarditis mitralis, selbst wenn sie als ein Kranz von verrukösen Exkreszenzen dem Rande der beiden Mitralklappen ansitzt, nicht an und für sich ein Geräusch hervorruft. Zwar scheinen einige der angeführten Fälle, jeder für sich, wenig beweisend zu sein, indem nicht immer mit gebührender Genauigkeit angegeben wurde, daß selbst unmittelbar vor dem Tode auch das Geräusch fehlte, aber in Anbetracht der in meiner Klinik gebräuchlichen Vollständigkeit der Annotationen in den Journalen darf ich berechtigt sein, dieses anzunehmen.

Ich finde es deshalb berechtigt, zu schließen, daß die Endocarditis mitralis nicht durch das Vorhandensein der warzenförmigen Exkreszenzen ein Geräusch hervorruft, selbst nicht, wenn diese Exkreszenzen an den Klappen recht reichlich vorkommen und die Größe von Erbsen erreichen.

In der 2. Gruppe finden sich fünf Fälle, wo das Geräusch entweder fehlte oder sehr schwach war, obschon eine geringe Dilatation folgte. Wenn sich die linke Kammer dehnt, so entsteht also nicht immer, selbst beim Vorhandensein einer Endocarditis acuta, ein Geräusch beim ersten Tone. So war das Geräusch im Falle 5 nur passager, im Falle B. 2 unrein und im Falle 18, wo sich eine Endokarditis sowohl der Bi- wie der Trikuspidalklappen vorfand, war das Geräusch in Übereinstimmung mit der geringen Dilatation ein nur schwaches. Im Falle 10 war die Dilatation gering, die Töne rein, aber dumpf (ohne Klang).

In der 3. Gruppe finden wir aber ein deutliches, selbst ein scharfes Geräusch. Die linke Herzkammer war hier entschieden vergrößert.

Es verdient bemerkt zu werden, daß bei dieser Analyse alle in meiner Klinik aufgenommenen Fälle von Endocarditis mitralis mit eingerechnet wurden, in welchen überhaupt die Beobachtungen mit genügender Genauigkeit gemacht und annotiert worden sind und wo ein Herzklappenfehler fehlte.

In allen diesen Fällen findet sich also eine erfreuliche Übereinstimmung zwischen Geräusch und Herzgröße. Wo ein Geräusch vorhanden ist, da findet man auch die Herzhöhlen, besonders die linke Kammer, entschieden erweitert; wo diese Erweiterung fehlt, fehlt auch das Geräusch. Wenn aber die Erweiterung nur eine geringe ist, da ist auch das Geräusch schwach oder fehlt. Die 2. Gruppe, Fälle 5, 10 und 18, B. 2 und B. 4 nimmt also eine mittlere Stellung ein.

Fall 10 verdient in dieser Hinsicht besondere Erwähnung. In diesem Falle, einem 23jährigen Mädchen, war das Herz nur wenig vergrößert (maß an Breite 10 cm, an Länge 10—11 cm), die beiden Kammern waren auch etwas vergrößert, das Ostium mitrale etwas dilatiert und ließ drei Finger durch, und ein Kranz von warzenähnlichen, dichtstehenden Knötchen umgab die Ränder der Klappen, die dünnen komplementären Segel waren weg, jedoch waren die Herztöne sowohl bei der Aufnahme der Patientin, wie auch später (am 15. und am 16. Dezember) rein, wenn auch dumpf. Die Patientin verschied am 16. Dezember.

Dieser Fall scheint zu beweisen, daß ein gewisser Grad von Akkommodation der Klappen bestehen kann. Nach Romberg liegen die inneren Flächen der Klappen in großer Ausdehnung aneinander, und Beyer[1]) konnte selbst einen Finger zwischen die Klappen stecken, ohne eine Insuffizienz hervorzurufen.

Indessen gibt es auch Fälle, in denen das Herz entschieden vergrößert ist und zwar sowohl dilatiert, wie hypertrophisch, und dessenungeachtet ist kein Geräusch zu hören. Diese 4. Gruppe enthält vier solche Fälle. Stehen sie dann nicht im Widerspruch mit den übrigen Tatsachen? Darauf werde ich unten antworten.

Mit dieser Ausnahme sprechen alle die obigen Fälle eine, wie es mir scheint, unwiderlegliche Sprache.

Es rufen also endokarditische Exkreszenzen nicht an und für sich ein Geräusch hervor, sondern nur dadurch, daß gewisse sekundäre Komplikationen oder Veränderungen hinzutreten.

In der Tat könnte man fragen: wie soll man sich überhaupt denken, daß endokarditische Vegetationen ein Geräusch hervorrufen. Verschiedene Hypothesen lassen sich in dieser Hinsicht aufstellen. Man kann sich denken

1. durch funktionelle Störung der in den Klappen eingelagerten Muskelfasern;

2. durch Störung der regelmäßigen Schwingungen der Klappen, welche den Ton erzeugen sollen;

---

[1]) Arch. f. Heilk. Bd. 11. S. 162.

3. durch mechanische Verhinderung des dichten Verschlusses der Klappen.

Ad 1. Die in den Mitral- resp. Trikuspidalklappen eingelagerten Muskeln sind teils Längs- teils Quermuskeln, welche bei dem Verschluß der Klappen diese in die Höhe ziehen und dazu beitragen, den Atrioventrikularring zu verengern. Sie sind also von wirklicher Bedeutung für den genauen Verschluß der Klappen. So verhält es sich nach Krehl wenigstens an der Trikuspidalklappe [1].

Ad 2. Weiter läßt sich denken, daß die Exkreszenzen und die Entzündung der Klappen ihre regelmäßigen Schwingungen stören und dadurch ein Geräusch hervorrufen. Indessen beweisen ja die angeführten Fälle, in denen die Töne rein waren, daß solche Exkreszenzen überhaupt nicht ein Geräusch hervorrufen. Unter solchen Umständen liegt überhaupt kein Grund vor, anzunehmen, daß bei der Endokarditis die Klappen unregelmäßig schwinden, wenn sie überhaupt zur Erzeugung der Töne beitragen.

Ad 3. Es erübrigt also nur die Möglichkeit, daß die Exkreszenzen durch Verhinderung des dichten Verschlusses der Klappen ein Geräusch bilden. Die angeführten Fälle zeigen inzwischen, daß solche kleinere Warzen überhaupt nicht diesen Effekt haben, da nämlich ein Geräusch fehlt.

Wie ich weiter unten zeigen werde, können die Exkreszenzen selbst recht groß sein, ohne eine wirkliche Insuffizienz und dadurch ein Geräusch hervorzurufen. Selbst linsengroße Exkreszenzen oder zentimetergroße weiche, papillomatöse Warzen sind nicht von einem Geräusch mit Notwendigkeit begleitet. Als Beispiele, wo solche größere endokarditische Vegetationen vorhanden waren, ohne von Geräusch begleitet zu sein, können die Fälle 19 und 21 angeführt werden. In beiden Fällen fanden sich erbsengroße Exkreszenzen.

Von einem ähnlichen Falle, den ich neulich zufällig angetroffen habe, sagt Petit [2]: „Endocardite végétante, prédominante au niveau de la valvule mitrale. Il existait à la base de cette valvule une énorme végétation, qui malgré son volume n'empêchait pas le rapprochement des valves de la mitrale, ce qui explique l'absence de bruit de souffle pendant la vie."

Da nun die Exkreszenzen an und für sich wenigstens im allgemeinen ein Geräusch nicht hervorrufen, aber andererseits manchmal bei der Endocarditis mitralis systolische Geräusche vorhanden sind, so fragt sich: welche ist dann ihre Genesis? Von den angeführten Fällen war, wie schon angegeben worden ist, der systolische Ton nur in drei Fällen von einem ausgesprochenen Geräusch konstant begleitet, nämlich in den Fällen 11—13. Im Falle 11, Staberg, fand ich am ersten Ton an der Spitze ein schwaches, schleppendes Geräusch. Schon im Leben wurde eine bedeutende akute Dilatation diagnostiziert, was sich auch bei der Sektion bestätigte. Das Herz war dilatiert und zwar mit geringer Hypertrophie (die Breite 11 cm, die Länge auch 11 cm und die Spitze reichte 4 cm nach unten von der Mamillarwarze in die Mamillarlinie). Die beiden Ventrikel waren etwas vergrößert, aber die linke Kammer nicht deutlich hypertrophisch. Das Mitralostium ließ leicht zwei Finger hindurch; die Klappen waren nicht verändert, ausgenommen, daß sich eine schöne Reihe von endokarditischen Exkreszenzen vorfand. Am Tage vor dem Tode wurde eine Ver-

---

[1] Arch. f. Anat. u. Physiol. Bd. 2. 1889. S. 291.
[2] Semaine méd. 1899. p. 429.

größerung der Dilatation am Krankenbette bemerkt, so daß sich das Herz dann selbst 3 cm nach außen von der Mamilla erstreckte. Indessen hatte sich das Herz nach dem Tode deutlich zusammengezogen, denn in der Leiche erstreckte es sich nur bis zur Mamillarlinie.

Aus dieser Beobachtung geht weiter hervor, daß die Bestimmung der Größe des Herzens am Sektionstische trügerisch sein kann, indem sich das Herz nicht selten nach dem Tode infolge des Rigor mortis zusammenzieht.

Schon mehrmals habe ich dieses bestätigen können, und auch Senator ist derselben Meinung. In bezug auf die vorliegende Frage hat diese Beobachtung die Bedeutung, daß unter solchen Umständen die Größe der Mitralöffnung bei der Sektion auch nicht für ihre Größe beim Lebenden maßgebend wird.

Wenn also im vorliegenden Falle die Mitralöffnung leicht zwei Finger durchließ, so war sie jedoch, da das Herz sich nach dem Tode zusammengezogen hatte, im Leben größer, gewiß vergrößert, insbesondere wenn man in Betracht zieht, daß das Myokardium der Sitz einer akuten diffusen Myokarditis mit (späterer) Segmentation war, welche gewiß einen kräftigen Schluß der Klappen verhinderte. Wenn dies der Fall war, so läßt sich dadurch das Geräusch erklären.

Im Falle 12, Edberg, fand sich auch eine Dilatation des Herzens, und zwar akuter Art und sowohl der linken wie der rechten Kammer, wie die Krankengeschichte näher berichtet. Bei der Sektion war die Breite des Herzens des 14jährigen Knabens 10 cm und die Länge 9,5—10 cm, obschon der Körper noch der eines Kindes war. Auch war die Wand der linken Kammer 10 mm dick. Die Mitralklappen waren mit kleinen Vegetationen besetzt. Im Leben war der erste Ton an der Spitze von einem kräftigen Geräusch begleitet.

Indessen stimmen die Befunde im Leben und bei der Sektion hinsichtlich der Größe des Herzens auch hier nicht gut. Die klinische Untersuchung zeigte ganz entschieden, daß eine akute Erweiterung im Leben bestand, nach dem Sektionsprotokoll aber waren die Höhlen nicht erweitert. Diese Inkongruenz wird durch die postmortale Kontraktion erklärt, wie ich schon mehrmals anderswo hervorgehoben habe. Ich möchte also behaupten, daß im Leben eine wahrscheinlich bedeutende Dilatation auch des Mitralostiums bestand, und daß folglich die Klappen nicht zur Deckung der Öffnung genügten, um so mehr, als eine diffuse akute Myokarditis mit Segmentation gewiß die kräftige Kontraktion des Herzmuskels verhinderte.

Im Falle 13 liegen analoge Verhältnisse vor. Die linke Kammer war auffallend vergrößert. Das Mitralostium ließ gut zwei Finger durch, was in Anbetracht der 12 Jahre des Mädchens als eine Erweiterung betrachtet werden muß. Im Herzmuskel sowohl der Kammer wie der Vorhöfe war eine intensive akute Myokarditis; außerdem zeigten die Muskelfasern der linken Kammer, die Papillarmuskeln dieser Kammer sowie die der rechten Kammer eine mehr oder weniger ausgesprochene Segmentation, die der Vorhöfe dagegen nicht.

Es lag also auch hier eine relative Mitralinsuffizienz vor, welche genügend das Geräusch erklärt.

Es scheint mir also berechtigt zu behaupten, daß nicht das Vorhandensein der warzenförmigen Exkreszenzen, d. h. Endokarditis als solche, das Geräusch hervorruft, sondern daß ein Geräusch bei der Endokarditis nur dann hervortritt, wenn andere Veränderungen auftreten, nämlich Dilatation der linken Kammer oder Schwäche des Herzmuskels resp. der Papillarmuskeln. Dabei wird das Ostium mitrale so gedehnt, daß die Klappen nicht mehr genügend schließen können, oder diese Klappen werden nicht genügend kräftig gegeneinander gepreßt, d. h. eine Insuffizienz entsteht. Daß auch in allen den Fällen, wo eine organische Veränderung vorhanden ist, ein Geräusch auftritt, ist von selbst klar.

Es erübrigt diejenigen Fälle auseinanderzusetzen, in denen eine deutliche Herzvergrößerung vorlag und jedoch kein Geräusch beim Vorhandensein einer Endokarditis hörbar war. Um dies Verhältnis zu erklären, bemerke ich zuerst, daß aus dem Verhältnis, daß ein Geräusch bei der Endokarditis nur bei Vergrößerung des Herzens auftritt, keineswegs der Schluß logisch oder berechtigt ist, daß auch jede Endokarditis beim Vorhandensein einer Herzvergrößerung von einem Geräusch begleitet werden muß. Nach der obigen Auseinandersetzung muß das der Fall sein, wenn eine Mitralinsuffizienz vorliegt, und zwar entweder infolge einer Dehnung des Mitralostiums oder einer Schwäche der Muskulatur der linken Kammer.

Wie verhält es sich denn in dieser Hinsicht in den Fällen der vierten Gruppe, Nr. 14, 19, 20 und B. 5? Im Falle 14 war das Ostium mitrale zwar etwas erweitert und die linke Kammer dilatiert, hier aber bestand eine ausgesprochene Hypertrophie der Kammerwand, welche bis 12 mm 1 cm von der Base maß. Auch war die Herztätigkeit eine kräftige. Hier lag also wohl keine Insuffizienz vor; die Hypertrophie kompensierte die geringfügige Dilatation des Ostiums und der linken Höhle.

In dem Falle 20 lag auch eine bedeutende Hypertrophie vor (die Wand maß 15—18 mm) und das Ostium war überhaupt nicht erweitert, sondern wurde als von gewöhnlicher Weite bezeichnet.

Im Falle 19 war das Herz nur „etwas vergrößert", aber hypertrophisch, der Herzstoß stark und die Töne voll, stark. Leider findet sich keine Angabe über die Weite des Mitralostiums; es war also wahrscheinlich von normaler Weite. Auch hier liegt kein Verdacht oder wenigstens kein Beweis vor, daß eine Mitralinsuffizienz vorhanden war. Im Falle B. 5 waren die Töne rein, die linke Kammer aber dilatiert und hypertrophisch, gewiß infolge der Nephritis chron.

Diese vier Fälle finden also ihre natürliche Erklärung und stehen mit meiner obigen Ansicht nicht im Widerspruch.

Ich dürfte also behaupten: eine Mitralendokarditis ruft an und für sich nicht ein Geräusch hervor, wird aber davon begleitet, sobald eine relative oder muskuläre Mitralinsuffizienz eintritt.

Diese Auffassung steht mit den klinischen Tatsachen in vollem Einklang. Schon in meinem Aufsatze, Über akute Herzdilatation bei dem Gelenkrheumatismus und dem Herzfehler, habe ich dieselbe Anschauung dargelegt. Daselbst habe ich auch Fälle mitgeteilt, in denen ein Geräusch, gleichzeitig mit einer akuten Dehnung des Herzens auftrat und gleichzeitig mit der Zusammenziehung des Herzens verschwand[1]).

---

[1]) Henschen, Mittheil. aus d. Med. Klinik zu Upsala II. S. 162, Fischers Verl. 1899.

Ganz dieselbe Erscheinung ist von Edgren in einigen Fällen nachgewiesen (in seiner Abhandlung über die akzidentellen Geräusche), obschon er diese Geräusche anders deutet, und zwar als kardiopulmonäre Geräusche.

Das plötzliche Entstehen dieser Geräusche deutet also auf eine akute Dilatation oder eine Schwäche in der Kontraktion des Herzmuskels, welche beide Zustände in nächster Beziehung zueinander stehen, indem die Schwäche der Muskulatur die Dilatation bedingt. Diese Schwäche ist am öftesten durch eine akute Myokarditis verursacht, zu welcher sich bisweilen eine Segmentation gesellt.

VIII. Wird die akute Endokarditis der Aortenklappen von Geräusch begleitet?

Nachdem ich im vorigen die Frage, ob die Mitralendokarditis durch ein Geräusch charakterisiert wird, mit einem Nein beantwortet habe, gehe ich im folgenden zu einer analogen Untersuchung in bezug auf die Aortenendokarditis, und ich benutze die analoge Methode. Zur Prüfung nehme ich alle diejenigen Fälle auf, in welchen eine ausgeprägte Endokarditis vorhanden war, ohne daß die Klappen insuffizient waren oder sich eine Stenosierung ausgebildet hatte.

Die Fälle lassen sich folgendermaßen gruppieren:

Tabelle VIII.

28 Fälle von Endo-

Nr.	Jahr	Nr. klin.	Nr. sekt.	Name	Alter	Zeit der Erkrankung	Tag des Status	Allgemeinbefinden	Herzstoß	Dämpfung	Töne
											A. Fälle von
22	1882	403	92	Nils Pettersson	55	1881 Weihn.	28./10.	Tumor, 20.— 24./11. Fröst.	weder sicht- n. fühlb.	bis IV. Int.	rein, dumpf
23	1897	304	64	Erik Sjögren	58	1896 Sommer	6.-8./5.	T. afebril; P. groß, 96	weder sicht- n. fühlbar	3 cm nach auß. v. d. Ml.	etw. schwach, aber rein; 2. Pulm. normal
B. 6	1909	194	148	Emilia Larsson	61	1909 März	26./4.	Ödeme, Schmerzen; Sp. v. Alb.	1 cm nach auß. v. d. Ml.	bis 3 cm außen Ml.	scharf
											B. Fälle von akuten
10	1882	449	96	Amanda Berggren	23	Mitte Nov.	12./12.	Fieb., Mening., P. 100—120	im V. Int., 3 cm nach innen v. d. Ml.		rein
11	1883	102	11	Adolf Staberg	16	24./1. Gelenkrheum. m. Herzsympt.	4./2.	P. voll. 96; Temp. 37 bis 38,5	im V. Int., 1 cm nach innen v. d. Ml.	bis nach auß. d. Ml.; später akute Dilat.	Ao.-Töne rein, aber schw.
12	1897	130		Emil Edberg	14	Otorrh. chr., Diphtherit.	5./2.	P. 100; T. 37,3, später Fieber	im V. Int. bis Ml.	3 cm nach auß v d. Ml.	Ao.-Töne etw. unrein
14	1897	17	42	Axel Lundkvist	21	1895 März		P. 112—120; T. bis 38	kräftig, im IV. Int., 1,5 cm nach auß. v. d. Ml.	4 cm seitl. v. d. Ml.	rein
24	1886	111	16	C. J. Lagervall	57	Apopl. cerebri	8./2.	T. afebril, später 38,5			
25	1894	14	62	Karolina Vängelin	64	1893 Mitte Jan.	1893 Nov.	P. 60—70	Keine Bomb.; Imp. im V. Int.; kein Herzstoß	vergrößert	unrein, kein Geräusch
26	1889	204	37	E. Olsson	43	Ende Febr. Febr. typhoid.	2./4.	Fieb. bis 40,3; P. 60—120	im V. Int., 2 cm nach innen v. d. Ml.	1 cm nach innen v. d. Ml.	schwach, ohne Geräusch
B. 7	1905	350	176	Hanna Niklasson	40	1909: Febris typhoid.	7./8.	P. regelm., schwach; Arter. 0.	nicht sichtbar	1 Querfing. außen v. d. St.-L.	1. T. schw., 2. o.; 1. Ao.- Ton schwach
											C. Tuberculosis
27	1892	336	59	A. Thorzelius	53						
28	1886	204	59	Emma Eriksson	14	1883	3./5.	Temp. wechselnd	Imp. im IV. Int., nach innen v. d. Ml.	bis 13 cm v. der Mittellin.	rein, kräftig; 2. Pulm. akzentuiert
29	1887	543	93	Sven Hellenius	64	1886 Mitte Sept.	28./11.	Fieber	Grenzen normal (1886)		normal (1886)
30	1883	129	28	Anna Smärling	63	1880	19./2.	wechselndes Fieber	schwach, im V. Int. in der Ml.	bis Ml.	an d. Sp.: schw., systol. Ger.; an der Base kaum hörb. Ao.-Tön. rein

carditis aortae.

Todestag	Herzgröße	Kammern	Aortaklappen	Myokardium	Übrigens	Bemerkungen
Cancer ventriculi.						
24./11.	Atroph., 8 × 8,5 cm		schließen; an einer Kl. endok. Exkreszenzen	atroph., dege- neriert	Arterioskleros. 0 Peric.	
	D. u. H. — 13 × 11, 5 × 10 cm	linke etw. dil.; Wand 14 × 13 × 8 mm; recht. vergr., hypertr. — 6 × 3 × 2 mm	Ao. mit papillären Ex- kreszenzen	Myocardit. fibr., Degene- ratio	Pericardit. cancerosa	Geringe Gefäßathero- matose
28./6.	(schlaff)	?	Valvul. ac. ao.; Kl. besetzt m. erbsengr., losen, ablösb. Knoten	?	0 Peric.	Infarct. multipl. ren.; Cancer c. metast.
Infektionskrankheiten.						
16./12.	akute Dilat.	beide etw. dilatiert	Valvulit. ao. incip.	Degen. par.		s. Fall 11, S. 70.
9./2.	akute Dil. m. Hypertr.	beide dil., r. hypertr., l. nicht deutl. hyper- troph.	mit schönen Festonen v.warzigenExkr.längs d. Schließungsränd. u. etw. verdickt. Eine hochgrad. fenestriert	Myocardit.; Segmentation	Pericardit. villosa	s. Fall 12, S. 71.
25./2.	akute Dil. m. Hypertr.	r. nicht dil.; l. etw. hypertr., hält 75 ccm Blut	Ränder weich mit reichl. endokardit. Exkr. an den Schlies- sungsrändern	Myocardit.; Segmentation		s. Fall 13, S. 71.
28./3.	Dil. c. Hy- pertr.	beide dilat. u. hyper- troph.	Endocardit. acuta verrucosa			s. Fall 14, S. 72.
13./2.	Dil. c. Hy- pertr.	beide hypertr., 4 × 5 × 1,8 mm	Endocardit. chr. u. acuta		0 Peric.	
25./5.	normal	r. 3 mm, l. 14 mm dick	an allen Kl. kleine, bis in das Lumen her- vorragende hanfsa- mengr. Exkreszenzen	Atrophia fusca	Scler. art. co- ron. u. arter. radial., Aneu- rysma ao. 0 Peric.	
26./4.	normal	r. normal, l. etw. ver- größert	Endocardit. verruc.	Deg. parench.	0 Percardit.	
22./9.	etw. ver- größert	r. hypertr., keine D.; l. dil., keine Hyper- trophie	Endocardit verruc.	Deg. adip.	0 Pericardit.	Febr. typh.; Perit. c. perfor.; Pneum. dx.
pulmonum.						
			Endocardit. acuta	Deg. parench.	Hydroperic.	Atheroma ao.
15./6.			Endocardit. verruc.	Deg. parench.	0 Pericardit.	
30./11.	vermind. — 9,5—11 cm	r. 3 mm dick; l. 11mm	End.; hahnenkamm- ähnl. Exkr. bis erbsen- groß	Atrophia senil.	0 Pericardit.	
30./3.	normal	r. 4 mm	Mitr.-Kl. ohne Be- sond.; Ao.-Kl. mit hahnenkammähnl. Exkr., 2 zum Teil zu- sammengewachsen		Pericardit. adhaesiva	

Henschen, Herzklappenfehler.

Nr.	Jahr	Nr. klin.	Nr. sekt.	Name	Alter	Zeit der Erkrankung	Tag des Status	Allgemeinbefinden	Herzstoß	Dämpfung	Töne
31	1888	147	24	Anders Olander	51	1885. Nephr.	16./2.	T. wechs.; P. 80—120	keine Bomb.; Imp. schw., im IV. Int., inn. v. d. Ml.	1 cm nach auß. v. d. Ml.	schwach, rein
B. 8	1905	421	168	Karl Mson Falk	54	1905 9./8.	20./7.	P. 78. Atemnot nach heft. Beweg.		bis Ml. u. 1 cm außen Stl.	rein, aber schwach

D. Ne-

Nr.	Jahr	Nr. klin.	Nr. sekt.	Name	Alter	Zeit der Erkrankung	Tag des Status	Allgemeinbefinden	Herzstoß	Dämpfung	Töne
20	1897	626	153	Harald V—n	32	1893	10./11.		im V. Int., hebend, in d. Ml.	bis Mll.	schwach
32	1884	137	38	Matilde Satterman	41	1883 Dez.	29./2.	P. 109; Temp. afebril	im V.Int., 4cm nach auß. v. d. Ml.	3—4 cm nach außen v. d. Ml.	1. Ao.-Ton sehr schwach
33	1887	441	73	Karolina Hesselgren	54	23./3.	1./10.		weder sicht- n. fühlb.	bis Ml.	Ao.-Töne ohne Geräusch
4	1897	586	135	Mattias Pettersson	46	1./10.	26./.10.	P. 80—86: T. subfebril	weder sicht- n. fühlb.	bis 1 cm innen v. d. Ml.	dumpf, schwach; 2. Ao.-Ton etwas akz.
35	1894	211	61	Selma Jansson	26	? Nephr. chr. indurat.	3./4.	bisweilen Fieber	normale Größe; Imp. im V. Int. in d. Ml., nicht hebend		rein; 2. Ao.-Ton akz.
B. 9	1901	742	1902 69	Sven A. Svensson	57	1901 20./12.	15./1.	P. 80, hart. Angeschwoll.	im V. Int., 1,5 cm außen d. Ml.; schwach	bis 5 cm von der Mittellin.	1. Ton unrein; 2. Ao.-Ton verstärkt
B. 10	1904	655	251	Sven Nilsson	44	1904 29./11.	Dez.	P. 108, gut, regelm. Pares. in der r. Seite	weder sicht- n. fühlbar	nach l., 2 cm innen von der Ml.	rein überall, ohne Ger., etw. dumpf
B. 11	1904	677	1905 2	Per A. Kjellin	61	1904 6./12.	Dez.	P. 120, unregelm.; kein P. diff.	im V. Int. in d. Ml., diff. u. schwach	nach l. bis 1—2 cm auß. d. Ml. Abnorm?	rein; 2 Ao.-Ton rein, akz.
B. 5	1905	455	177	Karl A. Staf (s. oben S. 74)	47	1902 u. 1905	17./8.	Ödeme; Alb.		bis 2 cm auß. d. Ml.	scheinen rein, dumpf
B. 13	1909	V: 154	147	Per J. Hakansson	78	1909 20./6.		Ödeme, Ascites. P. 104, regelm., nicht rigid		nach rechts St.-K., links bis Ml.	keine Geräusche

E. Endocarditis

Nr.	Jahr	Nr. klin.	Nr. sekt.	Name	Alter	Zeit der Erkrankung	Tag des Status	Allgemeinbefinden	Herzstoß	Dämpfung	Töne
36	1885	195	43	Johan Forsman	58	(Nephr. par., Rheum ac.)	10./4.	Fieber 11. bis 16./4.	schwach, im V. Int. nach innen v. d. Ml.	bis Ml.	rein; 2. Pulm.-Ton etw. akz.

In allen diesen Fällen waren die Aortentöne rein oder wenigstens ohne Geräusch. Auch die Mitraltöne waren rein, mit Ausnahme von drei Fällen, aber in diesen ist besonders bemerkt, daß die Töne über der Aorta rein waren.

Endlich finde ich einen Fall, 36, von Endocarditis pulmonalis mit großen Exkreszenzen ohne Geräusch über der Pulmonalis.

Todestag	Herzgröße	Kammern	Aortaklappen	Myokardium	Übrigens	Bemerkungen
7./3.	etw. vermindert	r. hypertr.. 4—5 cm; l. 1 cm dick	schließen; m. hanfsamengr. Exkreszenz.	bleich	Pericardit. exsud.	
14./9.	normal	normal	an der r. hinteren Kl. einige kl. verruk. Exkreszenzen		Cardio-arterioscl.; Endocardit. verruc. 0 Pericardit.	Pleurit. exsud.; Tbc. pulm.

phritis.

Todestag	Herzgröße	Kammern	Aortaklappen	Myokardium	Übrigens	Bemerkungen
13./12.	Dil. c. Hypertroph.	beide dil. u. hypertrophisch	Endocardit. def. subac.	Degen. adip.	0 Pericardit.	s. Fall 20, S. 73.
16./4.	Dil. c. Hypertroph.	r. 4—5 cm; l. hypertroph.	schließen; Endocardit	Myocardit. fibr.	Aneurysma; 0 Peric.	bisweilen Geräusch über Mitralis.
12./10.	normal		Endocardit. ac.; groß. hahnenkammähnl. Exkreszenzen.	Degen. adip.	Arterioscler.; 0 Peric.	an der Spitze ein Geräusch
28./10.	Dil., 14×9 cm; nicht hypertr.	beide etw. dilatiert	Endocardit. ac. verr.		Pericardit. adhaes. u. purul.	Mitr.-Ostium etwas erweitert
23./5.	normal; Br. 9 cm		Endocardit. incip.		0 Pericardit. Scleros. art.	
1902: 28./3.	groß; D. u. H.	Hypertr. hauptsächl. in d. l. Kammer	Endocardit. Kleine verruköse Exkreszenzen	Mikr.: reichl. Myocardit. (reichl. von Zellen)	Pericardit. acuta, Arterioscleros. lev.	Nephr. chr. interst.; Emphysema pulm.; Anasarca
25./12.	etw. vergrößert		an einer Kl. gelbrote, warzenähnl. Exkreszenzen. Endocardit. verruc.		Arterioscler.; 0 Peric.	Haemorrh. cerebri, Hemipl.; Aphasia; Nephrit.
31./12.	vergrößert	H. u. D. Trab.-w. hypertrophisch	an einer Kl. eine warzenähnl. Exkr., grau-rot, mehr als erbsengroß	Myocardit. chr.; M. fest, mit zahlreich. kleinen grauweiß. Flecken	Pericardit. fibrin. subac.; Endocardit. verruc.; Aneurysma ao.	Pneum. subac.; Bronchit. chr. diff.; Alb.; Hypertr. hep.; Delir.; Arthrit. art. metarsophal. I dx.; Nephr. chr. haemorrh.
22./9.	bedeut. vergröß., 15 cm	r. K.: D. u. H.; l. K.: D. u. H. Vorh. dilat.	Endocardit. mitr. u. ao.; hahnenkammähnl. Kranz	Deg. parench. macroscop.	. Endarteriitis ao.; 0 Pericardit.	Mikroskopisch keine Myocardit.
25./6.	etwas vergrößert	Ost. normal	Endocardit. verr.; einige feste verruköse Exkreszenzen	schlaff, aber ohne grauweiß. Herde	Art.-scl.; Pericardit. adhaes. tot.; Endocardit.subac.v.ao.	Nephr. chr.; Cirrhos. hepat. c. ascit; Anasarca

pulmonalis.

Todestag	Herzgröße	Kammern	Aortaklappen	Myokardium	Übrigens	Bemerkungen
6./4.	normal	die r. K. von normaler Größe	Endocardit. pulmon.; an der einen Kl. eine haselnußgroße Geschwulst an der Kammerseite	etwas schlaff	0 Pericardit.	

Von den angeführten 28 Fällen sind zwar einige überhaupt wenig beweisend, da keine Beobachtung über die Beschaffenheit der Aortentöne unmittelbar oder kurz vor dem Tode angeführt ist, aber mit der Kenntnis der Genauigkeit der Beobachtungen in meiner Abteilung kann ich es überhaupt behaupten, daß, wenn ein Geräusch da gewesen wäre, so wäre auch eine Aufzeichnung in dieser Hinsicht gemacht worden. Die kurz vor dem Tode gemachten Beobachtungen sind übrigens zahlreich genug, um zu garantieren, daß eine selbst recht bedeutende Endokarditis acuta der Aortenklappen an und für sich kein Geräusch mitführt. Besonders der Fall 36 zeigt, daß selbst recht große Exkreszenzen ohne Geräusch ablaufen können.

Eine Exkreszenz an den Aortenklappen kann überhaupt ein Geräusch hervorrufen entweder durch ein Hindernis des Blutstromes beim Ausströmen aus dem Herzen, in welchem Falle eine Art von Stenosengeräusch, also ein systolisches, entstehen muß, teils dadurch, daß sie die dichte Schließung der Aortenklappen hindert und eine Insuffizienz erzeugte.

Ob vielleicht größere papillomatöse Exkreszenzen, ohne eine wirkliche Stenose hervorzurufen, einen Wirbelstrom verursachen, welcher ein Geräusch erzeugt, muß ich bis auf weiteres unentschieden lassen.

Außer den schon tabellierten Fällen verdient folgender Fall besonders erwähnt zu werden, damit ich auch dem Prinzip folge, alle Fälle mit Endokarditis zur Prüfung aufzunehmen.

Fall 37. 1894, Nr. 443 (Obd.-Nr. 83), Johan Tibell, 50 Jahre. Aufgenommen 9. VII., gestorben 26. VII.

Klin.: 11. VII. Schlaganfall; Temperatur afebril. 23.—25. VII. Fieber 38,5 bis 39,9 °.

Herz. Vergrößerung nach links. 9. VII. die Töne unrein. 12.—19. VII. ein scharfes, systolisches Geräusch, besonders an der Spitze, wurde gleich nach dem Schlaganfalle gehört, nahm dann ab. 22. VII. am ersten Ton ein scharfes systolisches Geräusch an der Spitze; ein schwaches diastolisches. Gestorben am 26. VII.

Anat.: Dilatatio cum Hypertrophia cord. levi. Die Mitralklappen weich, ohne Veränderung. Die Klappensehnen dünn.

Alle Aortenklappen sind dünn und deren Lunula gut erhalten, aber von den Noduli der zwei Klappen gehen unregelmäßige, papillomatöse (10—17 mm breite) Exkreszenzen aus und erstrecken sich längs den Schließungsrändern. Diese ragen weit in das Lumen hinein und messen in der radialen Richtung des Aortenlumens etwa 5—8 mm. Wird die aufgeschnittene Aorta zu ihrer natürlichen Form reponiert, so greifen die Exkreszenzen derart ineinander ein, daß die Klappen, so weit am Präparate ersichtlich, ohne Insuffizienz schließen können, denn die Klappen sind nicht retrahiert und deren Taschen sind weit und räumlich und buchten ansehnlich aus. Ohne ein Hindernis zu bilden, dürften doch die papillomatösen Exkreszenzen mit dem Blutstrome flottiert haben. Das Myokardium war fettig degeneriert. Keine Perikarditis. Die Aorta maß 7,5 cm. Thrombus venae saphenae dextrae.

Epikrise: Hier waren die Töne bei der Aufnahme am 9. VII. nur etwas unrein. So kam am 11. VII. ein Schlaganfall, wohl infolge der schon damals vorhandenen Endocarditis aorta. Dann wurde ein starkes Geräusch an der Spitze bemerkt. Dies nahm später ab. Einige Tage später starb Patient. Ich will dies so deuten: Eine akute Herzdilatation trat ein im Zusammenhang mit dem Schlaganfalle und dem Ablösen papillomatöser Exkreszenzen. Das Geräusch wurde durch die Dilatation verursacht. Die großen Exkreszenzen scheinen überhaupt nicht mit dem Geräusch in Zusammenhang zu stehen, sonst müßte man es schon anfangs gehört haben und nicht an der Spitze, sondern über der Aorta. Also große Exkreszenzen ohne Geräusch!

Die schon oben dargelegte Kasuistik beweist zur Genüge, daß die gewöhnlichen warzenförmigen Exkreszenzen der Aortaklappen, welche sich bei der akuten Endokarditis bilden, weder ein Hindernis des Blutstroms, noch eine Insuffizienz erzeugen. Diese Exkreszenzen sitzen, wie bekannt, an den halbmondförmigen unteren Schließungsrändern. Es ist klar, daß, selbst wenn sich diese nicht dicht aneinander legen können, die Lunulae der Aortaklappen doch einen genügend dichten Verschluß erzeugen können. Diese bilden also eine Art von Komplementärklappen, welche besonders beim Vorhandensein von Unebenheiten der Verschlußränder in Anspruch genommen werden.

Außer den oben erwähnten Fällen besitze ich eine größere Anzahl von Fällen mit bei der Sektion konstatierter Endocarditis mitralis oder aortae oder beiden beisammen, aber wo nur die Diagnosen, klinische oder anatomische, aufgezeichnet sind. Von diesen sind fünf Fälle von Endocarditis mitralis, zwei Fälle von Endocarditis aortae und drei Fälle von Endocarditis mitralis et aortae; zwei von diesen dabei noch Endocarditis ulcerativa. Diese Fälle sind natürlich weniger beweisend, aber gewiß fehlen wenigstens in vielen von diesen Fällen die genaueren Notizen, eben weil man eine Endokarditis nicht ante mortem geahnt hat. Sie bestärken die Ansicht, daß Endokarditis oft ohne Geräusche verläuft, beweisen aber wenig.

Aus dem oben dargelegten Material geht also hervor, daß weder die akute Endokarditis an den Aortenklappen, noch die an den Mitralklappen an und für sich ein Geräusch erzeugt, und daß also der recht allgemein verbreiteten Meinung, daß die akute Endokarditis durch ein Geräusch erkannt wird, eine wissenschaftliche Begründung fehlt.

Inzwischen findet man noch bisweilen in den Lehrbüchern die Angabe, daß atheromatöse und sklerotische Veränderungen der Klappen imstande sind, Geräusche hervorzurufen, selbst in denjenigen Fällen, wo keine deutliche Schrumpfung vorliegt, welche eine Insuffizienz oder Stenose verursacht. Wie dem der Fall sein mag, kann nur die klinisch-anatomische Erfahrung darlegen. Man kann sich in bezug auf die Mitralklappen denken, daß solche sklerotische Veränderungen die normale Schwingungsfähigkeit der Klappen aufheben oder durch Reibung bei der Durchströmung des Blutes durch die Öffnung ein Geräusch hervorrufen. Jene Ansicht geht überhaupt von der Annahme aus, daß überhaupt die Töne durch die regulären Schwingungen der Klappen entstehen — einer Ansicht, welche wohl nunmehr als unzufriedenstellend betrachtet werden muß; diese Anschauung fällt aber beim Überwiegen der oben dargebrachten Beweise, daß akute endokarditische Exkreszenzen nicht imstande sind, Geräusche zu verursachen.

Indessen läßt sich ein exakter Beweis in dieser Hinsicht nur durch klinisch-anatomische Befunde darbringen.

Wie jedem Kliniker bekannt ist, kommen sklerotische Flecke und Verdickungen, sowie eine mehr ausgedehnte, nicht hochgradige Sklerose der Mitralisvalveln bei älteren Individuen außerordentlich oft vor.

Ich habe alle jene Fälle aus der Periode 1882—1900 zusammengestellt, wo solche Veränderungen von der Bedeutung waren, daß man sich bei der Sektion die Mühe gemacht hat, sie besonders zu annotieren, um nachzuspüren, unter welchen Umständen sich beim Lebenden Geräusche vorfinden. Die Sektionsprotokolle sind in den meisten Fällen von weil. Prof. Dr. Hedenius im pathologischen Institute in Upsala diktiert worden.

Dabei ist vonnöten, die Mitralisfälle von denen der Aorta zu sondern, und weiter diejenigen Fälle ohne Geräusch von denen mit Geräusch zu unterscheiden.

A. Fälle mit Sklerose der Mitralklappen oder Verdickung der Klappenränder.

a) Ohne Geräusche:

Fall 38.   1893, Nr. 31, Eriksson, 54 Jahre.   Diabetes, Tbc. pulm.   Herz.
Fall 39.   1891, Nr. 461, Öberg, 79 Jahre.   Kancer, Marasm.   Herz: Atrophia.
Fall 40.   1897, Nr. 114, Kjeck, 80 Jahre.   Pneum. ac., Arterioskl. Hz.: D. u. H.
Fall 41.   1891, Nr. 129, Thun, 74 Jahre.   Hemipl. sin., Arterioskl. Herz: normal.
Fall 42.   1889, Nr. 571, Halander, 39 Jahre.   Tbc.   Herz: nicht vergr.?
Fall 43.   1885, Nr. 47, Kat. Petersson, 63 Jahre.   Tbc.   Herz: klein.
Fall 44.   1890, Nr. 568, Ulrika Johansson, 50 Jahre.   Nephritis.   Herz: H. u. D.
Fall B. 14.   1908, Nr. V. 148, B. J. Appelqvist.   Perikardit.   Herz etwas groß, an den Klappen erbsengroße Verkalkungen.   (Nichts von den Tönen.)

b) Mit Geräusch:

Fall 45.   1891, Nr. 142, Stalberg, 77 Jahre, Ulcus rotundum.   Herz klein.

Bei einer Analyse obiger Fälle findet man, daß in der Gruppe a, Fälle 38—44, verschiedene Formen von Sklerose der Mitralklappen vorhanden waren. Oft ist nur im Protokolle Sklerose der Klappen annotiert, in anderen eine Endocarditis fibrosa chron., in anderen kleinere Verkalkungen an der Basis oder ansehnliche Verdickungen selbst mit knötchenähnlichen Anschwellungen der Klappensehnen (Fall 38).

In allen diesen Fällen war das Herz von normaler Größe, mit Ausnahme von zweien, nämlich Nr. 37 und 41. Die Herzvergrößerung war im Falle 37 durch Arteriosklerose verursacht, im Falle 41 durch Nephritis. Wie man weiß, verursacht die bei diesen Krankheiten auftretende Dilatation und Hypertrophie an und für sich kein Geräusch, wohl aus dem Grunde, weil die Wirkung der Dilatation durch die der Hypertrophie kompensiert wird.

Nur ein Fall bot ein Geräusch dar, nämlich Fall 45. Ein weiches Geräusch beim ersten Tone trat hier sowohl an der Spitze wie an der Basis hervor, ja überall, und der zweite Pulmonalton war nicht verstärkt. Es fragt sich also, warum in diesem Falle ein Geräusch auftrat. Klinisch wurde festgestellt, daß das Herz von normaler Größe war, der Herzspitzenstoß war nicht sichtbar, lag aber nach innen von der Mamillarlinie, der Puls war regelmäßig, deutete auf Rigidität, die Temperatur war bei der Untersuchung afebril, aber an den letzten drei Tagen febril. In den klinischen Verhältnissen liegt also keine Erklärung des Erscheinens eines Geräusches. Eine Herzdegeneration war indessen diagnostiziert.

Bei der Sektion fand sich ein kleines Herz, die Wand der linken Kammer maß 8 mm an Dicke, die Muskulatur war graubraun. Mikroskopisch war die Muskulatur reichlich pigmentiert und etwas fettig degeneriert. Die hintere Mitralklappe war mit stecknadelkopfgroßen und kleineren Kalkschollen eingesprengt.

In allen diesen anatomischen Veränderungen liegt kaum eine Erklärung des Geräusches. Eine relative Insuffizienz dürfte hier nicht vorliegen, da das Herz klein war. Dagegen finde ich bemerkt, daß die Papillarmuskeln fibrös umwandelt waren. Dies war die einzige pathologische Veränderung, welche das Vorhandensein eines Geräusches erklären kann, denn infolge dieser fibrösen Umwandlung dürften die Mitralklappen vielleicht nicht vollständig schließen. Wahrscheinlich liegt also hier eine organische Mitralinsuffizienz vor, selbst wenn sich keine ausgesprochenen sekundären Veränderungen der Herzhöhlen ausgebildet haben, was wohl in dem vorgeschrittenen Marasmus seine Erklärung findet.

B. Fälle mit Sklerose der Aortenklappen, alle ohne Geräusch (Periode 1882—1900).

Fall 38. Sclerosis valv. aorta (s. oben).

Fall 40. Die Aortenklappen mit einigen kleinen Verkalkungen an der Basis, im Rande aber dünn und weich (s. oben).

Fall 41. Die Aortenklappen sind dicker als normal, mit Einlagerung von Kalkschollen. Lunulae sind fenestriert. Beim Übergang der Aorta in die Kammer findet sich ein 1 mm hoher, ringförmiger, kalkinfiltrierter Wulst. Die Töne rein, kräftig (s. oben).

Fall 44. Endocardit. chr. valv. aortae (s. oben).

Fall 46. 1885, Nr. 436. Endocardit. chr. aortae (Verdickung der Ränder von den Noduli bis zu den Schließungsrändern). Töne rein.

Fall 47. 1886, Nr. 322. In der vorderen linken Aortenklappe eine Kalkscholle, welche mit einigen Knötchen nach innen hervorschießt. Töne rein.

Fall 48. 1882, Nr. 329. Tuberk. Endocard. valv. aortae. Töne rein.

Fall 49. 1885, Nr. 188. Tuberk. Endoc. aortae chron.

Fall 50. 1897, Nr. 63, 253. Nephr. Die Aortenklappen an der Basis etwas kalkwandelt. Töne rein.

Fall B. 14. 1908, Nr. V. 468. Perikard. Pn. ac. Töne entfernt; Verkalkung im Boden der Aortenklappen.

Alle obigen Fälle zeigen, daß einfache Verdickungen und Verkalkungen der Aortenklappen nicht ein Geräusch hervorrufen. Dies scheint wert, hervorgehoben zu werden, denn wie bekannt, hat man nämlich für das bei der Aorteninsuffizienz vorhandene Geräusch beim ersten Tone die durch die Veränderungen der Aortenklappen beeinflußte Schwingungsfähigkeit des Aortenringes verantwortlich gemacht. Die obigen Fälle scheinen in gewissem Grade diesen Grund unsicher zu machen. Doch muß eingestanden werden, daß die Veränderungen der Aortenklappen in den obigen Fällen geringfügiger als bei der ausgeprägten Aorteninsuffizienz sind, es scheint jedoch wahrscheinlich, daß wenigstens in denjenigen Fällen, in welchen ausgeprägte Kalkinfiltration der basalen Abschnitte der Aortenklappen vorhanden war, die reguläre Schwingungsfähigkeit des Aortenringes dadurch etwas beeinträchtigt werden sollte.

IX. Zur organischen Mitralinsuffizienz.

Die beim Tode unkomplizierte Mitralinsuffizienz ist überhaupt eine recht seltene Affektion und ist im Gegensatz zur komplizierten eine verhältnismäßig, wenn nicht eben seltene, doch nicht allzu tägliche Erscheinung. Früher oder später nach dem Entstehen einer Mitralinsuffizienz stoßen nämlich in der Regel zu derselben eine Stenose der Mitralöffnung oder Komplikationen an den Aortenklappen.

Um die bei der Mitralinsuffizienz vorkommenden physikalischen Zeichen kennen zu lernen, war es notwendig, zuerst alle diejenigen Fälle abzusondern, welche entweder eine Stenose oder Klappenfehler der übrigen Ostien darboten. Dagegen habe ich nicht die mit akuten Endokarditiden komplizierte Mitralis entfernt, da aus der vorhergegangenen Untersuchung deutlich hervorgeht, daß eine akute Endokarditis an sich nicht Geräusche verursacht. Auch die einfache mäßige Verdickung der Mitralklappen ist nicht von abnormen Geräuschen begleitet, wie schon nachgewiesen worden ist.

Wenn es keinen Schwierigkeiten begegnet, andere Klappenfehler und akute Endokarditiden abzusondern, so stößt es dagegen auf große Schwierigkeiten, beim Sektionstisch mit absoluter Sicherheit zu entscheiden, ob der Mitralapparat schließungsfähig war oder nicht. Nicht selten bleibt die Sache in suspenso.

Anatomisches. In dem Folgenden habe ich alle diejenigen Fälle zusammengestellt, in denen die Veränderungen genügend ausgeprägt und deutlich vorhanden zu sein schienen, um anatomisch eine organische Insuffizienz der Mitralklappen zu diagnostizieren. Inzwischen muß ich bekennen, daß ich nicht ganz sicher bin, ob in den Fällen 56, 57 und 62 sowie B. 17, Lowisa Sundberg, wirklich eine anatomische Insuffizienz bestand. Im Falle B. 18 lag vielleicht noch eine gelinde Stenose vor.

In bezug auf die vorhandenen Veränderungen der Klappen in den 24 Fällen fällt es in die Augen, daß in 14 von 21 Fällen (drei ohne detaillierte Beschreibung) die Chordae verändert waren, und zwar verdickt, oft deutlich verkürzt; in 18 waren die Klappen verdickt, retrahiert oder sonst wesentlich, in drei nur wenig verändert, und nur in einem Falle waren sie als normal bezeichnet; in diesem Falle aber waren die Chordae jedoch verkürzt. In einem Falle (65) waren die Veränderungen der Klappen selbst unbedeutend, wenn auch etwas zusammengewachsen, aber die hintere Klappe war durch eine chronisch endokarditische Schwiele an die Hinterwand fest angelötet und ihre freie Bewegung also verhindert. Im Falle B. 17 war die Insuffizienz an der Sektion notiert, aber auf schwachen Gründen.

Nur in zwei Fällen waren die Papillarmuskeln als makroskopisch verändert bezeichnet, aber in beiden Fällen nur in geringem Grade. Dagegen waren diese in einigen Fällen durch die Verkürzung der Chordae bis in die Nähe oder selbst unmittelbar an die Klappenränder hinaufgezogen und an ihnen adhärent. Es läßt sich ohne weiteres fassen, daß alle diese Veränderungen eine Insuffizienz hervorbringen müssen; und ein weiterer Beweis dafür scheint darin zu liegen, daß in den meisten Fällen die Kammern dilatiert und hypertrophisch waren.

Das Ostium selbst scheint in 16 Fällen als normal aufgefaßt zu sein, in vier Fällen konnten selbst drei Finger durch die Öffnung hindurchgeführt werden, in drei wurde das Ostium weiter als normal bezeichnet. Es bestand also in sieben Fällen eine relative Dilatation des Ostiums. In einem Falle waren die Klappen zwar zusammengewachsen, die Öffnung aber ließ leicht zwei Finger durch; es war also nicht eine funktionelle Stenose vorhanden, wohl aber gewissermaßen eine anatomische.

Auskultatorisches. Welches waren nun die auskultatorischen Erscheinungen in diesen Fällen? Bei der klinischen Untersuchung wurde in allen diesen Fällen mit Ausnahme der Fälle 62 und 63 ein gewöhnlich starkes und lautes Geräusch bei oder unmittelbar nach dem ersten Herztone an der Spitze des Herzens aufgefaßt. In zwei Fällen war das Geräusch nicht näher charakterisiert, nur die Diagnose annotiert.

In bezug auf die Art des Geräusches und sein Verhältnis zu dem Tone wurde bemerkt:

im Falle 51 am ersten Ton ein starkes Geräusch über dem ganzen Herzen;

„ „ 52 starkes Geräusch beim ersten Tone an der Spitze, fast ebenso stark an der Basis;

„ „ 53 der Spitzenton vom Geräusche begleitet;

„ „ 54 erster Ton von einem starken Geräusche begleitet;

„ „ 55 starkes Geräusch über der ganzen Herzfläche;

„ „ 56 starkes, zischendes Geräusch am ersten Ton;

„ „ 57 starkes Geräusch an der Spitze, schwächeres an der Basis;

„ „ 58 keine Einzelheiten;

„ „ 59 der erste Ton schwach, dagegen ein lautes, ausgezogenes, scharfes Geräusch;

„ „ 60 an der Basis und Spitze starkes, ausgezogenes Geräusch;

„ „ 61 Geräusch beim ersten Tone, fast ebenso stark an der Basis wie an der Spitze;

„ „ 62 Töne dumpf, entfernt, Geräusche scheinen zu fehlen;

„ „ 63 Töne entfernt. Erster Ton unrein, kein deutliches Geräusch;

„ „ 64 an der Spitze ein starkes Geräusch;

„ „ 65a am ersten Ton ausgezogenes Geräusch;

„ „ 65b ausgezogenes, starkes Geräusch, ebenso an der Basis; kein Ton;

in den Fällen B. 15—21 wurde das Geräusch als starkes oder blasendes usw. bezeichnet; im Falle Eriksson ist nur die Diagnose annotiert.

Hieraus erfolgt: ein Geräusch bei der organischen Mitralinsuffizienz wurde immer an der Spitze gehört und zwar neben dem Tone, aber auch, wenn auch bisweilen schwächer, an der Basis des Herzens; es hat gewöhnlich einen scharfen, ausgezogenen Charakter, kann aber nicht unbedeutend an Stärke und akustischem Charakter wechseln; ein scharfes wird weich usw. In bezug auf die Ausbreitung des Geräusches habe ich nichts den geläufigen Anschauungen zuzufügen. Daß das Geräusch manchmal besser über der Basis oder selbst im zweiten linken Zwischenrippenraum aufgefaßt wird, darin stimme ich Curschmann und Naunyn bei[1]).

Wie schon erwähnt, fand sich inzwischen eine Ausnahme in den Fällen 62 und 63, indem im Falle 62 die Töne entfernt, dumpf, kaum hörbar waren und ein deutliches Geräusch nicht gehört wurde, und im Falle 63 wurden die Töne als entfernt, dumpf bezeichnet; der erste Ton war unrein, aber ohne deutliches Geräusch. Die Sektion ergab im Falle 62 nach der Auffassung des Obduzenten eine Mitralinsuffizienz; die Klappen hatten eine „ziemlich bedeutende Dicke, besonders an den freien Rändern. Sie waren dabei verkürzt und maßen kaum 1,5 cm an ihrer größten Breite; die Chordae waren auch stark verkürzt. Das Myokardium war außerdem deutlich fettig degeneriert“. Patient litt übrigens an einer chronischen Nephritis sowie an Emphysema pulmonum. Er starb am vierten Tage nach der Aufnahme und war bei der Untersuchung schon moribund, in urämischem Zustande. Man kann in Anbetracht der deutlichen Veränderungen der Klappen kaum daran zweifeln, daß eine organische Mitralinsuffizienz vorlag, und das Nichtvorhandensein des gewöhnlichen Geräusches findet seine Erklärung teils in dem Emphysem, teils in der vorhandenen Schwäche der Herzkontraktionen, was sowohl mit

---

[1]) Curschmann, Arbeiten aus d. med. Klinik zu Leipzig. 1893. S. 237ff.

der Unregelmäßigkeit der Herztätigkeit, sowie mit dem kleinen Pulse und der Hauptkrankheit, der chronischen Nephritis, stimmt. Da bei der Nephritis selbst deutliche Geräusche bisweilen nicht genügen, um einen Herzfehler zu diagnostizieren, und hier überhaupt kein Geräusch aufgefaßt wurde, so wurde auch die Diagnose nicht auf Mitralinsuffizienz gestellt.

Der Fall 63 (Ahlin) war ein analoger — chronische Nephritis mit Bronchitis chronica und Tuberculosis; Patient war sehr schwach, starb am achten Tage nach der Aufnahme; ein deutliches Geräusch wurde nicht wahrgenommen; doch waren die Herztöne entfernt und dumpf, aber ein wenig unrein. Dagegen waren die Veränderungen an den Mitralklappen deutlich. „Die vordere Mitralklappe war etwas kleiner als die hintere, beide kürzer als gewöhnlich und mit endokarditischen Warzen besetzt. Die Sehnenfäden sind auch kürzer als gewöhnlich, aber sonst unverändert." Eine unzweifelhafte, organische Insuffizienz lag also vor. Das Ausbleiben des Geräusches hängt gewiß von der Schwäche des Patienten ab, ganz wie im vorigen Falle.

Noch ein diagnostischer Fehler muß doch hier annotiert werden, nämlich Nr. 64. Hier lag ein Cancer ventriculi vor. Das Geräusch war zwar stark, aber sowohl zu Lebzeiten wie an der Sektion wurde ein kleines Herz beobachtet (s. Krankengeschichte). Die Herzdämpfung erreichte nicht die Mamillarlinie, der zweite Pulmonalton war auch nicht verstärkt, dagegen war bei der Sektion der rechte Vorhof von Blut ausgedehnt. Es fehlten also die typischen Zeichen.

Mit diesen drei Ausnahmen wurde schon zu Lebzeiten in allen übrigen Fällen eine Mitralinsuffizienz diagnostiziert und bei der Sektion bestätigt. Und der Schluß ist also berechtigt: eine organische Mitralinsuffizienz wird immer von einem mehr oder weniger starken systolischen Geräusch beim ersten Tone begleitet, welches besonders an der Spitze, aber oft an der Basis und im zweiten linken Interstitium gehört wird; es wechselt zuweilen an Stärke und akustischem Charakter und fehlt nur, wenn Patient sehr schwach ist und zugleich ungünstige auskultatorische Verhältnisse vorliegen, wie starkes Emphysem. Dies bestätigt das wohlbekannte Verhältnis, daß zur Erzeugung der Herzgeräusche eine gewisse Kraft der Herzkontraktionen erforderlich ist.

Eine Ausnahme von dieser Regel scheinen die mit Mitralstenose komplizierten Fälle in vorgeschrittenen Stadien zu machen, wo die Mitralklappen sehnig und hart sind (s. unten).

Wenn es also als festgestellt angesehen werden kann, daß überhaupt eine Diagnose auf Mitralinsuffizienz nur beim Vorhandensein eines systolischen Geräusches berechtigt ist, so fragt es sich, ob sich außerdem irreleitende Geräusche bei der reinen Mitralinsuffizienz noch vorfinden können. Wir wollen das Material durchmustern und zwar sowohl in klinischer wie in anatomischer Hinsicht.

Klinisches.	Anatomisches.
Fall 53. Zweiter Ton an der Spitze unrein. Verdacht auf Stenose.	Kein Aortenfehler. Chordae verdickt. Papillarmuskeln erreichen die Klappen. — Schließungsrand verdickt; eine Klappe verkürzt.

Klinisches.

Fall 55. Geräusch an beiden Tönen zu hören. Verdacht auf Stenose.

Fall 56. Zweiter Ton 15. III. durch das Geräusch gedeckt.

Fall 59. Schwaches, systolisches Fremissement über der Spitze, zuweilen selbst präsystolisches Fremissement. Verdacht auf Stenose.

Fall 60. Pat. wurde zweimal aufgenommen. 1. am 14. III.: Geräusch beim ersten Tone sowie ein präsystolischer Vorschlag. (28. III.: nur systolisches Geräusch.) Kein Frottement. An der Spitze und an der Basis ein systolisches Geräusch, gleichstark an den beiden Stellen. Vor dem ersten Tone außerdem ein sehr schwaches, präsystolisches Geräusch. 27. V.: schwaches, präsystolisches Fremissement; deutliches, präsystolisches und systolisches Geräusch. 30. V.: schwaches, präsystolisches und systolisches Geräusch an der Basis. 2. Zweimal am 13. II. wurde sowohl an der Spitze wie an der Basis ein starkes, ausgezogenes Geräusch gehört; das systolische Geräusch ging in ein diastolisches über; bisweilen waren die beiden getrennt, wenn auch am stärksten beim ersten Tone. 5. XII.: Geräusch am stärksten beim ersten Tone, beim zweiten Tone ein schwaches Geräusch. 6. XII.: zweiter Ton nicht so stark akzentuiert. 12. XII.: ein einfaches, zusammenhängendes Geräusch. 15. XII.: das Geräusch scharf begrenzt zum ersten Tone; zweiter Ton scharf akzentuiert, rein; bisweilen präsystolisches Geräusch. 16. XII.: unverändert. 10. I. 1895: Geräusch nur am ersten Tone. 14. I.: deutliches, präsystolisches Geräusch. Am 14. II. gestorben.
Mitralstenosis diagnostiziert.

Fall 61. 1893 kurzes präsystolisches und systolisches Geräusch. 1894 ebenso; zweiter Ton etwas unrein, bisweilen rein. 1895 kurzes, undeutliches, präsystolisches Fremissement sowie langgezogenes, systolisches Geräusch.

Fall 66. 8. VI. 1895: präsystolisches Fremissement. Erster Ton an der Herzspitze von einem ziemlich weichen, ausgezogenen Geräusche ersetzt. Zuweilen

Anatomisches.

Klappen bedeutend verkürzt.

Hahnenkammähnliche Exkreszenzen, 1 cm lang, sitzen los an den Rändern und setzen sich an den Chordae fort; Chordae verkürzt.

Linke Mitralklappe verkürzt und mit Warzen dicht besetzt. Feste adhäsive Perikarditis.

Synechia pericardialis totalis.

Die Mitralöffnung läßt leicht drei Finger durch. Die Klappen bedeutend verdickt, wulstförmig aufgetrieben, an den Rändern mit warzenförmigen Exkreszenzen. Die Sehnenfäden geschrumpft, verdickt, verkürzt, gehen in die fibrös indurierten Papillarmuskeln über. Sonst nichts Besonders.

Die Mitralklappen normal, nur die Sehnenfäden etwas kurz, so daß die etwas fibrösen Spitzen der Papillarmuskeln fast die Klappenränder erreichen, jedoch nicht auffallend verdickt.

Die Mitralöffnung sehr weit, läßt drei Finger durch. Die Klappen verdickt, besonders an den Rändern; die Chordae dünn, lang; die Papillarmuskeln dick und fest.

schwaches, präsystolisches Fremissement. Erster Ton wie früher. 8. VI.:
zweiter Ton, wie ein scharfer Stoß schließt
das Geräusch ab. 2. XI.: zweiter Ton
schwach, bisweilen mit einem schallenden
Geräusch.

Es kommen also selbst bei der unkomplizierten Mitralinsuffizienz außer dem systolischen Geräusche verschiedene abnorme auskultatorische und palpatorische Erscheinungen vor, und zwar in einer nicht unbedeutenden Anzahl der Fälle. Diese Phänomene sind: a) Geräusche von diastolischer Art, d. h. welches noch nach dem zweiten Tone gehört wird — in drei Fällen (unter 24); b) präsystolisches, kurzes Geräusch — oder Vorschlag — in drei Fällen; und c) präsystolisches Fremissement — ebenfalls in drei Fällen.

Daß solche abnorme fühl- oder hörbare Geräusche zur Fehldiagnose Veranlassung geben können, ist nicht verwunderlich. Auch wurde in mehreren dieser Fälle (53, 55 und 59) Verdacht auf Stenose der Mitralöffnung ausgesprochen, und so war es wohl auch in den Fällen 60, 61 und 66.

Wie sind nun diese Abweichungen von dem Typus der Mitralinsuffizienz zu erklären?

Im Falle 53 war der zweite Ton nur unrein, was sich wohl durch eine Ungleichzeitigkeit der Schließung der Pulmonalklappen erklären läßt — wie bekannt eine gewöhnliche Erscheinung. In den Fällen 55 und 56 wurde auch immer oder bisweilen ein Geräusch auf dem zweiten Ton von etwa demselben Charakter wie am ersten Tone gehört. Diese Erscheinung habe ich mehrmals konstatiert, ohne daß mich die weitere Beobachtung zur Stellung der Diagnose Stenose veranlaßte, und ich stelle mir die Erklärung folgendermaßen vor. Bei der Mitralinsuffizienz wird ein langgezogenes Geräusch gehört, und zwar infolge einer heftigen Wirbelbewegung des Blutes im Herzvorhof und im Herzohr. Wenn diese Bewegung noch nach dem zweiten Tone fortdauert, so muß auch das systolische Geräusch bis in die Diastole fortdauern. Dann wird auch der zweite Ton durch dieses Geräusch gedeckt, oder das systolische geht in das diastolische unmittelbar über und hat auch denselben Charakter. Dagegen dürfte man meiner Erfahrung nach bei der Stenose entweder eine Pause zwischen den beiden Geräuschen finden, oder diese haben verschiedene akustische Charaktere. Jedenfalls war das diastolische Geräusch bei der einfachen Mitralisinsuffizienz verhältnismäßig schwach oder zufällig. Diese Wirbelbewegung des Blutes muß wohl in den Vorhöfen resp. Herzohren stattfinden, denn die Kammern sind blutleer.

Schwieriger läßt sich das präsystolische Geräusch oder Fremissement erklären. Es kommt in nicht weniger als vier Fällen vor. Dabei ist auffallend, daß in zwei von den Fällen eine Pericarditis adhaesiva totalis bestand, in zwei aber war das Perikardium ganz gesund, oder eine kleine Menge von Flüssigkeit, d. h. ein Hydroperikardium war vorhanden. Es genügt also nicht im letzten Falle, als Erklärung das Vorhandensein einer Perikarditis heranzuziehen, da bekanntlich bisweilen bei der Perikarditis ein präsystolisches Geräusch vorkommt.

Wie bekannt, gilt bis in die letzte Zeit das Vorhandensein eines präsystolischen Geräusches als ein pathognomonisches Zeichen einer Mitralstenose. „Ein solches gegen das Ende hin verstärktes Geräusch kann nur bei den Stenosen der Atrioventrikularklappen vorkommen und ist deshalb da, wo es deutlich zu hören ist, für jene Klappenfehler pathognomonisch," sagt Sahli in seinem Lehrbuche. Und dieser Ausspruch stimmt auch mit der allgemeinen Auffassung überein. Von den übrigen zahlreichen Anschauungen greife ich nur eine heraus, und zwar von dem bekannten englischen Spezialforscher auf dem Gebiete der Herzkrankheiten, Balfour, welcher sich so ausläßt[1]): „This praesystolic murmur. . . . . is duly recognised as an infallible sign of mitral stenosis." Und Balfour klagt selbst, daß ein Mann wie Austin Flint[2]) sich verleiten läßt, dieses Zeichen ohne Stenose zu finden (S. 116 und 165). Indessen wurde dieser Satz Balfours schon 1861 von Flint bestritten, und später haben sich u. a. Maquire[3]), Fisher[4]) und Phear[5]) auf die Seite Austin Flints gestellt.

Flint hat (1886) das präsystolische Geräusch auch in drei Fällen mit ausgeprägter Aorteninsuffizienz bei unversehrten Mitralklappen (oder in einem Falle mit kleinen endokarditischen Warzen) gefunden. Das Herz war in diesen Fällen auffallend dilatiert und hypertrophisch.

Maquire fand dieses Geräusch in der englischen Literatur neunmal erwähnt, ohne daß eine organische Stenose vorhanden war, und zwar gewöhnlich auch bei der Aorteninsuffizienz. In zwei eigenen Fällen fand er teils auch eine Aorteninsuffizienz, teils ein in die Mitralöffnung hineinragendes Aneurysma der vorderen Koronararterie, wodurch also eine Mitralstenose hervorgerufen wurde.

Fisher bestätigte in mehreren Fällen die Beobachtungen Flints und Maquires und glaubte in einer Verdickung des Endokardiums die Stelle zu sehen, wo selbst der aus der Aorta regurgitierende Wirbel anprallte. Aber selbst ohne Aorteninsuffizienz fand Fisher das Geräusch, und zwar bei Herzdilatationen ohne Mitralstenose. Sehr häufig fand es sich bei Perikardialobliteration, die unter 12 Fällen, die Fisher zusammenstellt, achtmal eine totale, zweimal eine partielle war. Auch Steel fand das Geräusch bei Perikardialsynechie[6]). Legen wir noch dazu die Beobachtungen Phears, welcher das präsystolische Geräusch bei Obliteratio pericardii und bei Hypertrophie des linken Ventrikels und Verkürzung der Chordae tendineae hörte.

Endlich hat Sturges das Geräusch des öfteren ohne Stenose bei Kindern[7]) beobachtet.

Eine systematische Zusammenstellung der Litteratur und der beobachteten Fälle hat Phear in Lancet, 1895, 21. IX. gegeben und zugleich die wahrscheinliche Ursache des präsystolischen Geräusches in Fällen ohne Mitralstenose angegeben.

Dies Geräusch ist beobachtet: a) in vielen Fällen von Aorteninsuffi-

---

[1]) Clinical lectures on diseases of the Heart. Bd. 2. 1882. p. 116.
[2]) American Journ. med. 40. 1886. p. 35.
[3]) Med. Chronicle. Vol. 12. Nr. 3. (Zentralbl. f. inn. Med. 1892. S. 262.)
[4]) Lancet 1895. März 9. (Zentralbl. f. inn. Med. 1895. S. 680.)
[5]) Lancet 1895. Sept 21. (Zentralbl. f. inn. Med. 1896. S. 47.)
[6]) Zentralbl. f. inn. Med. 1896. S. 47.
[7]) Zentralbl., ibidem.

zienz, b) von Perikardialsynechie und c) in einigen Fällen von Herz-
dilatation ohne jene Fehler. Die von den verschiedenen Forschern gegebenen
Erklärungen findet Phear im ganzen nicht zufriedenstellend, da ein gemein-
samer Grund in allen Fällen nicht gefunden worden ist. So erklärte Austin
Flint, daß das präsystolische Geräusch durch die durch den regurgitierenden
Blutstrom hervorgerufenen Vibrationen der vorderen Mitralklappe entstand.
Aber wenn diese Erklärung zutreffend ist, so dürfte wohl das Geräusch in allen
oder den meisten Fällen von Aortenfehlern auftreten. Und weiter trifft die
Erklärung nicht in denjenigen Fällen zu, wo keine Aorteninsuffizienz vorhanden
war, wie bei perikardialer Synechie und einfacher Dilatation der linken Kammer
bei unversehrten Mitralklappen.

Ohne Anspruch, eine in allen Fällen genügende Erklärung geben zu können,
kann ich nicht umhin zu betonen, daß die gegebenen Erklärungen im allgemeinen
von der Annahme ausgehen, daß das präsystolische Geräusch auf Vibrationen
der Mitralklappen beruhe. Wahrscheinlicher dürfte doch sein, daß dieses
Geräusch bei der Mitralstenose von einer Wirbelbewegung des Blutes selbst
abhängt, da der im Mitraltrichter zusammengepreßte Strom in die erweiterte
linke Kammer unter großer Schnelligkeit einströmt. Wie schon besonders
Phear betont hat, ist es hierbei eine notwendige Bedingung, daß der Blutstrom mit einer gewissen Kraft durch die Mitralöffnung getrieben wird, und
daß also die Tätigkeit des linken Vorhofs oder die Saugung der linken Kammer
eine sehr kräftige ist. Dies ist auch eine Bedingung für das Erscheinen des
präsystolischen Geräusches bei der Mitralstenose. Deshalb wird das Geräusch
oft durch die Bewegung des Patienten oder, wie auch Flint hervorhebt, durch
Digitalis und Koffein hervorgerufen. Dagegen kann ich Flint nicht beistimmen,
wenn er als eine Bedingung findet, daß die Mitralsegel dünn und sehr beweglich sein müssen. Das präsystolische Geräusch wird selbst bei alten Mitralfehlern beobachtet, in welchen die Klappen schon knorpelhart oder stark fibrös
verdickt sind. Schon aus diesem Grunde scheint die von Flint gegebene Erklärung weniger wahrscheinlich.

An der Erklärung kann ferner nicht ohne weiteres vorbeigegangen werden,
daß das Geräusch am Zeitpunkte der Kontraktion des Vorhofs entsteht. Diese
Kontraktion muß deswegen bei Erzeugung des Geräusches eine Rolle spielen.
Als weiteres Moment ist eine kräftige Tätigkeit des linken Vorhofs oder zugleich der linken Kammer notwendig. Nur bei der Hypertrophie der linken
Herzhälfte ist auch das Geräusch von mir beobachtet worden. Eine kräftige
Wirbelbewegung im Momente der Vorhofskontraktion ist also meiner Meinung
nach eine unerläßliche Vorbedingung der Erzeugung des präsystolischen Geräusches. Läßt es sich nun denken, daß in gewissen Fällen bei der Aorteninsuffizienz der regurgitierte Blutstrom am Ende der Diastole, d. h. bei der
Vorhofskontraktion, noch nicht zum Stillstand gekommen ist? Wenn bei
diesem Zeitpunkte der kräftige durch die Mitralöffnung getriebene Blutstrom
bei der Vorhofskontraktion mit dem durch die Aortenöffnung zuströmenden
Blut zusammenstößt, so finden sich wohl die günstigsten Bedingungen einer
kräftigen Wirbelbewegung vor, und so entsteht das präsystolische Geräusch.
Die Frage ist nur, ob bei dem Zeitpunkte der Vorhofskontraktion das regurgitierende Blut noch in Bewegung ist. Phear sagt betreffs diesen Punktes:
„The aortic regurgitant flow has practically come to a standstill at the moment

when the auricle contracts." Ich kann dieser Ansicht nicht ohne weiteres beitreten. Oft hört man nämlich, wie das ausgezogene diastolische Geräusch bei der Aorteninsuffizienz bis zum ersten Tone fortdauert; aber das Ohr kann verführerisch sein. Wichtiger finde ich die objektive registrierte Beobachtung. Vor mir liegt ein Photogramm, welches mir Prof. Einthöven in Amsterdam gefälligst geschickt hat, wo man nicht nur den Zeitpunkt der Herztöne genau sieht, sondern auch wie sich die Geräusche nach der von ihm aufgefundenen genialen Methode abzeichnen. An diesem Photogramm eines Falles von Aorteninsuffizienz sieht man mit überzeugender Klarheit und Objektivität, daß das durch den regurgitierenden Strom hervorgerufene Geräusch selbst bis zum ersten Mitraltone fortdauert.

Es dürften sich also bei der Aorteninsuffizienz bei gleichzeitiger Hypertrophie des linken Vorhofs die für die Erzeugung eines präsystolischen Geräusches notwendigen Bedingungen vorfinden. Die größte Schwierigkeit finde ich also nicht hierin, sondern darin, daß dieses Geräusch nicht konstant und eher eine Ausnahme als das Typische ist. Aber dies betreffend findet man ganz dasselbe bei der typischen Mitralstenose, bei der man an der geläufigen Erklärung des präsystolischen Geräusches überhaupt nicht zweifelt. Wahrscheinlich ist bei der Aorteninsuffizienz eine besonders starke Kontraktion des Vorhofs zur Bildung des Geräusches erforderlich. Leider fehlen in der von Phear gegebenen Kasuistik überhaupt Angaben über den Zustand des linken Vorhofs, weshalb überhaupt dieser nicht beurteilt werden kann, d. h. ob in dieser Hinsicht der Vorhof verschieden beschaffen war in den Fällen mit und ohne präsystolischem Geräusch.

Dagegen läßt sich gewiß diese Erklärung nicht anwenden, wo eine Aorteninsuffizienz fehlte. Daher hat schon Phear seine Aufmerksamkeit darauf gerichtet, daß in verschiedenen Fällen mit dem Geräusch die Chordae tendineae verdickt und verkürzt waren. Aber könnten nicht auch in diesen Fällen die notwendigen Bedingungen eines Geräusches vorhanden sein? Sowohl in denjenigen Fällen, in denen die Mitralklappen sehr steif oder retrahiert sind, wie auch in denjenigen, in denen die Chordae steif, verdickt und verkürzt sind, können sich die Klappen wahrscheinlich nicht wie unter physiologischen Verhältnissen an die Wände der Kammer dicht anlegen, und besonders ist dieses der Fall, wenn die linke Kammer erweitert ist. Dann dürfte sich hinter den Klappen ein Raum bilden, welcher das Entstehen der Wirbelbewegungen begünstigt, und der Blutstrom bricht sich auch in kleinere Wirbel zwischen den verdickten und steifen Chordae. Geschieht dies mit einer gewissen Stärke, so kann wohl ein präsystolisches Geräusch entstehen.

Wie verhielten sich die Chordae in meinen drei Fällen (60, 61 und 66) von Mitralinsuffizienz, in welchen ein präsystolisches Geräusch gehört wurde? Im Falle 60 waren die Chordae geschrumpft, verdickt und verkürzt und die Papillarmuskeln induriert, wie auch die Klappen; in 61 waren die Mitralklappen normal, die Chordae aber so verkürzt, daß die sehnigen Papillarmuskeln fast die Klappen erreichten; in 66 dagegen waren die Chordae dünn und lang, die Papillarmuskeln dick und fest, die Klappen an den Rändern verdickt. In den Fällen 60 und 61 fanden sich also dieselben Veränderungen, wie sie Phear erwähnt; im Falle 66 lag vielleicht eher eine funktionelle Mitralinsuffizienz vor, da das Ostium für drei Finger durchgängig war. Aber auch in vielen anderen

Fällen war der Klappenapparat, obschon kein präsystolisches Geräusch vorhanden war, in gleicher Weise verändert, die Chordae steif usw.

Wenn dies richtig ist, so dürften wohl auch unter sehr günstigen Verhältnissen Geräusche entstehen selbst ohne Verdickung der Klappen und der Sehnenfäden, wenn sich nur eine Dilatation mit Hypertrophie des linken Vorhofs vorfindet, denn auch in diesen Fällen besteht ja eine relative Kürze des Klappenapparats. In der Tat ist dies der Fall. Die von Phear gegebene Kasuistik zeigt dies zur Genüge (S. 720 f.).

Bei allen diesen Erklärungen scheint mir keine Schwierigkeit vorhanden zu sein, das Geräusch überhaupt zu erklären, wohl dagegen zu erklären, warum das präsystolische Geräusch nicht öfters vorkommt. Aber wie schon erwähnt wurde, ist überhaupt das präsystolische Geräusch öfters temporär oder akzidentell, tritt auf und verschwindet, ohne daß darüber eine genügende Erklärung zu geben ist. — Vielleicht werden auch genaue Beobachtungen das Vorhandensein eines präsystolischen Geräusches häufiger entdecken als bisher, seitdem das Dogma von der pathognomonischen Bedeutung dieses Geräusches angezweifelt worden ist.

Was endlich die Fälle von Perikardialsynechie betrifft, so bemerke ich nur, daß in solchen Fällen die Perikarditis eine Herzdilatation und Hypertrophie in der Regel hervorgerufen hat und zugleich oft eine Vergrößerung oder Hypertrophie der Vorhöfe. Es muß nachgeforscht werden, wie sich in denjenigen Fällen die Höhle des Herzens, in welchen ein präsystolisches Geräusch vorkommt, verhält.

Was meine Fälle betrifft, so waren in zwei Fällen eine Mitralinsuffizienz und eine Perikardialsynechie mit konsekutiver Dilatation und Hypertrophie des Herzens vorhanden, sowie die schon erwähnten Veränderungen der Chordae. In den Fällen 60 und 66 war außerdem der linke Vorhof dilatiert, im Falle 66 aber nicht hypertrophisch; in den anderen ist leider nichts Näheres angegeben. Die Mitralöffnung war in drei Fällen, 57, 60 und 66, auffallend dilatiert und ließ drei Finger durch. Eine solche Dilatation bemerkte auch Phear in mehreren Fällen, weshalb diese Veränderung eine noch aufzuklärende Bedeutung haben dürfte, und zwar um so mehr, als in den meisten Fällen von Mitralinsuffizienz mit erweitertem Ostium kein präsystolisches Geräusch zu hören ist.

Die sekundären Veränderungen des Herzens waren in allen Fällen eine Vergrößerung, am öftesten sowohl eine Dilatatio als eine Hypertrophia cordis, einen Fall ausgenommen, wo das Herz verkleinert war (einen Cancer-Fall), und einen, wo es von gewöhnlicher Größe war (Nephritis). In allen Fällen, wo nähere Angaben zugänglich sind, hatte sich eine Dilatation der linken Kammer ausgebildet, ausgenommen im Falle 63 (eine Nephritis). Auch Hypertrophie war immer vorhanden (ein Fall doch ohne Angabe), ausgenommen in zwei Fällen (Cancer und Tuberculosis urogenitalis), wo nur Dilatation angegeben ist.

Desgleichen war die rechte Kammer immer dilatiert (in vier Fällen fehlten Angaben, in einem war sie fraglich); Hypertrophie dürfte fehlen in fünf Fällen und war fraglich in vier. Die Angaben vom Verhalten der Vorhöfe sind leider zu spärlich, um eine Regel nachzuweisen. Ich weise auf die Tabelle hin. Sowohl Dilatation als Hypertrophie scheint jedoch die Regel zu sein. Immerhin ist zu bemerken, daß in bezug auf den linken Vorhof, wo Annotation vorhanden war, immer Dilatation bemerkt wurde, nur bisweilen aber Hypertrophie; dasselbe gilt von dem rechten Vorhof (eine Ausnahme). Dies deutet darauf, daß sich die Hypertrophie aus der Dilatation ausbildet.

In bezug auf das Myokard verweise ich auf eine besondere Untersuchung (S. 120).

Was weiter die Ätiologie der organischen Mitralinsuffizienz in meinen 24 Fällen betrifft, so findet man in der Anamnese in 10 Fällen einen Gelenkrheumatismus, in vier eine chronische Nephritis, in drei einen Cancer, in einem die Scarlatina, in einem Tuberculosis urogenitalis und in einem ist die Ätiologie unbekannt. In einem fand sich eine Meningitis acuta; also war wohl der Herzfehler von älterem Datum.

In bezug auf das Alter verteilen sich die Fälle folgendermaßen:

Alter, Jahr	0—9	10—19	20—29	30—39	40—49	50—59	60—69	70—79
Fälle, Anzahl. . . .	—	5	5	1	4	2	6	1

Todesursache. Es ist auffallend, daß die mit Mitralinsuffizienz behafteten Individuen öfters ein hohes Alter erreichen; 7 von 24 hatten das 60. Jahr passiert; weiter finden sich vier Todesfälle im Alter 10—19 Jahre, was um so auffallender ist, da Patienten dieses Alters im ganzen in meinen Krankenhäusern nicht zahlreich waren. Dies kann so formuliert werden: diejenigen, welche das 30. Jahr passiert haben, haben überhaupt recht gute Aussicht, ein hohes Alter zu erreichen. Von den fünf jungen Patienten, welche zeitig, vor dem 20. Jahre, starben, hatten vier schwere perikarditische Prozesse durchgemacht oder sie hatten totale Synechien und eine schwere Komplikation, Pleuritis und Embolia cerebri. Auch die fünf, welche zwischen 20 und 29 Jahren starben, litten alle an schweren Komplikationen, eine an Perikardialsynechie, zwei an Nephritis chron. etc., einer an Meningitis, einer an ausgedehnter akuter Endokarditis und schwerer, fettiger Degeneration des Herzens. Die Perikarditis ist also eine der verhängnisvollsten Komplikationen der Mitralinsuffizienz.

Diejenigen, welche ein hohes Alter erreichten, hatten beim Tode in den Gefäßen arteriosklerotische Prozesse (vier auch Nephritis) oder starben (3) an Cancer ventriculi, 2 + 1 an chronischer Nephritis. Von den übrigen zwei, welche zwischen 30 und 60 Jahren starben, hatten zwei eine Nephritis.

Hieraus geht hervor: die Mitralinsuffizienz tötet an sich selten, und die Patienten sterben an Komplikationen, Perikarditis, Nephritis, Cancer u. dgl. Durch den unkomplizierten Mitralfehler scheinen nur etwa zwei unter 24 gestorben zu sein.

Die Tabelle zeigt weiter, daß man in fast allen Fällen vor dem Tode ausgeprägte Stasisphänomene findet, wie Anasarka, Aszites, Lungenödem und Hydrothorax, sowie Stasis in der Leber und oft in den Nieren, bisweilen Stasismilz.

Eine Analyse der anamnestischen Daten gibt als neues nur an die Hand, daß die Mitralinsuffizienz gewiß oft ganz latent war, bis eine Komplikation hinzutrat. Patient datiert wenigstens die Symptome von der Zeit der hinzutretenden Komplikation.

Tabelle IX.   **24 Fälle von organischer**

Nr.	Jahr	Nr. klin.	Nr. sekt.	Name	Alter	Anamnese	Grundkrankheit mit Komplikationen	Herz bei der Sektion im ganzen	links Kam.	links Vorh.	rechts Kam.	rechts Vorh.	Ostium	Klappen
													A. 1. Rheuma-	
51	1887	198	48	Herman Norlén	26	1885 rheum. Fieb.; seitdem oft Atemnot u. Herzkl.; März 1887 schlecht.	Rheum.; End. ac. mitr., ao. et tric.	D. H.			D H			verdickt u. retrahiert; ebenso Chordae
52	1894	361	59	Karolina Dannholm	50	Seit lange schweratm.; die letzt. Jahre Herzkl.	End. fibr. mitr. u. ao.; Emphys. pulm.	D. h.	h.?	—	h.?	—	Ins. mitr.	
53	1882	379	77	Maja Jansdotter	60	Um 30. Jahre Rheum art.; 1881 Schweratmigkeit, Geschwulst in d. Wadenb. u. d. Fußen		D. H.	D. H.	D. H.	D. H.	D.?	nicht verengt	die eine retrahiert (mißt 5 mm). Chordae verdickt; die Pap.-Muskeln erreichen die Kl.
B. 14	1907	187	59	Ida Ferngren	21	Rheum. art. ac. (wiederholt)	Pancreat. haemorrh.; Ascites; Oedema; Embol. art. pulm. P. 130, unregelm.	vergr., besond. breiter	D. H.	—	D. H.	—	Ins. mitr.; weiter als normal	verkürzt, verdickt; Chordae ebenso. Pap.-Muskeln verlötet
													2. Rheumatismus etc.,	
													a) Endocarditis	
54	1897	569 mikr.	129	Emma Törn	41	Nie Rheum. art., aber Scharlach vor vielen J.; März 1897 Infl.; seitdem Herzsymptom; 8 Partus	Endocardit. ulcerosa; Embol. cerebri	D. h.	D. H.	D. (h.?)	D. (h.)	h.	leicht offen f. 2 Fing.	Exkresz.; 2 Chordae abgerissen, verdickt uneben
B. 15	1907	127 mikr.	29	Anna Maria Nilsson	52	Rheum. art. seit mehr. Jahren	End. chr. ulc.; Dil. cord.; Cardioscl. lev.; Deg. parench. myoc.; Nephr. chr.; Tbc. cas. ren.; Pleurit. chr. exsud.	etw. vergröß.	D.	(h.?) D. (h.)	D.	(h.?)	Ins. mitr. Sten.? mitr.	V. mitr. verr., papill. cmlangen Exkr. Kalkinkrust. in End. u. Ao. Endoc. chr. ulc.
													b) Menin-	
55	1890	283	42	Knut Johansson	21	Unbekannt	Meningitis		D ? H	?			bedeut. verdickt	
													c) Pleuritis	
56	1887	112	27	Elin Nordkvist	17	Um 9 J. Chorea; v. 15. J. bewohnte sie zugiges Zimmer; 1886 Rheum. art. ac.; Atemnot	Rheum. ac.; Embolia; Pleurit.; Endocardit. ac.	d. h.	D. h.		D. H.		freie Kommunik.	die eine etw. retrahiert; beide mit hahnenkammähnl. lockeren Exkr., die auf den Chordae fortsetzen; Chordae etw. verkürzt

Mitral-Insuffizienz.

Endokardit. ac.= E. Myokardium	Arterien	Geschwulst	Perikard., Lungen	Leber	Milz	Nieren	Fremiss.	Mitralis 1. Ton	Mitralis 2. Ton	Pulm. 2. Ton	Bemerkungen
tismus, einfach.											
Deg. adip. E	Atheroma		Hydropericard	Muskat-leber	Stasis	Stasis	systol.	starkes Geräusch			
Degen. 0 E.		Ascites	Hydrothorax; Oedema 0 Peric.			Beschr. unvollst.		starkes Geräusch			
Myocard. 0 E.	End-arteriitis	Hy-drops, Ana-sarca	Hydro-pericard.; Hydro-thorax	Atrophia Cyanose		Indu-ratio		Geräusch	unrein	ver-stärkt	
— E.	Endart.ao.		nichts	ver-größert; Stasis	ver-größert; cyano-tisch	?		starkes Geräusch		akz.	Plötzlicher Tod.
kompliziert mit:											
ulcerosa.											
Deg. adip. E. ulc. u. parench.; graubleich, segmen-tiert	Varic.crur. et anticr.; Coronar-gefäße normal		0 Peric.	groß	groß, schlaff	los, schlaff	systol.	ausgezog. Geräusch	undeutl., klanglos	akz.	
bleich, gelb E. ulc. mit kl. Blu-tungen, Degen. parench.	Kalk-inkrustat., Cardioscl. lev.	Ascites	0 Peric. 50 ccm; Pleurit. chr. exsud.	Stasis	Splenit. ac. c. infarct.	Nephr. chr. c. exacerb.	kein	stark, syst. Ge-räusch; Ao.kaum hörb.	Ao. etw. akz. ebenso Pulm.	etw. hart, gleich-m., 98	
gitis.											
0 E.	Hypopl. ao. (5 cm)		Oedema 0 Peric.		Deg. parench.	Hyper-aem.;Dg.		stark. Ger.			
acuta.											
Degen. adip. E.		As-cites	Hydro-pericard.	Anaemia	Splenit. parench. Infarct.	Nephr. metast.		stark zischen-des Ge-räusch			

d) Pericarditis

Nr.	Jahr	Nr. klin.	Nr. sekt.	Name	Alter	Anamnese	Grundkrankheit mit Komplikationen	Herz bei der Sektion im ganzen	links Kam.	links Vorh.	rechts Kam.	rechts Vorh.	Ostium	Klappen
57	1893	106	16	Hilma Eriksson	13	Herbst 1892 Rheum. art.	Rheum.; Endocard. ac.; Pericardit.; Synechia	D. H.	D. H.		D. H.		often f. 3 Fing.	etwas dicker, nicht rigid; Chordae verdickt
58	1894	23	13	Emili Pettersson	11	Unbekannt	Pericardit. adhaes.; Pleuropneum.	D. H.	D. H.	D. H.	D. H.	D. H.	Ins. mitr.	
59	1894	156	24	Selma Eriksson	14	1890 Ins. mitr. Herzvergrößerung	Rheum.; Pericard. adhaes.; End. verr. ac.	D. H.	D. H.		D.?			die linke verkürzt von ob. nach unten
60	1895	21 mikr.	9	Charlotta Löfgren	21	1891 Gelenkrheum., seitdem Herzkl. u. Schweratm.; Weihn. 1893 u. Febr. 1894 bettliegend m. Herzkl. und Atemn. bei Anstrengung	Synech. total.; Cyanos.; Endoc. verruc.	D. H.	D. H.	D.	D. H.	D.	leicht offen f. 3 Fing.	bedeut. verdickt, wulstenförm.; Chordae geschrumpft; Papillarmusk. induriert
B. 16	1909	95	39	Elsa Jonsson	14	1907 Scarl. m. **Vit. cord.** (früher)	Vit. cord.; **Synech. pericard.** Ödeme; Ascites; Atemnot	vergr., Cor. bov.!	D. H.	—	D. H.		weit. Ins. mitr. keine Stenose	verdickt, verkürzt; Chorda ebenso

B. Nephritis

Nr.	Jahr	Nr. klin.	Nr. sekt.	Name	Alter	Anamnese	Grundkrankheit mit Komplikationen	Herz bei der Sektion im ganzen	links Kam.	links Vorh.	rechts Kam.	rechts Vorh.	Ostium	Klappen
61	1895	101	20	Lovisa Andersson	44	1891 geschwoll. u. schweratm.; 1892 u. 1893 wiederholt	Nephr. chr. interstit.	D. H.	D. H.		D. h?			normal; Chordae etw. kurz; die Pap.-Muskeln erreichen fast die Ränder der Kl., sehnenumwandelt
62	1887	86	5	Erik Larsson	74	1882 Husten, Schweratm.; Alkoholmißbr. seit dem 16.J.	Nephr. parench.; Alkoholmißbr.; Emphysema pulm.	D. H.	D.		D.			bedeut. verdickt u. verkürzt, messen kaum 1,5 cm an ihrer größt. Breite; Chordae stark verkürzt
63	1894	233	30	Johan Alin	62	Pneum., Infl., sonst überhaupt gesund bis 50 J., spät. wahrscheinl. tuberk. Intekt.	Nephr.chr.; E. retrah.; Tuberculosis pulmon.	gewöhnl. Größe, schlaff	H.					Mitralkl. etw. kleiner u. kürzer als gewöhnlich; Chordae verkürzt
B. 17	1903	318	114	Anna Lov. Lundberg	62	1891 Rheum. ac.; 1896 Nephrit. ac., später chr. c. Ins. mitr.	Nephr. chr.; Cardio-Artscler.; Haemorrhagia cerebri	D. H.			D. H.		weiter als normal, Ins. mitr.?	Tric.-Kl. partiell verlötet mit der Wand. Mitr.-Kl.: gelinde Sklerose.
B. 18	1906	624	71	Anna Svärd	26	1898 Alb.	Nephr. chr. c. indur.; Pleurit. sicca	vergr. L. 14 cm, Br 12,5cm	D. H. 6 mm	—	D. H. 25 mm	—	Ins. mitr. org.	verdickt u. retrahiert

a d h a e s i v a

Endokardit. ac.= E. Myokardium	Arterien	Geschwulst	Perikard., Lungen	Leber	Milz	Nieren	Frem.	Mitralis 1. Ton	Mitralis 2. Ton	Pulm. 2. Ton	Bemerkungen
Degen. adip. E.			Synech. peric.; braune Indur.	Muskatleber	induriert	induriert		starkes Geräusch		verstärkt	
0 E.			Peric. adhaes.			Indur. cyanot.		Geräusch			
Segm. u. Myocard. E.		Ascites	Peric. adhaes.; Oedema	Cyanose	Hypertrophia, Hyperaemia		schwaches, systolisches Frem.	starkes Geräusch	schwach	verstärkt	
Degen. adip. E.		Anasarca	Synech. total.	Muskatleber	Tumor	Nephr. parench. subchr.		starkes Geräusch	präsyst. Geräusch	verstärkt	
dick (makr. normal). 0 E.			Fibr. partielle Synechie an der Vorderseite	vergrößert, Stasis	fest, Stasis	Stasis		starkes Geräusch			

chronica.

Endokardit. ac.= E. Myokardium	Arterien	Geschwulst	Perikard., Lungen	Leber	Milz	Nieren	Frem.	Mitralis 1. Ton	Mitralis 2. Ton	Pulm. 2. Ton	Bemerkungen
Degen. 0 E.	Art.-Scl.: Coronarscler.	Anasarca Ascites	0 Peric.	Muskatleber	Stasis	Nephr. intrest. chron.	undeutl.	starkes Geräusch	präsyst. Geräusch	verstärkt	
Degen. adip. 0 E.			Hydrothorax 0 Peric.	klein. Atrophia cyanot.		normal?		ohne deutl. Geräusch			
Degen. adip. 0 E.	Art.-Sclerose		Oedema 0 Peric.		Degen. amyloid.	Nephr. chron.		unrein: kein deutl. Geräusch			
Schwielen 0 E.	Coronarscler.	—	Hydropericard.	Muskatleber	Cyanose	Nephr. chr.		starkes Geräusch		akz.	Ins. mitr. unsicher
0 E.	Coronargef. verkalkt		Synech. überall	Cyanose	geringe Cyanose	Nephrit.		starkes Ger., bes. sond. bei Exspir.			Tod durch Pericardit.

(Tabelle IX Fortsetzung.)

Nr.	Jahr	Nr. klin.	Nr. sekt.	Name	Alter	Anamnese	Grundkrankheit mit Komplikationen	Herz bei der Sektion im ganzen	links Kam.	links Vorh.	rechts Kam.	rechts Vorh.	Ostium	Klappen
								C. Cancer						
64	1886	386	86	Lovisa Ljung	65	Vor 6—7 J. nicht blut. Erbrech.; 1885 Tumor im l. Hypochondr., welcher an Größe zunahm	Cancer ventriculi	vermind.	?	?	?	d.		Schließungsränder retrahiert und verdickt
65	1898	331 mikr.	104	Joh. Gust. Eriksson	62	Somm. 1897 schweratm.; folg. Winter bisweil. angeschwollen in den Beinen	Cancer ventriculi; Endocard verr.	D. H.	D. h.	d. h. ?	D. h.	D. h.	leicht offen f. 2 Fing.	etw. verdickt u. zusammengew.; die hint. adhärent an der Wand
B. 19	1907	648	18	Johan Vårnberg	49	Canc. oesoph. c. metast.: pulm.	Bronchopneum.	D. H. lev.	D.	—	D.	—	Ins. mitr.	etw. kurz u. dick; Chorda ebenso
								D. Sy-						
66	1896	22 mikr.	50	Karl Joh. Hårén	67	1879 Chancre; 1880 Schwindel	Emphysema; Bronchitis	D. H.	D. H.	d.	D. H.	D.	weit; offen f. 3 Fing.	verdickt, bes. in den Ränd.; die Chorda ebenso
								E. ·Tuber-						
B. 20	1909	V: 143		Knut Åberg	39	1900 Tbc. urogen.; 1909 Ins. mitr.; Bronchit.	Tbc. urogenit; Alb., Cylindr.	groß	D.	—	D.	—	Ins. mitr.	
								F. Alkoholis-						
B. 21	1909	139	60	Karl L. Eriksson	47	1880—81 Rheum. art.? 1898 Typhoid; Alkoholismus	Vit. cord. c. stasi organ.; Hydrothorax	vergrößert	D. H.	D. H.	D. H.	D. H.	3 Fing. weit. Ins. mitr.	etw. verdickt; Chordae kurz u. dick

X. Zur funktionellen Mitralinsuffizienz.

    Beim Studium der funktionellen Mitralinsuffizienz habe ich alle diejenigen zur Nekropsie gekommenen Fälle benutzt, welche beim Lebenden derartige klinische Symptome und zugleich physikalische Zeichen darboten, daß entweder die Diagnose auf eine Mitralinsuffizienz definitiv gestellt wurde oder wenigstens ein starker Verdacht zu Lebzeiten vorhanden war. Nur bei einem solchen Vorgehen vermeidet man eine konstruktive oder arbiträre Auffassung. Dagegen wurden natürlich solche Fälle außer acht gelassen, in welchen zwar beim Lebenden z. B. ein schwaches Geräusch ganz zufällig auftrat, aber sonst alle anderen Symptome oder Zeichen eines Herzfehlers fehlten. Auch mußten in klinischer Hinsicht ungenügend beschriebene Fälle ohne oder mit unvollständiger Sektion außer acht gelassen werden.

    Das Material umfaßt 28 Fälle aus der Periode 1882—1900 (Tab. X. A.; S. 122) und 30 Fälle aus der Periode 1901—1910 (Tab. X. B; S. 126), die je nach der Grundkrankheit geordnet werden können, wie die Tabellen näher zeigen.

Endokardit. ac.= E. Myokardium	Arterien	Geschwulst	Perikard., Lungen	Leber	Milz	Nieren	Frem.	Mitralis		Pulm.	Bemerkungen
								1. Ton	2. Ton	2. Ton	
ventriculi.											
Degen. adip., Atroph. fusca 0 E.	Coronar-gef. ge-schlängelt		0 Peric.	braune Atrophie				starkes Ge-räusch	schwach	nicht ver-stärkt	
schwartig; Segmen-tierung. E.	Coronar-sclerose, Atheroma	kein Ana-sarca ; keine Ascites	Hydro-thorax; Pleurit., 0 Peric.	gewöhnl. Größe, braune Atroph.	gewöhnl. Größe	die eine cyanot., die and. bleich	kein	ausgezg. Ge-räusch	rein	etw. akz.	
unbed. Myocard. 0 E.	Athero-matos.		150 ccm; Oedem. 0 Peric.	normal	groß, fest	Degen. adip.		recht st. Ger.	rein	rein	
phylis.											
Myofibr. u. Segm. 0 E.	Art.-scl.; Coron.-Scl.		Hydro-thor. dupl.	rote Atrophie			präsyst.	starkes Ger.	präsyst. Ger.	wenig verst.	
kulose.											
0 E.			0 Peric.	Cyanose	Cyanose	Cyanose		scharfes, langgez. Ge-räusch			
mus etc.											
verdickt. 0 E.		Ana-sarca, As-cites	P. normal	Stasis; Ascites	Stasis	Stasis		Ge-räusch		—	Reine org. Mitr.-Ins.

Unter den Aufgaben, welche sich in bezug auf diese Form von Mitral-insuffizienz von selbst ergeben, treten in den Vordergrund die folgenden:

1. ob sich überhaupt diese Form von der organischen klinisch unter-scheiden läßt;
2. ob es verschiedene Formen von der funktionellen Insuffizienz gibt, was damit zusammenhängt; und
3. ob die Grundbedingung der Insuffizienz in allen Formen eine und die-selbe ist.

Bei einer Analyse des Materials tritt vor allem die Frage heran, ob alle die zu analysierenden Fälle als Fälle von funktioneller Insuffizienz zu betrachten sind. Dabei ist dann daran zu erinnern, daß in allen Fällen ein Geräusch beim ersten Mitraltone vorhanden war. Oben habe ich nachgewiesen, daß mit zwei Ausnahmen in allen Fällen von organischer Klappeninsuffizienz ein ähnliches Geräusch auch zu hören war. In die Tabellen ist kein Fall ohne solches Geräusch eingeführt. Das Vorhandensein des Geräusches war also eine der Grundbedingungen der Diagnose auf unorganische Mitralinsuffizienz.

Betrachten wir nun nacheinander die physikalischen Zeichen in den Fällen zu Lebzeiten und die Befunde nach dem Tode. Unter diesen steht ohne Zweifel voran das Geräusch.

Das Geräusch. Was die Stärke und die akustische Art des Geräusches betrifft, so war es zwar in den verschiedenen Fällen nicht unbedeutend verschieden, in der großen Mehrzahl aber auffallend stark und kräftig. Unter 43 Fällen, in denen der Charakter des Geräusches näher angegeben ist, war es in 26 ein starkes, oft langgezogenes, reibendes usw. und in 17 ein schwaches oder undeutliches. Ich dürfte nicht irren, wenn ich behaupte, daß es in der Regel an Stärke dem bei der organischen Insuffizienz nicht nachgibt. Dagegen findet man hier nicht selten einen Wechsel hinsichtlich der Stärke. Dies ist nicht selten auch der Fall bei der organischen Mitralinsuffizienz, und zwar insbesondere, wenn die Insuffizienz mit der Stenose kombiniert ist.

Aber in einer Anzahl von 17 hatte es einen wechselnden Charakter in etwa 4 oder war schwach, selbst fraglich. Diese Fälle können überhaupt kaum als typische unorganische Mitralinsuffizienzen bezeichnet werden. Wir finden unter diesen Fällen zwei mit akuter Septikämie, drei mit Cancer, zwei mit Tuberkulosis usw. In einigen von diesen entstand das Geräusch im Krankenhaus, bisweilen in Zusammenhang mit einer akuten Dehnung des Herzens oder Herzschwäche. Die Schwäche des Geräusches oder sein wechselnder Charakter läßt sich also in diesen Fällen ohne Schwierigkeit erklären, wie in jenen zwei Fällen von organischer Mitralinsuffizienz (s. S. 89).

Schon hieraus erfolgt, daß sich dieses Geräusch nur ausnahmsweise von dem bei der organischen Insuffizienz unterscheidet. Damit wird indessen nicht geleugnet, daß es eine große Menge von Fällen mit funktioneller Insuffizienz gibt, in welchen nur ein weiches und schwaches Geräusch zu hören ist. Ich bin deswegen davon überzeugt, daß man unter den funktionellen Insuffizienzen alle möglichen Nuancen von Stärke und akustischem Charakter des Geräusches findet, was wohl auf zwei Momenten beruht, daß 1. der Grad der Insuffizienz und 2. die Kraft des Herzens die Intensität des Geräusches hier wie bei dem organischen Klappenfehler bestimmen.

Was dann den zweiten Pulmonalton betrifft, so war er in allen Fällen, sieben Fälle ausgenommen, verstärkt oder akzentuiert, wo nähere Auskünfte in dieser Hinsicht zugänglich waren. In zwei von jenen sieben Ausnahmefällen lag ein Cancer vor, was wohl die Schwäche erklärt. In zwei wurde die Beobachtung kurz vor dem Tode gemacht, in zwei lag Perikarditis mit sehr arhythmischem oder frequentem (120—130) Pulse vor.

Die Größenverhältnisse des Herzens spielen, wie bekannt, für die Feststellung der Diagnose der organischen Herzfehler eine große, hier nicht näher auseinanderzusetzende Rolle. Ist das auch der Fall bei den funktionellen Herzfehlern? Beim Beantworten dieser viel diskutierten Frage muß zuerst daran erinnert werden, daß die an dem Sektionstische gemachten Beobachtungen über die Größenverhältnisse des Herzens und besonders der verschiedenen Herzhöhlen hinsichtlich der Verhältnisse zu Lebzeiten keineswegs zuverlässig oder maßgebend sind. Mehrmals habe ich in meinen in den letzten Jahren publizierten Schriften darauf die Aufmerksamkeit gelenkt, und ich erfahre, daß auch von einigen anderen Forschern einzelne übereinstimmende

Beobachtungen gemacht worden sind. Das Herz kann sich deutlich beim Tode oder später durch den Rigor mortis zusammenziehen und erscheint dann kleiner als beim Lebenden. Wenn dagegen bei der Sektion ein vergrößertes Herz vorliegt, dann muß es auch beim Lebenden so gewesen sein. Doch gibt es Pathologen, welche eine postmortale Vergrößerung, Aufblähung der Herzhöhlen durch Gasentwickelung annehmen, was in meinen Fällen gewiß keine Rolle spielt. Was hinsichtlich der Herzhöhlen gilt, das gilt auch bei Trikuspidal- und Mitralostien. Auf ihre Weite kann meiner Meinung nach n u r mit einer gewissen Reserve aus den Verhältnissen bei der Leiche geschlossen werden.

Wie verhält sich dann das Herz bei der funktionellen Mitralinsuffizienz hinsichtlich der Größe, der Dicke der Wände und der Weite der Höhlen? Ein Blick auf die beigefügte Tabelle gibt diesbezüglich einen klaren Einblick.

Was das Herz im ganzen betrifft, so ist es auffallend, daß dasselbe von dem Obduzenten als überhaupt dilatiert und hypertrophisch bezeichnet wird. Betrachten wir die verschiedenen Gruppen. (Tabelle X. A u. B S. 122 ff.)

Gruppe A. In dieser Nephritisgruppe war das Herz in allen 17 Fällen dilatiert und zugleich hypertrophisch, nur in einem Falle, Nr. 69, finden wir nur Dilatation annotiert. In Anbetracht der bei der Nephritis wohl bekannten Herzveränderungen sind diese Verhältnisse keineswegs auffallend.

Gruppe B. Rheumatismus, fünf Fälle [1]). In zwei Fällen fand sich sowohl Dilatation wie Hypertrophie vor, in einem Falle, Nr. 77, nur Hypertrophie, keine Dilatation; aber hier muß bemerkt werden, daß zu Lebzeiten eine auffallende Dilatation herausperkutiert und palpiert wurde! Im Falle Nr. 76 wurde zwar nur Hypertrophie annotiert, die klinische Beobachtung aber ergab, daß der Herzspitzenstoß 3 cm nach außen von der linken Mamillarlinie gefühlt wurde (12 cm nach links von dem linken Rande des Sternalrandes), und der Stoß war zwar stark, aber nicht hebend. Zu Lebzeiten war also das Herz, und zwar die linke Kammer entschieden dilatiert, nach dem Tode wurde nur Hypertrophie annotiert.

Diese beiden letzteren Fälle sind also Belege der oben erwähnten Behauptung, daß sich das dilatierte Herz beim Tode zuweilen zusammenzieht.

Gruppe C. Degeneratio cordis (in älterer Bedeutung), 14 Fälle. Hier treffen wir in 12 Fällen sowohl Dilatation als Hypertrophie; in einem keine; in einem fehlt Beobachtung.

Gruppe D. Cancer, 3 Fälle. Hier treten abweichende Verhältnisse ein, indem das Herz in keinem der Fälle hypertrophisch war; im Falle 85 war das Herz kleiner als normal, im Falle 86 dagegen von gewöhnlicher Größe, zu Lebzeiten aber rechtzeitig dilatiert, in einem Falle auch nach dem Tode dilatiert.

Gruppe E. Tuberkulosis, vier Fälle. Hier war das Herz in zwei Fällen dilatiert, in zwei nicht; zu Lebzeiten aber war es auch in diesen Fällen vergrößert.

Gruppe F. Verschiedene akute Krankheiten, drei Fälle. Auch hier findet sich immer eine Dilatation, in einem Falle auch ein gewisser Grad von Hypertrophie.

----

[1]) Hieher gehört auch Fall B 46 (Tab. X. B).

In acht Fällen von Perikarditis war das Herz vergrößert. In vier Fällen von sklerotischer Endokarditis auch.

Als Regel stellt sich also die Dilatation und Hypertrophie des Herzens dar; nur in drei Fällen fehlte sowohl Hypertrophie als Dilatation.

Eine nähere Analyse gibt folgendes. Betrachten wir zuerst die Größenverhältnisse der rechten Kammer.

Gruppe A. Nephritis chronica, 17 Fälle (ein Fall Nephritis acuta). Hier findet sich in zehn Fällen eine ausgesprochene Dilatation; in einem ist nur Cor bovinum annotiert, in drei ist sie fraglich, in vier ist nichts Besonderes erwähnt. Von den erwähnten vier Fällen war die Dilatation in einem Falle besonders groß. Die Regel ist also Dilatation.

Diese Dilatation war in 9 Fällen, wo Näheres annotiert wurde, mit Hypertrophie verbunden; in einem war die Hypertrophie fraglich, in drei war nur eine Hypertrophie des Herzens annotiert.

Gruppe B. Rheumatismus, fünf Fälle. Alle fünf Fälle zeigten eine Dilatation der rechten Kammer, wenn auch in einem Falle geringeren Grades. Hypertrophie fand sich wenigstens in vier Fällen.

Gruppe C. sog. Degeneratio cordis, 14 Fälle. Hier fand sich in acht Fällen ausgesprochene Dilatation mit Hypertrophie; nur Dilatation in vier Fällen. Dilatation fehlte in einem und Hypertrophie in zwei Fällen; auch die Hypertrophie hatte in zwei Fällen einen hohen Grad erreicht.

Gruppen D (Tab. X. A), E (Tab. X. B), Cancer, E (Tab. X. A), Tuberkulosis, und Tab. X A, •F (einige andere akute Krankheiten). In allem 10 Fälle. In diesen Fällen fand sich im Gegensatz zu den vorigen Gruppen nur Dilatation, oder in einem Cancerfalle selbst keine Dilatation. Nur in einem Falle von Tuberkulosis bei einem jungen Mädchen war die rechte Kammer hypertrophisch. In vier Fällen fehlen spezifische Angaben.

Gruppe D. Perikarditis, acht Fälle (1900—1910). In allen Fällen fand sich eine Dilatation der rechten Kammer, in sieben auch Hypertrophie, in einem dagegen keine.

Gruppe F. Endocarditis ulcerosa, vier Fälle. In drei fand sich eine Dilatation (in einem fehlt die Beobachtung), in einem fand sich Hypertrophie (in drei fehlte die Beobachtung).

Fassen wir die Größenverhältnisse der rechten Kammer bei der funktionellen Mitralinsuffizienz zusammen, so wird das Fazit: die rechte Kammer dilatiert sich fast immer (unter 48 Fällen in 46 beobachteten), in zwei aber fehlte die Dilatation, und zwar in einem Falle von Cancer und einem von Tuberkulose. Auch in dem zweiten Falle von Cancer war die rechte Kammer wahrscheinlich nicht erweitert, und in einem Falle von Tuberkulose mit Diabetes war die Dilatation sehr fraglich. Es ist also auffallend, daß die Dilatation zuweilen ausbleibt bei sehr herabgesetzten, kachektischen und anämischen Individuen. Sonst bildet sich immer Dilatation aus.

Die Hypertrophie bildete sich aber nur bei 32 unter 47 beobachteten aus; sie blieb selten, in sieben Fällen, aus bei den Nephritikern und Rheumatikern, sowie bei der sog. Degeneratio cordis und der Perikarditis, dagegen in der Regel in den Gruppen Cancer, Tuberkulose und einigen anderen akuten Fällen. Es liegt also am nächsten zu behaupten, daß eine vorhandene Kachexie oder hochgradige Anämie und akute Infektionen oder sehr schwächende Krankheiten die Ausbildung der Hypertrophie hier wie sonst verhindert.

Das eben erwähnte Resultat ist von größtem Interesse. Es beweist, daß auch bei der funktionellen Mitralinsuffizienz eine wirkliche hochgradige Zirkulationsstörung stattfindet, und zwar derselben Art wie bei der organischen Mitralinsuffizienz. Weiter weisen die Beobachtungen darauf hin, daß die Dilatation, welche sich fast in allen Fällen ausbildet, das primäre, die Hypertrophie das sekundäre Moment ist, denn in keinem Falle finden wir eine Hypertrophie ohne Dilatation, wohl aber in vielen diese ohne jene. Die Zirkulationsstörung im Mitralostium ruft also die dilatative Veränderung der rechten Kammer hervor. Wenn aber eine ausgesprochene Kachexie und Anämie vorhanden ist, so tritt keine Dilatation ein, was wohl darauf hinweist, daß zur Erzeugung einer Dilatation der Blutdruck einen gewissen Grad erreicht haben muß. Der Blutdruck ist also gewiß der eine notwendige Faktor; der andere ist wahrscheinlich ein gewisser Grad von Nutritionsstörung der Kammerwand. Die Tabelle gibt nämlich an, daß fast in allen Fällen eine fettige Degeneration oder eine Myokarditis vorhanden war. Weiter ist hervorzuheben, daß sich oft eine selbst sehr hochgradige Hypertrophie herausbildet, was auf eine lange dauernde Zirkulationsstörung hindeutet. Es fand sich eine solche Hypertrophie, wie wir sie gewöhnlich nur nach jahrelanger Insuffizienz organischer Natur der Mitralklappen antreffen.

Es lohnt vielleicht auch die Mühe, die Verhältnisse der linken Kammer auseinanderzusetzen. In 54 unter den 58 Fällen finden sich nähere Aufschlüsse über die Größe und die Dickenverhältnisse dieser Kammer. In den zwei fehlenden war das Herz im ganzen klein oder nur wenig dilatiert (?). Der Kürze wegen können wir hier die drei ersten Gruppen, die Nephritiker, die Rheumatiker und die mit der Degeneratio cordis, sowie die letzte, die der Perikarditis zusammenfassen. Unter allen diesen 42 Fällen fehlte die Dilatation nur in einem einzigen Falle (in zwei Fällen fehlten Annotationen); in einigen war die Dilatation selbst sehr hochgradig. Zudem fand sich in 38 Fällen auch Hypertrophie (in vier fehlten Annotationen), welche in einigen Fällen recht kräftig war. Es fehlte die Hypertrophie nur in drei Fällen, nämlich bei einem alten Weib von 83 Jahren mit Nephritis und bei zwei alten Weibern von 58 resp. 59 Jahren mit sog. Degeneratio cordis.

Diesen Verhältnissen gegenüber finden wir in den übrigen drei Gruppen, Cancer, Tuberkulose, ulzeröse Endokarditis etc., unter 14 Fällen eine Dilatation in 11 Fällen und nur in vier Fällen (einem jungen Mädchen mit Diphtherie, akuter Nephritis und einer Tuberkulose) eine geringe Hypertrophie. Die in den Fällen dieser Gruppen vorfindliche Kachexie und Infektion dürfte das Ausbleiben der Hypertrophie (s. oben) genügend erklären.

Die Verhältnisse der beiden Kammern ähneln einander in hohem Grade, und der Schluß dürfte nicht unberechtigt sein, daß die Ursache der Größenverhältnisse der linken und der rechten Kammer eine und dieselbe ist, nämlich pathologisch veränderte Druck- und Nutritionsverhältnisse. Jedenfalls ist es auffallend, daß die organische und die funktionelle Mitralinsuffizienz in ganz derselben Art auf die Größen- und Dickenverhältnisse der

Herzkammern einwirken. Bekanntlich tritt auch bei der organischen Mitralinsuffizienz sowohl Dilatation wie Hypertrophie der beiden Kammern ein. Nach der Tabelle A trat doch in einem Falle von organischer Insuffizienz (bei einem Cancerpatienten) keine deutliche Dilatation oder Hypertrophie und in einem anderen bei einem Nephritiker keine Hypertrophie ein.

Die Beobachtungen über die Größenverhältnisse der Vorhöfe sind leider nicht so vollständig wie diejenigen über die Kammern. Wir wollen die Fälle auch hier in zwei Gruppen einteilen und zuerst die Verhältnisse des linken Vorhofs abhandeln. Erste Gruppe, die Fälle von Nephritis, Rheumatismus, sog. Degeneratio (Myokarditis) und Perikarditis umfassend. Hier finden wir Aufzeichnungen über

    a) Dilatation in 24 Fällen; unter diesen fand sich Dilatation in 21 und fehlte nur in 3 Fällen;

    b) Hypertrophie in 22 Fällen; unter diesen fand sich Hypertrophie in 16 und fehlte in 6 Fällen.

Die Regel ist also Dilatation des linken Vorhofs und auch Hypertrophie, wenn auch nicht so häufig.

Die zweite Gruppe, die Fälle mit Cancer, Tuberkulose und akuten Krankheiten, besonders ulzeröser Endokarditis. Hier finden sich Aufzeichnungen betreffs der

    a) Dilatation in drei Fällen; unter diesen fand sich Dilatation in einem und fehlte in zwei Fällen;

    b) Hypertrophie in zwei Fällen; in beiden Fällen fehlte Hypertrophie.

Die Regel ist also: es fehlt sowohl eine Dilatation als eine Hypertrophie. Der Grund der fehlenden Dilatation ist wohl der niedrige Blutdruck, und der der fehlenden Hypertrophie, sowohl die fehlende Dilatation als die Unterernährung.

Die ausgebliebene Aufzeichnung über die Größenverhältnisse der Vorhöfe in dieser zweiten Gruppe deutet darauf, daß weder eine deutliche Dilatation noch eine Hypertrophie vorhanden war.

Was den rechten Vorhof betrifft, so liegen folgende Daten vor.

1. Gruppe (s. oben).

Notizen finden sich betreffs Dilatation in 31 Fällen, in denen Dilatation in 22 vorhanden war und in 9 fehlte.

Über Hypertrophie finden sich Notizen in 27 Fällen, unter denen Hypertrophie sich in 16 fand und in 11 Fällen fehlte.

2. Gruppe. Über Dilatation ist in nur drei Fällen annotiert worden; in diesen fehlte die Dilatation.

Über Hypertrophie finden sich Notizen in drei Fällen; in diesen fehlte sie.

Die Regel ist also dieselbe wie in bezug auf den linken Vorhof: bei kachektischen und akuten infektiösen Zuständen bildet sich weder Dilatation noch Hypertrophie der Vorhöfe aus.

Die ausbleibenden Notizen in diesen Gruppen deuten darauf, daß der Obduzent keine Veränderungen gefunden hat, d. h. weder Dilatation noch Hypertrophie.

Die Übereinstimmung ist auffallend. Die funktionelle Mitralinsuffizienz ruft sekundär in der Regel, wenn das Individuum nicht kachektisch ist, sowohl Dilatation als Hypertrophie auch der Vorhöfe hervor.

Bei der Beurteilung der obigen Daten muß nicht außer acht gelassen werden, daß in nicht weniger als 17 Fällen eine chronische Nephritis vorhanden war, welche an sich eine Hypertrophie und Dilatation bedingt.

Weiter ist hervorzuheben, daß in einer recht ansehnlichen Anzahl eine Atheromatosis oder selbst Arteriosklerosis der Gefäße bemerkt wurde. Diese Arterienveränderungen waren besonders in der Gruppe A (Nephritis) allgemein und ist in 10 von den 17 Fällen annotiert worden, aber auch in der Gruppe B (Rheumatismus) in 3 von 5 und in der Gruppe C (Degeneratio cordis und Perikarditis) in 8 von 22 Fällen. In den letzten drei Gruppen (Kachexie etc.) etwas weniger häufig, nämlich in 4 unter 14 Fällen.

Dieser Umstand, das Vorhandensein der Arterienveränderungen, schwächt gewissermaßen den obigen Schluß, daß alle die vorhandenen Herzveränderungen eine direkte Folge der Mitralinsuffizienz sind. Bei näherer Prüfung der Arterienveränderungen findet man jedoch, daß diese nur in etwa fünf Fällen von 58 als eigentliche Arteriosklerosen zu bezeichnen sind und also kaum als Ursache der Hypertrophien resp. Dilatationen betrachtet werden können.

Was die sekundären Veränderungen in diesen Fällen betrifft, so lassen sich die bei der Sektion bemerkten pathologischen Zustände nicht ohne weiteres auf die Mitralinsuffizienz zurückführen. In Betracht muß auch genommen werden, daß in vielen Fällen entweder eine chronische Nephritis oder eine Kachexie, wie Tuberkulose oder Cancer, die Grundkrankheit war oder daß eine akute Nephritis gegen das Ende des Lebens zustieß, daß weiter, wie schon bemerkt wurde, eine Arteriosklerosis in einigen Fällen vorhanden war und daß in anderen Fällen akute Krankheiten, wie Pneumonia acuta oder Diphtherie, dem Leben ein Ende machten usw. Infolge aller dieser Umstände ist es mißlich, aus dem Sektionsbefunde das herauszupflücken, was als eine Folge oder sekundäre Veränderung der Mitralinsuffizienz betrachtet werden muß.

Nimmt man eine Übersicht der bei der Sektion vorhandenen sonstigen Veränderungen, so fällt jedoch gleich in die Augen, daß die Sektionsbefunde den allgemeinen Charakter einer Stasis haben. Wenigstens in 31 Fällen (von 58) fand sich Anasarka oder Aszites. Die Anasarka kann natürlich in der Nephritis-Gruppe zum Teil der Nephritis zugeschrieben werden. In den übrigen Gruppen aber überwiegt Aszites.

Weiter finden wir oft ein Hydroperikardium, oft geringeren Grades, in anderen Fällen doch ein hochgradiges. In vielen Fällen dürfte dieses Hydroperikardium ein prämortales Symptom sein, in anderen wie bei den Nephritikern ein Ausdruck der Nephritis, dagegen in anderen wie bei den Rheumatikern und bei der Degeneratio cordis ein Ausdruck der Herzveränderung und der dadurch verursachten Stasis.

Bei den Nephritikern überwiegt ein allgemeines Lungenödem; ein solches findet sich aber auch bei den Rheumatikern und bei der Degeneratio cordis. Mit Absicht habe ich aus der Tabelle diejenigen Formen von Ödem ausgeschlossen, in denen zugleich ein akuter Prozeß, wie eine Pneumonie, vorhanden war.

In analoger Weise findet sich oft Hydrothorax annnotiert, besonders in der Gruppe A (Nephritis), aber auch in den Gruppen B und C.

In den obigen Befunden sehe ich zwar einen Ausdruck einer Stasis oder eines hydropischen Zustandes, welcher in der Nephritis-Gruppe in dieser Grundkrankheit zu einem gewissen Grade eine genügende Erklärung findet, dagegen in den übrigen Gruppen (Rheumatismus, Degeneratio cordis und Perikarditis) aus der Zirkulationsstörung hergeleitet werden darf. Es ist, wenigstens in diesen Gruppen, ein gemeinsames Krankheitsmoment vorhanden. Dies finde ich in der vorhandenen funktionellen Mitralinsuffizienz. Daß diese auch in den Fällen der Nephritis hineinspielen kann, muß a priori zugegeben werden. Bekanntlich ist bei vielen Individuen eine selbst grave Nephritis erträglich, so lange das Herz gut arbeitet. Von dem Augenblicke aber, wo die Kraft des Herzens untergraben ist, oder die Herztätigkeit unregelmäßig wird, der Puls aussetzt usw., ändern sich die Verhältnisse, und der Zustand wird verhängnisvoll; Anasarka tritt auf und das Ende des Lebens ist nahe. Deshalb kann wohl in vielen der obigen Fälle die sich entwickelnde Mitralinsuffizienz zur Erzeugung der hydropischen Symptome nicht unwesentlich beigetragen haben.

Gehen wir aber noch einen Schritt in der Analyse weiter! Untersuchen wir den Zustand der Leber. Dieses Organ ist oft, ebenso wie die Milz und die Nieren, ein Reagens auf die Kraft des Herzens. In diesen Organen finden wir oft den prägnantesten Ausdruck einer vorhandenen Stasis vom Herzen oder von den Lungen aus.

In der Gruppe A (Nephritis) wird, wenigstens in acht Fällen (von 17), eine Atrophia rubra oder Muskatleber oder Cyanosis hepatis bemerkt, außerdem noch nur in zwei Fällen eine normale Leber (übrigens zwei Fälle von chronischer interstitieller Nephritis und ein Syphiloma hepatis, in einem Falle graurote Leber von normaler Größe).

In der Gruppe B (Rheumatismus, fünf Fälle) sind die Auskünfte über die Leber unvollständig (drei Fälle von Zyanose oder Stasis, in zwei Fällen fehlen Angaben).

In der Gruppe C (Degeneratio cordis) zeigen acht Fälle Formen von Stasis (Zyanosis, braune Leberatrophie, zentrale rote Atrophie und Atrophia e compress. v. portae). Außerdem eine Schnürleber.

Auch in den übrigen finden sich einige Fälle mit ausgeprägter Leberzyanose, aber außerdem Cancer, Zirrhosis, Lues, also Zustände anderer Pathogenese. Nur in einem Falle war die Leber normal, in vier war nichts annotiert worden.

In den akuten und kachektischen Fällen ist nur in einem Falle Stasis annotiert. Ganz besonders tritt die Stasis bei der Perikarditis hervor; in allen acht Fällen ist Stasis u. d. annotiert worden.

In allem überwiegt also in der Leber ein Zustand, welcher entschieden als eine Stasis in verschiedenen Formen bezeichnet werden muß, und zwar vom Herzen (oder von den Lungen) aus, und da nun in den obigen Fällen ein emphysematischer Zustand nur ausnahmsweise vorhanden war, so besteht kein Bedenken, diese Stasis als einen Ausdruck der Herzinsuffizienz und ganz besonders der Mitralinsuffizienz zu bezeichnen. Mit dieser Tatsache vor den Augen ist es nicht unberechtigt, auch in dem oft vorhandenen Aszites, welcher oft auch ohne Anasarka auftritt (s. Tabelle),. ein Stasissymptom zu sehen.

Die Milz bestätigt diesen Schluß. In vielen Fällen treffen wir eine Stasismilz. In den Nephritisfällen finden wir zwar verschiedene Formen von Splenitis und Vergrößerungen akuter und chronischer Art. Unter acht Fällen von Perikarditis ist Stasis u. d. in sieben annotiert worden (in einem fehlt Observation). Deshalb läßt sich nicht immer entscheiden, in welchem Maße die Vergrößerung als ein Ausdruck einer Stasis oder anderer hinzugekommener Umstände aufgefaßt werden darf. Jedenfalls war oft eine Stasismilz vorhanden. Zusammen findet sich Stasis oder Splenitis in 20 Fällen von 58 annotiert.

Bei der Analyse der Nierenveränderungen muß natürlich zuerst von den 17 Fällen der ausgesprochenen Nephritis abgesehen werden. Unter den übrigen 27 Fällen der ersten Gruppe ist eine Zyanose oder Induratio cyanotica in 18 Fällen bemerkt. Auch betreffend die Nieren gilt also für diese Gruppe der obige Satz; wo überhaupt eine Stasis zum Ausdruck kommen konnte, da findet sie auch in bezug auf die Nieren statt.

In der Gruppe 2 findet sich nicht ausgesprochene Stasis.

Nach dieser Revue der bei der Sektion vorhandenen Veränderungen in den Organen stellt sich also heraus: alles zeigt auf eine ausgesprochene Stasis der Organe, wenn auch diese Stasis durch die vorhandenen Grundkrankheiten oder komplizierenden Zustände bisweilen verdeckt wird. Diese Stasis hat weiter eine solche Form wie z. B. Zyanosis hepatis, splenis et renum angenommen, welche auf eine ausgesprochene Chronizität der Ursache, der Zirkulationsstörung, deutet. Hierauf lege ich ein gewisses Gewicht. Dem Kliniker kommen in der Regel diese Patienten im Spital erst in ultimo stadio vor, also zu einer Zeit, wo schon die Stasisphänomene sehr weit fortgeschritten sind, wo schon das Leben dadurch bedroht ist. Er hat deswegen nur ausnahmsweise genügende Kenntnisse vom Verhalten des Herzens in früheren Stadien. Der Sektionsbefund aber und insbesondere der Zustand der Leber, der Milz und der Nieren machen entschieden den Eindruck, daß eine Stasis schon längst auf diese Organe eingewirkt hat.

Aus diesen Umständen schließe ich: es hat schon lange eine Herzinsuffizienz bestanden, und zwar aller Wahrscheinlichkeit nach auch eine Mitralinsuffizienz. Das ist der kurze Schluß der langen obigen Analyse.

Auf die Richtigkeit dieses Schlusses deutet weiterhin, daß in den allermeisten Fällen eine chronische Veränderung des Herzmuskels bei der Sektion bestand, eine fettige Degeneration oder eine chronische Myokarditis (siehe Tabelle VI).

Schließlich werde ich in dieser Auffassung auch dadurch befestigt, daß die Grundursache der Herzveränderungen auch eine chronische ist oder weit zurück in der Zeit liegt, wie aus der Tabelle hervorgeht. Seltener war nur eine akute Ursache vorhanden, wie im Falle 92 eine Diphtherie, oder in den Fällen von ulzerativer Endokarditis.

Mit dieser Auffassung, daß die funktionelle Mitralinsuffizienz eine chronische war, stimmt auch vorzüglich, daß wo Gelegenheit war, vorher den betreffenden Patienten mehrmals mit langen Zwischenräumen zu beobachten, bestanden auch die Symptome von Mitralinsuffizienz schon beim erstenmal, als Patient zur Beobachtung kam. So z. B.:

Fall 68, 1886: Herzhypertrophie (+ Nephr. haemorrhag.).
        1890: Tod. Geräusche.
  „ 72, 1880: Nach Lungenentzündung starkes Herzklopfen.
        1895: Tod. Geräusch.
  „ 76, 1881: Diagn. Insufficientia v. mitr., Cor adip. Bei der Aufnahme
        kein Geräusch; dieses entwickelte sich etwas später.
        1886: Aufs neue wurde die Diagnose auf Mitralinsuffizienz gestellt.
        1887: Tod. Starkes Geräusch.
  „ 78, 1885: Rheumatismus mit Herzsymptomen.
        1889: Großes Herz mit Blasengeräuschen.
        1893: Tod. Paroxysmale Tachykardie mit Dilatation.
  „ 79, 1886: Herzfehler diagnostiziert.
        1897, 20. 11.: Großes Herz mit rauhem Geräusch.
        1898: Tod. Starkes Geräusch.
  „ 80: Seit 20 Jahren Dyspnoe; 1881: Anasarka; 1882: Tod.
  „ 81: Seit vielen Jahren Dyspnoe.

Andererseits war die funktionelle Mitralinsuffizienz in einigen Fällen deutlich akuter Art, wie in den Fällen 78, 87, 91 und 98 und in den Fällen B. 48 bis B. 51 u. a.; im Falle 78 einigermaßen jedoch chronischer, aber transitorischer Art. In den meisten von diesen Fällen findet sich auch keine Erwähnung einer Zyanose der Leber oder der Nieren. Diese Fälle gehören der Gruppe 2, welche sich deutlich in mehreren Hinsichten von der Gruppe 1 unterscheidet.

Nach dieser ausführlichen Analyse der Sektionsbefunde ist von Interesse, diese Fälle von funktioneller Mitralinsuffizienz mit denen der organischen Insuffizienz zu vergleichen. Die Analogien ergeben sich von selbst.

Die physikalischen diagnostischen Zeichen sind überhaupt ganz dieselben. Das systolische Geräusch hat meistens denselben akustischen Charakter, der zweite Pulmonalton ist in der Regel, sobald sich eine Hypertrophie ausbildet, akzentuiert oder verstärkt. Die rechte Kammer wird sowohl erweitert, wie, wahrscheinlich später, hypertrophisch. Dies ist auch der Fall mit den übrigen Höhlen des Herzens und ihren Wänden. Alle gewöhnlichen Zeichen einer ausgesprochenen Stasis vom Herzen aus treten auf, und ganz auffallend unterliegen die Leber, oft auch die Milz und die Nieren, denjenigen Veränderungen, welche vom Alter als bezeichnend für eine chronische Stasis in diesen Organen betrachtet wurden.

Der Schluß ist also meiner Meinung nach völlig berechtigt, daß die sog. organischen und funktionellen Mitralinsuffizienzen einander klinisch gleichgestellt sind, ihre Einwirkung ist ganz dieselbe und die Zirkulationsstörungen bei diesen beiden Fehlern sind gleichwertig, nur daß für die akute funktionelle Mitralinsuffizienz die Prognose eine auffallend bessere ist, indem hier bisweilen ein Zurückgang eintritt, während sonst die funktionelle Insuffizienz in der Regel, wie schon nachgewiesen worden ist, eine chronische Krankheit wird, welche einmal ausgebildet in der Regel auch fortbesteht und leicht verhängnisvoll wird.

Aus dieser Analyse geht auch mit größter Wahrscheinlichkeit hervor, daß bei der sog. funktionellen Mitralinsuffizienz eine wahre Regurgitation des Blutes von dem linken Ventrikel in den linken Vorhof stattfindet, und daß das Geräusch in eben derselben Weise gebildet wird wie bei der organischen Insuffizienz, also infolge einer Wirbelbewegung im Vorhof. Nur dadurch findet die vorhandene Dilatation und spätere Hypertrophie sowie die analoge Veränderung der rechten Herzhälfte ihre genügende Erklärung.

Ist das der Fall, so dürfte es keine Bedenklichkeit mehr erwecken, dieselbe Erklärung des systolischen Geräusches auch bei denjenigen Fällen von funktioneller Insuffizienz anzuwenden, in denen das Geräusch entweder schwach oder selbst transitorisch oder akzidentell ist. Unter den obigen Fällen finden sich nur einzelne solche Fälle, wie Nr. 78, 83, sowie B. 25, 27, 28, 30, 34, 37, 48 und 51 und unter den akuten Nr. 92, wo das Geräusch während der akuten Krankheit eintrat.

Es ist zu betonen, daß in diesen Fällen im ganzen die physikalischen Symptome sonst dieselben waren und daß die Fälle sonst so große Ähnlichkeit mit den anderen darboten, daß es kaum berechtigt wäre, sie von den anderen in eine besondere Gruppe hinsichtlich der Mitralinsuffizienz zu trennen.

Wenn es also genügend nachgewiesen ist, daß bei der funktionellen Mitralinsuffizienz eine Regurgitation vorhanden ist, so tritt die Frage an uns heran: Wodurch entsteht sie, welches ist der Mechanismus der Regurgitation? Eine Antwort auf diese Frage läßt sich nicht a priori hervorkonstruieren, und es scheint mir auch sehr gewagt, eine für alle Fälle passende Theorie aufzustellen. Nichtsdestoweniger ist es angemessen, die verschiedenen Möglichkeiten vorzuführen, um nachzuforschen, welche von diesen in der Tat in dem einzelnen Falle vorhanden sein können. Dabei muß auch nicht außer acht gelassen werden, daß die organische und die funktionelle Mitralinsuffizienz in vieler Hinsicht Analogien miteinander darbieten.

Folgende Umstände können nach meiner Meinung eine Mitralinsuffizienz hervorrufen:

A. Organische Insuffizienzen.

1. Erweiterung des Mitralostiums.

2. Retraktion der Mitralklappen oder bedeutende Sklerose, oder Adhäsion der Klappen an die Wände, oder Ablösung der Klappen (Endocarditis exulcerans).

3. Retraktion oder Ruptur der Chordae, oder abnorme Länge (Dehnung).

4. Retraktion der Papillarmuskeln durch sehnige (Prozesse) oder abnorme Dehnung.

B. Funktionelle Insuffizienzen.

1. Schwäche oder unvollständige Kontraktion der Muskeln des Mitralostiums, resp. Erweiterung.

2. Fehlerhafte Apposition der Mitralklappen infolge fehlerhafter Kontraktion der Muskeln
   a) am Beginn des Schlusses,
   b) oder später (bei Schwäche der Papillarmuskeln).

3. Fehlerhafte Lage der Chordae infolge fehlerhafter Tätigkeit der Muskeln.

4. Fehlerhafte Tätigkeit der Papillarmuskeln durch Krampf? (Chorea?) oder Schwäche (Endocarditis ulcerativa, Fragmentation usw.).

<table>
<tr><td>5. Abnorme Weite der linken Kammern.</td><td>5. Schwäche der Kammermuskulatur oder irreguläre Kontraktion? (Chorea?), oder unvollständige Kontraktion.</td></tr>
<tr><td>6. Kombination obiger Fehler.</td><td>6. Kombination obiger Funktionsstörungen.</td></tr>
</table>

Schon aus diesem Schema geht mit genügender Evidenz hervor, daß ebenso wie es eine Anzahl von verschiedenen Formen von organischen Mitralinsuffizienzen gibt, so hat man auch mit verschiedenen funktionellen zu tun.

Die oben beigefügte Tabelle IX (S. 98 ff.) gibt mehrere Beispiele der verschiedenen Formen von organischen Fehlern. Wir finden daselbst solche mit Dehnung des Ostiums, Retraktion der Mitralklappen, Retraktion oder Ruptur der Chordae, narbiger Retraktion der Papillarmuskeln usw. Die Tabelle X (S. 122 ff.) gibt uns das Material von Fällen mit funktionellen Fehlern.

Um den Mechanismus der Regurgitation zu fassen, ist es weiter notwendig, sich an den Modus zu erinnern, nach dem die Insuffizienz wahrscheinlich entstanden ist. In einer Abhandlung über die Hypertrophie und Dilatation bei der Nephritis habe ich[1]) versucht, nachzuweisen, wie diese chronische Veränderung entstanden ist, und zugleich hervorzuheben, wie notwendig es überhaupt ist, die chronischen Veränderungen aus den akuten herzuleiten und zu erklären. So hat man auch den Ursprung der chronischen Mitralinsuffizienzen aus den akuten herzuleiten.

Der Fall 87 (Hedenskog) ist ein solcher, auch der Fall 92 (Fanny Sundell). In beiden Fällen entstand unter meinen Augen die akute Insuffizienz. Im Falle 87 dehnte sich das Herz hauptsächlich an der Basis bedeutend aus und zwar sowohl die rechte wie die linke Kammer und sowohl das Trikuspidal- wie das Mitralostium. Dagegen traf die Dilatation weniger die apikale Partie des Herzens, wenn sich auch die Spitze nach außen verschob. Auch entstand gleichzeitig mit der Dilatation ein scharfes Geräusch durch Insuffizienz sowohl im rechten wie im linken Ostium. Bei der Sektion waren die Ostien überaus gedehnt und weit.

Im Falle 92 bildete sich eine etwas andere Form von Dilatation aus. Sie traf vor allem den apikalen Umfang. Die rechte Kammer dehnte sich sowohl wie die linke stark aus und ein starkes Geräusch entstand.

In der akuten Dehnung der Herzkammern haben wir also den Prototyp der chronischen funktionellen Mitralinsuffizienz. Wir können in dergleichen Fällen sowohl die Ursachen wie die Entwickelung und die bei der Funktionsstörung auftretenden Symptome, sowohl die physikalischen wie die klinischen, genau studieren, sowie auch die Rückwirkung der Zirkulationsstörung auf den Organismus.

Was tritt bei der akuten Dilatation ein? Wodurch wird die Regurgitation des Blutes hervorgerufen? Ja, ohne Zweifel infolge der Dilatation selbst und der Schwäche der Muskulatur.

Die Grundursache der akuten Dilatation liegt ohne Zweifel in einer absoluten oder im Verhältnis zum intrakardialen Druck relativen Schwäche der Muskulatur. Die akute Dilatation tritt, wie

---

[1]) Mitteil. aus d. med. Klinik. Bd. I. S. 143.

ich in meinen Abhandlungen ausführlicher nachgewiesen habe, in einer Reihe von Intoxikations- oder Infektionskrankheiten ein. Entweder wird die Muskelfaser hierdurch intoxiziert oder degeneriert, oder eine akute Myokarditis tritt ein, welche ohne Zweifel auf die Widerstandskraft der Muskulatur einwirkt; und so dehnt sich die Herzkammerwand am gewöhnlichsten an ihrer dünnsten Stelle, und zwar entweder partiell, wie im Falle 92, oder selbst aneurysmatisch oder diffus, in mehreren Dimensionen aus. Am öftesten scheint diese Dilatation die linke Kammer zu treffen, und zwar wohl, weil in dieser der intrakardiale Druck am höchsten ist.

Der chronischen Dilatation geht wahrscheinlich oft eine akute vorauf, oder die chronische Dilatation entsteht wie bei der Nephritis[1]) infolge einer Reihe von kleineren Dilatationen oder sie entsteht selbst durch rein chronische Dehnung. Sekundär oder Hand in Hand mit der Dehnung entsteht in der Regel, wenn sonst der Nutritionszustand des Körpers nicht darniederliegt, eine Hypertrophie infolge der vermehrten Arbeit.

Während dieser Entwickelung und später, wenn die Dilatation chronisch wird, entstehen die physikalischen Zeichen wie das systolische Regurgitationsgeräusch und werden dauernd. Bei der hinzutretenden Hypertrophie wird der zweite Pulmonalton akzentuiert. Der infolge der Regurgitation hervorgerufene vermehrte Druck im kleinen Kreislauf bedingt die Verstärkung des Druckes in der Pulmonalarterie, und so bildet sich die Hypertrophie der rechten Kammer aus. Gleichzeitig verändern sich die Vorhöfe nach denselben Gesetzen wie bei der organischen Mitralinsuffizienz, d. h. sie dehnen sich mehr oder weniger aus und hypertrophieren oft.

Alle diese Veränderungen treten gewöhnlich nur nach und nach ein. Bei der akuten Dilatation kann sich doch eine Dilatation aller Herzhöhlen plötzlich ausbilden, und zwar aus demselben Grunde, wie die linke Kammer erweitert wird, nämlich infolge der Intoxikation oder Degeneration, Myokarditis und des relativ zu hohen Blutdruckes.

Eine klinische Analyse der Fälle von chronischer funktioneller Mitralinsuffizienz gibt auch an, daß die allermeisten Patienten früher an Krankheiten gelitten haben, welche die Entwickelung akuter Dilatation in hohem Grade begünstigen. Wir treffen in der Gruppe A die Nephritis, von welcher Krankheit ich schon früher nachgewiesen habe, daß sie akute Herzdilatation in der Regel erzeugt. Hier bleibt die chronische Ursache für Jahre, selbst gewöhnlich bis zum Tode bestehen; deshalb ist auch die funktionelle Insuffizienz hier sehr gewöhnlich. Die Gruppe umfaßt 17 Fälle.

Folgen sodann in der Gruppe B die fünf Fälle mit dem Rheumatismus, oft Gelenkrheumatismus. Hier hat die Ursache, oft nur einmal dehnend, auf das Herz eingewirkt, zuweilen wird sie jedoch chronisch und dabei vergrößert sich die Dilatation, allmählich oder schubweise (vgl. besonders Fall 78).

In der Gruppe Perikarditis ist die dehnende Einwirkung auf das Herz besonders stark.

In den übrigen Gruppen finden wir als Ursache Nutritionsstörungen verschiedener Art, wie infolge der Arteriosklerose, Tuberkulose oder Lues oder akuter Krankheiten. Ich brauche hier auf die Rückwirkung dieser Krankheiten

---

[1]) S. Mitteil. med. Klin. in Upsala, Bd I, 4.

auf die Nutrition und die Widerstandskraft der Muskulatur nicht näher einzugehen. Genug, die Kammer wird gedehnt, und gleichzeitig entstehen die physikalischen Zeichen einer Regurgitation des Blutes.

Die sekundären Störungen bleiben oft nicht so verhängnisvoll infolge der sich entwickelnden Hypertrophie.

Wenn diese Auffassung die richtige ist, so läßt sich vermuten, daß auch bei der Sektion die Muskulatur entweder degeneriert oder myokarditisch infiltriert ist. In der Tat zeigt die Tabelle VI (S. 42 ff.), daß das der Fall ist. In den meisten Fällen, wo eine mikroskopische Veränderung vorgenommen wurde, wurden auch solche Veränderungen nachgewiesen. In der Tabelle finden wir jedoch überwiegend fettige Degeneration annotiert, seltener sog. myokarditische Veränderungen [1]). Dieses beruht darauf, daß jene Fälle im allgemeinen nur am frischen Material am Sektionstisch untersucht wurden, und zwar ohne Härtung oder Verfertigung von Schnittserien. Leider wurden die Herzen nur ausnahmsweise zur genaueren Untersuchung aufbewahrt. Wo aber dies gemacht wurde, wurde auch mehrmals eine akute oder chronische Myokarditis getroffen, wie die Tabelle zeigt. In 24 Fällen hatte ich beim Niederschreiben dieser Abhandlung Gelegenheit, die genauere mikroskopische Untersuchung zu machen, und in 19 Fällen wurde eine Myokarditis nachgewiesen. Bei der akuten Dilatation fand sich außerdem zuweilen eine Fragmentatio resp. Segmentatio cordis, wie im Falle 87, eine Veränderung, welche von mir auch bei vielen anderen akuten Dilatationen nachgewiesen worden ist [2]).

Die Ursache der funktionellen Insuffizienz ist also eine Dehnung, infolge Veränderungen der Muskulatur. Die Dehnung kann auf das Ostium wirken, welches dadurch überaus erweitert wird. Nach den Sektionsberichten zu urteilen, fand sich eine solche Dehnung des Ostiums beim Tode in den Fällen 73 (Dehnung sowohl des Bikuspidal- als des Trikuspidalostiums), 75 (Dehnung des Trikuspidalostiums), 82 und auch in den Fällen 83, 84 und 87 (Dehnung geringgradig), B. 22, 46, 47 (offen für drei Finger). In etwa neun Fällen kann also der funktionellen Insuffizienz eine Dilatation des Ostiums zugrunde liegen. Ist denn diese Statistik zuverlässig? Meiner Meinung nach gar nicht. Es hängt nämlich die Weite des Ostiums in der Leiche vom Grade der Kontraktion des Herzens wesentlich ab. Ein kleines Ostium nach dem Tode bedeutet gar nicht ein kleines Ostium zu Lebzeiten, wie ich schon 1897 nachgewiesen habe und wie auch Senator und, wie ich jetzt 1911 ersehe, schon längst King, Sibson, Prince u. a. behauptet haben [3]). Umgekehrt läßt sich auch denken, daß erst kurz vor dem Tode die Erweiterung des Ostiums entstand. Dies ist jedoch nicht sehr wahrscheinlich, indem unmittelbar vor dem Tode der Blutdruck gewöhnlich sinkt und also der eine Faktor der Erweiterung der linken Kammer wegfällt. In Übereinstimmung damit verschwinden oft vor dem Tode vorhandene Geräusche oder schwächen sich bedeutend ab.

Es ist also wahrscheinlich, daß wirklich in den oben angegebenen acht Fällen schon intra vitam eine abnorme Dilatation der resp. Ostien bestand.

---

[1]) Über den Begriff Myokarditis wird auf dieses Kapitel hingewiesen (S. 7).
[2]) Siehe Mitteil. Bd. II, S. 177.
[3]) Amer. Journ. med. Soc. 1901, p. 205.

Was dabei vom Mitralostium gilt, das gilt auch in einigen Fällen mutatis mutandis von dem Trikuspidalostium. Auch finden wir zuweilen Dehnung der beiden Ostien. Also bestanden auch in einigen Fällen, wie Nr. 83, Anzeichen einer Trikuspidalinsuffizienz, nämlich Pulsationen der angeschwollenen Halsvenen.

In jenen Fällen, wo eine solche Dehnung des Ostiums vorhanden war, kann man auch mit Recht von einer relativen Insuffizienz sprechen. Aber dieser Terminus dürfte nur solchen Fällen vorbehalten werden und nicht mit funktioneller oder muskulärer Insuffizienz gleichgestellt werden.

Wie wird dann die Insuffizienz in anderen Fällen erklärt? Ich weise auf das Schema S. 113 und 114 hin. Es geht aus diesem apriorischen Schema hervor, daß man sich außerdem noch verschiedene einfache oder komplizierte Mechanismen denken kann. Verschiedene Verfasser haben eine gewisse Vorliebe, alle die verschiedenen Formen gleichartig zu erklären. Dies scheint mir verfrüht oder wenig wissenschaftlich festgestellt zu sein. Ihr Schluß ist also unberechtigt. Ich glaube, daß man in jedem einzelnen Falle erst nach einer gewissenhaften Prüfung der Veränderungen intra vitam und post mortem urteilen soll. Dazu ist eine gründliche Untersuchung der Größe des Herzens ante und post mortem nötig, eine mikroskopische Untersuchung der Kammerwand und der Papillarmuskeln usw. Genauer als bisher darf auch bei der Sektion eine Untersuchung mit der Wasserprobe vom Mitralostium und von der Aortamündung aus vorgenommen werden, und bei der Wasserprobe muß der Klappenapparat so bloßgelegt werden, daß man ihn auch mit den Augen überwachen kann.

Wie erwähnt, denke ich mir folgende Funktionsstörungen als die wichtigsten Ursachen einer Regurgitation.

a) Die Papillarmuskeln können zu schwach sein. In vielen Fällen habe ich aus der mikroskopischen Untersuchung dieser Muskeln den bestimmten Eindruck erfahren, daß sich hochgradig veränderte Papillarmuskeln überhaupt nicht oder nicht kräftig genug kontrahieren können. So z. B. findet man bei der ulzerösen Endokarditis in diesen Muskeln bisweilen eine dichte Infiltration von Rundzellen, ja Rundzellen selbst so dicht aneinander liegend, daß der ganze Muskel einem Abszeß fast ähnelt. Können sich die Papillarmuskeln nicht genügend kontrahieren, und zwar in dem Moment der Kammerkontraktion, so können die Klappen, ceteris paribus, nicht die normale Lage einnehmen, sondern ihre Ränder und Flächen werden relativ verschoben, und eine Regurgitation kann stattfinden.

b) Den gleichen Effekt, aber in der entgegengesetzten Richtung, dürfte ein Spasmus der Papillarmuskeln, verursachen. Ob ein solcher wirklich existiert, ist zwar fraglich und kann gegenwärtig nicht bei Menschen nachgewiesen werden. Es ist aber mehr als wahrscheinlich, daß z. B. bei der Chorea auch ein Spasmus cordis existiert, und einige Verfasser nehmen es an; die unregelmäßigen Kontraktionen des Herzens deuten auch darauf hin. Bei Tieren wird bekanntlich ein Spasmus der Herzmuskelfasern oder selbst fibrilläre Zukkungen durch verschiedene Eingriffe hervorgerufen.

Abnorme Kontraktionen der Papillarmuskeln müssen also auf den Klappenschluß mittelbar einwirken. Wie wirkt dann die diffuse Dilatation mit oder ohne Hypertrophie? Jene trägt gewöhnlich zu dieser bei.

c) Wenn nun eine Dilatation hochgradig wird, so entsteht bald eine verhängnisvolle Zirkulationsstörung; der Puls wird unregelmäßig, Ödeme entstehen usw. Dies ist allgemein anerkannt. In neuerer Zeit ist besonders von Quincke und vielen anderen und auch von mir hervorgehoben worden, daß oft frustrane, d. h. unvollständige Herzkontraktionen, entstehen. Die Herzkammern entleeren sich nicht mehr vollständig, und die Kammern dehnen sich dann noch mehr aus. Unter solchen Umständen vermögen die Kammerwände sich nicht dicht und vollständig aneinander zu nähern. Die Folge wird eine unvollständige oder zu schwache Annäherung der Papillarmuskeln, und also sind die Bedingungen einer Regurgitation des Blutes vorhanden.

d) Denselben Effekt machen partielle, unregelmäßige Kontraktionen der Herzwände oder fibrilläre Zuckungen der Herzmuskeln. Inwieweit solche in der Tat existieren, davon weiß man zurzeit nur wenig; bei den Tieren bestehen, wie erwähnt, solche nachgewiesenermaßen.

In den oben angeführten Fällen findet man manchmal die Myokarditis in der Wand unregelmäßig verteilt, und da die akuten myokarditischen Herde wahrscheinlich die am nächsten liegenden Muskelfasern toxisch beeinflussen, so läßt sich a priori denken, daß sich bei der toxischen Myokarditis auch die verschiedenen Gruppen der Muskeln unregelmäßig kontrahieren.

e) Wenn sich nun, wie gewöhnlich der Fall ist, eine Hypertrophie der Dilatation hinzugesellt, so werden einerseits die Kammerwände starrer, andererseits wächst ihre Kraft. Die direkte Folge der Dilatation ist, daß die basalen Partien der Papillarmuskeln zu weit voneinander stehen. Da nun unter physiologischen Verhältnissen bei dem Einströmen des Blutes schon vor der Kammerkontraktion die Klappen in Schließungsstellung stehen müssen, damit kein Blut regurgitiere, so folgt schon hieraus, daß in den Fällen von Dilatation im Momente der Kontraktion ein wenig Blut zurückfließen muß und also eine Insuffizienz entstehen darf, wenn sich nicht auch die Papillarmuskeln mit dem Eintreten der Hypertrophie in entsprechendem und genügendem Grade verlängern. Ob eine solche Verlängerung eintritt oder nicht, dürfte von den vorhandenen pathologischen Veränderungen — ob vorwiegend sehnige oder entzündliche Prozesse in den Papillarmuskeln überwiegen — abhängen.

Auch ohne Erweiterung der Ostien kann also bei der Dilatation eine funktionelle Insuffizienz entstehen. Diese Form dürfte wohl als eine muskuläre bezeichnet werden und ist nicht mit der relativen zu verwechseln. Die muskulären Insuffizienzen sind also entweder papilläre oder ventrikuläre (parietale) Insuffizienzen im Gegensatz zur ostialen (= relativen) Insuffizienzen. Andererseits dürfte durch die Hypertrophie diese muskuläre Insuffizienz vermindert oder selbst aufgehoben werden. Besonders muß dieses der Fall sein, wenn die Erweiterung gelinde ist und die Hypertrophie hochgradig. Ein solches Verhältnis findet man bei der Nephritis. Bei der akuten Form dehnt sich in der Regel die linke Kammer aus, dann tritt die Hypertrophie hinzu. In Nephritis-Fällen ist die Kammerwand oft sehr dick und die Klappen schließen gut; kein Geräusch wird gehört.

Ob Mitralinsuffizienz bei der Dilatation eintritt oder nicht, beruht also auch auf den Proportionen zwischen der vorhandenen Dilatation und der Hypertrophie.

Alle jene Formen von funktioneller Insuffizienz, bei denen also entweder das Mitralostium oder die Kammern erweitert sind, sind also leicht zu erklären, wenn man auch in dem einzelnen klinischen Falle nicht immer aufs Klare kommt, welche Form vorliegt.

f) Schwieriger wird es, jenen Formen eine genügende Erklärung zu geben, in welchen post mortem eine Vergrößerung des Herzens nicht nachgewiesen worden ist. In der Tabelle finden wir nur wenige solche Formen, nämlich die Fälle Nr. 85, 86 (Cancer), 88 und 89 (Tuberkulosis) und B. 37. Gewöhnlich fehlten hier deutliche Zeichen einer Stasis in den Unterleibsorganen, wenn auch die Nieren im Falle 88 zyanotisch waren. Vielleicht war in diesen Fällen die Insuffizienz eine mehr temporäre und bestand nur kürzere Zeit vor dem Tode. Im Falle 86 ist das Vorhandensein eines Venenpulses in der Vena jugularis externa dextra zu bemerken. Es bestand also wenigstens eine Trikuspidalinsuffizienz, obschon bei der Sektion ausdrücklich annotiert wurde, daß eine Dilatation der rechten Kammer sich nicht vorfand.

Im Falle 85 wie im Falle 89 war das Herz selbst atrophisch! Eine relative Insuffizienz fand sich also wohl nicht. Daß im Falle 89 eine wirkliche Regurgitation vorhanden war, geht inzwischen auch aus dem Umstande hervor, daß hier ein systolisches Fremissement gefühlt wurde, und zwar sowohl über der Spitze wie an der Basis. In den übrigen Fällen fand sich kein Fremissement vor. Indessen finde ich, daß der rechte Rand des Herzens zu Lebzeiten sich im Falle 86 3 cm, im Falle 88 selbst 3—4 cm und im Falle 89 2—3 cm nach rechts vom rechten Sternalrande erstreckte. Eine Dilatation der rechten Kammer bestand also wahrscheinlich, wenn auch die Perkussion des rechten Herzrandes etwas mißlich und unsicher ist. Und obschon das Herz in diesen Fällen bei der Sektion als abnorm klein oder wenigstens nicht vergrößert befunden wurde, so hätte wohl eine akute Dilatation sub finem vitae bestanden. Diese drei Fälle finden also leicht ihre Erklärung. Im vierten Falle, Nr. 85, ist annotiert: 23. IX. Töne rein; 27. X. schwaches Geräusch; 29. X. deutliches Geräusch, aber nicht so stark, daß es den Ton deckt; 3. XI. das Geräusch sehr unregelmäßig; 2. Ton nicht akzentuiert; 13. XI. 1. Ton unrein, wechselt; 17. XI. Tod. Hier ist also berechtigte Veranlassung, eine herabgesetzte, unregelmäßige Herztätigkeit anzunehmen — ein akzidentelles Geräusch liegt vor; die Herzkontraktionen waren wahrscheinlich unregelmäßig oder so schwach, daß die Papillarmuskeln nicht genügend schlossen! Im Falle B. 37 war nach der Palpations-Perkussion das Herz bei Lebzeiten 2 cm vergrößert (außerhalb der Mamillarlinie), nach dem Tode aber kontrahiert und von normaler Größe.

Alle diese fünf Fälle lassen sich also ohne größere Schwierigkeiten in der obigen Weise erklären.

Endlich können sich natürlicherweise organische und funktionelle Insuffizienzen gleichzeitig vorfinden.

In bezug auf die physikalischen Zeichen der funktionellen Insuffizienz ist oben schon bemerkt worden, daß zwar immer ein systolisches Geräusch vorhanden ist, wodurch sich die Diagnose auf Insuffizienz erkennen läßt. Außerdem fühlt man ab und zu ein systolisches Fremissement. Ein solches fand sich in acht Fällen. In vielen ist aber besonders annotiert, daß ein Fremissement fehlte.

Dagegen ist es eigentümlich, daß in zwei Fällen, 89 und B. 47, das Fremissement präsystolisch war, und zwar ohne präsystolisches Geräusch. Auch in dieser Hinsicht ähnelt also die funktionelle Insuffizienz der organischen Form (s. oben).

Der zweite Ton an der Spitze wird auch hier bisweilen von dem starken Geräusche bei dem ersten Tone mehr oder weniger gedeckt. So im Falle 82 (Anders Mattsson) und B. 43. Auch in den Fällen 73, 81 und 85 wurde ein schwaches Geräusch bei diesem Tone gehört, im Falle 66 wurde ein pfeifendes Geräusch vernommen und im Falle 89 wurde ein schwaches, präsystolisches Geräusch gehört, ohne daß in diesen Fällen eine anatomische Ursache, d. h. eine Stenose bei der Sektion entdeckt wurde.

Die funktionelle Mitralinsuffizienz nimmt in mehreren Hinsichten eine vermittelnde Stellung zwischen den organischen Herzfehlern und den Herzstörungen infolge Anämie, Chlorose usw. ein. So z. B. finden wir bekanntlich bei diesem zwar ein Geräusch, aber keine Veränderungen der Klappen.

Über die Verhältnisse zwischen Peri-, Endo- und Myokarditis zueinander. (Vgl. oben S. 32—39.)

Bei der funktionellen Mitralinsuffizienz ist
a) was die akuten Prozesse betrifft, unter 29 Fällen
die isolierte akute Myokarditis in sieben Fällen vorhanden, wozu fünf Fälle mit Kernvermehrung hinzukommen, also in 12 Fällen;
die Endomyokarditis in sechs Fällen;
die isolierte Endocarditis acuta in drei Fällen;
die Periendokarditis in einem Falle und
die Peri-Endo-Myokarditis in zwei Fällen.
Hieraus folgt, daß die isolierte beginnende oder völlig entwickelte Inflammation des Myokardiums der überaus vorwiegende Prozeß ist (12 Fälle); sie verbindet sich jedoch oft (in sechs Fällen) mit einer akuten Endokarditis, welche sonst bei dieser Gruppe nur selten isoliert vorkommt. Nur in zwei Fällen (unter 29) fand sich Peri-Endo-Myokarditis, d. h. eine Pankarditis.
b) Was die chronischen Prozesse betrifft, so finden wir ebenfalls
die isolierte Myokarditis als die frequenteste (in neuen Fällen),
die isolierte Perikarditis nur in drei Fällen und nur einen Fall von resp. Endokarditis oder Peri-Endokarditis. Bei dieser Berechnung sind die sog. perikarditischen Sehnenflecke nicht mit einberechnet.
Die Lehre von der Allherrschaft der Pankarditis findet in diesen Tatsachen wenig Stütze, die Lehre von der Fortpflanzung der Perikarditis auf das Myokardium wird von ihnen auch widerlegt; dagegen verbindet sich die akute Endokarditis oft mit der Myokarditis. Diese Tatsachen sprechen auch für die Theorie, daß die Infektionsstoffe nicht hauptsächlich von dem auf der Herzinnenfläche strömenden Blute überpflanzt werden, sondern am öftesten primär in das Herzfleisch eindringen und im Herzfleisch eine lokale Entzündung hervorrufen. Eine noch ausgedehntere Untersuchung hätte ohne Zweifel die Zahl der Myokarditiden vermehrt, dagegen nicht die der Endo- und Perikarditiden.

Es fragt sich weiter, ob die Segmentation für die chronische Dilatation eine Rolle spielt. Die Segmentation ist ohne Zweifel ein akuter, die beim Tode vorhandene Dilatation am meisten ein chronischer Prozeß.

Segmentation fand sich in 13 Fällen, unter 29 Fällen von funktioneller Mitralinsuffizienz. Von diesen fand sich Dilatation in 12 und fehlte in einem.

Segmentation fehlte in neun Fällen. Von diesen fand sich Dilatation in acht Fällen und fehlte in einem Falle.

Hieraus ergibt sich: Dilatation entwickelt sich unabhängig von der Segmentation. Auch wenn Segmentation fehlt, entwickelt sie sich in den meisten Fällen von funktioneller Mitralinsuffizienz und hat deshalb andere Ursachen, was auch zu vermuten war.

Eine weitere Frage ist, ob es nachgewiesen werden kann, daß die funktionelle Mitralinsuffizienz in irgendeinem Zusammenhang mit myokarditisch-entzündlichen oder mit degenerativen Prozessen steht oder nicht. Diese mißliche Frage kann wohl durch Untersuchung sowohl von anamnestischen Daten, als vor allem durch vergleichende Untersuchung analoger Fälle mit und ohne funktionelle Mitralinsuffizienz entschieden werden. Solche ganz analogen Fälle überhaupt zu finden oder auszuwählen, stößt auf große Schwierigkeiten.

Die zu vergleichenden Fälle sollten denselben Ernährungsstörungen unterworfen gewesen sein, ungefähr derselben Zeitlänge, desselben Alters sein usw

Am nächsten liegt es dabei Untersuchungen von Fällen mit Nephritis chronica zu machen. Bei dem Tode können solche in etwa analogem Status sich befinden.

Fragen wir weiter, wie sich die vorhandene Hypertrophie zu der eventuellen Myokarditis verhält, so ist zuerst daran zu erinnern, daß eine Hypertrophie der Kammerwände fast in allen Fällen vorkommt, weiter, daß die Hypertrophie wohl der chronische Effekt chronisch wirkender Ursachen ist, die Myokarditis oft akuter Art. Wir fragen inzwischen, wie verhalten sich Myocarditis acuta und chronica zur Hypertrophie und finden.

Hypertrophie fand sich in 22 Fällen und fehlte in sieben. In diesen 22 Fällen fand sich akute Myokarditis isoliert oder in Verbindung mit Endokardtis, in 10 Fällen und mit Perikarditis in noch drei Fällen, also bei 22 Hypertrophien fanden sich 13 Fälle von Myokarditis. In den übrigen sieben fehlte Hypertrophie; unter diesen fand sich Myokarditis (K.) in fünf Fällen (davon in drei mit Perikarditis); also fand sich akute Myokarditis fast in gleicher Proportion bei der vorhandenen und fehlenden Hypertrophie; Myokarditis kann also kaum der Grund der vorhandenen Hypertrophie sein. Diese Tatsachen sprechen gegen Albrecht, welcher in den hypertrophischen Prozessen den Ausdruck einer parenchymatösen Entzündung sieht[1]).

Was die chronischen Prozesse betrifft, finden wir unter 22 Hypertrophien Myokarditis in neun Fällen, unter den fehlenden Hypertrophie in meinem Falle eine Myokarditis. Es scheint also die chronische Myokarditis eine gewisse Rolle bei der Entwickelung der Hypertrophie zu spielen, indem die chronische Myokarditis einer Dilatation Vorschub leisten kann, aus welcher sich die Hypertrophie entwickelt.

Es fragt sich: Spielt denn die akute Myokarditis eine Rolle bei der Entwickelung der Dilatation? (Fortsetzung des Textes siehe S. 134.)

---

[1]) Siehe Aschoff, Die Lehre von d. patholog.-anat. Grundlagen der Herzschwäche. Fischer 1906. S. 52.

Tabelle X. A. 28 Fälle von funktioneller

Nr.	Jahr	Nr. klin.	Nr. Sekt.	Name	Alter	Anamnese	Grundkrankheit mit Komplikationen	Das Herz bei der Sektion im ganzen	links Kam.	links Vorh.	rechts Kam.	rechts Vorh.	Ostium	Klappen
														A. Ne-
66	1882	90	6	Karl Blomqvist	37	Emphysema, Bronchitis	Nephritis parenchymatosa	D H	D h		D H	D h		
67	1885	136	49	Erik Larsson	60	Krank seit 1883	Nephritis parenchym. chron.	D H	H D		D H		Organ. Fehler?	Endocard. chr. fibr. mit etwas verkürzt. Chordae. Pap.-musk. mit fibr. Spitzen
68	1890	21	30	Karolina Sven	18	Weihn. 1886 Nephr. par.; 1887-88 Herz u. rechts etw. vergrößert, n. links medial v. d. M.L.; I. T. unrein, II.rein, II. Pulm.-Ton verstärkt wie I. Aort.-Ton	Nephritis parenchym. chron.	D H	D H		d H		normal	
69	1890	118	46	Brita Eriksdotter	83	2./1. Apoplexie	Nephr. chr.; Hemipl.; Pneumonia acuta	D	D					
70	1892	429	82	Jvar Melander	56		Nephritis parenchymatosa	D H	Cor. bovinum					
71	1894	35	34	Gustaf Lindberg	42		Nephritis interstitialis	D H	D H	D?H?	D H	D?H?		Endocard. fibrosa
72	1895	576	93	Kristina Lovisa Karlsson	69	1880 Pneum., seitdem stark. Herzklopfen	Nephr. chron.; Pericardit. subacuta	D H	D H	D	D?		normale Weite	etwas dick
73	1897	497	102	Johan Jansson	48	unbekannt	Nephrit. parench. acuta; Endocardit. ulc. ac.	D H	D h		D kein. h?		3 Finger; Trikusp. 4 Finger	weich
74	1898	444	95 mikr.	Johan Söderholm	38	Alkoholmißbrauch; Lues, 1877 Nephritis	Nephrit. parench. chron.; Endocardit. acuta	D H	D H	H kein. d	d?H kein. d od. h		2 Finger (am Präp.)	etwas weit
75	1899	112	16 mikr.	P. Ekdahl	48	Seit 3 Jahren Nephritis	Nephrit. chr.	D H	D H	D H	D H	D H	2 Finger; Trikusp. 4-5 Finger	normal
														B. Rheuma-
76	1887	36	1	Johanna Ekberg	86	Dick u. fett; Biertrink.; 1881 Rheum. art. etc.; Insuff. valv. mit.	Rheumatism; Endocardit. aortae acuta	D H	D H		D H		Klappen zusammengewachsen; keine Stenose	verdickt

Mitralis-Insuffizienz.

Endokard. ac. = E. Myokard.	Arterien	Geschwulst	Perikardium, Lungen	Leber	Milz	Nieren	Frem.	Töne I.	II.	II. Pulm.	Bemerkungen
phritis.											
Degeneratio. 0 E.		Anasarca, Ascites	Hydroperic.; Ödem	Atrophia cyanot.		Nephrit. parench.	schw., systol. unterhalb des Stern.	blasend	blasend, zischend		
Fett. 0 E.		Anasarca, Ascites	Hydroperic. ; Ödem	Atrophia fusca	Speckmilz	Konsek. Schrpf.- niere mit Amyl.		Sp.: schw. Ger. Bas.: stark schabd.	stark	verstärkt	
Myocard fibrosa. 0 E.		Anasarca	Hydroperic.; Ödem Hydrothorax bilat.			Nephr. interst. sec. post. Nephr. parench.		unrein, Geräusch	rein	accent., rein wie Aortent., mit schab. Geräusch	
Myocard. interstit.	Aneur. aortae ascend., Arteriosclerosis		Hypostasis pulm.	Schnürleber; Atroph. fusca		Atroph. granul.	kein Frem.	bisw. deutl. Ger.		verstärkt	
Deg. adiposa. 0 E.	Atheroma	Cyanosis, Anasarca	Hydroperic.; Hydrothorax bil.	Atrophia rubra (Muskatleber)	Splenit. et Perisplenit. chron.	Nephr. chr. par. et atroph. sec.		Geräusch? Ins.			
Degeneratio. 0 E.	Arteriosclerosis	Anasarca Ascites	Hydroperic.; Ödem; Hydrothorax	Muskatleber	Splenit. interst.	Genuine Schrpf.- niere		Insuff. mitr.			
Fett. 0 E.	Ather. aortae	Anasarca Ascites	Hydrothorax; Ödem	Hepatit. interst. chr.	Chron. hyperplast.	Nephr. interst. chron.		starkes Geräusch			
Degeneratio adip. E. ulc.	Arteriorigosis	Ascites	Hydroperic.; Hydrothorax; Ödem	Syphiloma	Infekt.- Milz	Nephr. parench. acuta		Geräusch brummend	schw. Ger.	(Aortenfehler?)	
Degeneratio. E.	Arteriosclerosis	Anasarca	Ödem	normal	Tumor acut.	Nephr. par. et interst.	kein	Geräusch	rein	accent.	
Muskulat. fest. 0 E.	Arterioscl. aortae	Anasarca	Ödem	graurot, zieml. groß	von gewöhnl. Größe	Schrpf.- niere	bisw. Fr., bisw. nicht	starkes Geräusch	rein	etwas verstärkt	
tismus.											
Fett. E.	Arterioscl.; Ather. leve.	Anasarca	Hydroperic.	Cyan. art.; Stasis links		Stasis	kein	kein Geräusch	rein	verstärkt	

Nr.	Jahr	Nr. klin.	Nr. Sekt.	Name	Alter	Anamnese	Grundkrankheit mit Komplikationen	Das Herz bei der Sektion: im ganzen	links Kam.	links Vorh.	rechts Kam.	rechts Vorh.	Ostium	Klappen
77	1888	204	31	Maria Elfström	17		Rheumatism.; Endocardit. mitr. acuta	keine D D H	D h		d h			
78	1893	258	27 mikr.	Elisabet Hjertberg	65	Rheumat.; Rezidiv. Seit 1885 Herzkl.; 1889 Tóne rein	Rheumatism.	D H	D H	d kein. h	D kein. h	d h	gut 2 Finger	verdickt

C. Sog. Degene-

Nr.	Jahr	Nr. klin.	Nr. Sekt.	Name	Alter	Anamnese	Grundkrankheit mit Komplikationen	Das Herz bei der Sektion: im ganzen	links Kam.	links Vorh.	rechts Kam.	rechts Vorh.	Ostium	Klappen
79	1898	198	41 mikr.	Karin Svensson	72	Scharlach, Nervenfieber, Lungenentz.	Degeneratio cord.; seit lange Dyspnoe	Cor. bov. D H	Endo- card. D H	kein. d H	D H	D H	normale Weite	Sklerose; Chordae nicht verdickt
80	1882	155	18 mikr.	Anna Andersson	58	Seit 20 Jahren schweratm., Atemnot; Nov. 1881 Geschwulst	Degeneratio cordis	D H	kein. D od. H d kein. h	D	D H	D		normal
81	1884	413	84	Greta Abrahams-dotter	59	5 Partus; kein Rheum. Seit mehrer. Jahr. Atemnot. Dies Jahr Geschwulst	Degeneratio cordis	D H	d kein. h		D H	d h		etwas geschwollen
82	1886	75	28 mikr.	Anders Mattsson	66	1882 Alkoho-liker? Seit 30 Jahren Herz-klopfen	Degeneratio cordis	D H	D H	D kein. d	D H	d h	4 Finger	die eine Kl. etw. verdickt
83	1896	211	57	Magnus Bengtsson	61	1895 schwer-atmig: Alko-holmißbrauch	Emphysema; Degeneratio cordis	D H	D H		D H		fast 3 Finger	gelinde verdickt
84	1899	529	mikr.	Maria Andersson	46	Alkoholmiß-br.; Apr. 1899 schweratmig; Geschwulst	Myocardit. alcoholica	D H	D H	?	D H	d ?	Mitr.: 3 u. Trikusp.: 4 Finger	gelinde verdickt

D. Can-

Nr.	Jahr	Nr. klin.	Nr. Sekt.	Name	Alter	Anamnese	Grundkrankheit mit Komplikationen	Das Herz bei der Sektion: im ganzen	links Kam.	links Vorh.	rechts Kam.	rechts Vorh.	Ostium	Klappen
85	1890	468	89	Erik Strömberg	65	Frühjahr 1890 Cancer	Cancer ventri-culi	ver- min- dert	kein. h		kein. D od. H		nicht ver- engt; gut 2 Finger	dick, nicht ge- schrumpft
86	1895	39	11	Julia Bergström	66	Dez. 1894 Atemnot	Cancer ventri-culi et hepat.; Endoc. rec.	ge- wöhnl. Größe	D kein. h				normal	reiskorn- große Exkr.

E. Tuber-

Nr.	Jahr	Nr. klin.	Nr. Sekt.	Name	Alter	Anamnese	Grundkrankheit mit Komplikationen	Das Herz bei der Sektion: im ganzen	links Kam.	links Vorh.	rechts Kam.	rechts Vorh.	Ostium	Klappen
87	1884	288	89	Johan Hedens-kog	43	Krank seit 1875	Tuberkulos.; Perikardit.	D	kein. D od. h	0	D	0	gut 2 Fing; Trikusp. kaum 3 Finger	normal

Endokard. ac. = E. Myokard.	Arterien	Geschwulst	Perikardium, Lungen	Leber	Milz	Nieren	Frem.	Töne I.	Töne II.	Töne II. Pulm.	Bemerkungen
E. Myocard. 0 E.	Arterio- sclerosis		Ödem Hydro- peric.		Groß, schlotte- rig Peri- splenitis chron.	Cyanosis		unrein? Ger.? Ge- räusch	unrein	ver- stärkt	

ratio cordis.

Endokard. ac. = E. Myokard.	Arterien	Geschwulst	Perikardium, Lungen	Leber	Milz	Nieren	Frem.	Töne I.	Töne II.	Töne II. Pulm.	Bemerkungen
Myocard. 0 E.	Arterio- sclerosis		Emphys. pulm.	Schnür- leber			?	reibend	schw., unrein; rein	accent.	
r.: Musku- latur fester. l.: Fasern bleich. 0 E.	Athero- mata	Ascites	Hydro- peric.; Hydro- thorax; Ödem	Atroph. e compr. v. portae	Stasis	Stasis	kein Frem.	starkes Ge- räusch	stark	ver- stärkt	
Degene- ratio adip. 0 E.	Atheroma	Ascites etc.	Hydro- peric.; Hydro- thorax	Cyan.; Muskat- leber	Atroph.	etwas cyanot.		Ge- räusch	undeutl. Ger.	gespalt., nicht ver- stärkt	
Fett. 0 E.	Aneurys. circoid. Arterio- sclerosis		Hydro- peric. (50 cm³); Hydro- thorax	braune Leber- atroph. mit Ikterus	Atroph.		kein	scharfes Ge- räusch	gedeckt		
Degene- ratio? 0 E.	gelinde Aorten- insuff.?; Endart. coronar.	Ascites	Hydro- thorax; Ödem	Atroph. rubra centr.	Stasis		kein	leises Ge- räusch	rein	unbe- deut., ver- stärkt	
Degen. parench. u. adip. 0 E.	gelinde Atheroma- ta	Ascites, 1½ Liter	keine Indur.; Lungen ange- wachs.; Ödem	Große, zentr., rote Atroph.	Stasis	Stasis	kein	deutl. Ge- räusch	rein	etwas accent.	

cer.

Endokard. ac. = E. Myokard.	Arterien	Geschwulst	Perikardium, Lungen	Leber	Milz	Nieren	Frem.	Töne I.	Töne II.	Töne II. Pulm.	Bemerkungen
Senil braun. 0 E.	Arterioscl.; Aorta dil.		Lungen anäm.	Braune L.; Can- cer	Ge- schrmpft	Bleich?		bisweil. rein, bisweil. deutl. Ger.	schw. Ger.	nicht accent.	
Degen. parench. E.			Embolia pulm.	Cancer	?	Atroph. senilis	kein	ausge- zogenes, weiches Ge- räusch	rein	nicht accent.	Venenpuls

culosis.

Endokard. ac. = E. Myokard.	Arterien	Geschwulst	Perikardium, Lungen	Leber	Milz	Nieren	Frem.	Töne I.	Töne II.	Töne II. Pulm.	Bemerkungen
0 E.		Anasarca Ascites	Tuberc. pulm. Pericard.	Tuberc.; Cyan.; Muskat- leber		?	?	Ge- räusch	rein	ver- stärkt	

Nr.	Jahr	Nr. klin.	Nr. Sekt.	Name	Alter	Anamnese	Grundkrankheit mit Komplikationen	Das Herz bei der Sektion						
								im ganzen	links		rechts		Ostium	Klappen
									Kam.	Vorh.	Kam.	Vorh.		
88	1892	51	103 mikr.	Vilhelmin. Jansson	61	erkrankte 1890	Tuberkulos.; Diabetes	gewöhnl. Gr.	D		d?		normal	etwas rigid
89	1893	216	50	Anna Jansson	68	1891 Rheumatism. articul.	Arthrit. deform.; Tuberculos. pulm.	klein	D kein. h?				ganz offen	atheromatöse Herde
90	1897	605		Ida Ströman	17		Tuberculosis pulm.	vergröß.	d?h?		D H	0?		

F. Akute

Nr.	Jahr	Nr. klin.	Nr. Sekt.	Name	Alter	Anamnese	Grundkrankheit mit Komplikationen	im ganzen	Kam. (links)	Vorh. (links)	Kam. (rechts)	Vorh. (rechts)	Ostium	Klappen
91	1890	419	94	Axel Berg	39	erkrankte Weihnacht. 1889 m. Fieber	Syphilis; Pericardit. fibrinosa; Endocardit. aortae	d	d					
92	1897	94	11 mikr.	Fanny Sundell	10	erkrankte Weihn. 1896 an Diphtherit.	Diphtheritis	D H	D h	0	D	0		schließen
93	1895	244	38	Charlotte Gummesson	44	keine Herzsympt.; 1895 Geschwulst	Pneumonia acuta; Lues hepat.	d	d		d D		normal	gelinde verdickt

Tabelle X. B.   **30 Fälle von funktioneller**

A. Ne-

	Jahr	Nr. klin.	Nr. Sekt.	Name	Alter	Anamnese	Grundkrankheit mit Komplikationen	im ganzen	Kam. (links)	Vorh. (links)	Kam. (rechts)	Vorh. (rechts)	Ostium	Klappen
B. 22	1903	8	186	Emma Charl. Ek	60	1903: Nephr. chr. interst. genuina; D. u. H. cord.; Insuff. mitr. rel. Cardioskleros.	D. u. H. cord. c. ins. mitr. rel. Oedema pulm. Uraem., Petechie	bedeut vergröß.	D bild. die Spitz H		D		offen für 3 Fing. Ins.? rel.?	an d. Basis m. opaken Herden
B. 23	1905	112	53 mikr.	Selma Andersson	37	1885: Nephr. chron. V. org. c. (ins. mitr.?) 1905: H. u. D. cord.(ins.mitr. rel.?)	Nephrit. chr. c. indur.; Endocardit. chr. fibr. (v. mitr.), Uraemia, P. klein, regel.	groß?	kein. D (?) H	0 d 0 h	D? H	0 d 0 h	(Stenosis relativa) offen f. gut 1 Fing. Ins. rel.?	geringe Verdick. Endocard. chr. fibr. Ins. mitr.?
B. 24	1905	723	mikr.	Karl Joh. Olsson	67	H. cord.; Nephrit. chr.; Alkoholism.	H. cord.; Nephrit. chr., Gastrit. chr.; Bronchit.; Cirrhos. hepatis Ascites. P. hart. 84	etwas vergröß.	(D?) H	D H?	H	d kein. H	normal Ins. rel.?	
B. 25	1905	332 u. 532	mikr.	Sven Matsson	45	1900: Nephr. chr.; Alkoholism.? Tbc. pulm.	Nephr. chr. parench. c. indur. sec.; H. u. D. cord.; Cardioscl., Myocardit. chr. fibr. P. groß, unreglm.	bedeut vergröß.	D H	D h?	D H	D h?	normal Ins. rel.?	dünn

Endokard. ac. = E. Myokard.	Arterien	Geschwulst	Perikardium, Lungen	Leber	Milz	Nieren	Frem.	Töne I.	Töne II.	Töne II. Pulm.	Bemerkungen
Fett. 0 E.	Arterioscleros. levis		Tuberc. pulm.	von gewöhnl. Größe		Indur.; gewöhnl. Größe; Stasis; Nephr. interst.	kein	Geräusch		verstärkt	
Degen. adip. u. fusca. 0 E.	Ather.; Scleros. coronar.	Ascites	Tuberc. pulm.	Cirrhos.	klein; Degen. ampl.	Neprh. chron. haem.	kein	schw. Ger.	bisweil. schw. präsyst.	accent.	
Unverändert. 0 E.							syst. ?	starkes Ger.	rein	etwas verstärkt	
Krankheit.											
Degeneratio adip. 0 E.		Anasarca; Portalstas.	**Pericardit.**; Ödem	Cirrhos. syphilit.	Hochgradige Stasis	Degeneratio	kein	deutl. Geräusch			Perikarditis
Degeneratio;Myocard. 0 E.			Pneumonia acuta			Nephr. parench. acuta		starkes Geräusch	starkes Geräusch		
Degeneratio adip. 0 E.	Endarteriitis levis	Ascites; Anasarca	Pneum. c. tuberculos.	Lues; Cirrhos. luet.	Hyperpl. chr. indur.	Nephr. parench. acuta c. degenerat.	präsystol.	deutl. Geräusch	rein, kein präsyst Ger.	etwas accent.	

Mitralis-Insuffizienz.

phritis.

Endokard. ac. = E. Myokard.	Arterien	Geschwulst	Perikardium, Lungen	Leber	Milz	Nieren	Frem.	Töne I.	Töne II.	Töne II. Pulm.	Bemerkungen
fest; bleich, graubraun, trocken 0 E.	Scleros. coronarart. mit verkalkt. Herden	Ödeme	Peric. 0 Oedema pulm. Bronchitis	Atroph. fusca	Splenit. u. Perisplenit. chr. indur.	Nephr. chr. interstit. genuina		systol. Ger., zieml. stark	schwierig zu auskultier.		
fest u. hart 0 E.	Atheromata	Ödeme	Indur. fusca. Peric. 0	normal	Splenit. chr.	Nephr. chr. c. induratione	schw.	scharfes, ausgezogenes, systol. Geräusch	rein, acc.	verstärkt	Ob Sten. od. Insuff. ungewiß
Klin.:Myocard. chr. 0 E.	Aorta weit	Ascites	Emphysema; Bronchit.; Peric. 0	Cirrhos.		Nephr. chr.	leicht	Geräusch		kaum hörb.	
Myocard. chr. fibr. 0 E.	Ao. breit	Ödeme	Tbc. pulm.; P. 0		Cyanosis	Nephr. chr. parench. c. indur. sec.		unrein; systol. Ger.		acc.	1 Aortaton m. Geräusch. Alkoholherz.

Nr.	Jahr	Nr. klin.	Nr. Sekt.	Name	Alter	Anamnese	Grundkrankheit mit Komplikationen	Das Herz bei der Sektion im ganzen	links Kam.	links Vorh.	rechts Kam.	rechts Vorh.	Ostium	Klappen
B. 26	1909	V: 175	183	And. Gust. Lindström	62	1909: Nephr. chr. parench.; H. u. D. c.; Bronchitis diffusa	Nephr. chr. parench.; H. u. D. cord.; Myocardit. chr. fibr.; Arterioscl. lev. Uraemia	D H	1,5cm	etw. D H	H	D H	Ins. rel. ?	vordere Klappe an d. Mitte verd.
B. 27	1909	362	180	Jeanette Lundkvist	51	1909: Tumor abdom.; Ins. mitr. (rel.); Nephrit. chr.; Cancerurogen.	Degen. adip. myocard.; D. cord.; Periton. fibrin. subchr. Ascites. P.112, regelm.	groß schlaff	D 0 h		D 0 h		2 Fing.	normal
B. 28	1909	408	mikr.	Emma Boman	45	Nephr. chr.; H. c.; Uraem. 1907: Töne rein	H. c.; Nephr. chr. c. indur. sec.; Bronchit. purul.; Bronchopneum. Urämie; Galopprhythum.	bedeut. vergröß.	D H	D h?	D H	D h?	weit Ins. rel.	
														C. Rheuma-
B. 29	1908	V: 226	201	Josef Bergqvist	49	1902: Rheum. art.; Scarlatina; Retentio urinae	Cardioscler.; D. u. H. cord. lev.; Bronchopneum. pulmon. V. cordis Ins. mitr. P. 120	etwas vergröß.	D H lev.		D H lev.		Ins. rel.	kl. weich. aber verdickt
														B. Sog. Degene-
B. 30	1901	392	145	Herman Eklund	36	1901: Alkoholism. chr. (Myocard. c. Sten.)	Myocardit. chr.; Pleurit. dx. u. sin., P. unregelm., 52	koloss. vergröß.	bed. D h	bed. D	bed. D 0 h	bed. D	0 Ins. rel.	normal
B. 31	1905	9	mikr.	Gust. T. Sundberg	71	Arterio-cardioscleros.; H. u. D. c.; Insuff. mitr. rel.; Emphysema pulm. Rheumatism. art.	H. u. D. c.; Myocardit. chr. fibr. interstit.; Arterio-cardioscler. Indur. pulm.; Cyan. hep.etc. P. unregelm.	700 g	D H	D keine H	D	d h	groß. weit. Ins. rel.	recht dünn
B. 32	1907	507	1908: 19 mikr.	Karin Eriksson	26	1907: V. org. c. (End. v. mitr. ulc.? + Ins. mitr. + D. c.) Tbc. pulm. ap. indur.? (1903)	Endocardit. verr. v. mitr. ulc.; Infarcti multipl. lien. P. 116, dikrot, regelm.	wenig vergröß.	d? h		kein. D oder H		Ins. mitr. ?	Endocard. verr.
B. 33	1907	V: 196	179 mikr.	Gabriel Svensson	74	Arterio-cardioscleros.; Alcoholism. chron.	H. u. D. c.; Scler. v. ao.; Myocardit. chr. fibr., Art.-scleros. a. coron. sin. obl.; Aneurysma circ. et thromb. a.lien.	vergröß.	D H	d H	D h	D h	0 Ins. rel. ?	etwas verdickt
B. 34	1900	629	1901: 29	Ida Nyrén	30	Dyspepsia nervosa; 1894: rheum. Fieber	Ulcus ventriculi perfor.; Peritonit. ac.; „Trübe Schwellung"	etwas vergröß.	d h		d		normal Ins. rel. ?	0

Endokard. ac. = E. Myokard.	Arterien	Geschwulst	Perikardium, Lungen	Leber	Milz	Nieren	Frem.	Töne			Bemerkungen
								I.	II.	II. Pulm.	
Myocard. chr. fibr. 0 E.	Arterio-scleros. lev.	Ödeme	Peric. 0 Bronchit diff. Br. chr. atroph.	Stasis	Stasis	Nephr. chr. parench. c. exacerb. ac. haemorrh.		systol. Ger., zieml. schwach			
Deg. adip. 0 E.		Ascites; Anasarca	Peric. 0			Hydronephr. bil.		schwach. systol. Ger.			
0 E.		Anasarca	Peric. 0 Bronch. purul. Bronchopneum.	Stasis	Stasis, Infarkt.	Nephr. chr. c. indur. sec.	0	rein, später deutl. Ger.		acc.	17./8. Töne rein, 7./10. Geräusch I.
tismus.											
0 E.	Coronar-gef. hart		Bronchopneum. Peric. 0	Cyanos. lev.	Cyanos. lev.	Cyanos. lev.	0	systol. Ger. stark, langgezog.	rein	deutl. acc.	
ratio cordis.											
Myocard. chr. 0 E.	Cardio scleros.	0	Stasis, Pleurit. dx. et sin. Infarct. pulm. dx. Peric. 0.	Stasis	normal	Stasis, Infarkt.		schwach. Geräusch	rein?	rein, acc.	
Myocard. chr. fibr. interstit. 0 E.	Arterio-scleros.		Indur. pulm. Peric. 0	Cyanos.	Cyanos.	Cyanos.	schw., systol.	starkes Geräusch	rein		
akute Myoc. E. ulc.			Peric. 0		Infarct. multipl.	Cicatrices post infarct. renum	kein	systol. Ger., langgezog., starkes	ʼ	etwas acc.	
Myocard. chr. fibr. Schwielig, circumscript. sept.ventr. sin. 0 E.	Arterio-scleros. a. coron. sin. obl. Scler. v. ao.	Anasarca	Peric. 0	Stasis; Degen. adip.	Stasis	Stasis		blasendes Geräusch	etwas unrein, aber nicht blasend	schwach acc.	begrenztes Aneurysma d. Sept. d. l. K.
kleine Schwielen B. 0 E.	nichts		Peric. 0	normal		0		undeutl. schwach. Geräusch	rein	rein	akute infektiöse Form

Nr.	Jahr	Nr. klin.	Nr. Sekt.	Name	Alter	Anamnese	Grundkrankheit mit Komplikationen	Das Herz bei der Sektion im ganzen	links Kam.	links Vorh.	rechts Kam.	rechts Vorh.	Ostium	Klappen
B. 35	1904	414	mikr.	Matilde Pettersson	42	Dil. cord.; Ren. mobilis; Bronchopneum.	Anaemia pernic.; Tremor lienis; Cirrh. hepat.; Endocardit. chr. valv. mitr.; Deg. adip. et Atroph. cord. P. 80. regelm.	etwas größ.	D H	d keine H	D h	d keine h	0 (weit?) Ins. rel.	Endocard. chr. v. mitral. levis
B. 36	1901	144	51	Martin Luther	56	Rheum. Fieb.; 1901: Pneum. chr. (tbc.?); Degeneratio cord.	Dil. cord. deg.; Indur. fusca pulm.; Pneumonia fibrin. hypost. lob. inf. dx.; Adenocarcinoma ventriculi. P. 120, klein		d		D		gelinde Stenosis?	gelinde Sklerose
B. 37	1906	120	mikr.	Ollas Anna Larsson Larsdtr.	26	Endocardit. ulc.?? Thrombophleb. v. portae?; Absc. hep.?	Septicaemia; Peritonit.; Pylephleb.	normal						Endocard. ulc.?

D. Pericardi-

Nr.	Jahr	Nr. klin.	Nr. Sekt.	Name	Alter	Anamnese	Grundkrankheit mit Komplikationen	Das Herz bei der Sektion im ganzen	links Kam.	links Vorh.	rechts Kam.	rechts Vorh.	Ostium	Klappen
B. 38	1904	640	234 mikr.	Anna S. Gustafsson	4	1904: V. org. c. (insuff. mitral.?)	Pericardit. chr. c. synech. tot. peric.; H. u. D. c.; Pneumonia ac. pulm. dx. P. regelm. klein, 140. Ins. mitr.?	bedeut. vergröß.	D H	D? h?	D H	kein. D kein. H	normal Ins. rel.?	normal
B. 39	1904	271	111 mikr.	Anders Lund	49	1903: Alcoholism. chr. Nephrit. chr.	Pericardit. serofibrin.ac.; Bronchit. catarrhal. etc. Atemnot. P. irreg., 60, Myoc.	vergröß.; 13 cm br. 11 cm l.	D H	d (h?)	D H	d	Ins. rel.?	Kl. fleckig, Chordae gedehnt
B. 40	1907	331	171 mikr.	Johanna Elin. Olsson	14	Cyanos. grav.; Oedema grav.; Anasarca	H. u. D. cord. (ins. mitr.); Endocardit. verr. lev. v. ao.; Deg. parench. u. adip. myocardii etc. Ödeme. P. kein, 120 bis 130	vergröß.	D H	D H	D H	d h?	Insuff.	Endocard. verr. lev. v. ao.
B. 41	1907	241	130 mikr.	Olga Sjöblom	8	1906: rheum. Fieb. — Scarl. Otit., Vit.cord.	Pericardit. adhaes. fibr. lev.; D. u. H. cord. etc. P. regelm.,120	vergröß.	D H	d H	D H	kein. D oder H?	Insuff. rel.?	Endocard. fibr. Kl. dünn, auch Chordae
B. 42	1909	275	134	Nils Mejer	48	Masern; Vitium cord. etc. (Alkoh.)	Myocardit. chr. fibr. diff.; H. u. D. cord.; Pericardit. chr. circ.-scr. Stas. org.; Cirrhos. hepat. cyan.	dopp. vergröß.	D H		D H		Ost. vergröß. Ins. rel.	

Endokard. ac. = E. Myokard.	Arterien	Geschwulst	Perikardium, Lungen	Leber	Milz	Nieren	Frem.	Töne I.	II.	II. Pulm.	Bemerkungen
Deg. adip. M. 0 E.	nichts	Ascites	Broncho-pneum. Peric. 0	Cirrhos.	Tumor	Atroph.	kein	starkes Geräusch überall	acc.	nicht acc.	Hypertr. c. D. ungeacht. der Anämie
Deg. adip. 0 E.	nicht skleros.		Peric. 0 Indur. fusca; Pneum. fibrin. hypost. lob. inf. dx.					systol. Ger., blasend, reibend	rein	rein, schwach acc.	
„Trübe Schwell." M. 0 E.			Peric. 0					schwach. Geräusch			Herz kontrahiert b. Leben; 2 cm vergröß.

tis (adhaesiva).

Endokard. ac. = E. Myokard.	Arterien	Geschwulst	Perikardium, Lungen	Leber	Milz	Nieren	Frem.	Töne I.	II.	II. Pulm.	Bemerkungen
verdickt, fest, bleich B. M. 0 E.			Peric. chr. c. synech. tot. peric. Pneum. ac. p. dx.	ver-größert; Cyanos.	Cyanos.	Cyanos.		Geräusch			
Myocard. chr. fibr. B. 0 E.	Ao. normal. Koron.-A. verdickt	Ödeme	Pericardit. serofibr. ac.;Bronchit. catarrh.; Infarkt.	Indur. cyan.	Indur. cyan.	Nephr. chron.	kein	reibend. Geräusch langgezog.	schnell	acc.	
Degen. parenchym. u. adip. M. E.		Ödeme; Anasarca	Indur. fusca u. Oed. pulm. Peric. microsc.	Stasis		Stas.; Nephr. chr. parench. lev. c. induratio incip.	schw.	systol. Ger., stark, zieml. ausgezog.	rein	rein, nicht acc., schwach hörbar	Peric. acuta (microsc.)
0 E.	nichts	Ascites	Pericardit. adhaes. fibr. lev. Indur. fusca p.	Deg. ad. Stas. c. indur. fibr.	Stas. c. indur. fibr.	Deg. ad. Stas. c. indur. fibr.	systol. Frém. cat.	stark systol. blasend. Geräusch	rein	scharf acc.	musikal. Geräusch
Myocard. chr. fibr. diff. B. 0 E.	nichts	Ödeme	Pericard.chr. circ.-scr.	Stas.; Cirrhos. cyanot.	Stasis	Stasis	kein	systol. Ger., zieml. kurz		schwach, nicht acc.	

Nr.	Jahr	Nr. klin.	Nr. Sekt.	Name	Alter	Anamnese	Grundkrankheit mit Komplikationen	im ganzen	links Kam.	links Vorh.	rechts Kam.	rechts Vorh.	Ostium	Klappen
B. 43	1909	V: 123	126 mikr.	Arvid Johansson	18	Masern	Endocardit. ac. verr.; Pericardit. fibr. ac. etc. Myocardit. chron.	wenig ver- größ.	D h	(h?)	D kein. H	d	Ost. tricsp. weiter als gewöhnl. Ins. tric.? Ins. rel.	Endocard. ac. verr.
B. 44	1905	570	216	Karl E. Vikstrand	10	Rubeola, Masern.; Pertussis 1903	Pericardit. chr. fibr. adhaes. tot.; H. u. D. cord.; Endocardit. verr. ac. valv. ao. et mitr. etc. P. klein, celer, 130	ver- größ.	D H		D H			Endoc. verr. ac. v. ao. u. mitr.
B. 45	1910	V: 107	1911: mikr.	Fritiof Plato	18	„Nesselfieb.''; Rheum. art.	Synechia pericardii total.; H. u. D. c.; Endocardit. ulc. v. mitr. etc. Atemnot, Cyanose P. klein, 116	ver- größ. enorm	D H	D H	D H	D H	Ins. rel.	Endocard. ulc. v. mitr.; Endoc. ulc. v. ao. lev.
B. 46	1909	226	105 mikr.	Rut Thunberg [1]	13	1908: Rheum. art.; Masern	Insuff. rel. u. End. verr. ac. v. mitr.: D. u. H. cord. etc.	bedeut ver- größ.	D H	D H	D H	D	Ins. rel. mitr. 3 Fing.	Endocard. verr. ac. v. mitr. ulcer.
B. 47	1901	272	85	Anna M. Lundgren	59	Masern; 1897. „Herzfehler''; Lungenblutg.	Dilat. cord.; Insuff. v. mitral. rel.; Tumor canc. pylori; Carcin. hepat. infiltr. ac.; Anaemia	· D					Ins. rel. mitr.; gut 3 Fing. durch	**E. Can-**
B. 48	1903	676	199 mikr.	Johan F. Andersson	20	Albuminuria, Cylindr.	End. ac. ulc. v. ao. u. mitr.; Deg. parench. cord. u. hep.; Nephr. ac. c. absc.; Peritonit. ac. purul. circ.-scr. etc.	groß	d		d		End. ac. ulc. mitr. u. ao.	**F. Endocardi-**
B. 49	1905	639	210 mikr.	Maria Henriksson	22	Masern, Bluthusten	Endocardit. ulc. v. mitral. u. pariet. Infarct. lien. u. ren.; Deg. parench. myocard. et hepat. etc.	unbedeut. ver- größ.	D H	d	D h?			Endocard. ulc. et verruc.
B. 50	1907	186	78	Anna Vahlström	19	Augenkrankh; Masern; Scarl.; Diphth.	Septic.; Endocardit. chron. ulc. c. exac. verruc.; Dil. cord. c. degen. parench.	wenig ver- größ.	D		d		Ins. rel. mitr.	End. chr. ulc. c. exac. verruc.
B. 51	1909	32	109 mikr.	And. Joh. Ekstrand	53	Infl. (?) 1907; Albumin. 1908	End. chr. ulc.; D. u. H. c.; Bronchit. diff. purul.; Stas. lev. hep.; Nephrit. chr. parench.	sehr ver- größ.	D H				Ins. mitr.	End. chr. ulc.

[1]) Dieser Fall gehört eigentlich unter Gruppe B. (Rheumatismus).

Endokard. ac. = E. Myokard.	Arterien	Geschwulst	Perikardium, Lungen	Leber	Milz	Nieren	Frem.	Töne I.	Töne II.	Töne II. Pulm.	Bemerkungen
Myocard. chr. fibr. E.			Peri-cardit. fibrin. ac.	Stasis	Stasis; Splenit. ac.	Stasis	Fr. cat.	systol. Ger.	Ge-räusch	acc.	Endo-Myo-Pericard. acuta. Pericard. chr.
E.			Peric. chr. fibr. adh. tot.; Cyanos. pulm. (indur. fusca); Pleurit. serofibr; Bronch. seropur.	Cyanos. hepat.	Indur. cyan.	Cyanosis		blasend. Ge-räusch		zweige-spalt.	Pericard. chr.
Deg. adip.; verdickt. E. ulc.	hypoplast.		Synech. peric. tot. Pleurit. serofibr. bil.; In-farct. mult. hypost.	Stasis	Stasis	Stasis		systol. Ger., stark, sausend.		zweige-spalt.	Pericard. chr.
Myocard. chr. E. fibr.; Dcg. adip. M. acuta	Ao. eng	Ascites; Anasarca	Hydro-pericard 0 Peric. Bronch. chr.	Stasis	normal	Stasis Nephrit. (chr. ?)	stark	systol. Ger. aus-gezog.	normal	etwas acc., hisweil. zweige-spalt.	
cer.											
0 E.			0 Peric.	Carcin. lnflltr. ac.				Ge-räusch	prä-systol. Ge-räusch	rein, acc.	
tis ulcerativa.											
Kräftig. E. ulc.			Petech. pleur.	Degen. parench.	Hyper-pl. ac. et infarct.	Nephr. ac. c. absc.		schwach. systol. Ge-räusch blas.		deutl. verstärkt	
Degen. parench. E. ulc.			Atelect. pulm. 0 Peric.	Degen. parench.	Infarct.; Hyper-plasia ac.	Infarkt	kein	kräftiges Ge-räusch	rein	etwas acc.	
Degen. parench. E. ulc.			0 P (ad-haer.) Bronch. diff. pur.		Splenit. ac. c. in-farct.		kein	systol. Ge-räusch	rein	rein, acc.	
E. ulc.			Atelect. pulm. 0 Peric.	Stasis lev.	Hyper-pl. chr. c. in-farct.	Nephr. chr. parench.		schw. systol. Ge-räusch		rein. etwas verstärkt	

Es finden sich unter den 29 Fällen 25 Fälle von Dilatation; in vier Fällen fehlte Dilatation.

Unter den 25 Fällen mit Dilatation fand sich Myokarditis in 16 Fällen und fehlte in neun Fällen.

Unter den Fällen ohne Dilatation fand sich Myokarditis in drei Fällen und fehlte in vier Fällen.

Es scheint demgemäß, als ob sich eine Dilatation nicht in allen Fällen mit akuter Myokarditis entwickele, und andererseits, daß sich Dilatation auch ohne akute Myokarditis entwickeln kann, daß also andere Kräfte dazu beitragen können.

Was die chronische Myokarditis und Dilatation anbelangt, so fand sich ja Dilatation in 25 Fällen; unter diesen war chronische Myokarditis nachgewiesen in neun und fehlte in 16 Fällen; in vier Fällen ohne Dilatation fehlte Myokarditis in allen.

Also scheint es, daß, wo die Dilatation fehlt, auch die chronische Myokarditis fehlt, Dilatation kann sich aber ohne chronische Myokarditis entwickeln. Also tragen andere Kräfte zur Dilatation bei, wahrscheinlich der intrakardiale Druck. Aber Myokarditis findet sich in etwa $1/3$ der Fälle, hat wohl deshalb eine Bedeutung.

XI. Zur Stenose des Mitralostiums.

Daß die Mitralstenose von mehreren Gesichtspunkten und zwar besonders von diagnostischem, eine interessante Form von Herzkrankheit ist, ist schon längst von verschiedenen Forschern angegeben worden.

Will man die physikalischen Zeichen bei der Mitralstenose sowie die viel diskutierte Rückwirkung der Mitralstenose auf die Größenverhältnisse des Herzens studieren, so ist vor allem notwendig, den Weg der Untersuchung einzuschlagen, welchen ich oben bei der Prüfung, ob die Endokarditis von Geräuschen begleitet wird, gebraucht habe, nämlich von den einfachen zu den mehr komplizierten Fällen vorzugehen.

Die einfache, reine Mitralstenose ist zwar meiner Erfahrung nach dem Kliniker oder noch mehr vielleicht dem praktischen Arzt keine unbekannte Erscheinung, selbst keine Seltenheit. In dieser Hinsicht hegen jedoch die verschiedenen Forscher verschiedene Ansichten. So z. B. behauptet Rosenbach[1]), daß „mit Ausnahme der seltenen Fälle, in denen durch die Einlagerung von Kalkplatten in der Umgebung des Ostiums oder Thrombenbildung Stenose erzielt wird, kommt . . . . . isolierte Stenose nicht vor". Nach Eichhorst[2]) sind „Beobachtungen von reiner Stenose des Mitralostiums außerordentlich selten", und derselben Meinung ist André Petit: „On ne saurait aujourd'hui constater qu'il existe un rétrécissement mitral pur"[3]).

Dieselbe Meinung vertreten Friedreich: „Fast durchgehends ist mit der Stenose zugleich eine Insuffizienz gegeben", und Rosenstein: „Kommt die Stenose fast ausnahmslos nur in Verbindung mit Insuffizienz der Klappe vor."

---

[1]) Die Krankheiten des Herzens. 1897, S. 232.

[2]) Lehrbueh I, 1890, S. 59.

[3]) Charcot etc. Traité de Médecine. V, 1893, p. 241.

Dieser älteren Behauptung stehen indessen unzweideutige Erfahrungen neueren Datums entgegen.

So finden wir z. B., daß Lenhartz im Jahre 1890 selbst und bei einer Zusammenstellung von Sektionen aus Leipzig mit Ackermanns Fällen aus dem Hallenser Institute über 98 Fälle von Stenose 11 Fälle fand, „bei denen mit aller Sicherheit durch die eigentümliche Art der Stenosenbildung jede Spur von Insuffizienz ausgeschlossen wird".

Auch Dunbar teilt verschiedene sowohl klinische als Sektionsfälle von reiner Stenose aus Riegels Klinik mit (fünf klinische, acht mit Sektion).

Nach meiner Erfahrung beobachtet man nicht selten Herzkranke mit den typischen Zeichen einer reinen Stenose, also mit einem isolierten, starken, präsystolischen oder diastolischen Geräusche, worauf der äußerst kräftige, aber reine erste Ton folgt, ohne daß ein systolisches Geräusch nachfolgt. Da ich oben nachgewiesen habe, daß jeder zur Sektion gekommene Fall von Mitralinsuffizienz auch von einem systolischen Geräusch begleitet war, mit Ausnahme derjenigen, in welchen die Herztätigkeit äußerst schwach war, so ist man berechtigt, schon aus den Auskultationsphänomenen in denjenigen Fällen, in denen ein systolisches Geräusch fehlte und die Herztätigkeit kräftig war, auch eine Insuffizienz auszuschließen.

Legt man aber die Sektionsbefunde seinen Behauptungen zugrunde, so wird man bald davon überrascht, wie außerordentlich selten eine unkomplizierte Stenose in der Tat vorkommt. Es verhält sich die Sache meiner Meinung nach folgendermaßen. Eine reine Stenose kommt nicht selten vor, und zwar oft bei sonst kräftigen, besonders jüngeren weiblichen Individuen. Bei zwei von meinen Krankenhausdienern sah ich sie isoliert. Die Fälle trugen alle charakteristischen Zeichen einer reinen Form von Stenose. Beide waren jung und in vollem Dienst im Krankenhause, trugen schwere Lasten usw., als sie über Herzsymptome zu klagen anfingen. Bei dem einen dauerten die Symptome einer reinen Stenose fort, bei dem anderen hat sich nunmehr auch eine Insuffizienz entwickelt, und so ist auch die Regel. Bei der Sektion trifft man deshalb fast immer auch eine Insuffizienz. Deswegen wird die Existenz der reinen Stenose verneint.

Indessen finde ich, daß ich in den letzten vier Jahren bei dem Brunnen Sätra 13 Fälle von reiner Mitralstenose behandelte. Es waren 12 mittelalterige Mädchen oder Frauen und nur ein Mann. Mehrere von diesen litten an Herzklappenfehlern seit vielen Jahren, ja selbst schon als Kinder. Einige kamen jährlich zurück, und ich konnte bestätigen, daß die Herzfehler stationär waren. In der Winterszeit konnten sie ihre Geschäfte und Angelegenheiten ausführen, vertrugen aber gewöhnlich nicht größere Anstrengungen. Eine hat mich eben jetzt (1911) nach etwa 14 Jahren aufgesucht, und es bestand noch eine reine Stenose. Das mittlere Alter der Patienten war 34 Jahre.

In der medizinischen Klinik in Upsala (etwa 60 Betten) wurden dagegen in den Jahren 1888—1898 (11 Jahre) nur acht Fälle mit reiner Mitralstenose behandelt. Auch hier überwiegen die Frauen (sieben Patienten) den Männern gegenüber (ein Patient). Das mittlere Alter war 33 Jahre

Weiter habe ich alle in der Klinik zum Serafimer-Lazarett, Stockholm, behandelten Fälle von reiner Mitralstenose zusammengestellt und dabei nicht weniger als 83 gefunden (28 Männer und 55 Weiber), bei denen ein Geräusch auf dem ersten Ton fehlte und welche sonst die geläufigen Zeichen einer reinen Stenose zeigten. Selbst wenn man annimmt, daß eine fehlerhafte Diagnose bei einigen gestellt war, so bleiben doch viele Fälle von reiner Stenose übrig (s. Tab.). Ihr mittleres Alter war 33 Jahre 25 Tage

Diese drei Zahlen aus verschiedenen Perioden stimmen ja gut überein.

Tabelle 30. **Stenosis valvulae mitralis.**

	0—9	10—19	20—29	30—39	40—49	50—59	60—69	Summa Anzahl	%
A Aus Upsala									
Männer	—	1	—	—	—	—	—	1	—
Weiber	—	1	1	2	3	—	—	7	—
B. Aus Sätra									
Männer	—	—	—	—	1	—	—	1	—
Weiber	—	—	3	7	2	—	—	12	—
C. Aus Stockholm									
Männer	—	6	10	7	2	2	1	28	—
Weiber	—	6	14	16	12	7	—	55	—
Summa Männer	—	7	10	7	3	2	1	30	28,8
Weiber	—	7	18	25	17	7	—	74	71,2
Summa summarum	—	14	28	32	20	9	1	104	—

In der Abt. C war das mittlere Alter: für Männer 30 Jahre 2 Monate, für Weiber 34 Jahre $6\frac{1}{2}$ Monate.

Also waren in derselben Abteilung 28 Männer auf 55 Weiber. Bei der Berechnung der Prozente muß daran erinnert werden, daß es in dieser Abteilung doppelt so viele Betten für Männer als für Weiber waren. Die richtige Proportion tritt erst hervor beim Halbieren der Zahl der Männer, also 14 Männer und 55 Weiber oder etwa 25,5% Männer und 74,5% Weiber. In Upsala dagegen waren die Betten ebenso viele für Männer wie für Weiber. Dort war die Proportion wie 1:7 oder 14%:86%. Sätra wurde überwiegend von Weibern besucht; dort war das Verhältnis 1:12.

Bisweilen wird aber ein Stenotiker ein Opfer einer zufälligen Krankheit, z. B. einer akuten Pneumonie oder einer Perikarditis (s. unten), und so hat man Gelegenheit, auch eine reine Stenose ausnahmsweise auf dem Sektionstische zu sehen. Nur zwei solche Fälle sind indessen in meiner fast 20jährigen Tätigkeit in Upsala vorgekommen: Zuerst der Fall 96, Klara Eklund. Hier wurde zu Lebzeiten schon eine reine Stenose diagnostiziert. Sie war indessen sowohl mit einer akuten Pneumonie wie mit Perikarditis kompliziert. Im zweiten Fall, Nr. 95, Anna Lund, bestanden auch eine Pericarditis adhaesiva und ein Cancer ventriculi. Aus der Periode 1900—1910 habe ich noch vier Fälle mit Sektion. Indessen konnte man fragen: Warum waren verhältnismäßig so wenige in der Klinik zu finden? Vielleicht ist die richtige Antwort, daß die reine Stenose überhaupt längere Zeit stationär werden kann und relativ erträglich ist.

Werfen wir nun zuerst einen Blick auf die anatomischen Verhältnisse, so ist es auffallend, daß es vom anatomischen Standpunkte aus viel leichter ist, eine Stenose als eine Insuffizienz zu diagnostizieren. Indessen ist das nicht immer der Fall. Man trifft auf dem Sektionstische Fälle, wo die Diagnose zweifelhaft ist. Die Zipfel der Mitralis sind zwar zusammengewachsen, die Frage wird aber unentschieden, ob dadurch ein wirkliches Hindernis der Zirkulation entstanden ist. So z. B. habe ich solche Fälle, in denen ungeachtet der Zusammenlötung der Mitralklappen, doch zwei Finger leicht durchgeführt werden konnten. Ein solcher Fall ist als isolierte Insuffizienz unter Nr. 65 (S. 102) aufgeführt. Keine auf Stenose deutenden Geräusche bestanden, ungeachtet der recht kräftigen Herztätigkeit.

Aus der Periode 1900—1912 stammen vier Fälle von Stenose, wo beinahe zwei Finger durch das Ostium geführt werden konnten. Gehören diese zur klinischen Stenose oder zur anatomischen? Bemerkenswert ist, daß in diesen vier Fällen jedes diastolische Geräusch fehlte, dagegen fand sich bisweilen ein schwaches systolisches in zwei Fällen.

Schwieriger ist es sehr oft am Sektionstische zu bestimmen, ob neben der Stenose auch eine Insuffizienz existiert. So lange die Mitralklappen sehr weich sind, die Ränder nicht oder nur wenig verdickt und die Chordae nicht verkürzt sind, ist wohl die Sache klar, daß eine reine Stenose vorliegen kann; sobald aber die Klappen verdickt werden und eine gewisse Retraktion der Segel und der Chordae eingetreten ist, so wird man manchmal zweifelhaft, ob sich nicht eine Insuffizienz auch ausgebildet hat. In meiner Sammlung (Tab. XI. S. 192) finden sich mehrere solche Fälle, nämlich 98—106. Diese Gruppe wird unten ausführlicher analysiert. Nur das bemerke ich hier, daß diese Insuffizienz hier bisweilen selbst funktioneller Art sein dürfte (Fall 99?).

Weiter will ich die Aufmerksamkeit auf die Existenz von zwei Formen von funktioneller (relativer) Stenose richten: a) wenn sich der Vorhof übermäßig dilatiert, so kann er sich nicht mehr in gehöriger Zeit entleeren, selbst wenn das Mitralostium leicht zwei Finger durchläßt; b) so existiert auch oft eine zweite Form: eine (relative) Stenose bei übermäßiger Dehnung der linken Kammer. Sie kann sich nicht in rechter Zeit füllen, selbst wenn das Ostium kaum oder nur wenig verengt ist. In dieser Hinsicht gibt es natürlich alle Übergänge zwischen dem normalen und pathologischen Zustande; die Grenze ist fließend.

Eine Form von funktioneller Stenose soll sich auch bei der Aorteninsuffizienz vorfinden. Hier werden solche Formen nicht abgehandelt.

Die von mir beobachteten, zur Sektion gekommenen Fälle von Stenose verteilen sich, wie die Tab. XI (S. 190) näher angibt. Übersichtlich können sie auch folgendermaßen verteilt werden.

1. Fall von Stenose infolge Kompression durch ein thorakales Aneurysma;
2. Reine Klappenstenosen;
3. Stenose infolge Kalkinfiltrats und Kalkkonkrements des Ostialringes;
4. Stenosen mit Verdacht auf Insuffizienz und (S. 192);
5. Stenosen mit deutlicher Insuffizienz (Tab. XI, S. 196).

Gruppe A. Fall von Stenose infolge Kompression durch ein thorakales Aneurysma (S. 190).

Dieser Fall ist besonders aus diagnostischem Gesichtspunkte von Interesse.
Hier fanden sich keine Klappenveränderungen vor, auch war das Ostium sonst
nicht verändert. Nichtsdestoweniger bestand zu Lebzeiten eine Stenose des
Mitralostiums. Sowohl die klinischen Symptome als die physikalischen zeigten
es auffallenderweise. Bei der Sektion fand man an der Aorta thoracica, gleich
dem Mitralostium gegenüber und auf dieses drückend, ein Aneurysma, welches von der vorderen Aortenwand ausging und auf das Ostium
mitrale von hinten drückte und es verengte. Das Aneurysma wirkte
deswegen ganz wie ein experimentell erzeugtes von außen wirkendes Hindernis.

Welches waren nun die physikalischen Zeichen der Stenosierung, welches
die klinischen und welches die sekundären Veränderungen des Herzens und
der übrigen Organe? Es ist von Wichtigkeit, zu erinnern, daß die Symptome
von 1892 datieren. Zu dieser Zeit fing er nach einer durchgemachten Erysipelas
an, an Stichen in der Herzgegend, Herzklopfen und Atemnot zu leiden, sowie
an Taubheit in den Beinen. Im Frühling 1894 wurde er im Krankenhaus aufgenommen, und man stellte die Diagnose: Endokarditis (?), Vit. org. cordis
(Sten. c. insuff. valv. mitr.).

Es hatte also, als er im Januar 1896 starb, die Krankheit etwa kaum
4 Jahre gedauert.

Die physikalischen Zeichen vom Herzen waren 1894: Vorwölbung der Herzgegend, der Spitzenstoß in der Mamillarlinie, kräftig, Vergrößerung nach
rechts bis 4,5 cm nach außen vom rechten Sternalrand, präsystolisches
Geräusch an der Basis, der Puls 80. Als er zum zweiten Male aufgenommen
wurde, war die Herzgegend ödematös (er litt dann auch an akuter Nephritis),
der Spitzenstoß lag im sechsten Interstitium 6 cm nach außen von der Mamilla;
kein Fremissement; die Herzdämpfung war vergrößert nach rechts fast bis
zur rechten Mamilla, nach links bis 4 cm nach links von der Mamilla; ein präsystolisches Geräusch, welches bisweilen rein diastolisch war; der erste
Ton war etwas unrein und undeutlich, der zweite etwas akzentuiert.

Es fanden sich also die klassischen Zeichen einer Mitralstenose. Der
Wechsel zwischen präsystolischem und diastolischem Geräusch ist besonders
lehrreich.

Um die Größenverhältnisse des Herzens zu verstehen, ist zu erinnern,
daß Patient seit Oktober 1895 an akuter Nephritis litt. Bei der Sektion fand
sich das Herz bedeutend vergrößert und war dreimal so groß wie die Faust.
Die linke Kammer war bedeutend dilatiert und zugleich hypertrophisch,
wie auch die rechte; der rechte Vorhof war auch stark dilatiert.

Nach diesem Falle zu urteilen kann also die Mitralstenose sowohl Hypertrophie wie Dilatation des linken Herzens verursachen, wenn nicht schon die
akute Nephritis an sich dazu beigetragen hatte; es ist aber zu bemerken, daß
das Herz schon 1894 vor dem Hinzutreten der Nephritis sowohl links wie besonders rechts vergrößert war, wenn auch nicht so hochgradig wie später. In
welchem Maße nun die Nephritis und das Aneurysma zur Dilatation der Höhlen
oder zur Hypertrophie der Wände beigetragen, ließ sich natürlich nicht fest-

stellen, aber daß die Stenose auch eine wichtige Rolle dabei spielte, ist wohl nicht zu leugnen. Selbst der rechte Vorhof war dilatiert. Die Milz war groß und blutreich, die Nieren etwas zyanotisch. Die Leber ist nicht im Protokolle erwähnt, die Lungen waren blutreich. Außerdem fanden sich Hydroperikardium und Anasarka.

Es fanden sich also die typischen sekundären Veränderungen, welche alle auf eine Stasis vom Herzen aus deuteten.

Gruppe B. Fälle von reiner Mitralstenose (S. 190).

Wie schon erwähnt, sind diese Fälle so selten, daß sie eine besondere Würdigung verdienen.

Fall 96. Die Krankheit entstand auf hereditärer Basis — die Mutter litt an Herzklopfen, der Vater an Atemnot. Patient selbst hatte schon als Kind Anfälle von Herzklopfen, machte dann 1884 einen Gelenkrheumatismus durch und wurde 1884 und 1885 ödematös. Die physikalischen Symptome waren die folgenden: der Herzimpuls war nicht sichtbar, aber stark und im fünften Interstitium zu fühlen und lag 2 cm nach außen von der Mamillarlinie, wurde von zwei Fingern gedeckt; die relative Dämpfung erreichte nach rechts den rechten Sternalrand, nach links reichte sie bis einige cm nach außen von der Mamillarlinie. Deutliches, präsystolisches Fremissement an der Spitze. Der erste Ton war rein; ein präsystolisches, schnurrendes Geräusch, welches in den verstärkten ersten Ton überging; der zweite Pulmonalton war ziemlich akzentuiert. Die Aortentöne waren nicht geschwächt. Der Radialpuls klein, regelmäßig, dikrot, 65 (52—86). Außerdem noch perikarditische Reibungsgeräusche.

Bei der Sektion war die linke Kammer etwas dilatiert, mit schwacher Hypertrophie (oder selbst fraglicher), der linke Vorhof war dilatiert mit dünner Wand (also nicht hypertrophisch), die rechte Kammer war bedeutend dilatiert, besonders an der Spitze, und hypertrophisch, der rechte Vorhof war weder dilatiert noch hypertrophisch. Die Mitralklappen ließen kaum den Kleinfinger durch, die Ränder waren zwar etwas verdickt, aber weich und beweglich, dagegen die Chordae verkürzt und verdickt. So viel man sehen kann, war der Klappenapparat suffizient. Die übrigen Klappen und Mündungen waren normal.

Der Fall ist also ein Fall von reiner Stenose. Die klinischen Symptome sind die klassischen und brauchen keine Analyse. Unter den anatomischen verdienen die Größenverhältnisse in Betracht gezogen zu werden. Überall überwiegt die Dilatation über die Hypertrophie. Die linke Kammer war nur wenig dilatiert und kaum hypertrophisch. Dies ist auch der Fall mit der rechten Kammer; bedeutende Dilatation sowie Hypertrophie war vorhanden; der linke Vorhof hatte sich nur gedehnt, der rechte war weder gedehnt noch hypertrophisch.

Es existieren also reine Mitralstenosen, und meiner Meinung nach sind solche Fälle, wie schon oben behauptet wurde, keineswegs selten; mit der Zeit treten dazu Insuffizienzen. Dann erst kommen sie zur Sektion.

Ein zweiter Fall von anscheinend reiner Stenose war folgender:

Fall 95. Anna Lund, 39 Jahre, soll früher an dyspeptischen und neurasthenischen Symptomen gelitten haben. Ihre Herzkrankheit entstand aus unbestimmter Ursache, und da Pat. beim Tode an Cancer ventriculi sowie an einer Endocarditis verrucosa litt, so dürfte die Stenose die Folge einer im Zusammenhang mit dem Ventrikelleiden entstandenen Endokarditis sein. Die physikalischen und klinischen Symptome waren hier ganz anders als im vorgehenden Falle. Der Impuls war zwar kräftig, lag aber nach innen von der Mamillarlinie, aber das Herz war atrophisch, mit fettig degenerierten Partien. Die Mitralklappen waren zu einem Trichter zusammengewachsen, welcher selbst den langen Finger nur bis zu seiner halben Länge durchließ. Indessen fehlte zu Lebzeiten jedes deutliche Zeichen eines Herzfehlers. Die Töne waren rein und regelmäßig, kein Fremissement war vorhanden, und eine Akzentuation des zweiten Pulmonaltones wurde nicht beobachtet. Auch wurde kein Verdacht auf Herzfehler geäußert.

Der Fall ist lehrreich. Das Fehlen eines Geräusches läßt sich wohl durch die schwache Herztätigkeit erklären, was mit der herabgesetzten Nutrition und der Herzatrophie in Übereinstimmung steht.

Die beiden Fälle von reiner Mitralstenose ähneln also einander überhaupt gar nicht klinisch, wohl aber anatomisch.

Indessen gibt es in diesen beiden Fällen eine Komplikation, welche wohl wesentlich die Beweiskraft dieser Fälle in bezug auf die Einwirkung auf die Größenverhältnisse der Herzhöhlen schwächt, nämlich das Vorhandensein einer Perikarditis, welche auch im Falle Eklund wohl zum mortalen Ausgang beigetragen haben dürfte, wenn auch die Todesursache in erster Linie die bilaterale akute Pneumonie war.

Fall 96. Klara Eklund.

Bei der Sektion fanden sich im Perikardialsack 500 ccm Flüssigkeit; die beiden Perikardialblätter waren durch ausgedehnte Znsammenlötungen aneinander sowohl an der vorderen wie an der hinteren Seite zusammengewachsen. Zu Lebzeiten wurden perikardiale Reibungsgeräusche gehört, und Pat. war beim Druck über dem Herzen empfindlich. Der Prozeß war also frischen Datums.

Fall 95. Anna Lund.

Hier fand sich bei der Sektion eine totale Synechie, und der Perikardialsack war auch an der Außenseite durch reichliches fibröses Gewebe an das Sternum befestigt. Das Herz war atrophisch.

Auch die Fälle B. 52—55 waren, wie es scheint, Fälle von reiner Mitralstenose. Leider fehlte im Sektionsprotokolle die nähere Beschreibung der Fälle B 52 und B 55.

Fall B. 52. Weib, 52 Jahre alt.

Pat. hatte Diphtheritis und Masern durchgemacht; litt später an Atemnot und Geschwulst in den Beinen. Außerdem Diabetes (7%). Der Puls regelmäßig, 78.

Herz. Keine Voussure; schwache Pulsationen; präsystolisches Fremissement. Impuls im vierten Interst., 8 cm von der Mittellinie, stark. Relative Dämpfung bis 9 cm nach links. Die Töne stark. Starkes präsystolisches Geräusch.

Sektion. Das Mitralostium läßt nur einen Finger durch. Endocarditis chron. Pulskurve siehe unten.

Fall B. 53. Weib, 53 Jahre alt.

Rheum. art. (in den 1880er Jahren). Nephrit. interstit. chron. Symptome: Atemnot, Herzklopfen, Bluthusten, Bronchitis. Kein Alb. Puls unregelmäßig, 72—94, klein.

Herz. Impuls im fünften Interst. in der vorderen Axillarlinie, nach links bis 14 cm von der Mittellinie.

Erster Ton stark, rein, zweiter etwas verstärkt.

Sektion. Herz etwas vergrößert, Länge 12 cm, Breite 11 cm, schlaff.

Rechte Kammer etwas dilatiert, nicht hypertrophisch (Wand 3 mm dick).

Linke Kammer auch etwas dilatiert, nicht hypertrophisch ($11 \times 9 \times 8$ cm).

Rechter Vorhof deutlich dilatiert und hypertrophisch.

Linker Vorhof bedeutend dilatiert, nicht hypertrophisch.

Ostium mitrale läßt nur einen Finger durch; Klappen zwar verdickt aber weich, können sich aneinander legen. Chordae verkürzt. Die Muskulatur braun. Mikroskopisch: Linke Kammer mit akut-chronischer Myokarditis mit schöner Fragmentation; ebenso die Papillarmuskeln.

Rechte Kammer. Zerstreute myokarditische Herde; keine Fragmentation.

Linker Vorhof. Diffuse subakute Myokarditis und subperikardiale Inflammation.

Rechter Vorhof. Ebenso.

Fall B. 54. Weib, 43 Jahre alt.

Rheum. art. 1897. Seitdem oft Atemnot, Herzklopfen, Husten, Zyanose. Spur von Alb. Puls klein, 100.

Herz. Dämpfung nach rechts bis zum rechten Sternalrande, nach links bis zur Mamillarlinie. Starkes präsystolisches Geräusch. Zweiter Pulmonalton akzentuiert.

Sektion. Herz klein. Linke Kammer: keine Dilatation oder Hypertrophie. Mitralklappen zu einem Ring zusammengewachsen, mit verdickten Rändern und Chordae, lassen einen Finger durch, scheinen schließungsfähig. (Das Protokoll enthält nichts weiteres.) Pneum. acuta sin., Emphysema, Splenit. acuta.

Fall B. 55. Weib, 55 Jahre alt.

Skarlatina, Masern. Stat. 1905: Mäßige Zyanose. Lungen und Leber normal. Todesursache: Haemorrhagia cerebri (Aneurysma). Herz: Impuls 12 cm von der Mittellinie. Präsystolisches Fremissement. Dämpfung nach rechts bis zum rechten Sternalrande, nach links bis 14 cm von der Mittellinie.

Töne: erster kräftig, rein, zweiter präsystolisches Geräusch; zweiter Pulmonalton etwas verstärkt.

Sektion. Endocardit. fibr. mitr. c. stenosi (Details fehlen).

Gruppe C. Stenose durch Verkalkung des Ostialrings mit Kalkknötchen (S. 190).

Die Gruppe C umfaßt nur einen Fall von Stenosis mitralis, aber einen eigentümlichen, welcher auch unten (S. 175) erwähnt wird.

Fall 97, Andreas Persson. Klin. Diagnose; Cancer epithel. pulmonum + Pleuritis dextra etc.

Anamnese. Pat. erkrankte 1893 mit Husten, Heiserkeit und Atemnot sowie Stichen und Schmerzen in der Brust. 10. X. 1893: Das Herz ist nach links verschoben; die linke Grenze bis zur Mamillarlinie. Der Herzstoß nicht fühlbar. Keine Pulsationen. Die Töne rein, etwas entfernt. Der zweite Pulmonalton nicht verstärkt.

Wenn der Fall schon an und für sich ein interessanter Fall ist, und zwar wegen des epithelialen Cancers in den Lungen, so wird er es nicht weniger durch die Herzveränderungen. Wir finden hier eine Petrificatio cordis. Die Herzbasis ist ringsum verkalkt, wie auch die Papillarmuskeln der linken Kammer. Vom Kalkringe dringt in die linke Kammer und hinter der hinteren Mitralklappe eine haselnußgroße Kalkdruse ein, wodurch die Mitralöffnung bedeutend stenosiert wird. Die hintere Klappe ist in die Kalkmasse eingezogen, die vordere dagegen ganz unberührt und dünn. Der Kalkring hindert jede Zusammenziehung oder Bewegung des Ostialrings. Die Mitralöffnung kann dagegen durch die aortale Mitralklappe, welche ganz frei und dazu sehr dehnbar und dünn ist, und dessen Chordae etwas verlängert sind, vollständig verschlossen werden, sobald der Blutdruck durch die Zusammenziehung der linken Kammer steigt und das Blut gegen die Mitralöffnung angepreßt wird. Hier existiert also eine komplementäre Dehnung der Mitralklappe, und die hintere Mitralklappe nimmt überhaupt in der Schließung der Mitralöffnung keinen aktiven Teil. Da die Papillarmuskeln ganz verkalkt sind, so sind sie auch außer Tätigkeit gesetzt, und der ganze Schließungsakt ist ein mechanischer, nicht muskulärer.

Obschon die Stenose eine bedeutende war, waren die Töne ganz normal ohne Geräusche, weshalb ein Herzklappenfehler nicht vermutet wurde.

Gruppe D. Stenose mit verbreiteter Endokarditis (S. 190).

In der Gruppe D finden wir zwei Fälle von Mitralstenose, in einem Falle in Verbindung mit einer ausgesprochenen Endo-Perikarditis und in einem mit Endokarditis.

Die Stenose war in den beiden Fällen eine gelinde. Geräusche fanden sich, zeitweise wenigstens, in den beiden Fällen, waren aber wegen der Unregelmäßigkeit der Herzbewegung nur schwer deutlich aufzufassen (im Falle 98) oder bisweilen deutlich dem ersten Tone angehörig (im Falle 99). Nie wurde ein deutliches, präsystolisches oder diastolisches Geräusch gehört, der genauen Auskultation ungeachtet. Dagegen waren im Falle 98 deutliche perikarditische Reibungsgeräusche vorhanden.

Die Diagnose Perikarditis wurde also gestellt, aber es bestand kein Verdacht auf Stenose der Mitralisöffnung.

Gruppe E. Stenose mit Verdacht auf Insuffizienz (S. 192).

Gruppe E. Hier habe ich 10 Fälle von Mitralstenosen zusammengestellt, in welchen die Stenose anatomisch immer ausgesprochen war; dagegen waren die anatomischen Zeichen nicht deutlich genug, um mit voller Sicherheit zu entscheiden, ob eine Mitralinsuffizienz auch vorhanden war. Ich verweise auf die spezifizierten anatomischen Beschreibungen der Fälle (s. Tabelle). In zwei Fällen, 100 und 105, sowie B. 57 und 58, war auch eine akute Endokarditis vorhanden.

Betrachten wir zuerst, wie es sich mit dem charakteristischen Geräusch verhalten mag. Aus der Tabelle (S. 192) ersieht man, daß in der Gruppe a der zweite Ton in allen acht Fällen normal war, in der Gruppe b finden wir in einem Falle ein zufälliges oder wechselndes, diastolisches oder präsystolisches Geräusch oder Fremissement, und in einem Falle, 106, findet sich ein deutliches, ausgezogenes, diastolisches Geräusch, welches jedoch auch wechselt. Endlich zwei Fälle mit Perikardialsynechie (Gruppe F.).

Wir können also die Fälle dieser Gruppen E und F dahin zusammenfassen: unter 12 Fällen von anatomischer Mitralstenose gab es nur einen, wo das klassische ausgezogene, dia- (resp. präsy-) stolische Geräusch vorhanden war, bei einem kam es zufällig vor, in einem war seine Natur unsicher und in neun Fällen fehlte es konstant. In 10 Fällen wurde auch nach sorgfältiger Untersuchung die Diagnose Stenosis mitralis verworfen oder überhaupt nicht gestellt, dagegen in den erwähnten zwei übrigen gestellt, wenn auch in einem mit einer gewissen Reserve, da hier nur ganz zufällig ein kurzes Geräusch am zweiten Ton gehört wurde.

Kann man dann im Vorhandensein resp. Abwesenheit eines diastolischen oder präsystolischen Fremissements einen Anhaltspunkt für die Diagnose finden? In dieser Hinsicht ist zu bemerken: Ein präsystolisches oder diastolisches Fremissement war nur in den zwei Fällen vorhanden, wo auch ein präsystolisches oder diastolisches Geräusch zu hören war.

Das Fremissement gab also nur in denjenigen Fällen, wo die Diagnose wohl klar war, einen weiteren Stützpunkt für diese.

Endlich sind in Tab. XI (S. 196) alle mit Mitralinsuffizienz komplizierten Stenosen aufgeführt.

Indessen ist der Unterschied zwischen der reinen Stenose und der mit Insuffizienz nicht so groß, daß man nicht die beiden Gruppen in Zusammenhang betrachten kann, insbesondere da es sowohl anatomisch als klinisch oft schwierig ist, diese beiden Gruppen auseinander zu halten.

Von den in der Tabelle aufgeführten Fällen sind nur, wie es scheint, 10 Fälle unzweifelhaft reine Stenosen; in 12 Fällen war ein Verdacht auf Insuffizienz vorhanden. Und der erste Ton war auch bei einigen unrein oder bisweilen mit einem schwachen Geräusch verbunden. Ob bei einer Stenose zugleich eine Insuffizienz besteht, ist aus dem Präparate oft unmöglich zu entscheiden. Es hängt ohne Zweifel davon ab, ob die Klappenränder steif oder weich sind, ob die Klappen oder die Chordae verkürzt sind.

Gewiß hängt es auch von der Kraft der Herzkontraktion ab, indem eine kräftige Kontraktion die nicht zu steifen Ränder zusammendrückt, während die Ränder einer schwachen Zusammenziehung widerstehen. Wenn die Öffnung sehr eng ist, wird auch das rückströmende Blut wohl nicht imstande sein, einen Wirbel von der Stärke zu erzeugen, daß ein Geräusch hervorgerufen wird.

Dagegen war die Insuffizienz in Verbindung mit einer Stenose in einer Anzahl von 29 unzweifelhaft.

Was die Diagnose auf Insuffizienz in den Fällen der Tabelle XI betrifft, so ist folgendes zu bemerken.

Anatomisch waren die Veränderungen der Klappen, ihre Retraktion und Verhärtung und Verdickung, sowie die Verkürzung und Verdickung der Chordae so deutlich, daß ein Zweifel an einer vorhandenen Insuffizienz nicht bestehen konnte. In allen Fällen fand sich auch ein systolisches Geräusch, und dieses war auch kräftig und leicht hörbar, wenn nicht ausnahmsweise das Geräusch von Trachealrasseln usw. übertönt wurde, wie in drei Fällen. Mit drei Ausnahmen (64, 67 und 73 Jahre) waren auch alle Kranken verhältnismäßig jüngere Individuen, infolgedessen auch das Herz wahrscheinlich die Kraft hatte, sich kräftig genug zusammenzuziehen, um ein systolisches Geräusch zu erzeugen.

In der Tabelle XI. B (S. 196) sind 29 Fälle von mit deutlicher Mitralinsuffizienz kombinierter Mitralstenose aufgeführt. Aus dieser Tabelle geht hervor, in welchem Maße es möglich war, die Stenose zu diagnostizieren. Die Kolonne „klinische“ gibt die gestellte klinische Diagnose und die darauffolgende Kolonne die anatomische. Die Fälle sind weiter in Gruppen geordnet. Wenn wir von der Abt. a absehen, welche zwei Fälle umfaßt, in denen die physikalischen Zeichen nicht näher angegeben waren, wohl aber die Diagnosen, so finden wir in der Abt. b drei Fälle, welche bestätigen, wie schwierig es oft ist, die physikalischen Geräusche zu deuten, indem besonders bei der Stenose die schnelle und unregelmäßige Herzbewegung oft jeden Versuch vereitelt, das Zeitmoment der Geräusche zu bestimmen und also zu entscheiden, ob ein Geräusch diastolisch, präsystolisch oder systolisch ist. Dies Verhältnis scheint selbst für die Stenose charakteristisch zu sein. Diese Fälle sind indessen nicht so lehrreich wie die folgenden.

Die Gruppe B umfaßt zwei richtig diagnostizierte Fälle. Sowohl Insuffizienz als Stenose war vorhanden und andererseits systolische und diastolische resp. präsystolische Geräusche. Der Grad der Verengerung ist leider bei der Sektion nicht annotiert worden.

Die Gruppe C umfaßt fünf Fälle von ausgesprochener Insuffizienz in Verbindung mit einem geringeren Grad von Stenose. In allen Fällen konnten zwei Finger in die Öffnung eingeführt werden, wenn auch in einem (B. 62) nur mit Schwierigkeit. In allen Fällen wurde die Diagnose Insuffizienz mit dem vorhandenen Geräusch am ersten Ton begründet. Die Diagnose Stenose wurde auch in allen Fällen mit Recht gestellt, nur in einem Falle (Anna Andersson), wo am zweiten Ton nur ein schwaches und wechselndes Geräusch auftrat, wurde die Diagnose Stenose nicht auf dem Leichenzettel aufgenommen. Die Sektion rechtfertigte dies insoweit, als sich zwar eine anatomische Stenose vorfand, in so gelindem Grade aber, daß eine wirklich funktionelle Stenose vielleicht nicht angenommen werden konnte. Zwei Finger konnten, wie schon erwähnt, durch die Öffnung eingeführt werden.

Die Gruppe D umfaßt neun Fälle von nur schweren Stenosen mit Geräuschen. In der Abt. a werden vier Fälle aufgenommen, wo die typischen Geräusche vorhanden waren und zu einer richtigen Diagnose leiteten.

Abt. b nimmt fünf Fälle auf, in denen die diastolischen oder präsystolischen Geräusche entweder akzidentell oder nicht typisch waren. In allen war die Stenose eine schwere; das Ostium nur oder kaum für einen Finger zugänglich. In allen war die Diagnose richtig.

In der Gruppe E sind acht Fälle von klinisch latenten Stenosen zusammengestellt. In allen diesen Fällen fehlte ein diastolisches resp. präsystolisches Geräusch, und die Diagnose wurde auch auf Insufficientia mitralis oder Myokarditis gestellt.

Die Gruppe enthält drei Abteilungen:

a) gelinde Stenosen (Ostium für zwei Finger zugänglich);

b) mäßige (für einen Finger zugänglich) und

c) schwere (nur für den Kleinfinger völlig zugänglich oder sehr verengt).

Vom anatomischen Gesichtspunkte unterscheidet man, wie schon hervorgehoben worden ist, organische und relative Stenosen, und von der letzten Gruppe gibt es zwei Formen, 1. wo der Vorhof so ausgedehnt ist, daß sein Blut nicht durch die Mitralöffnung genügend passieren kann, und 2. wo die linke Kammer so erweitert ist, daß eine relative Stenose besteht, selbst wenn die Verengerung nicht an und für sich ein Hindernis für das Blut bildet.

In bezug auf die anatomische Form, welche die Stenose annimmt, ist zuerst zu bemerken, daß die Verengerung bisweilen am Ostialring lokalisiert ist, indem der Ring verhärtet oder kalkinkrustiert ist und keine Erweiterung erlaubt, wobei er entweder wenig oder hochgradig verengt ist. Infolge der Starrheit oder Verkalkung der sonst weichen Klappen entsteht auch bisweilen eine Verengerung. Diese Formen sind nach A. Petit sehr selten, nach meiner Erfahrung nicht. Nicht selten sitzen Kalkdrusen im oder rings um das Ostium oder im oberen Teil der Klappen.

Dagegen entsteht die allgemeinste Form durch Zusammenlötung und Narbenschrumpfung der sonst freien Ränder der Klappen, wobei die Öffnung entweder wenig verengt ist, so daß sie gut zwei Finger durchläßt, eine anatomische, aber kaum klinische Stenose, oder nur einen Finger durchläßt. Oft läßt die Öffnung kaum einen Bleistift durch, wobei die Klappenränder oft knorpelhart sind.

Aber bisweilen entsteht die Verengerung nicht so sehr durch die Veränderungen der Klappen, sondern durch die der Chordae. In solchen Fällen findet man die Chordae hart, knorpelig umgewandelt, selbst inkrustiert und einander so genähert, daß das Ostium verengert ist. Bisweilen stehen die Papillarspitzen einander so nahe und sind so knorpelhart oder kalkinkrustiert, daß dadurch die Stenose wenigstens befördert wird.

In der Tabelle werden 51 Stenosisfälle abgehandelt; in sieben war der Grad nicht näher angegeben; 44 bleiben übrig. Was den Grad der Stenosierung betrifft, so kann man diese in schwere, mäßige und gelinde Stenosierung einteilen, und zwar wie folgt.

Tabelle 31.

Alter, Jahre	0—9	10—19	20—29	30—39	40—49	50—59	60—69	70—79	Summa
Schwere Stenosen	—	—	3	5	3	—	2	—	13
Mäßige Stenosen	—	2	2	3	5	3	1	—	16
Gelinde Stenosen	1	4	2	2	2	1	1	2	15
Summa	1	6	7	10	10	4	4	2	44

Als schwere sind diejenigen bezeichnet, wo das Ostium nicht einen Finger durchläßt, sondern höchstens den Kleinfinger, als mäßige, wo es für einen Finger,

und als gelinde, wo es für zwei Finger offen ist. Man ersieht aus der Tabelle, daß nach der Sektion zu beurteilen die gelinden Stenosen an Anzahl zwischen dem 10. bis 19. Jahre kulminieren, die schweren zwischen 30—39 und die mäßigen zwischen 40—49. Die zwei, welche das 70. Jahr überschritten hatten, waren sehr gelinde Formen.

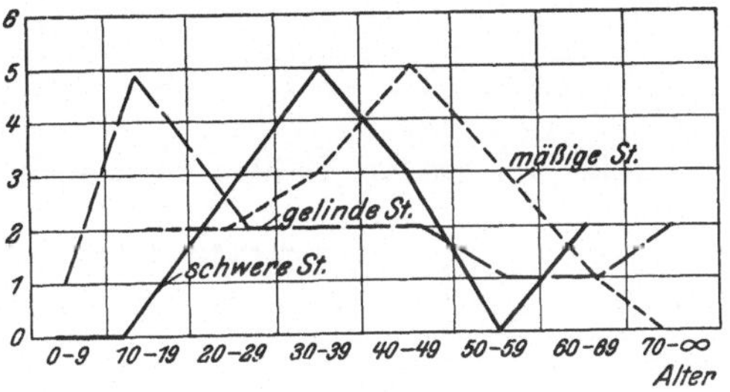

Kurve 32.

Es folgt aus der Tabelle die anscheinend erstaunliche Tatsache, daß die allermeisten gelinden Stenosen schon im Alter von 10—19 Jahren sterben, die schweren leben noch zwei Dezennien und die mäßigen sterben drei Dezennien später. Die gelinden prädominieren bei jungen Individuen, die übrigen bei älteren.

Wie ist diese Tatsache zu erklären? Wahrscheinlich folgendermaßen. Die gelinden sind Jugendformen; wenn sie das 20. Jahr überleben, werden sie in schwere oder mäßige umgewandelt, und zwar durch Retraktion der Schließungsränder, Narbenbildung, Versteifung oder neue Endokarditiden. Von diesen sterben zuerst die schweren (im Dezennium 30—39), die mäßigen erst später.

Aber warum sterben so viele gelinde Stenosen so frühzeitig? Diese Frage wird unten (unter Todesursache) abgehandelt.

In den beiden Fällen vom Alter über 70 Jahre war die Stenose eine gelinde und das Ostium für etwa zwei Finger zugänglich. Bemerkenswert war, daß beide alten Weiber bis zur letzten Zeit, obschon bei dem einen der alten Weiber eine totale Synechie mit Verkalkung bestand, kräftig und symptomenlos waren.

Um größere Zahlen zu bekommen, werden sie auf 20 Jahre verteilt.

Tabelle 32.

Jahre alt	0—9	10—29	30—49	50—69	70—∞	Summa
Schwere Stenosen	—	3 = 23 %	8 = 40 %	2 = 25 %	—	13
Mäßige Stenosen	—	4 = 31 %	8 = 40 %	4 = 50 %	—	16
Gelinde Stenosen	1	6 = 46 %	4 = 20 %	2 = 25 %	2	15
Summa	1	13	20	8	2	44

Also überwiegen in den Jahren 10—29 die leichten, im Alter von 30—49 Jahren nehmen die schweren und mittelschweren überhand; die schweren sterben ab und nach dem 50. Jahre überwiegen die mittelschweren, aber noch nach dem 70. Jahre, leben, wie schon erwähnt, auch einige leichte.

Gehen wir dann zur Frage nach dem Verhältnis zwischen Alter und Geräusch, präsystolischer oder diastolischer Art, so finden wir folgendes: Tabelle 33.

Alter, Jahre	0—9	10–19	20—29	30—39	40–49	50—59	60—69	70 ∞	Summa
Stenos-Geräusch	—	2	6	6	9	1	1	—	25
Kein Geräusch	1	5	2	5	1	3	4	1	22
Summa	1	7	8	11	10	4	5	1	47

Oder um größere Zahlen zu erreichen: Tabelle 34.

Alter, Jahre	0—9	10—29	30—49	50—69	70 ∞	Summa
Stenos-Geräusch	—	$8 = 53\%$	$15 = 71\%$	$2 = 22\%$	—	25
Kein Geräusch	1	$7 = 47\%$	$6 = 29\%$	$7 = 78\%$	1	22
Summa	1	15	21	9	1	47

Oder (das jüngste und älteste Alter abgesehen): Tabelle 35.

Alter, Jahre	10—49	50—69	Summa
Stenos-Geräusch	$23 = 64\%$	$2 = 22\%$	$25 = 56\%$
Kein Geräusch	$13 = 36\%$	$7 = 78\%$	$20 = 44\%$
Summa	36	9	45

Für eine Berechnung über Alter, Schwere der Stenose und Geräusche sind 41 Fälle zur Disposition, in denen diese drei Qualitäten annotiert sind. Tabelle 36.

Alter, Jahre	0—9	10—19	20—29	30—39	40—49	50—59	60—69	70—∞	Summa	
Schwere mit Geräusch	—	—	2	2	3	—	1	..	8	
Schwere ohne Geräusch	—	—	1	3	—	—	1	—	5	} 13
Mäßige mit Geräusch	—	1	2	1	4	—	—	—	8	
Mäßige ohne Geräusch	—	—	—	2	1	3	1	—	7	} 15
Gelinde mit Geräusch	—	—	1	2	2	—	—	—	5	
Gelinde ohne Geräusch	1	4	1	—	—	—	1	1	8	} 13
Summa { mit Geräusch	—	1	5	5	9	.	1	—	21	
Summa { ohne Geräusch	1	4	2	5	1	3	3	1	20	
Summa	1	5	7	10	10	3	4	1	41	
		12		20		7				

Diese Übersicht gibt die anwendbaren 41 Daten über Alter, Grad der Stenose, sowie Vorhandensein resp. Fehlen des Geräusches verteilt.

Man ersieht,

1. daß die drei Gruppen in bezug auf den Grad der Stenose ziemlich gleich sind resp. 13, 15 und 13;
2. daß die Zahlen in jeder Kolonne zu klein für prozentische Berechnung sind, weshalb größere Zahlen vonnöten sind;
3. daß ebenso viele Stenosen mit wie ohne Geräusch verlaufen (21:20);
4. daß von den 20 Fällen ohne Geräusch fünf schwere, sieben mäßige und acht leichte sind; also prädominieren hier die leichten etwas;
5. daß von den 21 Fällen mit Geräusch sich acht schwere, acht mäßige, aber nur fünf leichte finden;
6. daß also geringfügige Stenosen seltener von Geräusch begleitet zu werden scheinen, schwere öfters, und
7. daß dieses jedoch im verschiedenen Alter wechselt, indem
   a) im Dezennium 10—19 besonders oft leichte Stenosen ohne Geräusch ablaufen;
   b) im Dezennium 30—39 besonders oft schwere Stenosen so ablaufen, und
   c) im Dezennium 50—59 besonders oft mäßige Stenosen ebenso ablaufen.

Bei Summierung der Zahlen für zwei Dezennien ersehen wir,

1. daß im Alter von 10—29 Jahren die Stenosen ebenso oft mit als ohne Geräusch verlaufen;
2. daß im Alter von 30—49 Jahren die Stenosen viel öfter (14 Fälle) mit Geräusch als ohne (6) ablaufen, und
3. daß im Alter von 50—69 Jahren die Stenosen viel öfters ohne als mit Geräusch ablaufen.

Noch klarer stellen sich die Zahlen, wenn man die Geräusche vor und nach dem 50. Jahre berechnet:

im Alter 10—49		im Alter 50—69	
mit Geräusch	$20 = 62\%$		$1 = 20\%$
ohne ,,	$12 = 38$,,		$4 = 80$,,
Summa	32		5

Aus dieser Berechnung geht es erst klar hervor, daß die Geräusche mit dem 50. Jahre selten werden. Da es nicht zu vermuten ist, daß eine Stenose mit dem Eintritt in das 50. Jahr sich wesentlich ändert, indem bei Bejahrten selten sowohl akute retrahierende Endokarditis als akute Polyarthriden auftreten, und die Narbenschrumpfung der Klappen wohl bei diesem Alter schon abgelaufen ist, so ist die Erklärung dieser Tatsache wohl, daß die a b - nehmende Kraft des linken Vorhofs zum Ausbleiben des präsystolischen, resp. diastolischen Geräusches wesentlich beiträgt. Die Tabellen bestätigen dieses Resultat.

Indessen läßt sich das Resultat nur schwer damit in Einklang bringen, daß das Stenosegeräusch seltener im Alter von 10—29 als im Alter von 30—49 Jahren vorkommt (s. Tab. 33—35), oder öfters vor 30 Jahren als nach ausbleibt. Zur Erklärung dient Tab. 36, aus welcher folgendes hervorgeht.

Bei jungen Personen prädominieren sehr leichte Stenosen, wo also die Öffnung oft selbst für zwei Finger durchgängig ist; in den folgenden 30—49 Jahren prädominieren die schweren und mäßigen; zu dieser Zeit sind die Bedingungen für ein Geräusch günstiger durch die erhaltene Kraft des Herzens resp. des linken Vorhofs; später nach dem 50. Jahre prädominieren die mäßigen; aber die Kraft des Herzens genügt nicht, ein Geräusch hervorzurufen — nur in etwa $^1/_5$ der Fälle wird ein Geräusch gehört.

Nach dieser Deutung bedeutet also ein Geräusch, daß das Herz noch kräftig ist; dagegen ist der Grad der Stenose kaum bestimmend, indem z. B. im Alter von 30—50 Jahren sich fünf schwere, fünf mäßige und vier leichte Stenosen finden; fast ebenso im Alter von 20—29 sind die Zahlen 2, 2, 1; bei noch jüngeren prädominieren die leichten Fälle ohne Geräusch; hier kamen keine schweren vor und nur einer mit mäßiger Stenose.

Vom theoretischen Gesichtspunkt ist man geneigt, folgendermaßen zu denken. Wenn die Öffnung sehr verengt ist, so kann das Blut bei der Zusammenziehung des Vorhofs nur in geringer Menge durchgepreßt werden; also kann dabei ein starkes Geräusch nicht entstehen, wenn nicht der Blutstrom unter besonders kräftigem Druck durchströmt. Deshalb bleibt das Geräusch aus. Bei jugendlichen Individuen ist die Kraft des Vorhofs noch groß, die Öffnung noch nicht sehr stenosiert, deshalb finden wir die Bedingungen eines kräftigen Geräusches.

Diese theoretische Überlegung bestätigt sich nur in dem Maße, daß wir bei Alten einerseits ein Überwiegen der schweren Stenosen finden, andererseits das Ausbleiben des Geräusches.

Dagegen überwiegen im Alter von 30—49 Jahren sowohl die schweren Stenosen als die Geräusche. Vielleicht ist die Öffnung noch nicht im höchsten Grade verengt und andererseits die Kraft des Vorhofs nicht beeinträchtigt.

Erst größere Zahlen und speziell auf dieses Problem gerichtete Untersuchungen können die Frage endgültig beantworten.

Die Frage, warum das diastolische, resp. präsystolische Geräusch bisweilen auftritt und bisweilen verschwindet, wurde von den Autoren vielfach diskutiert, ohne endgültig entschieden zu werden.

Dabei machten sich verschiedene Anschauungen geltend, sowohl in bezug auf die Frequenz als auf die Ursache. Als Beispiele führen wir folgendes an.

Nach Hilton Fagge fehlt das Geräusch in der Mehrzahl der Fälle; nach Broadbent wechselt das Geräusch sehr, was wohl von allen anerkannt wird, kann aber im dritten Stadium der Stenose fehlen, und das Geräusch hängt mit dem Druck im linken Vorhof zusammen. Ist der Druck hoch, dann wird ein präsystolisches Geräusch erzeugt. Wird er dagegen durch Erlahmung der rechten Kammer oder sonst erniedrigt, so genügt der Druck nicht, um ein präsystolisches Geräusch hervorzurufen.

Dagegen fehlt nach Rosenstein das Geräusch bei verminderter Geschwindigkeit des Blutstroms; nach Hoffmann hängt das Geräusch von der Stärke des Vorhofs ab. „Je kräftiger also der linke Vorhof arbeitet, um so deutlicher wird der präsystolische Teil des Geräusches hörbar werden."

Endlich wechseln nach Mackenzie [1]) die Geräusche. „Mit den wechseln-

---

[1]) M. Lehrbuch der Herzkrankheiten. 1910, S. 206, 207.

den Veränderungen im Laufe der Vernarbung ändern sich auch die Geräusche der Mitralstenose und bieten Besonderheiten dar, die bis jetzt nicht genügend gewürdigt wurden." Dieses Geräusch wird nach Mackenzie durch die Vorhofssystole erzeugt, was auch wohl Alle annehmen. „Mit dem Fortschreiten der Stenose" wird das diastolische Geräusch „zuerst schwach und nicht sehr konstant", später „nimmt es an Dauer zu". „Die nächste Veränderung . . . . . betrifft das plötzliche Verschwinden des zunehmenden präsystolischen Geräusches, während das diastolische Geräusch andauert", „gewöhnlich wenn schwere Symptome von Herzinsuffizienz einsetzen und die Herzaktion rasch und unregelmäßig wird".

Indessen sind alle diese Behauptungen etwas hypothetisch. Man sucht vergebens nach einem Beweis dieser Anschauungen. Ich suchte oben einen statistischen Beweis zu geben und werde unten einen anatomischen darlegen. Das Erscheinen des Geräusches bedeutet, wie einige richtig angenommen haben, erhaltene Herzkraft. Das Geräusch verschwindet mit dem Alter.

Wenn man weiter versucht, unter Leitung der Tabelle XI die Frage zu beantworten, ob ein konstantes Verhältnis zwischen dem Grade der Stenose und dem der Dilatation zu finden ist, so genügt es nicht, sich auf die Sektionsbefunde, wie diese in der Tabelle angegeben sind, zu stützen. Schon in meinen früheren Schriften habe ich die Aufmerksamkeit auf die Tatsache gelenkt, daß in manchen Fällen, wo im Sektionsprotokolle keine Dilatation angegeben wird, doch eine bisweilen nicht unbedeutende Erweiterung bei Lebzeiten beobachtet wurde.

Es wird also vonnöten, zuerst die Sektionsdiagnosen mit Hilfe der klinischen Beobachtungen zu komplettieren oder zu korrigieren. Erst nach dieser Korrektion kann eine korrekte Berechnung gemacht werden. Findet sich bei der Sektion eine Dilatation, dann war sie gewiß auch beim Lebenden vorhanden (vgl. oben S. 105). Anders verhält es sich in bezug auf die Hypertrophie. Eine Verdickung der Herzwand bei der Sektion kann die Folge einer Kontraktion des normalen oder dilatierten Herzens sein und somit eine bei Lebzeiten nicht vorhandene Hypertrophie vortäuschen.

Aus der nötigen Korrektion der Sektionsdiagnosen geht hervor, daß bisweilen die Diagnose auf Dilatation bei der Sektion vermißt wird, wo das Herz bei Lebzeiten eine solche gezeigt hat; dagegen wurde nur ausnahmsweise eine früher beobachtete Hypertrophie bei der Sektion vermißt; wohl dagegen war in einigen Fällen der Impuls schwach und dessenungeachtet eine Hypertrophie bei der Sektion diagnostiziert.

Die Analyse gibt folgendes Resultat betreffs **schwerer Stenosen**, 28 Fälle; davon

    20 D.
    2 d, Nr. 95 und B. 54,
    5 0 d, Nr. B. 52, 97, 102, B. 64 und B. 74.
    D = ausgeprägte Dilatation.
    d = geringere Dilatation.
    H = ausgeprägte Hypertrophie.
    h = geringere Hypertrophie.
    0 = keine   ,,

Bei schweren Mitralstenosen, reinen oder in Verbindung mit Insuffizienz, zeigt also die linke Kammer in der Regel eine ausgesprochene Dilatation, selten eine geringfügige.

Die mit d verbundenen Fälle waren:

Nr. 95. Fall von Cancer ventriculi. Das Herz atrophisch; ging bis Mamillarlinie, war 10 cm breit.

Nr. B. 54. Hatte ein kleines Herz; bei Lebzeiten dehnte sich das Herz bis zur Mamillarlinie aus.

Die Fälle mit 0 d (keine Dilatation) waren:

Nr. B. 52. Diabetes mellitus.

Nr. B. 74. Herzfehler schon als Kind; Tbc. pulm., Nephr. chron.

Nr. B. 97. Cancer pulm. Herzwand kalkinkrustiert.

Nr. B. 102. Koronarsklerose. Alter 72 Jahre.

Wenn die ausgebliebene Dilatation im Falle 97 durch die Kalkinkrustation erklärt wird, so ist die Ursache in den anderen drei nicht ganz klar. Vielleicht niedriger Blutdruck (bei Diabetes, Cancer, dem alten [72 J.] Weib).

Nr. B. 64. 18jähr. Mädchen. Komplizierter Fall.

Untersuchen wir dann die leichten Stenosen, so finden wir:

15 leichte Stenosen, von denen

12 mit ausgesprochener D,

3 mit geringer d; diese Fälle sind:

Nr. 99. Ulzeröse Endokarditis; 21jähr. Mann.

Nr. 101. 60jähr. Weib.

Nr. 103. Arthritis; 72jähr. Weib.

Eine gemeinsame Ursache ist kaum zu finden.

Vergleicht man die schweren Stenosen mit den leichten, so findet man:

	schwere Stenosen		leichte Stenosen
$21\ D = 75\%$ von 28 Fällen;			$14\ D = 82\%$ von 17 Fällen;
$2\ d\ =\ \ 7\%$;			$3\ d\ =\ 18\%.$
$5\ od = 18\%.$			— —
28			17

Das Verhältnis zwischen D bei den schweren und den leichten Stenosen ist fast dasselbe; der Unterschied kann jedenfalls auf Beobachtungsfehlern beruhen.

Aus diesen Daten kann man wohl schließen: Die Dilatation der linken Kammer bei der Mitralstenose mit Insuffizienz beruht kaum auf dem Grad der Stenose, sondern auf anderen Momenten, wahrscheinlich auf dem Zustande der Muskeln usw. Bei vielen kachektischen Zuständen (hohes Alter, Cancer usw.) entwickelt sich keine Dilatation, wohl infolge des niedrigen Blutdrucks in der Kammer.

Berechnen wir weiter, wie oft sich eine Hypertrophie entwickelt, so finden wir:

a) bei 25 schweren Stenosen $16\ H = 64\%$

$7\ h = 28\%$

$2\ 0\ h = \ \ 8\%$;

b) bei den 15 leichten Stenosen $10\ H = 67\%$

$3\ h\ = 20\%$

$2\ 0\ h = 13\%.$

Es entwickelt sich also eine ausgesprochene Hypertrophie, in 64% bei den schweren Stenosen, in 67% bei den leichten. Also kann kaum der Grad der Stenose ein bestimmendes Moment sein. Öfter wird bei den schweren die Hypertrophie eine gelindere als bei den leichten. Die Hypertrophie bleibt bei beiden aus in resp. 8 und 13%. Die Zahlen sind zu klein, um prozentisch verwertet zu werden. Eine auffallende Ursache dieser Verhältnisses ist nicht zu finden.

Wie lassen sich nun diese Tatsachen erklären? Wenn die Stenose eine schwere ist, dann ist der Blutzufluß in die linke Kammer geringer als bei den leichten, also wahrscheinlich auch der intrakardiale Druck geringer.

Die schwere Stenose trifft eher alte, die leichte dagegen mehr junge Individuen; also hätte man starke Hypertrophien eher bei den leichten Stenosen erwartet. Der Unterschied ist nach den Sektionen gering.

Fragen wir dann, ob es eine bestimmte Relation zwischen dem Grade der Hypertrophie und der Dilatation gibt, so finden wir bei den schweren Stenosen:

          in 13 Fällen D H,
          „   6   „   D h,
          „   4   „   0 d H : B. 52, 97, 74 und B. 64,
          „   1   „   0 d 0 h? : 102,
      { („   2   „   D? : B. 59 und 66),
      {   „   2   „   d 0 h : 95 und B. 54;
bei den leichten Stenosen:

          in 9 Fällen D H,
          „   4   „   D h, oder d H oder d h,
          „   2   „   (d) 0 h,
          „   2   „   D (d) 0 h : B. 57 und 103,
          „   1   „   d H : 99.

          D H = ausgeprägte Dilatation und Hypertrophie;
          D h = ausgeprägte Dilatation und geringe Hypertrophie;
          0 d H = keine Dilatation aber ausgeprägte Hypertrophie; usw.

Wir ersehen sowohl bei schweren als leichten Formen, daß gewöhnlich D mit H verbunden ist; nicht selten wird die Hypertrophie eine nur geringe (h) oder bleibt, doch seltener, aus.

Auffallend ist, daß selbst ohne D (d) eine Hypertrophie angegeben ist, wenn auch relativ selten, was wohl auf eine Kontraktion des Ventrikels beruhen kann, wobei also eine nur scheinbare H (h) vorliegt oder D nur scheinbar fehlt.

Betrachten wir zuerst diejenigen Fälle, wo keine Hypertrophie ungeachtet der Dilatation entsteht.

Schwere Stenosen: B. 59, Alter 49 Jahre; Perikarditis;
                   66, Alter 42 Jahre; Herzfehler seit 15 Jahren;
                        Nephritis;
                   95, Alter 39 Jahre; Canc. ventriculi, Perikardial-
                        synechie; Herzatrophie;
                   B. 54, Alter 43 Jahre; kleines Herz.
Leichte Stenosen: B. 57, Alter 18 Jahre;
                   103, Alter 72 Jahre.

Als plausible Ursache der ausbleibenden Hypertrophie finden wir in zwei Fällen hohes Alter, 62 und 72, in einem Cancer, in zwei Perikarditis. Da inzwischen der Herzfehler wohl bei den zwei Alten in jüngeren Jahren entstanden war und die Perikarditis bei Mittelalterigen entstand, so liegt kaum in diesen Verhältnissen ein genügender Grund. Bei den meisten ist deshalb die Ursache der ausbleibenden Hypertrophie nicht klar, aber beruht wohl auf individuellen Verhältnissen.

Mehr auffallend ist es, daß sich bisweilen Hypertrophie ohne Dilatation entwickelt. Diese Fälle sind:

Schwere Stenosen: B. 52, Diabetes mellitus;
      97, Canc. pulm.; Kalkinkrustation des Herzen;
      B. 74, Alter 35 Jahre; Herzfehler schon als Kind;
      Tbc. pulm.; Nephr. chron.
Leichte Stenosen: Kein Fall.

Unter diesen ist die ausbleibende Dilatation in 97 leicht erklärlich (s. oben): die Kalkinkrustation; bei den anderen auch (s. oben), aber wie sich eine Hypertrophie ohne Dilatation entwickeln kann, ist etwas rätselhaft. Nur in drei Fällen war dies der Fall. Von diesen ist der Fall 97 leicht erklärlich. Die ausgedehnte Kalkinkrustation des Ostialringes, der lateralen Kammerwand und der Papillarmuskeln hatte der vom Kalkinfiltrat freien Muskelpartie eine überaus große Arbeit aufgebürdet, wodurch eine Hypertrophie ohne Dilatation entstand.

Im Falle 74 sowie im B. 52 bestanden Kachexien, welche überhaupt mit der Entwickelung einer Überernährung resp. Hypertrophie als gewöhnlich unvereinbar angesehen wird. In diesen Fällen läßt sich also die Hypertrophie nur schwierig erklären. Im Falle 52 stammte jedoch die Hypertrophie wohl von ganz jungen Jahren, als Patient an Gelenkrheumatismus litt. Auch im Falle B. 74 war dies der Fall. Es entstand der Herzfehler nach einer Skarlatina.

Es lassen sich folgende **Schlüsse** in bezug auf die linke Kammer formulieren:

1. Diese Kammer wird bei der reinen oder der mit Insuffizienz komplizierten Mitralstenose immer dilatiert, wenn nicht ganz besondere hindernde Verhältnisse (Kalkinkrustation von der Wand) vorliegen;

2. die Dilatation entsteht sowohl bei den schweren als den leichten Stenosen, und zwar

3. ist sie ein wenig allgemeiner ($7^0/_0$) bei den leichten, vielleicht infolge des vermehrten intraventrikulären Druckes in diesen Fällen;

4. diese Tatsache deutet darauf hin, daß die Ursache der Dilatation nicht zunächst in der Stenosis zu finden ist, sondern

5. daß die Dilatation auf Veränderungen der Kammerwand beruht;

6. inwieweit die Insuffizienz der Klappen zur Dilatation beigetragen hat, läßt sich aus dem Material nicht beurteilen, da nur wenige wirklich reine Stenosen in meinem Material vorkommen. Diese sind:

Nr. 94—96, B. 52—B. 55 (s. die Tab. XI).

In diesen sieben Fällen fand sich:

D in 4 Fällen,	H in 3 Fällen,	D H in 2 Fällen,
d „ 2 „	h „ 1 Fall	D h „ 1 Fall
0 d! „ 1 Fall	0 h „ 2 Fällen	d 0 h „ 1 „
	0 h? „ 1 Fall	D (0 h?) „ 2 Fällen
		0 d H „ 1 Fall.

Diese Daten sind zu spärlich, um sichere Schlüsse zu erlauben. Wie in den übrigen Fällen überwiegen die Dilatation und Hypertrophie; dagegen ist es auffallend, daß die 0 h eine gewisse Rolle spielen, was vielleicht darauf deutet, daß die Stenose an und für sich nicht so oft zur Hypertrophie führt als die mit Insuffizienz komplizierte Stenose. Indessen ist ein größeres Material für die Lösung der Frage erforderlich.

Untersuchen wir, ob es überhaupt einen deutlichen Unterschied der Einwirkung der schweren und der leichten Stenosen auf die Dilatation und die Hypertrophie der rechten Kammer gibt, so finden wir

unter den schweren Stenosen:

18 D	$= 78\,^0/_0$		15 H	$= 71\,^0/_0$
4 d	$= 17\,^0/_0$		4 h	$= 19\,^0/_0$
1 o d	$= 5\,^0/_0$		2 0 h	$= 10\,^0/_0$
Sa. 23	$100\,^0/_0;$		21	$100\,^0/_0;$

unter den leichten Stenosen:

8 D	$= 67\,^0/_0$		6 H	$= 60\,^0/_0$
3 d	$= 25\,^0/_0$		2 h	$= 20\,^0/_0$
1 0 d	$= 8\,^0/_0$		2 0 h	$= 20\,^0/_0$
Sa. 12;			10	$100\,^0/_0.$

Beim Betrachten dieser Zahlenverhältnisse findet man bei den schweren Stenosen $78\,^0/_0$ D, bei den leichten $67\,^0/_0$ D und resp. 17 und $25\,^0/_0$ d. In bezug auf die Hypertrophie resp. 71 und $60\,^0/_0$ H und resp. 19 und $20\,^0/_0$ h. Ein Unterschied besteht, indem die schwere Stenose öfter D und H der rechten Kammer hervorrufen als die leichten, was wohl zu erwarten war, da die schwere Stenose ein stärkeres Hindernis für die Zirkulation ist und somit eine vermehrte Arbeit der rechten Kammer gibt und weiter die schweren Stenosen wohl älter waren.

Das Problem, wie sich die linke Kammer bei der Mitralstenose verhält, war schon seit längerer Zeit der Gegenstand wiederholter Diskussionen und Kontroversen. Ganz allgemein wurde sowohl früher als später angenommen, daß bei der Mitralstenose eine Atrophie der linken Kammer zustande kommt, und zwar infolge der geringeren Ernährung und des verminderten Zuflusses von Blut und damit in Zusammenhang stehender Verminderung des Blutdrucks. Diese Behauptung findet einen Ausdruck sowohl bei den älteren Forschern, wie Bamberger, Friedreich, Rosenstein, Broadbent u. a., als bei den neueren, wie Eichhorst, Gerhardt, Strümpell, Birch-Hirschfeld und bei den modernsten, wie Hoffmann.

Die meisten von diesen hatten indessen auch ausnahmsweise sowohl Dilatation als Hypertrophie beobachtet und behaupteten, daß eine Hypertrophie bei gleichzeitiger oder früherer Mitralinsuffizienz vorkommen könnte. Andere Forscher, wie Traube und Cohnheim schrieben diese Hypertrophie der durch die vorhandene CO_2-Intoxikation hervorgerufenen vermehrten Kontraktion der peripheren Kapillargefäße zu. Friedreich sieht die Ursache der Hypertrophie in dem durch die Ödeme bedingten vermehrten Widerstand im peripheren Kreislauf.

Endlich verschulden nach anderen exokardiale Ursachen, wie Perikarditis, Nephritis, Arteriosklerose usw. diese dilatative Hypertrophie.

Gegenüber diesen Anschauungen traten 1890 Lenhartz und 1890 und 1891 sein Schüler Baumbach auf, indem sie den Ausgangspunkt jener Behauptungen bestritten und die Existenz einer dilatativen Hypertrophie selbst bei der reinen Mitralstenose nachweisen wollten, und daß eine genügende Füllung der linken Kammer bei der Stenosierung des Ostiums zustande kommt und durch die verlängerte Diastole bedingt war. Lenhartz erblickt auch in der von v. Frey und Krehl bestätigten Aspiration des linken Ventrikels eine wesentliche Hilfskraft und leitet aus der erhöhten Anforderung an die Ansaugungskräfte die nicht selten zu beobachtende Hypertrophie her (Baumbach). Dieser Meinung schließt sich auch der italienische Forscher Giuffré an. In einer Anzahl von Fällen spielen nach Baumbach exokardiale Momente eine Rolle bei der Erzeugung der dilatativen Hypertrophie, wie Perikarditis, Arteriosklerose, Nephritis und Aortenklappenfehler.

Dunbar, welcher auch eine Anzahl von Mitralstenosen, und zwar aus Riegels Klinik analysiert hat, schließt aus der Untersuchung von zwei Fällen von reiner Stenose mit konzentrisch atrophischem linken Ventrikel, daß die Gründe Lenhartz - Baumbachs hinfällig sind, obschon er selbst mehrere andere Fälle von Mitralstenose mit hypertrophischer, normaler oder dilatierter Kammer gesehen hat. Er findet eine Atrophie; Abweichungen beruhen nach ihm auf Komplikationen.

Wir wollen jetzt unsere eigenen Tatsachen auseinandersetzen. Wir finden dabei:

Tabelle 37.

Bei den reinen oder wahrscheinlich reinen Stenosen:

Dilatationen	19 Fälle	$= 86\%$	} 22 Fälle
Ohne Dilatation	3 ,,	$= 14\%$	
Hypertrophie	15 ,,	$= 79\%$	} 19 ,,
Ohne Hypertrophie . . .	4 ,,	$= 21\%$	
Perikarditis	6 ,,	$+ 2$ ohne Bedeutung	
Arteriosklerosis	2 ,,	(ausgedehntere)	
Hypoplasia aortae . . .	2 ,,		
Kardiosklerose	2 ,,		
Nephritis chronica . . .	3 ,,	$(+ 2)$	
Nephritis acuta	4 ,,		
Ulzeröse Endokarditis . .	2 ,,		
Ohne Komplikationen von einiger Bedeutung . .	7 ,,	von denen 2 (1 Cancer, 1 Diabetes) ohne Dilatation, 1 ohne Hypertrophie.	

Tabelle 38.

Bei den mit Mitralinsuffizienz komplizierten Stenosen:

Dilatationen . . . . . 26 Fälle = 93% ⎫ 28 Fälle
Ohne Dilatation . . . . 2 „ = 7% ⎭

Hypertrophie . . . . . 27 „ = 93% ⎫ 29 „
Ohne Hypertrophie . . . 2 „ = 7% ⎭

Perikarditis . . . . . 6 „ + 5 P. acuta u. microscopica

Arteriosklerosis . . . . 3 „ + 4 Atheromata

Hypoplasia aortae . . . 2 „

Kardiosklerosis . . . . 1 „

Nephritis chronica . . . 7 „

Nephritis acuta . . . . 2 „

Ulzeröse Endokarditis . . 3 „

Ohne Komplikationen von ⎫ 10 „ ⎰ alle mit Dilatation und Hyper-
einiger Bedeutung . . ⎭ ⎱ trophie.

Aus den obigen Tabellen erfolgt, daß sowohl bei den reinen als den mit Mitralinsuffizienz komplizierten Stenosen viele Komplikationen beim Tode vorhanden sind, welche an und für sich eine Dilatation und Hypertrophie der linken Kammer genügend erklären können.

Unter diesen Komplikationen nimmt die Perikarditis eine hervorragende Stellung ein. Bei den 22 Fällen von reinen oder wenigstens anscheinend reinen Stenosen fand sich Perikarditis in acht Fällen. In zwei von diesen Fällen war sie eine akute, unmittelbar vor dem Tode entstandene, und kann deswegen kaum von Bedeutung für die chronische Dilatation oder Hypertrophie sein. In den übrigen sechs Fällen war die Perikarditis eine adhaesiva oder obliterans, welche Form fast immer zur Dilatation und Hypertrophie führt. Diese sechs Fälle müssen also abgerechnet werden.

Arterienveränderungen spielen dagegen eine untergeordnete Rolle, was in Anbetracht der Jugend der Patienten ganz natürlich ist. Nur in zwei Fällen fand sie sich (in Nr. 94 in Verbindung mit einem wahrscheinlich hereditären Aneurysma), in zwei fand sich eine Koronarsklerose, in zwei eine Hypoplasia aortae und in einem eine auf die Aorta begrenzte gelinde Sklerose. Wir rechnen alle diese Fälle ab (Tabelle 37).

Eine Nephritis chronica oder arteriosklerotische Niere lag in fünf Fällen vor, eine akute Form in vier. Es ist anzunehmen, daß in diesen vier Fällen die Nephritis acuta sekundär und ohne Einfluß auf die chronische Veränderung der linken Kammer war (?).

In zwei Fällen kam endlich vor dem Tode eine ulzerative Endokarditis hinzu.

Selbst wenn wir alle diese in verschiedener Weise komplizierten Fälle aus der Rechnung lassen, bleiben sieben Fälle übrig. Nur in zwei Fällen (Cancer und Diabetes) fehlte die Dilatation und in einem die Hypertrophie. Im letzteren Falle lag ein im ganzen kleines Herz vor, wo selbst keine Dilatation oder Hypertrophie der rechten Kammer aus ungewissen Gründen vorhanden war.

Es scheint also berechtigt zu sein zu schließen, daß selbst bei reinen Stenosen mitunter eine Dilatation und Hypertrophie sich vorfinden kann, welche ihren Grund im Herzen selbst hat.

Eine ähnliche Analyse der mit Mitralinsuffizienz komplizierten Fälle ergibt, daß unter 29 Fällen derartige Komplikationen in irgendeiner Form in 19 Fällen vorhanden waren, wenn ich nicht eine ganz partielle oder nur mikroskopisch akute Perikarditis als den Grund der chronischen Veränderung der linken Kammer mitrechne (s. übrigens die Tabelle). Alle die übrigen 10 Fälle zeigten ungeachtet dessen eine Dilatation in Verbindung mit Hypertrophie.

Zieht man weiter in Betracht, daß die mit der Stenose komplizierte Insuffizienz in vielen Fällen, wie schon mehrere Forscher, wie Friedreich (S. 249) u. a., längst angegeben haben, für das Zustandekommen der Dilatation und Hypertrophie in solchen Fällen wie diesen keine Rolle gespielt hat, so kann man mit Fug sagen: die Mitralstenose führt in der Regel sowohl Dilatation als Hypertrophie mit sich, und zwar in vielleicht etwa 80—90%. Selten bleiben sie aus, und zwar wahrscheinlich aus besonderen Gründen, wie Cancer, Diabetes (s. Tabelle) usw.

Aber damit ist die Genese dieser Veränderungen bei jenen 7 oder 10 Fällen in den zwei Gruppen, in denen keine exogene Ursache aufgespürt werden konnte, nicht genügend erklärt. Bei der Prüfung der von den Forschern angeführten Ursachen der vorhandenen Dilatation und Hypertrophie bei der reinen Stenose wird man erstaunen, daß man überhaupt nicht die Entwickelung der Hypertrophie genauer verfolgt hat, sondern fast ausschließlich die Veränderungen auf die durch die Stenose gesetzten mechanischen Strömungs- und Ernährungsverhältnisse zurückgeführt hat; ja, gewisse Forscher, wie Dunbar, waren selbst geneigt, die mathematische Unmöglichkeit einer Dilatation oder Hypertrophie nachzuweisen, ohne die allgemeinen Bedingungen der Entwickelung einer Hypertrophie beim Herzen näher in Betracht zu ziehen.

Eine Hypertrophie entwickelt sich, meiner schon in verschiedenen Schriften hervorgehobenen Meinung nach, in der Regel aus einer Dilatation. Auch andere Formen von Herzhypertrophie werden von vielen Forschern angenommen; ob solche sich aber finden, scheint mir ungewiß. Selbst die physiologische Hypertrophie des Herzens bei den Sportsleuten ist mit Dilatation verbunden und hat diese wohl zur Unterlage.

Aber eine Dehnung der Herzhöhlen springt aus verschiedenen Momenten hervor, und zwar erstens aus vermehrtem intrakardialem Druck und zweitens aus Veränderungen der Muskulatur. Da der Blutzufluß bei der Stenose nicht vermehrt ist, so ist gewiß in der Regel der intrakardiale Druck eher vermindert als vermehrt, selbst wenn dieser Druck durch die konsekutive Hypertrophie der rechten Kammer und des linken Vorhofs manchmal kompensiert wird und zu einem etwa normalen zurückgeführt wird. Der oft weiche und kleine Puls, besonders bei vermehrter Herzfrequenz oder Arhythmie, deutet darauf, selbst wenn der Puls bei gut kompensierten Stenosen recht groß und voll sein kann. — Jedenfalls erklärt der intrakardiale Druck nicht die Dilatation oder Hypertrophie.

Dagegen scheint man zu wenig Gewicht darauf zu legen, ja selbst außer Rechnung zu halten, daß die Stenose die Folge einer oft chronischen oder rekurrierenden Endokarditis der Klappen ist, welche oft in Verbindung mit einem infektiösen Rheumatismus stand. Wie bekannt, ist diese Endokarditis in großer Mehrzahl mit einer akuten oder chronischen Myokarditis verbunden, welche oft dauernde Ernährungsstörungen im Herzmuskel hervorruft und oft chronische interstitielle Veränderungen nach sich zieht, wodurch die Widerstandskraft der Herzwände wohl vermindert wird. Durch die Zirkulationsstörungen infolge der Stenose wird das Herz oft zur exzessiven Arbeit — großer Frequenz usw. — aufgefordert. Es sind dadurch einige der gewöhnlichsten Bedingungen einer Dilatation vorhanden, und die infolge der Stenose herabgesetzte Ernährung des Herzmuskels — sowie die durch die Stenose hervorgerufene Stauung im venösen Koronargebiete — muß die Degeneration des Herzmuskels befördern. Unter solchen Umständen kann sich die Höhle selbst

(Fortsetzung des Textes nächste Seite.)

Tabelle 39.   **Reine Stenosen.**

Fall	Dilatation	Hypertrophie	Perik.	Arterien	Chron. Nephrit.	Komplik.	Myokarditis makrosk.	Myokarditis mikrosk.
94	D	H	0	A¹)	N. subac.		M²)	M²)
95	D ?	0 h	P			Cancer	M	
96	D	h	P					0 M; S²)
B 52	0 d	H	0			Diabetes		
B. 53	D	H	0		N. chron.		D	M; S
B. 54	d	0 h ?	0					
B. 55	D	?	0					
97	0 d	H	0			Cancer		M; S
98	D	H	P. ac.					(M); 0 S
99	d	H	0		N. ac.	E. ulc.		
100	D	h	0		N. ac.	E. ulc.	D	K⁹)
101	d	h	0	A. cor.	N. chr.		D	
102	0 d	?	0	A. cor.				
B. 56	D	h	0	(A. ao.)			M!	M!
B. 57	D	0 h	0	A. eng	N. ac.			0; S
B. 58	d	H	0	A. univ.			M	
103	d	0 h	P. ac.		N. senil.		D	
104	D	H	0				M	0 M; S
105	D	H	0				D	
106	D	H	0					
B. 59	D	?	P				M	
B. 60	D	H	P		N³)			
	19 D + d = 86% 3 0 d = 14%	15 H + h = 79% 4 0 h = 21% (3 ?)	4 P 2 P. ac.	2 A. 2 A. eng 1 A. ao. 2 A. cor.	3 N. chr. +2 4 N. ca.			
	22	22	6	7	9	2 E. ulc.		

8 ohne Kompl.

¹) A = Arteriosklerosis. — ²) M = Myokarditis; S = Segmentation; K = Kernvermehrung. — ³) N = Nephritis.

bei erniedrigtem Druck erweitern. Wir sehen eine solche Dilatation oft bei schwachen Individuen, z. B. bei Typhösen, bei septischen Prozessen usw., eintreten, und zwar in einem Stadium, wo der intrakardiale Druck stark gesunken ist. Sobald das akute Stadium vorüber ist, kann eine Hypertrophie eintreten in Verbindung mit der zurückgebliebenen Dilatation, weil die Dilatation durch die vergrößerte Füllung größere Ansprüche auf das Herz setzt.

Tabelle 40.   **Mitralstenose und Mitralinsuffizienz.**

Fall	Dila-tation	Hyper-trophie	Peri-karditis	Art.-scler.	Chron. Nephrit.	Komplik.	Myokarditis	
							makrosk.	mikrosk.
107	D	H	0		Alb.	1	1 D	
108	D	H	0		Alb.	Marasm. 1	D	
109	?	?	0		N. chr.		D	
110	D	H	0	Atherom.	N. chr.		0	
111	D	H	0			1	0	
112	D	H	0		N. chr.		D	
B. 69	D	h	0		N. ac.	1	0	
113	D	H	P				D	
114	D	H	0	Hyp. ao.			D	M (0 S)
115	D	H	P. ac.				D	M; S
116	D	h	P. p.	Atherom.		1	0	
B. 62	D	H	0		N. per.		0	
117	D	H	0		N. chr.		0	
B. 63	D	H	P	Plaques		E. ulc.	D	M; 0 S
B. 64	0 d	h	P. ac.	Hyp. ao.			M	K; 0 S
B. 65	D	H	0			E. ulc.	D	K; (M) 0 S
118	D	H	0	Art. !	N. chr.		D	0 M; S
119	D	h	0	Atherom.		1	D	0 M; S
B. 66	D	?	P. p. ac.	Art.			0	
B. 67	D	H	0		Alb.	Alb. 1	0	0 M; S
B. 68	D	H	P. sic. lav.			1	M	0 M; 0 S
B. 69	D	h	(P. micr.)			1	M	M. ac.
B. 70	D	H	P				D	
B. 71	D	H	P				M. ac.	M; 0 S
120	D	h	0	Art. !		E. ulc.	0	
B. 72	D	H	0	Kardioskl.			M	
B. 73	D	H	0			1	0	0 M; S
121	D	h	P. p.		N. ac.		D	
B. 74	0 d	H	0	Tbc.; N. chr.			M	0 M; S
	26 D = 93% 2 0 d = 7% 1 ?	27 H = 93% 2 ?=7%	6 P 5 P. ac.	3 A 4 Atherom. 1 Kardioskl. 2 Hyp. ao.	7 N. chr. 2. N. ac.	3 E. ulc. 10 ohne	6 M 13 D 10 ohne 6 ohne	5 M—6 S 2 K—6 0 S
	29	29	11					

Möchte nicht oft bei der Stenose derselbe Entwickelungsgang der Dilatation und Hypertrophie vorhanden sein?

In früheren Schriften habe ich auf analoge Erscheinungen die Aufmerksamkeit hingelenkt und sie als den Grund der Dilatationen angeführt.

Krehl hat auch nachgewiesen, daß in der Regel bei Herzklappenfehlern Myokarditiden — akuter oder chronischer Art — bei genauerer Untersuchung allgemein angetroffen werden. Bei Untersuchung von acht Herzen mit Klappenfehlern, von denen sechs mit Mitralinsuffizienz und Stenose, fand er durchgreifende Veränderungen der Arterien und der Wände, Bindegewebsherde, Schwielen in beiden Kammern, am reichlichsten im linken Ventrikel, und alle Übergänge von sehr zellreichen zu sehr zellarmen Herden, zuweilen Schwielen usw. „Das Vorhandensein dieser die Klappenfehler begleitenden fortschreitenden Entzündungen des ganzen Herzens läßt es verständlich erscheinen, daß Kranke mit gleichen Ventilfehlern sich häufig in so außerordentlich verschiedenen Zuständen befinden, denn je nach der Ausbreitung der Entzündungen, je nach ihrem Sitze werden verschiedene Fälle verschiedene Symptome bieten müssen"[1].

Die Konsequenzen eines Klappenfehlers können nicht mathematisch hervorkonstruiert werden, wie exakt diese Wissenschaft auch ist. Man muß dabei in erster Linie den Zustand des Herzmuskels mit in Rechnung ziehen.

Prüfe ich jetzt das mir zugängliche Material der reinen Stenose in bezug auf Myokarditis oder Degeneration der Herzwand, so wurde schon bei der Sektion makroskopische Myokarditis oder Degeneration in 10 Fällen wahrgenommen. Für die mikroskopische Untersuchung waren mir nur neun Herzen disponibel. In diesen neun Fällen fanden sich in fünf Myokarditiden, in einem Falle Kernvermehrung und in sechs Segmentation der Muskulatur. Wenn man die Segmentation als einen Ausdruck verminderter Tenazität auffaßt und zugleich einräumt, daß die Myokarditis die Widerstandskraft des Herzmuskels herabsetzt, so kommen wir zum Resultat, daß diese in nicht weniger als etwa 15 (von 22) Fällen herabgesetzt war, wobei doch bemerkt wird, daß die Segmentation einen mehr akuten Endzustand angibt. Ziehen wir die Segmentationsfälle ab, so bleiben doch 13 zurück.

Leider konnte ich nicht eine mikroskopische Untersuchung aller Fälle vornehmen, da ich das pathologische Material nicht legaliter disponierte. Unter den von exokardialen Komplikationen freien sieben Fällen existieren Annotationen über das Myokard nur in drei. In diesen drei Fällen fand sich entweder Degeneration oder Myokarditis. Es ist also nicht ganz unwahrscheinlich, daß auch in den übrigen analoge Veränderungen, wenn auch nicht notiert, jedoch vorhanden waren.

Ohne die Schlüsse zu forcieren, können wir also sagen, daß in der großen Mehrzahl solche exo- oder endokardiale Verhältnisse bei der reinen Stenose vorhanden sind, welche an und für sich eine vorhandene Dilatation und sekundäre Hypertrophie erklären können.

Die Dilatation blieb in drei Fällen aus, 1 Cancer, 1 Diabetes, 1 senilem Patienten (Nr. 103, 72 Jahre alt), und zwar vielleicht infolge der Kachexie und hochgradig verminderten Druckes (?).

---

[1] Krehl, IX. Kongr. f. inn. Med., S. 377.

Die Hypertrophie blieb in vier Fällen aus, 1 Cancer, 1 mit auffallend kleinem Herzen, 1 senilem Patienten (Nr. 72) und bei einem jungen schwachen Mädchen. In zwei Fällen ist also das Ausbleiben vielleicht nicht erklärlich.

Bei einem Vergleich zwischen den reinen und den deutlich mit Mitralinsuffizienz komplizierten Stenosen (Tab. 39, 40) ersieht man aus den Tabellen, daß das Prozent sowohl der Dilatation als der Hypertrophie etwas, wenn auch keineswegs auffallend höher in der Gruppe Mitralinsuffizienz als in der der Mitralstenose ist.

<table>
<tr><td></td><td>Die Dilatation blieb aus,</td><td>die Hypertrophie blieb aus,</td></tr>
<tr><td>bei Mitralstenose</td><td>in 14%</td><td>in 21%;</td></tr>
<tr><td>bei Mitralinsuffizienz</td><td></td><td></td></tr>
<tr><td>und Stenose</td><td>in 7%,</td><td>in 7%.</td></tr>
</table>

Bei diesen bestand eine Mitralinsuffizienz, welche schon diesen statistischen Befund ohne Zwang erklärt.

Weiter finden sich auch in dieser Gruppe, an der Seite der exokardialen Veränderungen, wie Perikarditis, Arteriosklerose und Nephritis, Veränderungen im Herzmuskel, wie die Tabelle näher angibt.

Die Herzwand hat auch hier in einer großen Anzahl, wo eine mikroskopische Untersuchung gemacht wurde (13 Fälle), in sieben Fällen Myokarditis oder Kernvermehrung gezeigt, sowie oft Segmentation; in sechs war die Myokarditis makroskopisch; außerdem wurde in 13 Fällen eine Degeneration des Herzmuskels schon beim Sektionstische annotiert. Im ganzen wurden bei 21 von 29 Fällen Veränderungen makro- oder mikroskopischer Art gefunden; fügen wir dazu exokardiale Veränderungen von Bedeutung, so bleiben nur zwei übrig, wo Veränderungen von Bedeutung für die Entwickelung einer Dilatation oder Hypertrophie fehlten. Dabei muß auch in Betracht gezogen werden, daß die Examination des Herzmuskels nicht als eine gründliche charakterisiert werden kann, da Serienschnitte nicht angelegt wurden.

Nicht ohne Grund kann also behauptet werden: Abgesehen von rein mechanischen Ursachen, welche schon die Bildung einer Dilatation und Hypertrophie hervorrufen können, fanden diese Veränderungen eine recht genügende Erklärung in anderen exo- und endokardialen pathologischen Prozessen.

Als Grund der vorhandenen Dilatation und Hypertrophie bei der mit Mitralinsuffizienz komplizierten Mitralstenose wird gewöhnlich die Mitralinsuffizienz angegeben. Diese soll nach den meisten Verfassern der Mitralstenose vorangegangen sein. Wenn man aber in Betracht zieht, daß oft bei jugendlichen, besonders weiblichen Individuen eine reine Stenose ohne Spur von systolischem Geräusch, wie ich schon dargelegt habe (Tab. 30, S. 136), vorkommt, so gerät man leicht in Ungewißheit, ob dieser Lehrsatz ganz sicher ist. Deshalb sehe ich mich aufgefordert, diese Verhältnisse etwas auseinanderzusetzen.

Die Frage ist: Entwickelt sich bei der Mitralinsuffizienz mit Stenose die Mitralinsuffizienz zuerst und die Mitralstenose erst später, oder kann sich eine Mitralinsuffizienz aus einer Mitralstenose entwickeln;

Das Problem ist schwierig und scheint an verschiedenen Wegen angegriffen werden zu können, und zwar:

A. durch statistische Untersuchung vom Alter der Mi, Ms und Mis;

B. durch Untersuchung in geeigneten Fällen, welche zu verschiedenen Zeiten diagnostiziert wurden;

C. durch pathologisch-anatomische Überlegungen.

Den Untersuchungen nach der A- und B-Methode muß ein gleichförmiges Material zugrunde liegen, d. h. ein nach gleichartigen diagnostischen Prinzipien diagnostiziertes Material. Dies ist in folgendem Material der Fall.

Zu A. Bei Untersuchung aller in meiner Klinik vom Herbst 1900 bis Ende 1910 behandelten Fällen (die gestorbenen ausgenommen) finde ich (vgl. Tabellen 50—52, S. 183—189):

Tabelle 41. **Stenosis valvulae mitralis.**

	0—9	10—19	20—29	30—39	40—49	50—59	60—69	Summa
A. Aus Upsala								
Männer		1						1
Weiber		1	1	2	3			7
B. Aus Sätra								
Männer					1			1
Weiber			3	7	2			12
C. Aus Stockholm								
Männer [1]		6	10	7	2	2	1	(33,7 %) 28
Weiber [2]		6	14	16	12	7		(66,3 %) 55
Summa Männer		7	10	7	3	2	1	(28,8 %) 30
Weiber		7	18	25	17	7		(71,2 %) 74
Summa summarum		14	28	32	20	9	1	104

[1] Mittleres Alter 30 Jahre 2 Monat — [2] Mittleres Alter 34 Jahre 6½ Monat.

Tabelle 42. **Insufficientia valvulae mitralis.**

	0—9	10—19	20—29	30—39	40—49	50—59	60-69	70 ∞	Summa
Männer	5	30	34	17	17	14	2	3	(53,3 %) 122
Weiber	8	41	23	19	8	5	2	1	(46,7 %) 107
Summa	13	71	57	36	25	19	4	4	229

Mittleres Alter für Männer 30 Jahre 10½ Monat.
Mittleres Alter für Weiber 25 Jahre 3¾ Monat.

Tabelle 43. **Insufficientia und Stenosis valvulae mitralis.**

	1—9	10—19	20—29	30—39	40—49	50—59	60 ∞	Summa
Männer	1	12	5	19	2	1	1	(45½ % 41
Weiber	1	10	12	13	11	2	—	(54½ % 49
Summa	2	22	17	32	13	3	1	90

Mittleres Alter für Männer 28½ Jahre.
Mittleres Alter für Weiber 30⅔ Jahre.

Mitralisstenose + Insuff. et Stenos. mitr.

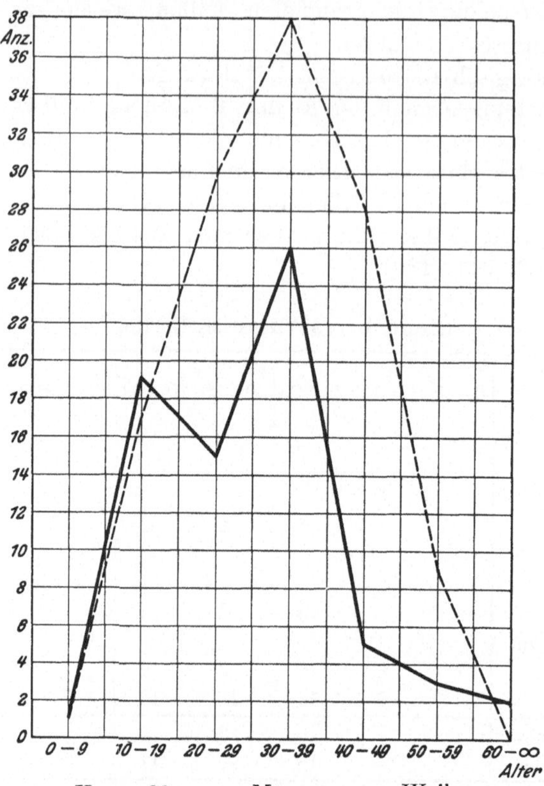

Kurve 33.　—— Männer.　--- Weiber.

Tabelle 44.

	Mitralinsuffizienz	Mitralstenose	Mitralinsuffizienz und Stenose
Männer	122, Mittelalt. 30 J. 10¹/₂ M.	28, Mittelalter 30 J. 2　M.	41, Mittelalter 28 J. 6 M.
Weiber	107,　　„　　25 „　3³/₄ „	55,　　„　　34 „ 6¹/₂ „	49,　　„　　30 „ 8 „
Summa	229, Medium 28 J.	84, Medium 33 J.	90, Medium 29 J.

Um diese Zahlen richtig zu beurteilen, muß zuerst in bezug auf die Diagnosen bemerkt werden, daß die Diagnose auf Mitralinsuffizienz ohne Zweifel richtig ist, was die Mitralinsuffizienz betrifft. Dagegen gibt es nur wenig Garantie, daß nicht in einigen, vielleicht mehreren Fällen eine Stenose versteckt liegt, wie die Tab. XI zeigt. Außerdem können mehrere Fälle von Mi funktionell sein, also nicht den Klappenfehlern in bezug auf Pathogenese vergleichbar.

Es ist auffallend, daß das mittlere Alter der Männer, 30 Jahre, viel höher als das der Weiber, 25 Jahre, ist. Es sind eben unter den Männern und besonders den älteren die Fälle von funktioneller Mitralinsuffizienz anzutreffen. Benutzt man aber nur die Zahl der Weiber, 25 Jahre, so riskiert man, daß sich unter diesen eine Anzahl von versteckten Stenosen findet.

Zuverlässiger sind die Zahlen über Mitralstenose, da hier Mitralinsuffizienz ausgeschlossen werden kann, indem ja die Mitralinsuffizienz sich durch

Kurven über klinische Fälle von Mi (—), Ms (---), Mi + Ms (————).

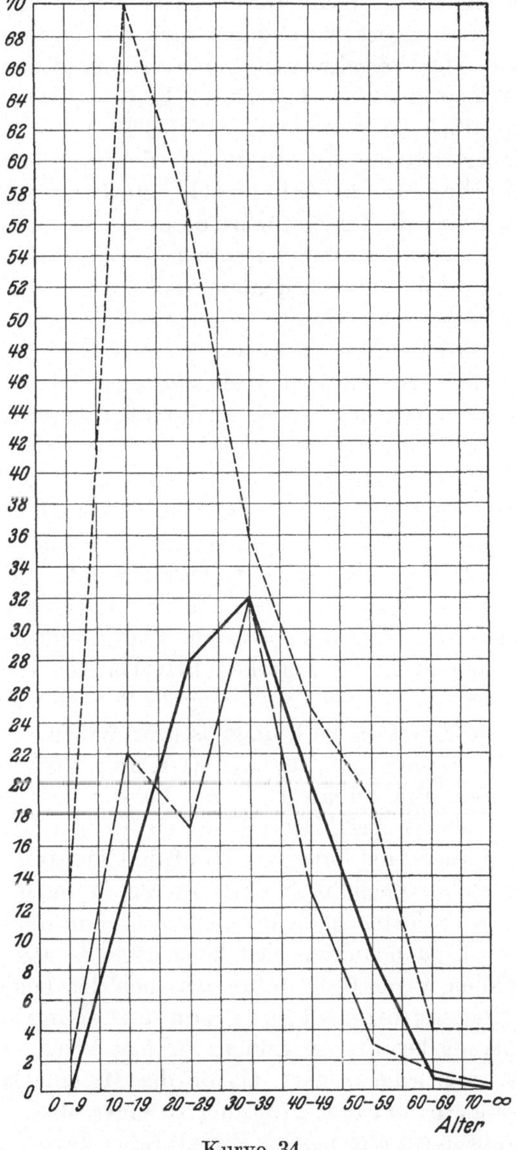

Kurve 34.

ein systolisches Geräusch auszeichnet. Auch die als Mitralinsuffizienz mit Stenose bezeichneten Zahlen können als zuverläßlich benutzt werden.

Wenn wir die Zahlen vergleichen, so finden wir, daß die Mitralinsuffizienz die Leute im Alter von 28 Jahren (Weiber nur 25 Jahre) trifft, nachher kommt die Mitralstenose im Alter von 33 Jahren (Weiber selbst 34 Jahren) vor.

Der Entwickelungsgang nach dieser Berechnung wäre also: zuerst entwickelt sich eine Mitralinsuffizienz, wobei nichts hindert, daß unter dieser oft eine Mitralstenose latent liegt, d. h. ohne, wie an Tabelle XI nachgewiesen worden ist, diagnostiziert zu werden; später wird die Stenose durch Verengerung des Klappentrichters manifest und von den gewöhnlichen charakteristischen Geräuschen begleitet. Wenn durch diese Vernarbung die Öffnung des Trichters bedeutend verengert wird, dann wird das systolische Geräusch geschwächt, wechselt oder verschwindet; man bekommt dann Mitralstenosen von dem Typus, welche in meiner Tabelle XI. E. (über reine Stenosen mit Verdacht auf Mitralinsuffizienz) gesammelt sind (S. 192).

Noch deutlicher tritt der Altersunterschied hervor beim Vergleichen der Zahlen für nur Weiber Mi, 25 Jahre; Mis, 30 Jahre; Ms, 34 Jahre.

Vergleichen wir aber die Zahlen für Männer, so findet man für Mi 30 Jahre $10^1/_2$ Monate; für Mis 28 Jahre 6 Monate und für Ms 30 Jahre 2 Monate. Mit derselben Überlegung sollte das bedeuten, daß aus einem Mis sich eine Mi oder Ms entwickelt hätte. Diese Deutung ist gewiß unrichtig, denn eine Stenose kann wohl nicht verschwinden; dagegen können die Alterszahlen deutlich dahin gedeutet werden, daß unter den Mi sich viele ältere funktionelle Mi finden, welche zur Erhöhung des mittleren Alters bei dieser Gruppe beigetragen haben.

Weiter muß daran erinnert werden, daß die resp. Zahlen keineswegs die Zeit des Beginnes der Krankheit, sondern die Zeit, als Patient an der Krankheit zu leiden begannen, betreffen. Der Beginn ist meistens nicht zu eruieren.

Zu B. Die zweite Methode setzt in noch höherem Grade als die Methode A eine genaue und richtige Diagnose der Fälle zu verschiedenen Zeiten voraus, sowie ein gleichförmiges Material, beobachtet nach gleichartigen Gründen. Dieses wird der Fall teils in einer großen Privatpraxis, teils in einer Klinik, wo der Chef selbst die Diagnose während längerer Periode oder seine Assistenten nach den Prinzipen des Chefs die Fälle diagnostiziert haben. Ein solches Material steht zu meiner Verfügung aus der Upsala-Klinik 1882—1900. Zu diesem habe ich einige spätere anwendbare Fälle mit Sektion hinzugefügt. Aus leicht einzusehenden Gründen ist das Material nur ein geringes.

Betrachten wir zuerst die Fälle von Mi (Tab. IX). Wir finden da 24 Fälle, in welchen zu oft recht voneinander entfernteren Perioden dieselbe Diagnose Mi gestellt wurde. Diese Tatsache deutet ganz bestimmt darauf, daß es Formen von Mi gibt, wo noch nach Jahren sich keine Stenose aus der Mi entwickelt hat. In einigen Fällen waren 6—7 Jahre zwischen den beiden Examinationen verstrichen. Es gibt also einen Typus von unveränderlicher Mi.

Was dann die Ms betrifft, so finden wir fast keinen Fall von jahrelang unveränderter Ms. Es scheint also, als ob die Ms eine bestimmte Tendenz hätte, sich zu verändern und den Ursprung zu einer Mis zu geben. Indessen bin ich durch Erfahrungen aus meiner Privatpraxis davon überzeugt worden, daß auch eine Ms nach mehr als 10 Jahren unverändert bleiben kann. Es gibt also einen Typus von während längerer Zeit unveränderlicher Ms.

Eine dritte Gruppe bilden die Mis, die mit Insuffizienz komplizierten Stenosen. Davon verfüge ich über 33 Fälle. Sie umfassen zwei Unterabteilungen: 1. wo die Fälle mit Mi angefangen haben, um später als Mis diagnostiziert zu werden; 2. wo schon bei der ersten Behandlung die Diagnose Mis gestellt wurde.

Die ersteren umfassen 17 Fälle. In allen diesen war nach der Diagnose bei der ersten Behandlung nur eine Insuffizienz zugegen, später wurde die Diagnose Ms zugesetzt. Die Zwischenzeit war wechselnd von 1—11 Jahre. Aus diesen Fällen scheint unzweideutig hervorzugehen, daß in einer großen Anzahl von Fällen (14) die Mis sich aus einer Mi entwickelt. Inzwischen erweckt eine nähere Betrachtung gewisse Zweifel an der Exaktheit dieser Beweisführung. Zuerst finden wir 13 Fälle, wo zuerst Mi, später, nach einem oder einigen Jahren, immer Mis als Diagnose annotiert ist. Hier gibt es keine Ursache zum Zweifel, besonders in denjenigen Fällen, wo dieselbe Diagnose mehrere Male gestellt wurde.

Dagegen finden wir in drei Fällen bei der ersten Behandlung Mi, bei der zweiten oder mehrere Male nur Ms, bei einer noch späteren Periode die Diagnose Mis, so z. B. in einem Falle von 1895 Nr. 247: 1888 Mi, 1888 (später), 1890, 1892 Ms und 1895 Mis; in einem anderen von 1898 Nr. 220: 1890 Mi, 1892—1895 Ms, 1897—1898 Mis; in einem Falle von 1897 Nr. 225: 1890 Mi, 1892—1894 Ms, 1895 und 1897 Mis. Diese drei Fälle bedeuten entweder eine unvollständige Diagnose in der Zwischenzeit, als nur Ms diagnostiziert wurde, oder daß zu einer Zeit das präsystolische oder diastolische Geräusch das systolische verdeckte, oder daß die Insuffizienzzeichen eine Zeitlang verschwunden waren, um später deutlicher aufzutreten. Wenn wir uns vorstellen, daß die angegriffenen Klappen zuerst voneinander so entfernt waren, daß sie insuffizient wurden und später durch das Zusammenwachsen einander genähert wurden, so läßt es sich wohl denken, daß dadurch die Insuffizienz gehoben wurde. Hierfür spricht auch der Fall 1893 Nr. 674 (1884 Mi, 1893 Ms). Später bei der Versteifung und dem Starrwerden konnten sie nicht mehr schließen — eine Mis wurde diagnostiziert. Für diese Deutung sprechen auch die Fälle 1898 Nr. 557 (1887 Ms, 1892 Mis, 1898 Mis) und 1897 Nr. 168 (1887 Ms, 1892, 1896 und 1897 Mis). In dieser Weise lassen sich diese drei Fälle erklären. Vielleicht bilden diese einen besonderen Typus.

Betrachten wir endlich die letzte Gruppe, in der schon zur Zeit der ersten Behandlung die Diagnose Mis gesetzt wurde, welche später ein oder mehrere Male bestätigt wurde, so finden wir in dieser Gruppe 14 Fälle. Die Zwischenzeit zwischen den beiden Diagnosen war bis neun Jahre. In keinem Falle wurde in der Zwischenzeit eine Diagnose auf nur Mi oder nur Ms gestellt. Alle diese Fälle sprechen dafür, daß eine etablierte Mis in der Regel später als Mis wiedererkannt werden kann, wenn eine genaue wiederholte Untersuchung darauf gerichtet wird, denn nach meiner Erfahrung wechseln bei diesen Formen die Geräusche.

Aus dieser relativ zahlreichen Gruppe Mis läßt sich weiter mit Wahrscheinlichkeit schließen, daß in vielen Fällen Mi schon von Anfang an mit Ms kombiniert war. Aus den Krankengeschichten geht nämlich hervor, daß in einzelnen Fällen schon nach dem ersten Anfall von akutem Rheumatismus eine Mis diagnostiziert wurde. Es liegt also ein besonderer Typus vor.

Alle diese Schlüsse werden unter der ausdrücklichen Voraussetzung gezogen, daß die gestellten Diagnosen richtig waren.

Unter dieser Voraussetzung finden sich also in bezug auf die Mitralklappenveränderungen folgende Typen vor:

1. ein unveränderlicher Typus Mi, recht allgemeiner Typus;
2. ein Typus Ms, wahrscheinlich nicht selten;
3. Mi geht in Mis über, sehr allgemeiner Typus;

4. Mi geht ausnahmsweise in Ms über, um später sich zu Mis umzu-
wandeln;

5. eine primäre Ms geht in Mis über (selten).

Oder mit anderen Worten: die angegriffenen Klappen werden durch den
endokarditischen Prozeß entweder gleich insuffizient oder wachsen zusammen
mit weicher Öffnung (reine Mi oder Ms), oder zeigen gleich oder erst später
Mis. Diese Formen sind recht häufig. Seltener geht eine primäre Mi in Ms
über oder eine primäre Ms in Mis.

Zu C. Versuchen wir zuletzt durch eine pathologisch-anatomische Untersuchung der Präparate uns eine Vorstellung von dem Ursprung und der Bildung
der reinen oder mit Mi komplizierten Stenose zu bilden, so ersehen wir an den
Präparaten den Schlußakt der pathologischen Prozesse. Beim Betrachten
vieler Präparate bekommt man den bestimmten Eindruck, als ob die Stenosen
nicht selten primär wären. Man findet nämlich Fälle, wo der Stenosetrichter
recht tief ist und die Ränder weich, wenig verdickt oder aufgerollt. In diesen
Fällen läßt sich eine frühere Mi nur schwierig annehmen, indem weder die
Klappen noch die Chordae verkürzt waren.

An den Präparaten gewinnt man den Eindruck, daß in vielen Fällen
erst später durch die narbige Zusammenziehung der Schlußränder und die
gleichzeitige Verdickung der Klappenapparat insuffizient wurde. In anderen
Fällen waren das Ostium selbst oder die benachbarten Abschnitte zuerst angegriffen; dadurch dürfte primär entweder eine Stenose oder eine Insuffizienz
zustande kommen je nach der Größe der Öffnung.

Wo aber die Klappen und der Klappentrichter sehr kurz sind, da liegt wohl
die Wahrscheinlichkeit einer primären Insuffizienz mit sekundärer Stenose vor.

Verschiedene Formen scheinen also vorzuliegen.

Nehmen wir dann die Verhältnisse der Vorhöfe in Betracht. Leider sind
die Obduktionsprotokolle in dieser Hinsicht unvollständig, obschon ich alle
aufbewahrten Präparate durchmustert habe, um die Sektionsprotokolle zu vervollständigen.

Über dem linken Vorhof finde ich Annotationen in 25 Fällen und über den
rechten in 18 Fällen. Manchmal findet sich nur die unvollständige Angabe
Dilatation, ohne daß etwas über Hypertrophie erwähnt ist.

Der linke Vorhof ist nach diesen Angaben in allen 25 Fällen (16 D
und 9 d) mehr oder weniger dilatiert, Hypertrophie findet sich nur in
16 Fällen; Hypertrophie fehlt in zwei Fällen. Von diesen ist der eine ein Fall
von perikardialer Synechie (96) mit einfacher Stenose, der andere Fall (100)
mit ulzeröser Endokarditis.

Der rechte Vorhof war ebenfalls in 25 Fällen dilatiert (18 D und 7 d),
in drei nicht, in acht ist eine ausgesprochene Hypertrophie, in sechs eine gelinde
besonders erwähnt, in drei fehlte sie definitiv.

Bei der Beurteilung dieser Tatsachen hebe ich von neuem hervor, daß
es oft sehr schwierig ist, zu bestimmen, ob eine Hypertrophie mit Dilatation
besteht oder nicht. Der rechte Vorhof besitzt an seiner Innenseite einige immer
dicke Balken, während die zwischenliegenden Partien relativ dünn sind. Je
nachdem man den Schnitt führt, bekommt man einen verschiedenen Eindruck
von der Dicke der Wand. Auch die Dicke der Wand des linken Vorhofs ist

an verschiedenen Punkten sehr verschieden. Um die Vergleichung der Wandstärke richtig zu machen, muß man bei der Sektion gleichmäßig verfahren,
was ich auch in denjenigen Fällen, die ich selbst sezierte, machte. Indessen
beharrt man oft in der Wahl und Qual und die angegebenen Maße können überhaupt nicht als exakt betrachtet werden.

Im Zusammenhang mit der Frage nach der Wandstärke tritt die Frage
hervor, ob ein Zusammenhang zwischen Hypertrophie und der Stärke
des Geräusches existiert oder nachgewiesen werden kann.

Wie oben auseinandergesetzt worden ist, verschwindet oft das stenotische
Geräusch bei hochgradiger Stenose, und ebenso verhält sich bisweilen das
Geräusch am ersten Ton. Theoretisch muß das präsystolische Geräusch und
vielleicht auch das diastolische in gewissem Verhältnis zur Kraft des linken
Vorhofs stehen. Die Frage ist also: War die Wand dieses Vorhofs kräftiger
in denjenigen Fällen, in welchen das stenotische Geräusch lauter war und
vice versa?

Für eine exakte Antwort auf die Frage nach einem Zusammenhang zwischen
präsystolischem (resp. diastolischem) Geräusch und der Hypertrophie resp.
Dilatation des linken Vorhofs wäre es vonnöten, zuverläßliche Angaben
über die Beschaffenheit des linken Vorhofs in allen Fällen von Mitralstenose
zur Disposition zu haben. Leider sind die Sektionsprotokolle in dieser Hinsicht recht mangelhaft. Aus den vorliegenden Daten ergibt sich folgendes.

Ein präsystolisches resp. diastolisches Geräusch bei Hypertrophie

A. a) findet sich bei schweren Stenosen in 5 Fällen,

,, leichten ,, ,, 3 ,,

(mit Hypertrophie) Sa. 8 Fälle,

b) fehlt bei schweren Stenosen in 3 Fallen,

,, leichten ,, ,, 3 ,,

(mit Hypertrophie) Sa. 6 Fälle.

B. a) findet sich bei schweren Stenosen bei 2 D (ohne H annotiert),

b) fehlt bei schweren Stenosen bei 6 (o h oder nur d (D) annotiert).

Obschon die Zahlen zu klein sind, um einen sicheren Schluß zu erlauben,
so finden wir jedoch, daß ein Geräusch prädominiert, wenn Hypertrophie vorhanden ist, und fehlt besonders, wo keine Hypertrophie annotiert ist. Es scheint also, daß eine vorhandene Hypertrophie das Erscheinen
eines Geräusches befördert und daß das Geräusch ausbleibt, wenn sich nur
eine Dilatation ohne Hypertrophie ausbildet.

Dieser Schluß steht in gutem Einklang mit der Theorie, daß zur Erzeugung eines Geräusches eine kräftige Kontraktion notwendig ist
(vgl. oben über Alter und Geräusch).

Eine analoge Frage könnte betreffs des systolischen Geräusches und der
Hypertrophie der linken Kammer aufgeworfen werden. Die Tatsache aber ist,
daß die linke Kammer bei der Mitralisinsuffizienz fast immer hypertrophisch
ist, auch in den Fällen, wo ein solches Geräusch fehlt.

Klinisches.

Die Mitralstenose war unter den Herzklappenfehlern immer ein beliebter
Gegenstand der klinischen Forschung, und so viel ist darüber geschrieben, daß

nur wenige klinische Gesichtspunkte und Daten unaufgeklärt übrig geblieben sind. Oben habe ich versucht, in dieser Hinsicht einige Lücken durch Zusammenstellung eines systematisch und eingehend beobachteten Materials zu füllen, so z. B. betreffs der Bedeutung des Alters, der Geräusche, der konsekutiven Veränderungen der Höhle und der Wand, sowie der ganzen Entwickelung des Klappenfehlers.

Es ist nicht hier die Absicht, die Klinik dieses Klappenfehlers methodisch zu behandeln, da die allermeisten klinischen Zeichen schon längst bekannt sind. Ich beschränke mich auf einige Bemerkungen.

Viele Verff. haben schon hervorgehoben, daß die Stenose und besonders die reine Stenose eine Jugendkrankheit ist. Ausnahmsweise embryonal tritt sie selten im ersten Dezennium hervor; in meiner Sammlung fand sich nur einen Fall, bei einem achtjährigen Knaben; doch umfaßten meine Kliniken nur eine Minderzahl von Patienten unter 10 Jahren. Schon zwischen 10—19 Jahren steigt aber die Anzahl sowohl der klinischen Fälle als der Gestorbenen, und die Zahlen erreichen ein Maximum zwischen 30 und 39 Jahren, um nach dem 50. Jahre schnell zu fallen. Dabei verhalten sich die komplizierten und reinen Stenosen etwas verschieden; die reinen klinischen Fälle hatten beim Besuch ein Mittelalter von 33 Jahren 2 Monaten, die komplizierten im Mittel 29 Jahre 7 Monate, wie schon auseinandergesetzt worden ist (S. 161—162). Das 50. Jahr überleben nur wenige, aber selbst im 70. Jahrzehnte fanden sich einige Patienten mit gelinder Stenose.

Wie sich die verschiedenen Formen nacheinander folgen, ist oben erwähnt.

Das Verhalten der Geschlechter ist auch oben auseinandergesetzt.

Wann der Klappenfehler erworben wurde, ließ sich nur in einer so beschränkten Anzahl eruieren, daß ich auf eine Berechnung verzichten mußte.

Besonderes Interesse beansprucht das von Bizot bemerkte verschiedene Verhältnis des Ostiums mitrale bei Männern und Weibern, indem es bei Männern 110 mm und bei Weibern nur 92 mm im Umfang messen soll. Man hat darin, in dieser physiologischen Enge, den tieferen Grund gefunden, daß die Weiber öfter von der Stenose als die Männer befallen sind. Die Disposition liege also in der angeborenen Enge des Gefäßsystems, was damit stimmen sollte, daß die Stenose so oft mit der Chlorose verbunden ist, wo die Enge der Gefäße wie bekannt von Virchow in einer berühmten Abhandlung hervorgehoben wurde.

Aus diesem Gesichtspunkte ist es bemerkenswert, daß in unseren Fällen eine Hypoplasia aortae nicht weniger als viermal bei der Sektion annotiert ist. Indessen liegt es nahe zu fragen, ob man nicht hierin eine sekundäre Folge der verminderten Füllung des Arteriensystems bei der Stenose sehen darf.

Weiter ist hervorzuheben, wie oft die Stenotiker mit der Zeit ein infantiles Gesicht und einen infantilen Körper darbieten, wie ich mehrmals gesehen habe, und schon Lorain bemerkt hat. Unter den obigen Fällen zeigten drei Patienten auffallenden Infantilismus.

Ob dieser Infantilismus direkte Folge der infolge der Stenose verminderten Ernährung der Organe oder als eine korrelative Entwickelungshemmung in gewissem Falle zu betrachten sei, ist wohl nicht ganz klar.

Was das Verhältnis der Chlorose zur Stenose betrifft, wurden in einigen Fällen Blutuntersuchungen in meiner Klinik vorgenommen, und zwar haben sie ergeben, daß Chlorose resp. Anämie in 11 klinischen Fällen (S. 170) diagnostiziert wurde, aber da solche Blutuntersuchungen bei den Herzfehlern nicht systematisch vorgenommen wurden, so kann dieser Angabe keine Bedeutung zuerkannt werden.

Ätiologie.

Schon von früheren Autoren ist bemerkt, daß die Stenose nicht ganz selten schleichend ohne vorherige akute oder chronische Krankheit und ohne deutliche Symptome entsteht. In solchen Fällen wird sie zufällig vom Arzte entdeckt, bei Konsultation wegen Chlorose, Tuberkulose usw., oder wenn Symptome von allgemeiner Schwäche, Anämie, Husten, Herzklopfen und derartige Symptome auftraten. Besonders in der französischen Literatur haben Autoren (wie Potain u. a.) dann von der chlorotischen, der tuberkulösen Form usw. gesprochen und selbst die Ursache der Stenose in der Chlorose resp. Tuberkulose zu finden geglaubt.

Aus der Tabelle XI geht hervor, daß in der Anamnese oder bei der Behandlung in der Klinik, resp. Tod, sich fanden:

Tabelle 45. **I. In der Anamnese.**

	A. Bei der reinen Stenose (22 Fälle)	B. Bei der Mis (29 Fälle)	Bei der Ms + Mis (51 Fälle)
Bei den Gestorbenen:			
Keine Krankheit von ätiologischer Bedeutung	7 = 32 %	7 = 24 %	14 = 27 %
Heredität	—	3	3 = 6 %
Kinderkrankheiten, wie Scharlach	2	4	6
„ Masern, Diphtherie .	3	4	7
„ Typhoid, Variola . .	2	0	2
Andere Infektionskrankheiten, wie Pneumonie, Influenza	1	2	3
Allgemeine Anämie oder Schwäche (Diathes. haemorrh.)	1	1	2
Tuberculosis pulm. oder chron. Husten (Blut)	2	2	4
Pertussis . .	—	1	1
Andere Krankheiten, Cancer ventriculi . . .	1	—	1
Diabetes mellitus . . .	1	—	1
Alkoholismus	1	1	2
Akuter Gelenkrheumatismus (oft Rezidive) .	8 = 36 %	16 = 55 %	24 = 47 %
Nephritis chron.	—	2	2 = 4 %

Die obige und die zwei folgenden Tabellen bezeichnen gewissermaßen den Lebenslauf des Stenotikers. Um nicht mit zu kleinen Zahlen zu arbeiten, summieren wir die kaum voneinander zu trennenden Ms und Mis, wenn auch Differenzen zwischen diesen zwei Formen bestehen.

An der ersten Tabelle (45) ersehen wir die Ätiologie der Krankheit. Was zunächst geeignet ist, Aufmerksamkeit zu erwecken, ist, daß bei den Ms + Mis oft keine deutliche Ätiologie vorhanden ist, und zwar in 27%, etwas öfter bei der reinen Stenose als der Mis. Die Krankheit entsteht ohne deutliche Veranlassung, etabliert sich frühzeitig im ersten und zweiten Dezennium des Lebens und wird manchmal zufällig bemerkt bei einem Individuum, das an Symptomen von Chlorose oder Tuberkulose leidet oder über Dyspnoe, Herzklopfen usw. klagt. Diese sind die **exquisit chronischen Formen ohne vorhergehende endokarditische Accesse.**

Heredität wurde in etwa 6% annotiert.

Die **infektiösen Kinderkrankheiten**, Scharlach, Diphtherie, spielen in der Vorgeschichte eine gewisse Rolle, zusammen etwa 25%, aber nur ausnahmsweise wurde direkt angegeben, daß ein Scharlach von Herzfehler gefolgt wurde.

Chlorose (resp. Anämie) wurde nur in 4% in der Anamnese angegeben. Die französische Auffassung findet hierin wenig Stütze, denn in manchem Falle ist wohl die Schwäche oder der anämische Zustand eher eine Folge als ein Grund der Stenose. Ebensowenig kann man mit den französischen Verff. nach diesen Ziffern von einer **tuberkulösen Form** sprechen. Tuberkulose in den Lungen fand sich nur in einem Falle, in drei Fällen chronischer Husten, davon in einem Falle Bluthusten. Dieser Bluthusten kann ebensogut eine Stauung in den Lungen bezeichnen als eine Tuberkulose. Eine nachgewiesene Tuberkulose zu $7,8\%$ ist ein sehr niedriger Wert.

Keine der übrigen annotierten anamnestischen Krankheiten spielt übrigens eine hervorragende Rolle, ausgenommen der akute oder bisweilen chronische **Gelenkrheumatismus**, welcher in nicht weniger als 47% angegeben ist, und nach dem oft die Herzkrankheit bei früher gesunden Individuen unmittelbar zur Entwickelung kam.

Tabelle 46.   **II. Klinische Fälle. Status praesens.**

	A. Von reiner Stenose	B. Von der Mis	Summa
Angina tonsill.	2	2	4
Morbilli	1	—	1
Lues	2	—	2
Pneumonie und Pleuritis	6	4	$10 = 6\%$
Bronchitis acuta und chronica	9	8	$17 = 10\%$
Tuberculosis pulmon.	6	1	7
Arterienkrankheiten (Sklerosis)	2	2	4
Perikarditis	1	6	7
Anämia	5	6	$11 = 6\%$
Infantilismus	1	2	3
Chron. Nervenkrankheiten	3	8	$11 = 6\%$
„ Magenkrankheiten	4	3	7
Nephritis chronica	1	9	$10 = 6\%$
Rheumatismus acutus und chronicus	16	19	$35 = 19\%$
Nicht kompliziert	30	39	$69 = 38\%$

Die zweite Tabelle (46) über den klinischen Status bei Fällen, welche nach der Behandlung in der Klinik dieselbe verließen, gibt im Vergleich mit der ersten überhaupt einen späteren Status an und bezeichnet, welchen sekundären Krankheiten der Stenotiker ausgesetzt ist.

An der letzten Linie sind 69 Fälle aufgeführt, in denen entweder eine Komplikation sich nicht fand, oder eine solche, welche ohne Bedeutung für die Stenose oder in Zusammenhang mit ihr stand. Wir finden also, daß in 38% Patienten nur an den Folgen der Krankheit litten, wie Stasis in den Lungen, in der Leber und in den Nieren, Albuminurie, Dyspnoe usw., welche diese Gruppe auch einschließt.

35 = 19% litten bei der Aufnahme an Gelenkrheumatismus in verschiedenen Formen. Demnächst kommt Bronchitis acuta oder chronica, gewiß oft ein sekundärer Zustand infolge der Stenose. Zu diesen sekundären Krankheiten kommen auch die akuten Pneumonien und Pleuritiden und die chronischen anämischen oder nervösen, neurasthenischen Zustände, welche so oft die Stenose auszeichnet; wie auch die chronischen Digestionsstörungen.

Die Nephritis hat nicht geringe Bedeutung. Daß die hier am Sektionstische als chronische Nephritis bezeichnete Form eine sekundäre, durch die Stasis in den Nieren hervorgerufene Veränderung ist, ist mangels einer mikroskopischen Untersuchung recht wahrscheinlich. Nichtsdestoweniger spielt diese Nephritis eine große Rolle in bezug auf die Prognose.

Die Veränderungen des Herzens selbst in Form von Peri-, Myo- und Endokarditis hatten gewiß für den subjektiven Zustand und die Entwickelung der Krankheit große Bedeutung.

Perikarditis wurde zwar nur in 7 Fällen = 4% klinisch diagnostiziert. Gewiß fand sie sich in viel größerem Prozente.

Die nächste Tabelle (47) über Sektionsresultate zeigt ein weit höheres Prozent, 18% für die chronische und 16% für die akute Perikarditis, oder im ganzen 34%. Die chronische Synechie stammte aus einer früheren Periode, etwa aus derjenigen, welche unsere Tabelle I vertritt.

Weiter sind Endokarditis und Stasissymptome in einer Anzahl bemerkt.

Die dritte Tabelle (47) bezeichnet den Schlußakt des Lebens eines Stenotikers und zugleich die Todesursachen.

Zuerst finden wir gewisse chronische Krankheitszustände, welche sich gewiß früher und in gewissem Zusammenhang mit der Stenose entwickelten, wie Arterienkrankheiten, Arteriosklerose in verschiedenen Formen, unter denen zwei Aneurysmen auf Lues deuten; zufällig tritt Cancer oder Diabetes auf.

Als Folgen der Stenose treten chronische oder ausnahmsweise akute und chronische Nephritiden auf, von denen die chronischen eine bedeutende Rolle, 20% sowohl in Frequenz als prognostisch, spielen. Beim Vergleich der drei Tabellen sehen wir in der Anamnese Nephritis chron. in I. nur 4%, während der Krankheit (II) 6% und im Sektionsprotokoll (III) nicht weniger als 20—22%. Die Stenose disponiert auffallend zur Nephritis. Die entwickelte Nephritis trägt zu den Stasisphänomenen und zum Tode bei.

Die Lungenkrankheiten, oft sekundär zu der Stenose, tragen, wie schon längst bekannt ist, zur Beschleunigung des tödlichen Ausganges bei.

In $12\,^0/_0$ ist eine Bronchitis besonders annotiert, und in $18\,^0/_0$ stieß eine akute Pneumonie oder Pleuritis zu und endete das Leben.

Tabelle 47.		**III. Nach den Sektionsprotokollen.**

	A. Bei der reinen Stenose (22 Fälle)	B. Bei der Mis (29 Fälle)	Summa
Lungenkrankh.: akute wie Pneum. ac., Pleurit.	2	$7 = 24\,^0/_0$	$9 = 18\,^0/_0$
chronische Bronchitis .	2	4	$6 = 12\,^0/_0$
Tuberculosis pulmon. . .	—	1	$1 = 2\,^0/_0$
Herzkrankheiten: Endocarditis acuta. . .	$9 = 49\,^0/_0$	$7 = 24\,^0/_0$	16⎫
„ ulcerosa . .	2	3	5⎭ $21 = 41\,^0/_0$
Pericarditis acuta . . .	3⎫	5⎫	$8 = 16\,^0/_0$⎫
„ chronica . .	3⎭ $= 21\,^0/_0$	6⎭ $= 35\,^0/_0$	$9 = 18\,^0/_0$⎭ $33\,^0/_0$
Gefäßkrankheiten: Arterioskl., Kardioskl.	4	—	4⎫
Aneurysma.	2	—	2⎭ $6 = 12\,^0/_0$
Hypoplasia aortae[1] .	1 (2) [1]	— (2) [1]	1
Kachexien: Cancer ventric. 1, C. pulm. 1	2	—	2
Diabetes mellitus	1	—	1
Nephritis acuta	—	1⎫	1⎫
secundaria	—	1⎬ $12 = 41\,^0/_0$	1⎬ $12 = 24\,^0/_0$
chronica interstit. u. parenchym.	1	10⎭	10⎭ $= 20\,^0/_0$
Marasmus	—	1	1
Keine exokardialen Krankheiten (Perikardit. abgerechnet)	$6 = 21\,^0/_0$	2	$8 = 16\,^0/_0$

Beim Tode fand sich in $41\,^0/_0$ eine akute Endokarditis, bisweilen ($10\,^0/_0$) ulzeröser Form.

In nicht weniger als $34\,^0/_0$ fand sich eine Perikarditis, in $16\,^0/_0$ in akuter, in 18 in chronischer Form. Wie verhängnisvoll diese Perikarditis ist, wird unten und an anderen Stellen diskutiert.

Nur in $16\,^0/_0$ fanden sich (nach Abrechnung der Perikarditis) keine exokardialen Komplikationen. In diesen Fällen starb Patient an den direkten Folgen seiner Stenose — der Stauung in den Organen — also infolge der Erschöpfung des Kräftevorrats des Herzens, nur in einigen Fällen durch oder nach Hirnembolien.

Die sekundären Veränderungen infolge der Stasis sind wie bekannt bei der einfachen und komplizierten Stenose sehr ausgeprägt, wie auch die subjektiven Symptome. Die Tabelle zeigt, wie Anasarka und Aszites dieselbe sehr häufig begleiten, wie auch Hydrothorax.

In der Leber ist Zyanosis oder zyanotische Induration mit sekundärer Atrophie vorherrschend. Auch in der Milz findet man oft ebenfalls Vergrößerung mit Zyanosis.

Noch lebhafter reagieren (s. oben) die Nieren. Hier trifft man nicht

---

[1] Nach meinen Beobachtungen an den Herz-Präparaten.

nur Zyanosis, sondern auch oft ausgeprägte Nierenentzündung akuter
oder chronischer Art. Diese ist überhaupt so oft vorhanden, daß man sie selbst
als eine der allgemeinsten Ausgänge der Stenose bezeichnen muß, und mehrmals starb Patient an Urämie. Man könnte fragen, ob diese Nephritis nicht
als das Primäre betrachtet werden muß, aber in der Anamnese findet sie sich
selten, wohl dagegen rheumatische Infektion. Die Albuminurie geht also in
Entzündung über, oder richtiger die Stasis prädisponiert in hohem
Grade zur Nephritis, oder vielleicht die Nephritis ist eine Folge der die
Endokarditis (Rheumatismus) verursachenden bakteriellen Invasion.

Diagnostisches.

Die Diagnostik der Mitralstenose gehört zu den schwierigsten der Herzklappenfehler, und die Diagnose wird selbst von erfahrenen Klinikern oft fehlerhaft gestellt. Wenn ich die Perikarditis ausnehme, so gibt es keinen Klappenfehler, welcher so oft nicht vermutet wird. Ehe ich die von uns in der Klinik
gemachten Fehler auseinandersetze, will ich die geläufigen physikalischen
Zeichen ins Auge fassen. Die Diagnosen werden hier nicht konstruiert, sondern so
angeführt, wie sie in der Klinik annotiert wurden.

Ich behandle zuerst

die reinen Stenosen (Tabelle XI, Fälle 94, B. 60 (S. 190—194).

A. Inspektion. Man sieht in einigen Lehrbüchern, daß die reine Stenose
nur dann von einer Vorwölbung der Brustwand begleitet wird, wo eine Hypertrophie existiert. Diese Aussage scheint mir auf Konstruktion zu beruhen.
Nach meinen Annotationen findet man (s. oben) fast immer eine Hypertrophie der linken Kammer.

Wie verhält sich dann die Hervorwölbung der Herzgegend? In 11
unter 20 Fällen fanden sich Annotationen: eine Voussure (größere oder schwä-
chere) fand sich in fünf Fällen, in sechs fehlte sie. Wo eine Voussure sich fand,
da war auch Hypertrophie vorhanden, aber auch in den sechs, wo Voussure
fehlte, war eine Hypertrophie bei der Sektion zu finden, einen Fall ausgenommen,
wo nichts in dieser Hinsicht annotiert ist.

Die Angabe der Lehrbücher ist also wohl konstruiert.

B. Palpation. Der Herzspitzenstoß ist in 18 Fällen unter 20 angeführt.

Dabei war er in 11 stark, hebend, in sechs schwach, in einem
nicht fühlbar. Ob nun wirklich dieser Stoß von der linken Kammer herrührt, ist nicht sicher. Wie bekannt, bildet oft die hypertrophische rechte
Kammer bei der Stenose die Spitze.

Bisweilen wechselt der Spitzenstoß, kräftig oder schwach.

Pulsationen im dritten und vierten Interstitium deuten auf Perikardial-
synechien.

Was die Lage des Herzspitzenstoßes betrifft, so ist sie in 15 Fällen annotiert, und zwar in 11 Fällen im fünften, in drei im sechsten und in einem
Falle im vierten Interstitium. Er lag in acht Fällen außerhalb, in vier etwa
in der Mamillarlinie, in drei nach innen von der Mamillarlinie. In der Mehrzahl also eine deutliche Dilatation angebend.

C. Perkussion. Die rechte Herzhälfte. Im allgemeinen soll die rechtsseitige Dämpfung eine sehr ausgesprochene sein.

Nach meiner Erfahrung war diese Dämpfung nach rechts vom rechten Sternalrand keineswegs so allgemein; auffallend oder deutlich war sie in etwa sieben Fällen, in etwa sieben aber konnte eine Dämpfung nach rechts vom Sternum kaum nachgewiesen werden.

Die Dämpfung nach links dehnte sich wenigstens in 11 Fällen bis lateral von der Mamillarlinie, in mehreren (etwa vier) nur bis an die Mamillarlinie und nur selten ging sie nur nach innen von der Mamillarlinie. Da diese Dämpfung auch durch Verschiebung der Dämpfung nach links durch die Vergrößerung der rechten Kammer verursacht werden kann, so ist die vergrößerte Dämpfung nach links kein unzweideutiges Zeichen einer Dilatation der linken Kammer.

D. Auskultation. Die Art und Frequenz der Geräusche wurden von anderen so ausführlich behandelt, daß kaum mehr davon anzuführen ist, besonders da die Erklärung sowohl der Geräusche als der abnormen Töne, der ersteren sowohl als der letzteren, so ausgiebig in den Lehrbüchern angeführt wird. Auffallend ist, daß so oft jede Spur von Geräusch fehlt und dies irreführt (vgl. S. 166—167).

Die von Insuffizienz begleiteten Stenosen.

Vergleichen wir jetzt die mit Insuffizienz komplizierten oder vielleicht richtiger begleiteten Formen von Stenose, so brauchen diese prinzipiell nicht von den reinen erheblich abzuweichen.

Indessen finden wir nach den klinischen Beobachtungen eine entschiedene Abweichung.

Inspektion. Die Voussure des Brustkastens scheint auffallend mehr hervortretend zu sein. In 12 Fällen Vorwölbung, in nur vier keine solche.

Palpation. Hiermit stimmt überein, daß der Spitzenstoß, wenn er palpabel ist, breiter und kräftiger zu sein scheint, neun Fälle; jedoch in neun schwach oder nicht palpabel.

Die Lage des Spitzenstoßes ist oft im sechsten Interstitium (neun Fälle), im fünften aber in 10 Fällen; und die Lage im Verhältnis zur linken Mamillarlinie liegt oft mehrere Zentimeter (3—5) lateral von der Mamillarlinie bis in die vordere Axillarlinie; selten liegt der Herzspitzenstoß in der Mamillarlinie oder ganz ausnahmsweise nach innen von derselben.

In der Regel liegt er also weiter lateral als bei der reinen Stenose.

Perkussion. Die Dämpfung nach rechts erscheint breiter und deutlicher als bei der reinen Stenose; oft finden wir eine Dämpfung 2—3—4 cm lateral vom rechten Sternalrande.

Dasselbe gilt von dem lateralen Rande der linken Kammer. Die Dämpfung dehnt sich oft 3—4, ja selbst 5—6—7 cm lateral von der Mamillarlinie aus.

Auskultation. Diese wechselt, wie schon oben abgehandelt wurde.

In mehreren der eben angeführten Hinsichten unterscheidet sich also die mit Insuffizienz komplizierte Stenose von der reinen.

Wenn eine Insuffizienz sich mit der Stenose kombiniert, bewirkt sie also einen höheren Grad von Dilatation sowohl der rechten wie der linken Kammer, und zugleich ruft sie eine mehr ausgesprochene Hypertrophie hervor. Infolgedessen tritt eine Voussure öfters hervor, der Herzspitzenstoß wird kräftiger und die linke Grenze wie die rechte mehr markiert.

Der Unterschied ist manchmal wenig hervortretend.

Diagnose. Kein Herzfehler dürfte so oft fehlerhaft diagnostiziert werden wie die Mitralstenose, und zwar in der Richtung, daß die Diagnose eben auf Stenose vermißt wird.

Findet sich ein deutliches präsystolisches oder diastolisches Geräusch, dann wird auch wohl immer oder in der Regel die Diagnose auf eine Stenose gestellt. Aber selbst in diesen Fällen macht man bisweilen Fehler. Dagegen wo diese Zeichen fehlen, da wird die Diagnose jedenfalls oft unsicher. Dann wird es vonnöten, den Fall längere Zeit sorgfältig zu beobachten. Früher oder später treten nämlich in der Regel charakteristische Geräusche hervor.

Wir wollen jetzt untersuchen, wie sich die Sache in der Klinik verhielt. Welche Diagnosen wurden überhaupt gestellt? Welche richtig, welche fehlerhaft?

I. Die reinen Stenosen. (Fälle 94—96, B. 52—55 und 97, 98, 99.)

Im Falle 94 existierte nicht eine Verengerung des Mitralostiums selbst, sondern ein thorakales Aneurysma übte von hinten auf den Mitralring einen auffallenden Druck aus. Dadurch entstand ein langgezogenes präsystolisches, bisweilen diastolisches Geräusch, welches zur Diagnose Stenose veranlaßte. Der erste Ton war unrein und eine Insuffizienz auch vermutet. Die Klappen waren normal.

In den Fällen 95, B. 52, B. 54 und B. 55 fand sich ein präsystolisches Geräusch, bisweilen in Verbindung mit einem präsystolischen Fremissement. Die klinische Diagnose wurde auch bei der Sektion bestätigt. Die Stenose war auch eine schwere. Der erste Ton war rein und oft als kräftig bezeichnet.

Dagegen im Falle 95 waren die Töne rein, der Impuls aber kräftig, was in Anbetracht des vorhandenen Cancer ventriculi auffallend war. Das Herz war atrophisch!

Im Falle B. 53 fanden sich die gewöhnlichen Zeichen einer chronischen Myokarditis in Verbindung mit chronischer Schrumpfniere und sekundärer Hirnembolie. Die Töne waren kräftig, klappend, der Puls etwas unregelmäßig, bisweilen ziemlich groß, etwas langsam, bisweilen bis 94, klein und hart. Also im ganzen nichts für Stenose Charakteristisches; ein Verdacht auf Stenose wurde jedoch ausgesprochen — und bestätigt. Mikroskopisch fanden sich myokarditische Herde.

Es lag eine latente Stenose vor, welche eine doch vorhandene Myokarditis vortäuschte.

Endlich im Falle 97 fanden sich ganz exzeptionelle Verhältnisse. Eine ausgedehnte Kalkinkrustation des Ostialrings und der hinteren Klappe verursachte eine Stenose, die Klappen aber waren nicht geschrumpft oder zusammengewachsen; die vordere besonders dünn mit gedehnten feinen Chordae. Die Kammerwand war kalkinkrustiert und die Papillarmuskeln so starr und inkrustiert, daß sie sich einander nicht nähern konnten. Eine Insuffizienz wäre deswegen ohne eine bedeutende Dehnung der Klappen oder der Chordae unvermeidlich. Beim Betrachten der Klappen bekommt man den bestimmten Eindruck, daß die Aortenklappe auffallend dünn und durchsichtig ist und ihre Chorda bedeutend verlängert. Es ist eine Art von Naturheilung der Insuffizienz eingetreten. Dagegen bestand noch die Stenose infolge der Verengerung des Ostialrings und der Inkrustation der hinteren Klappe. Die Töne waren indessen rein, und eine klinische Diagnose auf Stenose konnte deswegen nicht gestellt werden. Indessen fand sich eine Dilatation mit Hypertrophie vor, welche wohl z. B. wenigstens eine Folge der Stenose war und um so mehr auffallend war, da die Hauptkrankheit in einem ausgebreiteten Cancer pulmonum bestand.

Die Fälle 98 und 99 bilden eine durch verbreitete Endokarditis ausgezeichnete Gruppe. In beiden fehlte jede Spur von präsystolischem oder diastolischem Geräusch. Deswegen wurde die Diagnose auf Stenose nicht gestellt, sondern auf Endocarditis ulcerosa (?) im Falle 99, auf Endocarditis + Perikarditis im Falle 98. Diese Diagnosen bestätigten sich bei der Sektion.

II. Stenosen mit Verdacht auf Insuffizienz. (Gruppe E. F., S. 192.)

Wir treffen hier eine ganze Gruppe (a) mit latenter Stenose, wo also die klassischen Geräusche am zweiten Ton fehlten (acht Fälle). Ein Klappenfehler wurde deshalb in den Fällen 100—102, in welchen der Puls regelmäßig war, nicht diagnostiziert. Die Dilatation und Hypertrophie des Herzens in den Fällen 100 und 101 erhielt durch die vorhandene Nephritis ihre Erklärung, im Falle 102 fehlten die klinischen Beweise einer Dilatation oder Hypertrophie. Im Falle 104 fehlten auch Stenosegeräusche, aber der unregelmäßige Puls auf 34—40 deutete doch auf Stenose. Dagegen in den folgenden Fällen B. 56 bis 58 und 103 waren gewisse Zeichen eines Herzfehlers vorhanden, und die Diagnose Myokarditis wurde in den Fällen B. 56 und B. 58, Endokarditis mit Perikarditis im Falle B. 57 und Perikarditis im Falle 103 gestellt.

Durch die Sektion wurde indessen nachgewiesen, daß in allen zugleich eine Stenose vorlag, wenn sich auch in den Fällen B. 56 und B. 58 die Myokarditis, im Falle B. 57 die Endokarditis und im Falle 103 die Pericarditis acuta bestätigten. Die Stenose war also latent.

Die Fälle 105 und 106 der Gruppe b waren dagegen schon klinisch manifeste Stenosen, wenn auch das Geräusch im Falle 105 nicht recht charakteristisch war.

In den zwei Fällen der Gruppe F war die Stenose mit Perikarditis kompliziert, welche im Falle B. 59 diagnostiziert wurde. Beide wurden dagegen als Aortafehler gedeutet, indem bei beiden die beiden Aortatöne als von Geräuschen begleitet aufgefaßt wurden, und dazu bei Fall B. 59 der Puls celer war. Diese Verwechselung ist bemerkenswert.

III. Kombinierte Insuffizienz- und Stenose-Fälle. (Tabelle XI. B., S. 196.)

Schon aus der Tabelle geht hervor, mit welchen Schwierigkeiten die Diagnostik hier laboriert.

Wir finden hier unter A. b) drei Fälle (109—111) zusammengeführt, wo sich die Geräusche nur schwierig auffassen ließen. Es wurde deshalb nur Vit. cordis diagnostiziert.

In den folgenden Fällen, 112, B. 61, 113 und 114, war die Diagnose korrekt. Im Falle 115 war das Geräusch am zweiten Ton so schwach, daß nur Mi angenommen wurde. Die Stenose war so gering, daß zwei Finger ohne Schwierigkeit eingeführt werden konnten. Daher eine eher anatomische als klinische Stenose. Im Falle 116 ließ das Ostium Platz für kaum zwei Finger, war also ein wenig enger, hier aber fand sich sowohl ein präsystolisches Fremissement wie ein Geräusch, und die Stenose war also klinisch manifest. Im Falle B. 62 war das Geräusch fraglich.

Die Gruppe D umfaßt neun Fälle mit schwerer Stenose mit entweder akzidentellem dia- (resp. präsy-) stolischem Geräusch oder mit den für Stenose typischen Geräuschen. Im Falle 118 waren die Geräusche an verschiedenen Perioden sehr wechselnd; zuerst war das Geräusch präsystolisch, dann verschwand es. Ungeachtet der schweren Stenose fand sich ein Ton an den Arterien, wohl als die Folge der begleitenden Nephritis.

Der Fall 119 wurde unter der Diagnose Stenose von einem Kollegen eingesendet, und zwar aus dem Grunde eines prasystolischen Gerausches; im Krankenhause konnte ich es nicht wahrnehmen. Die Sektionsdiagnose war Stenose. Im Falle B. 66 war dieses Geräusch fraglich, aber die Diagnose auf Stenose gestellt. In den folgenden zwei Fällen war die Diagnose leicht.

Wir kommen dann zu einer Gruppe E mit nur klinisch latenten Stenosen (acht Fälle) Viele waren mit Endo- oder Perikarditis usw. kompliziert. Da in keinem weder dia- noch präsystolisches Geräusch zu hören war, wurde die Diagnose auf Insuffizienz beschränkt. Daneben wurden, wie die Tabelle zeigt, andere Diagnosen annotiert, wie Perikarditis (B. 70 und B. 71), Myokarditis (B. 72, B. 74) und Hypertrophia cordis (B. 73).

Aus dieser Auseinandersetzung gehen also folgende Schlüsse hervor.

1. Bei der Stenose fehlen oft charakteristische Geräusche sowie andere deutliche Zeichen, und die Diagnose wird deshalb unvollständig; die Stenose ist latent, die Geräusche stumm.

2. In mehreren solchen Fällen wird zwar ein Herzklappenfehler erkannt, die Herzbewegung aber ist so unregelmäßig oder stürmisch, daß die Geräusche nicht zu deuten sind. In solchen Fällen liegt immer ein Verdacht auf Stenose vor (Fälle 109—111); bisweilen finden wir nur eine Myokarditis.

3. In anderen Fällen wird eine sog. Myokarditis diagnostiziert, und zwar wegen der unregelmäßigen Herzarbeit (B. 72, B. 74); diese ist dann oft tachykardisch (P. 110 bis höher).

Je größere Erfahrung ich indessen gewonnen hatte, um so sicherer wurde ich doch subjektiv in der Beurteilung dieser Stenosefälle, und oft wurde die Diagnose richtig vermutet und später entweder durch die Sektion oder durch hervortretende Geräusche bestätigt. Diejenigen Krankheitsformen, welche am meisten das Bild verschleiern, sind Myokarditis und Perikarditis, selten die Aortainsuffizienz.

Die Myokarditis ist ja mit den meisten Klappenfehlern kompliziert, ohne besonders in der Diagnose hervorzutreten. Existiert ein Klappenfehler, dann ist es nach meiner Meinung in der Regel unmöglich zu entscheiden, ob eine Myokarditis zugleich vorhanden ist, wenn nicht ganz besondere Momente vorliegen, wie z. B. Lues. Dagegen gibt es gewisse Anhaltpunkte, welche sonst die beiden Formen unterscheiden. Ist die Herzwirksamkeit sehr unregelmäßig, der Impuls kräftig, die Dämpfung nach rechts vom Sternum ausgesprochen, die Hypertrophie der linken Kammer deutlich und zudem der erste Ton in charakteristischer Weise klappend oder schnellend, dann liegt gewöhnlich eine Stenose vor und nicht nur eine Myokarditis.

Ist dagegen bei unregelmäßiger Herzwirksamkeit der Impuls weniger kräftig, die Dilatation und Hypertrophie nicht sehr ausgesprochen, d. h. kräftig, und fehlt der charakteristische erste Ton und ist zugleich Arteriosklerose in irgendeiner Form vorhanden, eine chronische Nephritis oder höheres Alter, dann hat man eher an Myokarditis zu denken.

Dabei entscheidet oft die Art des zweiten Tones. Ist er verdoppelt in der bei der Stenose charakteristischen Art, dann hat man besonders an Stenose zu denken.

Außerdem beurteilt man oft die Diagnose nach dem Pulse oder nach den Folgen.

Der Puls wird unten in einem besonderen Kapitel besprochen, er führt aber nicht selten irre. In den obigen Fällen war er bisweilen selbst beinahe celer (Fall B. 59).

Große Wichtigkeit für die Diagnose zuerkenne ich den sekundären Symptomen. Dabei treffen wir teils allgemeine, teils lokale. Unter den ersteren sind teils die Dyspnoe und Zyanose oft hervortretend, weiter besonders die Vergrößerung und eine gewisse Schmerzhaftigkeit der Leber, weiter Albuminurie und Stauungs-Harn, sowie Anasarka und Aszites.

Sind diese Symptome ausgesprochen, so hat man selten eine einfache Myokarditis, sondern am meisten eine Stenose oder eine Perikarditis vor sich. Bei beiden ist der Puls unregelmäßig. Findet sich noch ein systolisches Geräusch, welches auf Insuffizienz deutet, dann liegt gewöhnlich einer von diesen Zuständen, Stenose oder Perikarditis, vor. Denn die einfache Insuffizienz ruft selten unregelmäßigen Puls hervor.

Bei der Demonstration lautet die Epikrise also oft so: Hier liegt wegen des systolischen Geräusches eine Insuffizienz vor; die schweren Symptome aber deuten auf eine grave Komplikation, Stenose oder Perikarditis. Bei beiden trifft man Galopprhythmus. Ist die Dämpfung besonders groß sowohl nach links als nach rechts, das Geräusch am ersten Ton sehr kräftig, der Patient sehr jung (unter 20 Jahren), der Puls oft 3—5 geminus mit Intermittens nach etwa 3—5 Schlägen, und besonders wenn zugleich lebhafte Einziehungen im dritten und vierten Interstitium vorhanden sind, dann stelle ich die Diagnose Perikarditis.

Bei starken Anfällen von Tachykardien, sehr unregelmäßigem und kleinem Puls, klappendem ersten Ton, mäßiger Dilatation mit Hypertrophie diagnostiziere ich Stenose.

Besonders helfen dabei Zeichen von Infarktus oder Embolia cerebri, ev. renum.

Diese Zeichen können indessen irre leiten. Ist man ungewiß, was besonders bei sehr schneller Herztätigkeit der Fall sein kann, so wartet man ab bis eine Kompensation eingetreten ist. In diesem Stadium erscheinen oft charakteristische Geräusche, indem die Füllung der Herzhöhlen eine reichlichere wird und damit günstige Bedingungen für das Erscheinen von Geräuschen eintreten.

Todesursachen.

Zu der obigen Zusammenstellung möchte folgendes hinzufügen sein.

Bei der Analyse der Todesursachen, welche aus den Tabellen hervorgehen, ersieht man gleich, daß die allermeisten Fälle beim Tode mit verschiedenen Krankheiten akuter Art oder mit kachektischen resp. marastischen Zuständen kompliziert waren. In der Tabelle 31 ff. S. 145 ff. sind die Stenosen (resp. mit Mitralinsuffizienz) in schwere, mäßige und leichte eingeteilt und die hauptsächlichsten Ursachen dabei angegeben.

Bei einem Blicke auf die Tab. 31 wird man, wie schon hervorgehoben wurde, erstaunen, daß die meisten leichten Stenosen schon in jungen Jahren (10—19) sterben, dagegen die schweren erst später. Da man nicht annehmen kann, daß eine gelinde Stenose gefährlicher ist als eine schwere, müssen andere Ursachen zum Tode beigetragen haben.

Die Überlegung, wie verhängnisvoll von den zu Herzklappenfehlern stoßenden Komplikationen die akute oder chronische Perikarditis sowie die akute und besonders die ulzerative Endokarditis manchmal sind, zwingt zu der Frage nach der eventuellen Bedeutung der Perikarditis bei diesem Herzfehler. Die Untersuchung ergibt folgendes:

Perikarditis tritt

bei leichten Stenosen in   47% als akute oder chronische Form auf,
 „ schweren   „   „   38% „   „   „   „   „   „
 „ mäßigen   „   nur in 19% „   „   „   „   „   „

Auffallend ist also, daß die Perikarditis bei leichten Stenosen im Alter von 10—19 Jahren (von fünf hatten drei Perikarditis) prädominiert, bei schweren im Alter von 20—39 und bei mäßigen Stenosen im Alter von 40—49 Jahren. Dieses stimmt auffallend mit der Zeit des Todes der verschiedenen Formen von Stenose.

Es ist deshalb recht wahrscheinlich, daß das Eintreten einer Perikarditis mehr bestimmend auf das Todesalter ist als der Grad der Stenose.

Als ein anderer Faktor dürfte die akute oder ulzerative Endokarditis sein. Sie tritt oft (47—50%) bei den gelinden und mäßigen, seltener (31%) bei den schweren Stenosen auf. Was das Alter betrifft, ergibt die Tab. XI, daß sie bei den gelinden Stenosen im Alter von 10—19 Jahren prädominiert (vier Fälle von fünf Patienten), dagegen nach dem 40. Jahre sehr selten wird.

Bei den schweren prädominiert sie zwischen 20 und 39 Jahren, in welcher Zeit auch die Sterblichkeit an schweren Stenosen eine große ist, während sie bei den mäßigen zwischen 40 und 49 Jahren vorherrscht. Alle diese Zahlen, wenn auch zu klein, um prozentisch evaluiert zu werden, stimmen vortrefflich mit den Kurven über Todesalter der verschiedenen Formen von Stenose überein, weshalb sowohl akute als chronische Perikarditis, wie akute und besonders ulzerative Endokarditis eine wichtige Rolle als Todesursache bei den Stenosen spielen, was vom praktischen Gesichtspunkte wichtig erscheint.

Aber auch anderen Momenten muß als Todesursache eine wichtige Rolle zuerkannt werden. Die Tabelle 47 S. 172 gibt viele andere akute und chronische Todesursachen an, unter denen die Nephritiden in chronischer oder akuter Form, sowie akute Pneumonien oder Pleuritiden von hervorragender Bedeutung sind (s. oben). Nur eine große Statistik kann hierbei ihre Bedeutung für die verschiedenen Formen von Stenose und Altersgruppen klarstellen. Daß die Stenose für Nephritis disponiert, sowie umgekehrt, unterliegt keinem Zweifel. Die Nephritiden sind in den 10—40er Jahren vorherrschend, die (Pleuro-) Pneumonien und Bronchitiden in den 10—50er Jahren.

Weiter spielen marastische und kachektische Momente, Diabetes, Cancer und Tuberculosis pulmon. in gewissen Fällen eine zufällige Rolle. In etwa 18 Fällen von 44 scheinen die kardialen Veränderungen an und für sich den Tod direkt hervorgerufen zu haben.

Das Alter beim Tode zeigt die Tabelle:

Tabelle 48.

	Alter		Alter (Perikarditisfälle abgezogen)	
	M.	W.	M.	W.
Reine Mitralstenose	35 J. 2 M.	44 J. 10 ½ M.	32 ⅓ J.	45 J.
Mitralinsuffizienz mit Stenose .	29 J. 10 M.	38 J.	30,8 J.	45,5 J.
Mittelalter für beide Gruppen .	32 J.	41 J. 9 M.	31,4 J.	43,6 J.
Mittelalter für alle	38,5 J.		40,8 J.	

Wir ersehen, daß die Sterblichkeit schon im Alter von 10—19 Jahren groß ist, auf ein Maximum zwischen 30 und 49 Jahren steigt, um dann bedeutend zu fallen. Nach dem 70. Jahre bleiben nur einzelne zurück.

Es gibt dabei, wie die Kurven zeigen, einen auffallenden Unterschied zwischen Männern und Weibern, indem Männer in den Dezennien 20—29 und 30—39 Jahren eine auffallende Verminderung aufweisen, um dann ein zweites Maximum zwischen 40—49 Jahren zu zeigen. Sie haben also zwei Maxima zwischen 10—19 und 40—49 Jahren. Ob dieser Gang zufällig ist, läßt sich aus

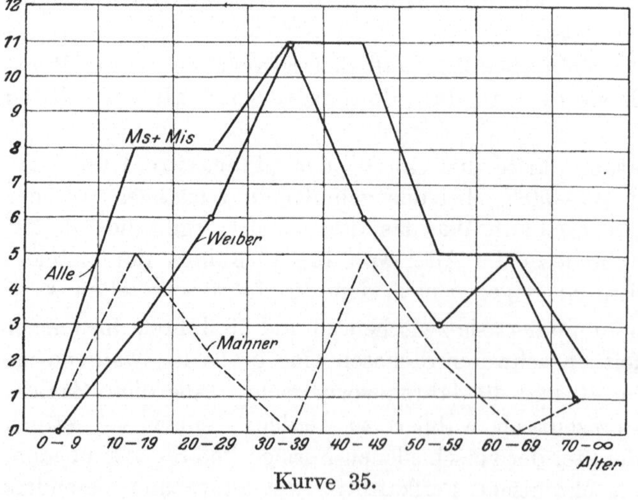

Kurve 35.

den Zahlen nicht entscheiden, auffallend aber ist, daß auch die klinischen Fälle eine solche Senkung für die Jahre 20—29 zeigen (s. Tab. 50—52 S. 183 ff.). Die große Sterblichkeit zwischen 10—19 Jahren wird wohl durch die Perikarditis verursacht. Auch die Perikarditiden zeigen zwei analoge Maxima (Tab. 49).

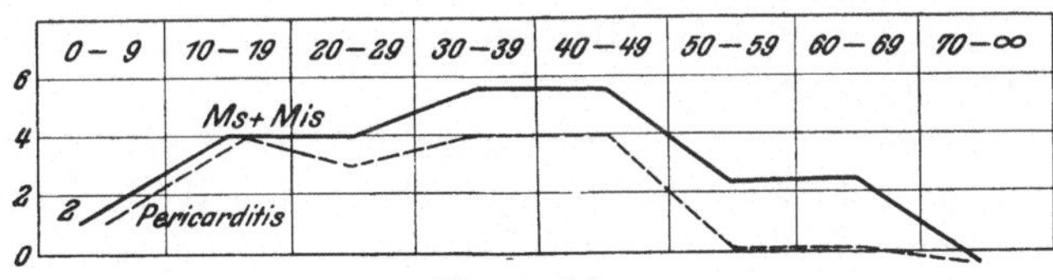

Kurve 36.

Tabelle 49. **Perikarditiden.**

0—9		10—19		20—29		30—39		40 - 49		50—59		60—69		70 ∞	
M.	W.	M.	W.	M.	W.	M.	W.	M.	W.	M.	W.	M.	W.	M.	W.
1	—	2	2	—	3	—	4	3	1	—	—	—	—	—	1

Wenn wir die Perikarditiskurven an die Seite der Sterblichkeitskurven setzen, so finden wir bei der Reduktion der Sterblichkeitszahlen für Ms + Mis auf die Hälfte, aber die absoluten Zahlen für Perikarditis behalten, folgendes: Für Männer gestaltet sich die Kurve folgendermaßen:

Alter	0—9	10—19	20—29	30—39	40—49	50—59	60—69	70—∞

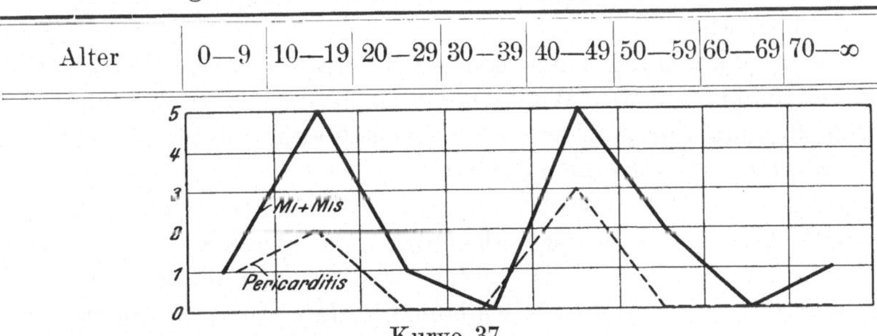

Kurve 37.

Der Parallelismus ist merkbar, obschon die Zahlen so klein sind. Für Weiber folgendermaßen:

Alter	0—9	10—19	20—29	30—39	40—49	50—59	60 - 69	70—∞

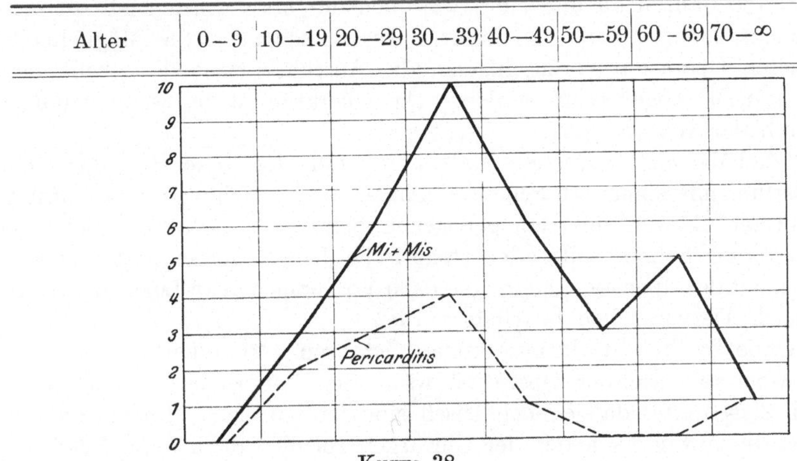

Kurve 38.

Auch hier ist der Parallelismus bis zum 60. Jahre auffallend, und zwar um so mehr, da die Kurve der Männer sich verschieden von dieser gestaltet.

Der Tod bei Ms + Mis wird also wesentlich durch die Perikarditis bewirkt. Hieraus geht hervor, wie ominös sich die Perikarditis gestaltet.

Zieht man die Perikarditisfälle ab, so erhöht sich das Lebensalter für alle um mehr als zwei Jahre, auch für alle Weiber, besonders für die mit Mis behafteten Weiber, wo das Lebensalter mit etwa sieben Jahren erhöht wird. Dagegen wird das Alter der Männer (s. Tabelle 48) nur für die Mis mit etwa einem Jahr erhöht, nicht in der Gruppe mit Ms, was wohl auf den geringen Zahlen beruhen kann. .

Therapeutisches.

Oben habe ich einen Versuch gemacht nachzuweisen, daß es wahrscheinlich verschiedene Typen von Stenose gibt, welche eine weit getrennte Prognose haben. Da die Prognose jedenfalls recht ominös ist und ein Damoklesschwert über dem Haupt des Stenotikers hängt, indem die Stenose im ganzen als unheilbar bezeichnet werden muß, so entsteht die Frage, ob es doch nicht denkbar wäre, durch eine Operation den Stenosenring durchzuschlitzen und damit ihn weiterzumachen. Ein solcher Gedanke hat mich mehrere Jahre verfolgt; und in der Tat hatte die Analyse der verschiedenen Formen von Stenose dieses Ziel ins Auge gefaßt.

Die erste Bedingung einer solchen Operation wäre, den Zustand der Klappen mit einer gewissen Wahrscheinlichkeit beurteilen zu können. Denn es ist offenbar, daß nur gewisse Formen sich überhaupt für Operation eignen und überhaupt operiert werden können.

Diejenigen Klappen, welche stetig der Sitz einer rekurrierenden Endokarditis sind, lohnt es wohl nicht der Mühe, zu trennen; diejenigen, welche Kalkinkrustation zeigen, können wohl kaum durchgeschnitten werden, wenigstens nicht ohne große Gefahr für Embolien u. dgl. Die sehr leichten Stenosen brauchen kaum erweitert zu werden. Es sind übrig hauptsächlich die mittelschweren und schweren, wo die Klappen einen sich immer verengenden Trichter mit progressiven Symptomen bilden. Diese gehören vorzugsweise dem Alter von 30—50 Jahren an und sind, wie oben dargetan worden ist, oft manifest, also leicht zu erkennen. Es kann gewagt erscheinen, die Möglichkeit einer geeigneten Operation vorzuschlagen, die Ausführbarkeit derselben aber muß nicht a priori abgewiesen werden. Die Operation wäre, wenn gelungen, ein Triumph der Wissenschaft.

Ich habe mir vorgestellt, daß man durch das linke Herzohr und durch das Ostium mit einer Art Schere einginge, welche sich von selbst öffnete und die unteren Ränder mit den gebogenen Schneiden umfaßte. Beim Zurückziehen dieser Schere sollte der stenotische Ring aufgeschlitzt werden. Die Möglichkeit der Operation kann erst nach Vorversuchen an Leichen mit Stenosen und nach Tierversuchen beurteilt werden.

Ohne Zweifel ist sie mit großen Gefahren verbunden.

Eine weit leichtere Operation wäre, die Stenotiker von ihrer Perikarditis am Zeitpunkte, da sie noch frisch sind, zu befreien. Darauf habe ich seit Jahren die Aufmerksamkeit der Chirurgen gelenkt, doch ohne Erfolg.

Tabelle 50. **Klinische Fälle von Insufficientia valvulae mitralis.**

Geschlecht	Alter	Diagnose	Geschlecht	Alter	Diagnose
1900			**1902**		
W.	70	Pneum. chr., Thromb. v. jug., Glycos., Art.-scl.	M.	26	Keine Komplikat.
			M.	28	Hyst. neurasth., Contract.ped.
M.	48	Lues cer. (Aphas.).	W.	40	Bronchopneum., Pericard. ac.
W.	17	Rheum. art. ac., Anäm.	W.	36	Gastro-enterit. chr., Neurasth.
W.	9	Keine Komplikat.			(Ang. pect.)
W.	22	Endocard. ac. p. ang., Thromb. v. crur.	W.	36	Pneum. ac.
			M.	23	Rheum. art. ac., Endoc. ac., Skab.
M.	35	Pneum. ac., Bronchit. diff. chr., Dipl. infant. (cer.).	M.	12	Endoc. ac., Otit. med. ac. suppur.
1901			M.	51	Aortit. chr., Aneur. antibr., Nephr. chr. int., Gastr. chr., Anäm.
M.	20	Keine Komplikat.			
M.	11	Keine Komplikat.			
M.	26	Pleurit. exsud.	M.	35	Bronchit. chr., Asthma bron.
W.	18	Keine Komplikat.	W.	9	Scrophul.
W.	32	Pleurit. exsud., Rheum. musc. ac., Pneum. chr.	**1903**		
M.	26	Hyst.	W.	16	Chloros.
W.	53	Rheum. art. ac.	M.	25	Dysp. nerv.
W.	23	Keine Komplikat.	W.	18	Paral. spast. spin. (lues med. sp. hcr.), Pleur. sicca.
W.	20	Periendocard. ac. recurr., Alb., Bronchopneum. ac.	M.	19	Rheum. art. ac.
M.	34	Rheum. art. ac., Endocard. ac.	W.	62	Nephr. chr. int., Bakteriuria, Apopl. cer.
M.	41	Alcoholism. chr., Myoc., Stas. univ., Albumin.	M.	53	Nephr. chr., Bronchit. diff.
			M.	39	Rheum. art. ac.
W.	13	Erysip. fac. etc., Rheum. art. recurr., Endoc. rec., Absc. subcut.	W.	14	Rheum. art. ac.
W.	65	Canc. ventric.	W.	26	Pes plan. rheum., Anäm.
W.	22	Keine Komplikat.	W.	11	Rheum. art. ac., Endoc. ac., Anäm.
W.	49	Keine Komplikat.			
M.	22	Tbc. pulm.	W.	15	Peric. chr., Pleurit. exsud., Pneum. ac., Album.
W.	16	Chor. min.			
M.	32	Rh. art. chr. def., Peric. chr. adh., Pneum. ac., Pleur. exsud.	**1904**		
			M.	21	Ekz. ac., Neurasth.
M.	21	Infant. u. Oed. pulm., Pneum. chr., Nephr. chr. c. Anas.	W.	34	Embol. cer., Nephr., Endocard ac.
			W.	30	Gastropt., Ren mob.
W.	28	Rheum. art. ac., Dil. cord. (Endoc.?), Album.	M.	41	Myocard chr., Aort. chron., Bronchit. ac., Hern. inguin.
1902			M.	34	Pyelit. chr.
W.	13	Hyst., Struma gl. thyr.	W.	44	Myocardit. chron.
W.	8	Rheum. art. ac., Peric. ac., Endoc., Pleurit. sicca.	M.	48	Obstip., Neurasth.
			W.	39	Keine Komplikat.
W.	15	Rheum. art. ac.	W.	16	Synech. peric., Alb. (nephr.), Pneum. ac., Hydr. unid.
W.	42	Emp. vas. fell., Cholelith.			
W.	19	Rheum. art. ac.	M.	20	Album. cycl., H. u. D. cord.
M.	41	Rheum. art. ac., Pleurit. exs.	M.	13	Peric. sic., Pleurit. exsud., Epist., Rheum. art. chr.
M.	27	Eryth. exs., Rheum. art. sub-ac., Art.-scl., Emph. pulm.	W.	30	Rheum. art. ac.
M.	32	Rheum. art. ac.	W.	27	Psor., Rheum. art. chr.
M.	50	Perikardit., Pleurit.	W.	11	Keine Komplikat.

Geschlecht	Alter	Diagnose
M.	59	Anaem. peru. progr., Bronch. diff., Dil. cord.
W.	4	Pneum. ac.
M.	25	Rheum. art. subac.
M.	34	Rheum. art. ac., Ulc. corn.
M.	19	Rheum. art. ac.
W.	20	Septik., Gonarthrit., Album., Anäm., Dil. cord.
M.	29	Rheum. art. ac.
M.	48	Nephr. chr., H. u. D. cord., Ödem.
M.	20	Rheum. art. ac.
W.	18	Rheum. art. ac.
M.	7	Rheum. art. ac.
M.	20	Rheum. art. chr., Art.-scl.
W.	18	Psoriasis.
1905		
M.	70	H. u. D. cord., Art.-scl., Emp. pulm.
M.	20	Rheum. art. ac.
M.	8	Peric., H. u. D. cord., Stas. pulm., hep. u. ren., Öd.
M.	29	Rheum. art. ac.
W.	19	Keine Komplikat. (Galopprhythm. des Herzens.)
M.	18	H. u. D. cord., Synech. peric. Helminth.
W.	58	H. u. D. cord., Aortit., Anisoc., Myitid., Conjunct. cat.
W.	30	Keine Komplikat.
W.	13	Cat. ap. pulm.
W.	19	Ulc. ventric.
W.	15	Rheum. art. chr.
W.	16	Rheum. art. chr.
W.	22	Rheum. art. ac.
M.	21	Rheum. art. ac., Contract. ani.
W.	18	Rheum. art. ac.
M.	48	Keine Komplikat.
M.	26	Rheum. art. ac.
W.	48	Thromb. cer. c. hemipl. et aph. et dem.
M.	12	Keine Komplikat.
M.	43	Rheum. art. subac.
M.	34	Myocardit.
W.	36	Aort. chr. c. dil., D. u. H. cord., Tbc. ap. pulm.
W.	16	Chor., D. u. H. cord., Anäm.
1906		
W.	13	Chor.
W.	36	Morb. Bas., D. u. H. cord., Hydr. unid., Insuff. tric.

Geschlecht	Alter	Diagnose
M.	14	Keine Komplikat.
W.	43	Pneum. ac.
M.	42	Rheum. art. subac.
M.	13	Chor.
M.	51	Art.-cardioscl., H. u. D. cord.
M.	56	Arthr. ur., Art.-scl.
M.	42	Rheum. art. u. musc. ac., Dil. cord.
W.	20	Rheum. art. ac.
W.	18	Chor.
M.	41	Keine Komplikat.
M.	49	Hemipar., Hemianops. transit. Myocardit., Bronch. diff.
M.	74	Cardio-art.-scl., H. cord., Nephrit. chr., Hern. inguin.
W.	33	Peric. ac., Pleurit. ac.
W.	22	Chloros.
W.	23	Morb. Based.
W.	14	Keine Komplikat.
W.	46	Coxit. tbc.
W.	25	Rheum. art. ac.
M.	28	Endocardit. subac.
M.	25	Rheum. art. ac.
W.	18	Rheum. art. ac.
W.	37	Morb. Bas., Dil. cord., Insuff. tric.
W.	9	Rheum. art. ac.
M.	28	Rheum. art. ac.
M.	22	Rheum. art. ac.
·M.	64	Keine Komplikat.
1907		
W.	19	Tum. cer.
M.	19	Epil. genuina.
W.	27	Bronchit. ac., Ang. tons.
W.	7	Rheum. art. ac.
M.	18	Rheum. art. ac.
W.	16	Ang. tons. (Infl.), D. u. H. cord.
W.	57	Myor. chr., H. u. D. cord., Alb. transit.
W.	19	D. u. H. cord., Empyema chr.
W.	36	Rheum. art. ac., D. u. H. cord.
W.	12	H. u. D. cord., Alb. cycl.
M.	8	Rheum. art. ac., Endoc. subac. Später unter V: 111 ohne Komplikat.
W.	40	D. u. H. cord., Bronch. chr. u. ac., Aszit.. Anas., Alb.
W.	38	Ulc. duod., Dil. cord.
W.	30	Neur. cord., Dil. cord.
W.	24	Pseudoanäm.
W.	31	Rheum. art. ac., Bronch. chr.

Geschlecht	Alter	Diagnose	Geschlecht	Alter	Diagnose
M.	15	Keine Komplikat.	W,	21	Synech. peric.
M.	18	Rheum. art. ac.	M.	66	Keine Komplikat.
W.	22	Rheum. art. ac.	M.	9	Chor.
W.	18	Rheum. art. chr.	W.	17	Keine Komplikat.
M.	36	Rheum. art. ac., Pelios. rheum.	W.	7	Synech. peric. H. u. D. cord.
M.	21	Rheum. art. ac., Endoc. ac.	M.	12	Rheum. art. ac.
M.	54	Neur. u. opt. p. influens.	W.	34	Nephr. gravid. haemorrhag., Bronch. chr.
W.	21	Rheum. art. chr.			
W.	11	Chor.	M.	11	Lymphaden. tbc.
M.	33	Rheum. art. ac., Pelios. rheum.	M.	12	Adip., Rheum. muscul.
M.	52	Keine Komplikat.	M.	49	Anäm., Achyl. gastr., Emphys. pulm., Br. chr., Arthr. ac., Art.-scl.
M.	46	Art.-scl., Emph., Bronch. chr.			
M.	16	Rheum. art. chr.			
1908			M.	19	Keine Komplikat.
W.	9	Chor. min.	M.	74	Bronchit. ac.
M.	24	Rheum. art. ac.	M.	57	Nephr. chr. int., D. u. H. cord. Stas. univ., Br. diff. ac., Delir. ac. Gest. 16. V.
W.	13	Chor.			
M.	40	Endocardit. ac., H. u. D. cord.			
W.	30	Pneum. chr. c. indur., Ren mob.	M.	18	Pleuropn. chr. fibr.
			M.	19	Pleurit. exsud.
W.	16	Rheum. art. ac.	M.	54	Rheum. art. chr.
W.	19	Rheum. art.	M.	32	Nephr. chr., Pharyngit. chr., Alcoholism. chr. u. ac.
W.	30	Eryth. nodos.			
M.	15	Nephrit. chr. interst.	M.	23	Rheum. art. chr., Bronchopn.
M.	13	Rheum. art.	M.	38	Rheum. art. ac.
M.	26	Keine Komplikat.	M.	17	Ict. catarrh.
W.	57	Nephrit. interst. chr., Myocardit., Art.-scl.	M.	21	Keine Komplikat.
W.	17	Myocardit. chr., Synech. peric. Cirrh. hep. peric.	**1910**		
			W.	27	Keine Komplikat.
M.	16	Rheum. art.	W.	15	Rheum. art. ac.
W.	29	Anaem. lev., Struma, Nervos.	W.	51	Str. cyst., Laryngit. subac.
M.	17	Rheum. art. chr.	W.	21	Rheum. art. ac.
M.	26	Rheum. art.	M.	9	Rheum. art.
M.	44	Keine Komplikat.	W.	10	Pericardit. adh., Rheum. art. subac.
M.	16	Rheum. art. ac.			
M.	32	Rheum. art. chr.	M.	17	Oed. eleph. crur. u. man., Col. ac.
W.	22	Rheum. art. ac.			
W.	22	Rheum. art. ac.	M.	22	Rheum. art. ac.
M.	34	Rheum. art.	M.	53	Cardio-art.-scl.
M.	53	Uräm., Nephr. chr., Art.-scl., Dil. cord., Anäm., Bronch Gest. 19. I.	M.	19	Rheum. art., Synech. peric., Stas.
			M.	27	Anas.
M.	53	Dil. ao., Art.-scl. lev.	M.	56	Vert., Art.-scl., Emph., Ekz. psor., Glycosur. (diab.mel.)
M.	22	Hämopt., Rheum. subac.			
M.	49	Embol. cer. (Hemipl.).	M.	30	Rheum. art. ac.
1909			M.	19	Nephr. chr.
M.	23	Rheum. art.	M.	12	Nephr. chr. haem., Ang.
W.	18	Rheum. art. ac.	M.	39	Rheum. art. ac.

122 M. von 3767 J. zus.; Mittelalter 30 J. 10½ M.
107 W. „ 2708 „ „ „ 25 „ 3¾ „

229 Pat. von 6474 J. zus.; Mittelalter 28 J. 3¼ M.
M. 53,3 %.
W. 46,7 %.

Tabelle 51.   Klinische Fälle von reiner Mitralstenose.

1. Bei dem Brunnen Sätra.

Jahr	M.	W.	Alter Jahre	Komplikationen etc.
1896	—	1	46	Gelenkrheumatismus.
	—	1	37	Gelenkrheumatismus.
	—	1	33	
1897	1	—	49	Rheumatismus.
	—	1	25	Gelenkrheumatismus vor acht Jahren.
1898	—	1	42	
	—	1	37	Gelenkrheumatismus.
	—	1	32	Gelenkrheumatismus vor 13 Jahren.
1899	—	1	36	Herzfehler seit vielen Jahren; Gelenkrheumatismus mit Fieber vor acht Jahren.
	—	1	21	Seit einigen Jahren schwach; nie Chorea.
	—	1	36	Herzklappenfehler seit 1892 nach Partus.
	—	1	33	Skarlat. im Alter von sieben Jahren; Herzklappenfehler seit dieser Zeit.
	—	1	22	Seit 1—2 Jahren Albuminurie.
	1	12	34	= mittleres Alter.

2. In der medizinischen Klinik in Upsala.

Jahr	M.	W.	Alter Jahre	Komplikationen etc.
1888	—	1	33	1877 Gelenkrheumatismus.
1889	—	1	18	1888 Nervenfieber.
1892	—	1	42	
1893	—	1	37	
	—	1	43	1889 kein Herzfehler.
1895	1	—	19	1894 Herzfehler? (Endocarditis v. mitralis).
1897	—	1	22	1887 Chorea minor; 1897 Chorea gravis.
1898	—	1	48	Seit zwei Jahren Herzklopfen.
	1	7	33	= mittleres Alter.

3. In der medizinischen Klinik zu Stockholm.

Geschlecht	Alter	Diagnose	Geschlecht	Alter	Diagnose
1900			W.	28	Seborrh.
M.	26	Emphys. pulm., Bronch. chr.	M.	35	Pneum. ac., Morbilli, Ang.cat., Alb.
W.	31	Rheum. art. ac.			
W.	34	Keine Komplikat.	W.	18	Keine Komplikat.
1901			**1902**		
W.	31	Keine Komplikat.	W.	25	Rheum. art. subac.
W.	53	Bronchit. chr.	W.	40	Keine Komplikat.

Ge-schlecht	Alter	Diagnose	Ge-schlecht	Alter	Diagnose
W.	27	Infantil., Pneum. chron. ap. pulm. dx. (tbc.?).	W.	44	Pleurit.
			W.	36	Laryngit. chr.
W.	46	Myocardit. chr.	W.	46	Keine Komplikat.
1903			1907		
W.	26	Chloros.	W.	48	Ekz. ac.
W.	57	Cyst. chron. (tbc.?), Tbc. ap. pulm.	W.	43	Neurasth.
			W.	18	Rheum. art. chr.
M.	37	Pneum. ac.	W.	43	Hyst.-Neurasth., Bronch. chr., Anäm., Achyl. gastr.
W.	31	Ulc. ventric., Anaem. sec.			
W.	38	Nephrolith., Ren mob., Gastr. chron.	M.	27	Arthrit. chr.
			W.	50	Myocardit. chr.
M.	24	Bronchit. ac.	W.	24	Tbc. apic.
M.	24	Pneum. ac. lob. sup. pulm. dx.	M.	35	Hemipl., Lues.
W.	29	Bronchit. chr. pulm. dx.	M.	41	Nephrit. chr. c. haemat., Bronchit.
W.	43	Bronchopneum. ac.			
1904			M.	28	Tachykard.
W.	50	Botrioceph. lat., Anaem. peru. Pneum. chr.	1908		
			W.	30	Appendicit. ac. lev.
M.	64	Bronchit., Stas. hep., Öd., Art.-scl.	M.	30	Synech. peric.
			W.	21	Keine Komplikat.
M.	25	Bronchit. ac.	W.	27	Keine Komplikat.
M.	28	Hemipl. p. emb. cer.	W.	16	Rheum. art. chr.
W.	18	Neurasth., Ang. tons.			
W.	55	Rheum. chr., Art.-scl.	1909		
W.	32	Rheum. art. ac.	M.	55	Stas. omn. org.
W.	39	Tbc. pulm.	M.	47	Tachykard.
M.	14	Rheum. art. ac.	W.	22	Anäm., Stenos. oesoph.
W.	33	Hemipl. p. emb.	M.	23	Rheum. art.
W.	30	Keine Komplikat.	W.	23	Epil.
W.	38	Bronchit. chr., Grav.	W.	26	Bronch., Hep. magn., Album., Nephr. chr. parench., Rh. art., Herp.
M.	16	Alb. Otit. Insuff. v. mitr.			
1905			M.	14	Pect. carinat.
W.	51	Rheum. art. chr.	W.	31	Keine Komplikat.
M.	33	Tbc. pulm.	M.	19	Ict. cat.
W.	46	Keine Komplikat.	1910		
M.	18	Rheum. art. ac.	W.	29	?
M.	35	Lues.	W.	33	Gravide.
1906			W.	42	Hemipl., Arthr. deform.
W.	40	Cat. ventr. chr.	W.	15	Keine Komplikat.
W.	37	Keine Komplikat.	W.	33	Pneum. ac.
M.	15	Rheum. art. ac.	W.	54	Hyst.
W.	29	Keine Komplikat.	W.	46	Keine Komplikat.
M.	23	Rheum. art. ac.	M.	51	Bronch. pural., Bronchiekt., Cardio-art.-scl.
W.	17	Keine Komplikat.			
M.	36	Myocardit.	M.	22	Ang. phlegm., Rheum. art. ac.
W.	28	Rheum. art. ac.			

28 M. von 845 J. zus.; Mittelalter = 30 J. 2 Mon.
55 W.   „ 1900 „   „   „   = 35 „   6½ „

83 Pat. von 2745 J. zus.; Mittelalter = 33 J. 25 Tage.
M. = 33,7 %.   W. = 66.3 %

Tab. 52. Klinische Fälle von Insufficientia und Stenosis valvulae mitralis.

Geschlecht	Alter	Diagnose	Geschlecht	Alter	Diagnose
1900			**1904**		
M.	15	Rheum. art. ac.	M.	32	Keine Komplikat.
W.	40	Keine Komplikat.	W.	30	Stas. univ., Anas., Stas. hep., Ascit., Pleur. exs. † 27. II.
M.	17	Keine Komplikat.	M.	16	Insuff. rel. tricup., Stas. univ.
1901			W.	9	Synech. peric.
W.	33	Paral. agit.	M.	17	Infantilism.
W.	11	Keine Komplikat.	W.	17	Pleurit. sicca.
M.	12	Keine Komplikat.	M.	7	Rheum. art. ac.
W.	57	Var. rupt.	W.	37	Rheum. art. ac., Hämatur., Neurasth.
W.	14	Endoc. recurr., Peric. ac., Pneum. ac., Stas. hepat.	M.	16	Album., Otit.
W.	28	Rheum. art. ac.			
W.	48	Keine Komplikat.	**1905**		
M.	36	Ulcus ventric.	W.	25	Nephr. chron., Anäm., Neur., Rheum. art.
1902			W.	52	Dilat. aortae (luet.??).
W.	28	Rheum. art. subac., Nephrit. chron.	W.	26	Keine Komplikat.
W.	10	Chor. min., Endocardit. ac.	W.	23	Rheum. art. ac.
W.	36	Keine Komplikat.	W.	45	Keine Komplikat.
M.	15	Rheumat. art. subac.	W.	46	Embol. cer. c. hemipl. u. aph.
W.	46	Hämopt., Infarct. pulm.	M.	34	Keine Komplikat.
W.	44	Tabes dors.			
W.	13	Endocardit. recurr.	**1906**		
W.	43	Ulc. ventr., Argyr., Pes plan.	W.	18	Keine Komplikat. Später unt. 366 Hyst.
M.	18	Infarct. pulm., Rheum. art. ac., Anäm., Kyphoskl.	W.	14	Keine Komplikat.
1903			W.	38	Keine Komplikat.
W.	36	Insuff. tricusp., Nephr. chron.	M.	25	Rheum. art. ac.
M.	35	Bronchit. ac.			
M.	34	Keine Komplikat.	**1907**		
W.	36	Rheum. art. ac., Ped. plan., Anaem. lev.	W.	48	Synech. peric.
W.	28	Bronchit. ac., Hemipares. invet. (Emb. cer.).	W.	30	D. u. H. cord., Album.
			M.	22	Keine Komplikat.
M.	39	Rheum. art. ac., Anäm.	W.	39	Nephrit. chron.
W.	45	Hemipar. lev. invet. (Emb. cer.).	W.	35	Keine Komplikat.
			M.	34	Bronchit., Tbc. apic.
W.	21	Keine Komplikat.	W.	16	Keine Komplikat.
M.	26	Anaem. levis.	M.	47	Keine Komplikat.
W.	29	Nephr. chr. sec., Anaem. sec.	M.	16	Rheum. art. ac.
M.	60	Bronch. chr. c. bronchiect. et emph. pulm., Anäm.			
			1908		
			W.	19	Synech. peric.
M.	32	Keine Komplikat.	W.	26	Bronchit. chr., Epil.
M.	34	Isch. (Polyneur. ac. infect.).	M.	13	Keine Komplikat.
W.	18	Insuff. v. tricusp.?	M.	36	Bronchit., Nephrit. chr. int.
W.	39	Rheum. art. ac.	M.	14	Otit. med. subac.
M.	31	Keine Komplikat.	M.	41	Keine Komplikat.
W.	29	Pleurit. exsud., Rheum. art. ac.	**1909**		
			W.	43	Rheum. art.
			M.	21	Rheum. chr.

Geschlecht	Alter	Diagnose	Geschlecht	Alter	Diagnose
W.	21	Keine Komplikat.	1910		
W.	41	Nephrit. haemorrh.	M.	31	Rheum. artic. ac., Psorias.
W.	32	Keine Komplikat.	M.	54	Arterioskleros.
W.	23	Keine Komplikat.	M.	38	Keine Komplikat.
W.	34	Stenokard.	M.	30	Emp. pleur.
M.	19	Ict. cat., Otit. chr.	M.	39	H. u. D. cord., Nephr. chron., Ascit., Anas., Stas. hep. u. lin., Bronch. chr.
M.	33	D. u. H. cord., Stas. pulm. u. hep., Album.			
M.	37	Synech. peric., Bronch. subac. Stas., hep., Nephr. chr. ind.	M.	34	Keine Komplikat.
M.	25	Rheum. art. ac.			
M.	34	Hemipares.			

41 M. von 1160 J. zus.; Mittelalter $28^1/_2$ J.
49 W. „ 1519 „ „ „ 31 „

90 Pat. von 2688 J. zus.; Mittelalter 29 J. 10 M. 13 T.
M. = $45^1/_2$ %.
W. = $54^1/_2$ „

Tabelle XI. A.   **A. Reine Mitra-**

Nr.	Jahr	Nr. klin.	Nr. Sekt.	Name	Alter	Anamnese	Grundkrankheit mit Komplikationen	im ganzen	links Kam.	links Vorh.	rechts Kam.	rechts Vorh.	Ostium	Klappen	Myo., Peri- und akute Endokard.
A. Reine Stenose durch äußeren															
94	1896	44	20 mikr.	Karl G. Eriksson	18		Aneur. aortae thor.	D H	D H		D H	D	normal		fest. P.0; E. 0
B. Reine Stenose durch															
95	1884	400	86	Anna Lund	39	Magenkat. (Canc. ventric.)	Canc. ventric., Synech. total. Endocardit. ac.	Atrph.	kein. H		kein. H		kaum ½ Fing. durch; schw. Stenos.	zusamm.-gewachs. Trichter; Chordae verdickt	P. adhaes. M.; E. Schwarten
96	1886	24	mikr.	Klara Eklund	22	Herzkl. von Kindh. an; 1884 Gelenkrheum.	Pneumonia, Synech. peric.	D H	D H?	kein. H	D H	kein. D oder H	kaum d. Kleinf. durch; schw. Stenos.	weich; Chordae verkürzt	P. adh.; E. 0
B. 52	1901	447	169	Ida Liljekvist	23	Diphth.; Masern; Ischias; Herzkl.;Atem. Diab. mell.	Diab. mell.; Vit. org. cord. (Sten.v.mitr.); End. chr. etc.						Sten., 1 Fing. durch	Endocard. chron.	P. 0; E. 0
B. 53	1902	375	141 mikr.	Eva Kr. Andersson	53	Rheum. art. (1880er J.), Atemnot, Herzkl., Bluthusten	Sten. v. mitr.; Bronchit.chr.; Nephr. interst. chr.	etwas vergröß.	d kein. H	D	d kein. H	D (h)	Sten., nur 1 Fing.	Klappenränder verdickt, aber weich; Chord. verkürzt. (Ins. wohl nicht)	braun, keine Schwielen; P. O; E. O.
B. 54	1903	3	76	Anna Forsman	43	Atemnot, Herzklopfen	V. org. cord. (Sten. mitr.); Pneum. ac.; Emph. sin.	klein	kein. D oder H				Sten.; 1 Fing. durch	Klappen ringförm. zusamm.-gewachs., scheinen schließungsfähig	P. 0; E. 0
B. 55	1905	282	100	Klara Andersson	55	Scarl.; Mas.; vielleicht Nervenfieber; Ischias	Aneur. art. cereb. med.; Endocardit. fibr. mitr. c. sten.						Stenos.	Endocard. fibr.	P. 0; E. 0
C. Stenose durch Verkalkung des															
97	1893	601	51 mikr.	Anders Persson	58	Seit 1873 trock. Husten etc.	Canc. pulm.; Calcif. cord.	D H	H	h?	D H		1 Fing. durch	die vordere normal, die hintere kalkknotig	P. canc.; P. 0; E. 0
D. Stenose mit ver-															
98	1892	626	126 mikr.	Oskar Norberg	17	(Insuff. ?)	Endocardit. aortae, mitral. tricusp.; Pericardit. acuta	D H	D H	D H	D H	D H	beinahe 2 Fing. durch	ringförm. verdickt, Chordae dünn	P. ac.; E.

lis-Stenose.

Gefäße	Geschwulst	Lungen	Leber	Milz	Nieren	Frem.	Töne I.	Töne II.	Töne II. Pulm.	Hals-venen	Puls	Diagnose klin.	Diagnose anatom.
Druck von Aneurysma.													
Aneur. ao. thor.	As-cites, Ana-sarca	Hypost., Ödem, Hydrothor.		In-farct.	Nephr. par. subac.	kein	un-deutl., rein	prä-syst., langes Ger., bisw. diastol.	acc.	nicht deutl. Puls.	hart, sehr klein	Stenosis mitralis	
Klappenveränderungen.													
		Carnific.; Br. diff. Emphys. alv.; Obstruct.Atel. Bronchiect.	Canc. c. atroph.		Atroph sen. incip. + Metast. Nephrit.	kein	rein					Herz-töne rein	Stenos. mitral. Impuls stark
						prä-systol.	rein	prä-systol.			klein, regelmäß., 65	Stenos. mitral.	Stenos. mitral. Impuls nicht kräftig
						prä-systol.		prä-syst., mehr aus-gezog.			etwas rigid, regelmäß., 78	Stenos. mitral.	scheint reine Stenose zu sein
Fett-usuren		Br. chr.			Nephr. interst. chr.		sehr strark, klappend		ver-stärkt		un-reglm., klein, 72—84	Stenos. mitral. oder Myoc. chr.	Stenos. mitral.
		Pneum. ac. sin. Emphys.		Splen. ac.		kein		stark., prä-systol. Ge-räusch	2-ge-spalt., acc.		klein, 100	Stenos. mitr.; Dämpf. nach links bis Ml.	Stenos. mitral.
		Oedema pulm.	Indur. cyan.	Indur. cyan.	Cicatr. p. infarct. cyan.	prä-systol.	kräftig	prä-systol. Ge-räusch	schw. acc.		nor-mal, 96	Dämpf. b. 14 cm von d. Mittell. Stenos. mitral.	Stenos. mitral.
Ostialrings mit Kalkknötchen.													
nor-mal		in d. rechten komprim. Scheibenepi-thel-Canc.; in d. link. wenig. entwickelt. Pleurit., Bronch. cat.	kleine-re Canc.-meta-stasen	Atro-phie			rein		nicht ver-stärkt			Töne rein. Nichts vom Herzen	Stenos. mitral.
breiteter Endocarditis.													
		Hydrothor., braune Indur., Bronchit. ca-tarrhal.	Cyanosis			schw.	schw. An-deut.	0			un-regel-mäßig, klein; groß, 110	Endoc. + Peri-cardit.; peric. Ge-räusch	Stenos. lev. + Peri-En-docard. Peric. acuta

Nr.	Jahr	Nr. klin.	Nr. Sekt.	Name	Alter	Anamnese	Grundkrankheit mit Komplikationen	im ganzen	links Kam.	links Vorh.	rechts Kam.	rechts Vorh.	Ostium	Klappen	Myo-, Peri- und akute Endokard.
99	1895	475	76	Karl Millberg	21	Funktion. Insuff. in Mitr.	Influenza; Endocardit. ulc.	d?	d		d?		geringe Stenos.	im Rande zusamm.-gewachs.	P. 0; E. ulc.

E. Stenose mit Ver-

a) Klinisch latente Stenose

α) Ohne Geräusch

Nr.	Jahr	Nr. klin.	Nr. Sekt.	Name	Alter	Anamnese	Grundkrankheit mit Komplikationen	im ganzen	links Kam.	links Vorh.	rechts Kam.	rechts Vorh.	Ostium	Klappen	Myo-, Peri- und akute Endokard.
100	1884	446	92 mikr.	Anna Bursell	35	Rheum. Fieb.; (Ins.?)	Endocardit. ulc.	D H	D H	d kein. H	D H		läßt kaum 1 Fing. durch	trichter-ähnl. zus.-gewachs. Sehnenstr. verkürzt	Degen. adip.; E. ulc.
101	1890	172	19	Anna Veinberg	60	Rheum.; (vielleicht Ins. org.)		normal	kein. D H?		kein. D	d	kaum 2 Fing. durch		Atroph. fusca; P. 0; E. 0
102	1896	561	111	Alma Holmström	62				kein. D		kein. D H		schw. Stenos.	stark schrumpfig; Trichter	P. 0; E.
B. 56	1903	71	26 mikr.	Amanda Lundgren	50	Abus. alcoh.; Atemnot; Cyanosis etc.	Myoc. chr. fibr.; Infiltr. adip.; myoc.; Endocardit. chr. fibr. v. mitr. u. ao. c. sten. v. mitral.	ein wenig vergröß.	D h	D h	D h?	D? h?	nur 1 Fing. durch; Sten.; schlitzförmig	Endocard. chr. fibr. u. verruc.; schließen bei geringem Druck. (Ins. 0)	P. 0; M. chr fibr. u. Infiltr. adip.; E.
B. 57	1904	335	112 mikr.	Ada Johansdotter	18	Atemnot seit 2 J.; Schwäch.	Endocardit. chr. mitr. c. exacerb. ac.; D. cord.; Bronch. catarrh.	etwas vergröß.	D kein. H	D H	D kein. H	0 d? 0 h?	beinahe 2 Fing. durch; Stenos. (anat.) klin. ?	Endocard. chr. c. exacerb. ac.; Rand mäßig verdickt	nicht verdickt P. 0; E.
B. 58	1908	57	70	Lovisa Karlsson	66	Scarl.; Pneum. etc.	Stenos. mitr. c. endocard. ac. verruc.; Art.-scl. unid.		d H				Stenos.	Endocard. ac. verruc.	M. chr.; P. 0; E.

β) Mit schwachem Ge-

Nr.	Jahr	Nr. klin.	Nr. Sekt.	Name	Alter	Anamnese	Grundkrankheit mit Komplikationen	im ganzen	links Kam.	links Vorh.	rechts Kam.	rechts Vorh.	Ostium	Klappen	Myo-, Peri- und akute Endokard.
103	1883	14	10	Frau A. M. Brundin	72	Gelinder Gelenkrheum.	Pericardit. fibr. rec. (funkt. Ins.)	d	d kein. H		d kein. H		gelind. Sten., kaum 2 Fing. durch	keine Stenose	reichl. Fett; P. fibr. rec.
104	1892	554	114 mikr.	Paulina Andersson	37	(akute Dil.-Ins.?)			D h	d h	D H	d h	kaum d. Kleinfinger durch	weich? Kalk?	P. 0; M. 0

Gefäße	Geschwulst	Lungen	Leber	Milz	Nieren	Frem.	Töne I.	Töne II.	Töne II. Pulm.	Hals-venen	Puls	Diagnose klin.	Diagnose anatom.
	As-cites	Embol. u.Inf.; venöse Hyper-ämie; Ödem u. Bronch. Pleu-rit. fibrin.; Hydrothorax	Hepat. pa-rench. acuta, Stasis	große Inf.-Milz m. frisch. In-farkt. (neuen)	Nephr. pa-rench. ac. + miliäre Ab-szessen	schw. systol.	bis-weilen Ge-räusch	0			dikr., etwas un-rglm., wech-selnd, 86-144	Endo-cardit. ulc.?	Stenos. lev. + Endo-cardit. ulc.

dacht auf Insuffizienz.

(ohne Geräusch am II. Tone).

am I. Tone.

Gefäße	Geschwulst	Lungen	Leber	Milz	Nieren	Frem.	Töne I.	Töne II.	Töne II. Pulm.	Hals-venen	Puls	Diagnose klin.	Diagnose anatom.
		Bronchit. cat.	Deg. pa-rench.	Spl. pa-rench. acuta	Nephr. pa-rench. acuta		normal				voll, weich, rglm., 100		Stenos. grav.; Insuff.?
Art.-scl. a. coron.		Ödem; Br. chr. u. Bron-chiolit. purul.; Pleurit. sero-fibrin.; Ad-haesio p. s.	atro-ph., mar-mor.	Peri-spl. chron. groß	Nephr. interst. chr. sec.		kein Geräusch		acc.		rglm.; etwas hart, 94		Stenos. grav.; (In-suff.?)
Scl. coron.		Synech.pleur.; Broncho-pneum. apost. et gangr.	braun, atroph.	Atro-phie	Cyan.	Frem.	nicht rein	kein Ge-räusch			klein, gleich-mäßig	Töne ohne Ge-räusche	Stenos. mitr.; (In-suff.?)
ge-linde Art.-scl. aortae					Apla-sia sin.		kein Geräusch				weich, un-rglm., klein	Myo-cardit. luetica	Stenos. mitral.; Endo-cardit. mitral. u. aortae
Aorta eng		Br. cat.; Bron-chopneum. lob. sup. p. sin.; Tbc.	groß	groß	Hyper-pl. ac.; Nephr. pa-rench. ac.	kein	sehr deutl., nicht schwach				regel-mäßig, klein, 120	Endo-peric. ac.	Endo-card. ac; Stenos. ac.
Art.-scl. univ.		Infarct. emb. pulm. dx.; Pneum. lob. sup. s.					ohne blas. Geräusch normal hörbar				etwas hart, 85; rig., arhyth.	Myo-card.chr.	Stenos. mitr. c. Endo-card. ac.

räusch am I. Tone.

Gefäße	Geschwulst	Lungen	Leber	Milz	Nieren	Frem.	Töne I.	Töne II.	Töne II. Pulm.	Hals-venen	Puls	Diagnose klin.	Diagnose anatom.
	wenig As-cites, Ana-sarca	Hydropl. sin. Ödem i. beid.; Verkalk. in Bronchialkn. u. Drüsen	ge-ringer Grad v. zen-traler Atro-phie	Hyper-pl.	senile Schrpf.		schw. Ge-räusch	0				Peri-card. ac.	Stenos. mitr.; Peric. (gehört auch der Gruppe F.)
	Ana-sarca; As-cites	Synech.pleur,; braune Indur.; Br. chr. diff.	Musk.-leb. m. Fett u. zentr., rot. Atro-phie; Cyan. in tub. alim.	Tumor chr.	cyano-tisch	systol.	wechs. Ge-räusch					klein, groß, un-rglm., abort. 34		Stenos.; Insuff.?

b) Manifeste Stenose (mit diastolischem oder präsystolischem Geräusch);

Nr.	Jahr	Nr. klin.	Nr. Sekt.	Name	Alter	Anamnese	Grundkrankheit mit Komplikationen	Das Herz bei der Sektion im ganzen	links Kam.	links Vorh.	rechts Kam.	rechts Vorh.	Ostium	Klappen	Myo-, Peri- und akute Endokard.
105	1894	484	101	Eva Pettersson	41	Kein Rheum.	Endocardit. acuta		D H	D H	D H		1 Fing. durch	Trichter	Deg. parench.; P. 0; E.
106	1889	250	43	Johanna Pettersson	42	Rheum. Fieb.; Ins. org.			D H	D H			nicht offen für 1 Fing.		P. 0

F. Stenose mit

Nr.	Jahr	Nr. klin.	Nr. Sekt.	Name	Alter	Anamnese	Grundkrankheit mit Komplikationen	im ganzen	links Kam.	links Vorh.	rechts Kam.	rechts Vorh.	Ostium	Klappen	Myo-, Peri- und akute Endokard.
B. 59	1906	364	108	Petter Johansson	49	1866: Rheum. art.; Alkoholism.; Masern; Typh.-Fieb.; 1903: V. cord. etc.	Pericardit. chr. fibr. et calcul. c. oblit. tot. peric.; Myocard. chr. fibr.; Endoc. chr. fibr. c. sten. mitr.; Endoc. verruc. ac. v. mitr.; Deg. parench. u. Adip. cordis	vergröß.			D	H	Sten.; nur 1 Finger durch	Endocard. chr. fibr. et verruc. ac; Klappen zusamm.-gewachs.	P. chr. oblit.; M. chr. fibr.; E.
B. 60	1910	24		Axel Karlsson Nyman	48	1882: rheum. Fieb.; Herzleiden	Pericardit. chr. adhaes.; Endocardit. chr. fibr.; Endoc. verruc. subac. c. sten. v. mitr. et Dilat. cord. etc.	D					Stenos.	Endocard. chr. fibr. et verruc. subac.	P. adhaes.; E.

[1]) Hierher gehören auch die Fälle 95, 96, 98, 103.

Gefäße	Geschwulst	Lungen	Leber	Milz	Nieren	Frem.	Töne I.	Töne II.	Töne II. Pulm.	Hals-venen	Puls	Diagnose klin.	Diagnose anatom.
mit wechselndem oder zufälligem Geräusch.													
	Ana-sarca ext. u. inf.	Hydrothor. dx.; Atelect. hypost.; Indur fusca u. pneumon. hypost. pulm. dx.	(Musk.-leb.) Atr. centr.; Cyanose	nicht vergröß.			bisweilen stark. Geräusch	kürz., sägds. Geräusch	etwas acc.			Stenos. ?	Stenose (Tricht.) Insuff. ? Kann auch der Gruppe Mi + Ms zugerechnet werden
Ather. incip.	Ascites	Emphys. sin.; Bronch. sin.	Atrophia rubr. centr.			präsystol.	rein	blas., ausgezog., wechs. Geräusch	etwas acc.		sehr klein, 84-120	Stenos. mitr.	Stenos. mitr.; (Ins. ?)
Pericarditis [1]).													
Aorta nicht eng		Bronchopneum. sin.; Antracos. c. indur. sec.	Cyan. c. indur. et atrophia sec.	Stas. c. indur. sec.	Art.-scl.	diastol.	dumpf und unrein weich, blasendes Geräusch (Pericard. ?)		acc.	unregelm., etwas zeler.	55	Insufficientia aortae + Ins. mitr. + Pericarditis; Myocarditis	Stenos. mitr., Pericardit., + Endocardit. mitral.
		Cyanos. c. indurat. fusca; Oedem. ac.	Cyanose	Cyanose	Cyan. c. indurat. sec. Nephrit.		Aortatöne: mit Geräusch	mit Geräusch		regelmäß.	72.	Insuff. aortae; Endocardit.	Pericardit; Stenos. mitral. + Endocardit. mitral.

Tabelle XI. B.   **B. Kombinierte Mitralis-**

Das Herz bei der Sektion

A. Die Art der

a) Nicht genau

Nr.	Jahr	Nr. klin.	Nr. Sekt.	Name	Alter	Anamnese	Grundkrankheit mit Komplikationen	im ganzen	links Kam.	links Vorh.	rechts Kam.	rechts Vorh.	Ostium	Klappen	Myokard	Perikard
107	1887	291	43	Charlotta Andersson	45	Pneum. chr.; Bronchit.	Ascites, Thromb. v. crur.	H					Stenos. (?) levis	Insuff.; Endocard. chr. fibr.	Degen. schlaff	0 / 0
108	1889	298	72	Stina Jonsdotter	73	Pneumonia	Marasm.; Bronchit. chron.	D H	D (H?)	d	D h(?)	D	kaum 2 Fing. durch	verdickt; Chordae verkürzt	Deg. adip. u.	

b) Schwierig

Nr.	Jahr	Nr. klin.	Nr. Sekt.	Name	Alter	Anamnese	Grundkrankheit mit Komplikationen	im ganzen	links Kam.	links Vorh.	rechts Kam.	rechts Vorh.	Ostium	Klappen	Myokard	Perikard
109	1882	320	53	Vilhelmina Sundale	35	Rheum. Fieb.; herabgesetzt							läßt nicht d. Kleinf. durch	vollst. kalkwandelt; Endocard. chr. deform.	sehr gelb	0
110	1894	257	31	Johan Sundström	50	eine Schwester im Herzleid. gestorben; 21 J. rheum. Fieb.; 1888 Rezidiv	Nephr. chr.; Uraem.; Encoll. cerebri	H	H		H	blut-erfüllt	kaum 2 Fing. durch	Ins incip.; Chordae kurz, zus.-gewachs. Klappen hart; Endocard. chron.		0
111	1894	423	72	Beda Ceder	33	15 J. rheum. Fieb.; Herzfehl. in viel. J.	Nephr. chr.; Gravidität	D H	D H							0

B. Stenose diagnostiziert;

Nr.	Jahr	Nr. klin.	Nr. Sekt.	Name	Alter	Anamnese	Grundkrankheit mit Komplikationen	im ganzen	links Kam.	links Vorh.	rechts Kam.	rechts Vorh.	Ostium	Klappen	Myokard	Perikard
112	1890	252	56	Erik Vahlberg	23	seit 1879 Vit. cord. (insuff.)	Nephr. chr. parench.; Pleurit.	D H	D H		D H		Stenos.	Insuff.; Endocard. fibr.	Degen.	0
B. 61	1905	363		Augusta Nilsson	45	angeschw. in den Beinen; Kopfweh	Sten. u. Ins. mitr.; Cyan.; Nephr. par.	D					kaum 2 Fing. durch; Sten. u. Ins. mitr.			0

C. Leichtere Stenose,

Nr.	Jahr	Nr. klin.	Nr. Sekt.	Name	Alter	Anamnese	Grundkrankheit mit Komplikationen	im ganzen	links Kam.	links Vorh.	rechts Kam.	rechts Vorh.	Ostium	Klappen	Myokard	Perikard
113	1882	173	30	Kristina Andersson	21		Pericardit. adhaesiva	D H	D H		d? H		2 Fing. durch	retrahiert u. dick; Endocard. ao. u. mitr.	Deg.	P. adh.
114	1892	570	120 mikr.	David Andersson	18	Heredit.: krank seit 1884	Hypopl. aortae	D H	D H	d h	D	0	2 Fing. getrennt werd.	bedeut. verdickt; Chordae kurz	Deg.	0
115	1892	297	58 mikr.	Anna Andersson	33	Gelenkrheum., wiederholt 1879 u. 1887	Endo- u. Pericardit. exsud.	D H	d h	D H	D H	d	2 Fing. durch	dick, hart; Chord. kurz; End. mitr., tric. u. ao.		P. exsud.

Stenose mit Insuffizienz.

Geräusche ungewiß.

beschrieben.

Endokard	Gefäße	Geschwulst	Lungen	Leber	Milz	Nieren	Frem.	Töne I.	Töne II.	Töne II. Pulm.	Hals-venen	Puls	Diagnose klin.	Diagnose anatom.
adip. 0 pigni.		Ascit.; Ana-sarca	Pneu-mon. chr.	Hyper-aemia, Ikterus		Albu-minu-rie	Insuff.	Stenos.				sehr regelm.	Insuff. u. Stenos.?	Insuff. u. Stenos. lev. (Ins. tric.?)

aufzufassen.

Endokard	Gefäße	Geschwulst	Lungen	Leber	Milz	Nieren	Frem.	Töne I.	Töne II.	Töne II. Pulm.	Hals-venen	Puls	Diagnose klin.	Diagnose anatom.
0		Hydro-peric., Ascit.; Ödem				Albu-minu-ria, Nephr. par. chr.		stark., kontin. Ger.					Vitium cordis	Insuff. u. Stenos.
	(Athe-roma)	(Hydr.-peric.)	Ödem			Urae-mia; Nephr. chr.		Trach.-rassel deckten die Töne				regelm., 120	?	Insuff. u. Stenos. incip.
								systol. Ger.	prä-syst.?				Vitium cordis	Insuff. u. Stenos.

der Grad der Stenose ungewiß.

Endokard	Gefäße	Geschwulst	Lungen	Leber	Milz	Nieren	Frem.	Töne I.	Töne II.	Töne II. Pulm.	Hals-venen	Puls	Diagnose klin.	Diagnose anatom.
adip.		Hydro-peric.				Nephr. chr.	diastol.	Geräusch		acc.	Pulsat.		Insuff. u. Stenos.	Insuff. u. Stenos.
				Cyanosis		Cyan.; Neprh. par.ac.		kurz, systol. Ger.	lang-gezog. diastol.	acc.		72, weich, un-regelm. Herz 2—3 cm außerh. Ml.(16cm Br·)	Sten. u. Insuff. mitr.	Sten. u. Insuff. mitr.

gewöhnlich diagnostiziert.

Endokard	Gefäße	Geschwulst	Lungen	Leber	Milz	Nieren	Frem.	Töne I.	Töne II.	Töne II. Pulm.	Hals-venen	Puls	Diagnose klin.	Diagnose anatom.
E.		As-cites	Indu-ratio	Atr. cyan.	Cyan.			Geräusche		acc., ge-spalt.		150, weich, klein	Insuff.u. Stenos.	Insuff. u. Stenos.
	0	Hydro-peric., Ana-sarca		Cirrh.		„trübe Schwel-lung"	I u. II	stark., systol.	schw. Ger.	acc., ge-spalt.		klein, un-gleichm.	Insuff. u. Stenos.	Insuff. u. Stenos.
E.								stark. Ger.	schw. Ger.	acc.		klein, schw., 80	Insuffi-cientia	Insuff. u. Stenos.

Nr.	Jahr	Nr. klin.	Nr. Sekt.	Name	Alter	Anamnese	Grundkrankheit mit Komplikationen	im ganzen	links Kam.	links Vorh.	rechts Kam.	rechts Vorh.	Ostium	Klappen	Myokard	Perikard
116	1894	294	56	Lovisa Sahlström	37	16 J. rheum. Fieb.; 18 u. 25 J. ebenso	Synech. peric. partial.	D H	d h		D H		schwierig 2 Fing. durch	dick, retrahiert; Endocard. mitral.	Deg. adip.	Syn. part.
B. 62	1908	341	155	Alma Zetterström	36	3 mal Rheum. art.; Vit. org. cord. etc.	End. chr. fibr. v. mitr. (Sten. u. Ins.); D. u. H. c.; Br. chr.; Nephr. par.	vergröß.	D H	D	D H	D	Ins. mitr.u. Sten. lev.; nicht 2 Fing. durch	End. chr. fibr.; Kl. zusamm.-gelötet, Öffn. halbrundförm. dick, fibr.; Chordae kurz, dick		0

D. Schwere Stenose

a) Mit typischen

Nr.	Jahr	Nr. klin.	Nr. Sekt.	Name	Alter	Anamnese	Grundkrankheit mit Komplikationen	im ganzen	links Kam.	links Vorh.	rechts Kam.	rechts Vorh.	Ostium	Klappen	Myokard	Perikard
117	1891	232	24	Josefina Andersson	23	von Kindheit an	Nephr. chron.	D H	D H		D H	D	läßt nicht d. Kleinf. durch	d. vord. Lappen schrumpffig		0
B. 63	1906	327	87 mikr.	Johan Lundvall	49	Stenos. u. Ins. mitr.; Sten. u. Ins. mitr. incomp.; Diathes. haemorrh.	End. chr. v. mitr. c. exacerb. (end. ulc.) c. H. u. D. c.; Synech. peric. feretot.; Deg. ad. cord.; Bronchopneum. etc.	außerordentlich vergröß.	D H	**D** (h?)	D H	D kein. H	Stenos. u. Ins. mitr.; 1 Fing. durch	End. chr. c. exacerb.;Endulcer.; Chordae sehr dick, Klappen sehr hart	Deg. adip. „état tigre"	Synech
B. 64	1909	306	254 mikr.	Gulli Lindberg	18	Vit. cord. (Ins. mitr.) seit 10 J.; Syn. peric.?	End. chr. verr. c. sten. mitr.; H. cord.; Pericardit. serofibr. ac. Cirrh. hepat. etc.	vergröß.	kein. D h	d h	**D H**	D (h?)	Sten.; nur 1 Fing. durch Ins. u. Sten. mitr.	End. chr. verruc.; Kl. nicht sehr steif, zusamm.-gelötet zu ein. Ring	M.	P. ac
B. 65	1909	431	1910: mikr.	Emilia Grönberg	26	Ins.u.Sten. mitr.; Nephr. chr.; Rheum. art. 1902; Scarl. 4—5 J.	End. chr. u. ac. ulc.; Ins. u. Sten. mitr.; Nephr. chron. parench.; H. cord.; Stas. org.	vergröß.	D H	D H	D H	D h	Ins. u. Sten. mitr.; nur 1 Fing. durch	End. chr. u. ac. ulc.; Chordae angefressen	Deg.	0

b) Mit akzidentellen diastolischen

Nr.	Jahr	Nr. klin.	Nr. Sekt.	Name	Alter	Anamnese	Grundkrankheit mit Komplikationen	im ganzen	links Kam.	links Vorh.	rechts Kam.	rechts Vorh.	Ostium	Klappen	Myokard	Perikard
118	1888	23	48 mikr.	Anna Eriksson	64	45. J. an Herzkl.; Cyanose	Nephr. chr.; Endocardit. acuta	D H	D H	D H	D h	D	die Spitze des Kleinf. durch	knorpelhart, Chordae dick, kurz End. chr. u. ac.	Deg. adip.	0
119	1897	123 extra	18 mikr.	Anna Andersson	47	Herzleid. seit 7 Jahr.; atemlos	Pneum. ac.; Pleurit.	D H	D h		D H		nicht 1 Fing. durch	retrahiert; Chordae dick	Deg. parench.	0
B. 66	1903	1	15	Janne Lindberg	42	1888: Rheum. art.; seit 1 J. Atemnot u. Nephrit.	End. chr .fibr. (Sten. u. Ins. mitr.); D.vent. u. atr. dx. et atr. sin.; Art.-scl.; Emphys. pulm.	D	normal	D	D	**D**	Ins. u. Sten.; kaum den Kleinfinger durch	End. chr. fibr.; Kl. trichterf. zusamm.-gelötet		P.par ac.
B. 67	1904	174	77 mikr.	Erik Erl. Edlund	16	1899: rheum. Fieb.; Masern	End. chr. (Ste. u. Ins. mitr.); D.u.H. ventr. cord.; Indur. cyan. pulm., hep., lien. u. ren.; Br. diff.; Alb. etc.	vergröß.	D H	d H	D H	d H	Ins. u. Sten.; 1 Fing. durch	End. chr. Kl. steif, zusamm.-gelötet, trichterförmig; Chordae dick, verkürzt	Deg.	P. 0 etwa dick, fest, grau

Endo-kard	Gefäße	Geschwulst	Lungen	Leber	Milz	Nieren	Frem.	Töne			Hals-venen	Puls	Diagnose	
								I.	II.	II. Pulm.			klin.	anatom.
	Athe-rom	Hydro-peric.		ver-größ.	nicht ver-größ., Cyan.		prä-systol.	stark. Ger.	(prä-syst.) Ger.an d. Bas.	acc.		klein, schw., 92	Insuff. u. Stenos.	Insuff. u. Stenos.; Ins. ?tric.
	nor-mal	As-cites, Hydro-thorax	Br.chr. bilat.	Cyanosis; Infarct.			0	syst., blas. Ger.	diast. ?	ver-stärkt		weich, un-regelm., klein, langsam, arhythm. 60	Stenos. u. Insuf..	(Sten. u. Insuff.)

mit Geräuschen.

Geräuschen.

Endo-kard	Gefäße	Geschwulst	Lungen	Leber	Milz	Nieren	Frem.	I.	II.	II. Pulm.	Hals-venen	Puls	klin.	anatom.
		Ana-sarca	Infarct			Nephr. chron.	kein	stark. Ger.	prä-systol. Ger.	acc.		klein, weich, regelm., 90	Insuff. u. Stenos.	Insuff. u. Stenos.
E. ulc.	Pla-ques		Infrct. infect. Br.-pneum. Br. muco-purul.	Cirrh. ver-größ.	Stasis	Cicatr. mult. p. in-farct.	Syst.	ausge-zog., blas. Ger. Später: systol. u. diastol.	etwas ge-schwä.	acc.; scharf	keine Puls.	un-regelm., zieml. schwach, 100; rigide	Stenos. u. Ins. incomp.	Stenos. u. Insuff. mitr.
	Hypo-pl. ost. ao.	As-cites	Indur. fusca	Cirrh. hep., vergr.; Peri-hep. chron.	Stasis; Peri-splen. chron.	Stasis		systol. Ger.	prä-systol. Ger.		ge-schwll.	klein, 120—130	Insuff. mitr. u. Sten.; Synech peric.	Insuff. u. Stenos. mitr.; Pericard acuta
E. ulc.	nor-mal	keine Ödem.	Indur.; Stas.; Br. chron.	Stas.; Deg.; ver-größ.	Cyan.; Stasis	Cyan.; Stasis	? prä-systol.	lang-gezog., stark blas. Ger.	prä-systol. Ger.	acc.		regelm., zeler, 120	Stenos. u.Insuff.	Stenos. u. Insuff.

(präsystolischen) Geräuschen, diagnostiziert.

Endo-kard	Gefäße	Geschwulst	Lungen	Leber	Milz	Nieren	Frem.	I.	II.	II. Pulm.	Hals-venen	Puls	klin.	anatom.
E.	Art.-scleros.	As-cites, Ana-sarca	Hydro-thorax			Uräm.; Nephr. chr.	bisw. prä-systol.	Ger.	accid. diastol.		Puls. v. Arter.	klein, 120	Insuff. u. Stenos.	Insuff. u. Stenos.
	Athe-roma						systol. Ger.	systol. Ger.	bisw. prä-systol.	acc.			Insuff. (u. Sten..	Insuff. u. Stenos.
	Art.-scleros.	Ödem.	Em-phys.; Bron-chit. chron.		Stasis		prä-systol.	systol. Ger.	prä-systol.			weich, klein, un-regel-mäßig	Insuff. u. Stenos.	Insuff. u, Sten.; Peric. ac. incip.
	0	Hy-drops univ.	Indur. cyan.; Bron-chit. diff.	Induratio cyanotica			prä-systol.	ausge-zogen., schab. Ger.	un-deutl., weich. prä-systol. Ger.	deutl. acc., palp.		hart, regelm., 104—140 —160	1902: Insuff. u. Stenos.	1904: Stenos. u. Insuff.

Nr.	Jahr	Nr. klin.	Nr. Sekt.	Name	Alter	Anamnese	Grundkrankheit mit Komplikationen	im ganzen	links Kam.	links Vorh.	rechts Kam.	rechts Vorh.	Ostium	Klappen	Myocard.
B. 68	1904	474		Anna J. Halldén	38	1901 Rheum. art.; Pertuss. Scarl.; Typhoidfieb.; Infl. etc.	Vit.cord.(sten. u. ins. mitr.); H. u. D. cord.; Pericard.sicca; Pleurit.fibrin.; Nephr. interst. sec.	groß	DH	DH	d H	DH	Ins. u. sten.; kaum den Kleinfinger durch	Enorme Verdick. der Kl. u. Papillarmusk.	M. interst.

E. Klinisch latente Stenose, ge-

a) Geringe Ste-

Nr.	Jahr	Nr. klin.	Nr. Sekt.	Name	Alter	Anamnese	Grundkrankheit mit Komplikationen	im ganzen	links Kam.	links Vorh.	rechts Kam.	rechts Vorh.	Ostium	Klappen	Myocard.
B. 69	1901	646	213	Hildur Charl. Eriksson	17	3mal Rheum. art. (1897, 1899 und 1900)	End. verruc. v. mitr. et ao., Pericard. serofibrin.;Pneum. croup. Pleurit. exsudat.	etwas vergrößert					Ins. u. Sten.; kaum 2 Fing. durch	End. verr. v. mitr. et ac.	mikroskop. M. acc. makroskop. normal
B. 70	1905	53	42	Knut V. Karlsson	8	Diphtherie; Enures. noct.; Husten; Pericardit. adhaesiva	Oblit. peric.; H. u. D. cord.; Degen. parench. myocard.; End. chron. fibr. lev. (v. mitr.)	vergrößert	DH		DH		Ins. rel.? et sten.	Endocardit. chr. fibr. lev. (v. mitr.); kl. verdickt mit Knötchen; Chorda verdickt, sehnig	Deg. parenchym.
B. 71	1907	V: 28	17	Bertil Halldén	16	1903 Chorea; 1906 Rheum. art.	Vit. cord. (ins. mitr.); Peric. exsud. ac.; Polyarth. rheum. ac.; Pleur. sicca; Nephrit. ac.	vergrößert	DH	d? H	DH	d? H	Ins. et sten. lev.; 2 Fing. durch	Endocardit. verruc. v. tric., mitr. et ao.	M. ac.

b) Mäßige Ste-

Nr.	Jahr	Nr. klin.	Nr. Sekt.	Name	Alter	Anamnese	Grundkrankheit mit Komplikationen	im ganzen	links Kam.	links Vorh.	rechts Kam.	rechts Vorh.	Ostium	Klappen	Myocard.
120	1887	152	33	Karolina Häll	67	Hered.; Gelenkrheum. 14 J. alt	End. chr. mit Ulzeration der Mitralkl.	rund	d h		d H		nur d. Zeigef. durch	verdickt und retrahiert; Chorda dick, zusammengewachs.; Ulzeration d. einen Kl.	
B. 72	1907	8	3	Rob. Beier	47	Abusus; Cyanos.; Herzkl.; Ödeme etc.	Sten. ost. ven.; Scler. v. mitr. u. ac. p. end.; H.ventr.cord.; D. ventric. et atr.; Myc.chr.; Cardioart.-scler.; Peric. chr.; Bronchit. purul. etc.	vergrößert	DH	D	DH	D	Stenose; 1 Fing. durch	Endocardit. hie u. da grauweiß, verdickt; Kl. verdickt, zusammengelötet	M. chr.
B. 73	1902	504	201	Lilly Lundkirst	35	1892 rheum. Fieb.; Scharl. Diphtherit.	End. chr.recid. v. hic. u. mitr. c. sten. o.mitr.; Nephr. chr. parench. c. indur.;Infarct. pulm.	stark vergrößert	DH	d	DH	d?	Ins. u. Sten. (mässige od. bedeutende Stenose)	Endocardit. chr. recid. v. tric. et mitr.; Kl.zusammengelötet, Ränder sehnig, hart	normal

c) Hochgradige Stenose (nur

Nr.	Jahr	Nr. klin.	Nr. Sekt.	Name	Alter	Anamnese	Grundkrankheit mit Komplikationen	im ganzen	links Kam.	links Vorh.	rechts Kam.	rechts Vorh.	Ostium	Klappen	Myocard.
121	1885	171	45	Johanna Hellmau	22	Kyphose	Nephrit. ac.; Pleurit. ac.	D H beinahe halbkugelf.	D (H)	d	D h	d	nicht 1 Finger durch	verdickt und retrahiert; Chorda ebenso; Endocard. (?) rec.	Deg. par.
B. 74	1907	563	177	Mathilda Hessel	35	Masern u.Scarl. als Kind, Herzfehler, Rheum. art. 1890	End. chr. u. ac. c. sten. mitr.; Myocardit. chr.; Pleurit. seropur. Tbc. pulm.; Nephr. chr. etc.	bedeut vergrößert	od;H	DH	d	D h	Stenos.; nur d. Kleinf. durch	Endocardit. chr. u. ac.; Kl. an d. Bas. 1—2 mm zusammengelötet	M. chr.

Pericard	Endocard.	Gefäße	Geschwulst	Lungen	Leber	Milz	Nieren	Fren.	Töne I.	Töne II.	Töne II. Pulm.	Halsvene	Puls	Diagnosen klin.	Diagnosen anat.
P. sicca lev.		Verdick. u. Vernarb. am Duct. Bot.	Ascites	Pleurit. fibr., Infarct.; Stas.	Stasis	Stasis	Nephr. interst. sec. lev.; Infarct. san.		systol., blas. Ger.	präsystol. Ger., 2 gespaltet	acc.	Pulsat.	unregelmäßig, 40—60, bigem.	Insuff. u. stenos.	Stenos. u. insuff.

wöhnlich nicht diagnostiziert.

nose (2 Fing.)

Pericard	Endocard.	Gefäße	Geschwulst	Lungen	Leber	Milz	Nieren	Fren.	Töne I.	Töne II.	Töne II. Pulm.	Halsvene	Puls	Diagnosen klin.	Diagnosen anat.
P. fibrin.	E.			Pneu. croup. Pleur. exsud.	Stasis vergrössert	Stasis	Nephr. ac.	schwach systol.	blas. Ger.		acc.		voll, kräftig, regelmäßig, 112	Insuff. mitr.	Insuff. u. Stenos.
P. adhaes.			Hydrops univ.	Indus. fusca.	Cyanosis	Cyanosis			deutl. systol. Geräusch		normal		regelm., sehr kräftig, 130	Ins. rel. mitr. Pericardit.	Ins. rel.? u. Stenose. Pericardit. adhäsiva
P. exsud. oblit.	E.			Cyan. c. indur. sec., Pleur. fibrin.	Cyanosis	Cyanosis	Nephr. ac.		Geräusch	0 entfernt	acc.		weich, unregelmäßig, 120	Insuff. Pericardit. exsudat.	Stenos. (u. Ins.?) mitr. Pericard, serofibr. c. synech. part.; Endoc.ver. tric. mitr. u. ao.

nose (1 Fing.)

Pericard	Endocard.	Gefäße	Geschwulst	Lungen	Leber	Milz	Nieren	Fren.	Töne I.	Töne II.	Töne II. Pulm.	Halsvene	Puls	Diagnosen klin.	Diagnosen anat.
P. 0	E. ulc.	Art.-scl.	Ascites		Cirrhos.			nicht deutl.	zisch.	0	nicht acc.			Insuff. mitr.	Insuff. u. Stenos. mitr.
P. 0		Card.-art.-scl.		Br. purul.; Antracos.; Infarkt.	Cyanos.; Peric. hep. chr.			kein	schw., systol. Geräusch	0			hart, unregelm. 110	Myocardit. chr.	Stenos.
P. 0	E.	normal	Hydrops univ.	Infarcti.	Cyanosis		Cyan. Nephrit. chr. parench. c. induratione		systol. (weich an d. Spitze) Geräusch	stark			ca. 100	Dilat. u. Hypertr. cord.	Insuff. u. Stenos.

d. Kleinf. durch oder sehr verengt.)

Pericard	Endocard.	Gefäße	Geschwulst	Lungen	Leber	Milz	Nieren	Fren.	Töne I.	Töne II.	Töne II. Pulm.	Halsvene	Puls	Diagnosen klin.	Diagnosen anat.
(P. part.)	E.	Aorta 6 cm	Ödem				Nephr. ac.	kein	Geräusch bisw. nicht	0	acc.		weich, unregelm.	Insuff. (rel.?) mitr. Hypertr. cord.	Ins. u. Stenos.!
P. 0				Pleurit. seropurul.; Stas. Tbc.		Stasis		kein	Geräusch	0			unregelmäßig, 110	Myocardit. chr.; Vit. org. cord.	Stenos.

XII. Über Trikuspidalisfehler.

In 37 Fällen habe ich bei der Sektion Veränderungen des Trikuspidalostiums oder seiner Klappen gefunden, welche von einer Zirkulationsstörung begleitet waren, wozu diejenigen Fälle kommen, in denen die klinische oder anatomische Beschreibung zu unvollständig war, um einer Analyse zugrunde gelegt zu werden. In der Tab. XII (S. 216) sind die Fälle systematisch geordnet. Schon bei einem Überblick tritt hervor, daß von allen diesen Fällen nur einer unkompliziert war (1). Indessen war auch dieser Fall insofern kompliziert, als der Prozeß, eine ulzeröse Endokarditis des Septums, in demselben wahrscheinlich angefangen und dann das Septum durchbohrt hatte, und zwar nach beiden Seiten hin. Nachdem so eine Kommunikationsöffnung zuwege gebracht worden war, wurden die Bakterienmassen durch den Blutdruck in die rechte Kammer gegen die Trikuspidalklappe hineingeschleudert und hatten sich dort eingenistet und die traubenähnlichen Bildungen an den Klappen aufgebaut, welche, im Blutstrome flottierend, wahrscheinlich das starke systolische Geräusch hervorgebracht oder dazu wenigstens beigetragen hatten.

Indessen ist es nicht ganz sicher, daß hier wirklich eine Trikuspidalinsuffizienz bestanden hat, wenn man auch bei der anatomischen Untersuchung den Eindruck bekommt, daß diese Vegetationen zu einer solchen geleitet haben müssen. Zu Lebzeiten wurde die Diagnose auf Endocarditis ulcerativa gestellt. Vom Vorhandensein eines Venenpulses wird überhaupt nicht in der Krankengeschichte gesprochen. Dagegen war das systolische Geräusch am stärksten an der fünften rechten Rippe, was für die Annahme einer Trikuspidalinsuffizienz spricht.

Tabelle 53.　　　　　　　　**Trikuspidalfehler.**

Ti = Trikuspidalinsuffizienz	Ts = Trikuspidalstenose	Tis = Trikuspidalinsuffizienz + Stenose
1 Ti　0	0	0
3 „　+ Mi	0	0
7 „　(+) Mis + Ai	7 Ts　+ Mis	2 Tis　+ Mis
3 „　+ Mi + Ai	0	0
1 „　+ Mi + As	0	0
1 „　+ Mis + As	0	0
1 „　+ Mis + Ais	1 „　+ Mis + As	0
0	4 „　+ Mis + Ai	0
0	1 „　+ Ms + Ai	0
0	1 „　+ Mis + Ais	2 „　+ Mis + Ais
0	0	1 „　+ Pis
18 Ti; + 7 Mi; + 9 Mis	14 Ts; + 13 Mis	5 Tis; + 4 Mis

Die Fälle von Trikuspidalfehlern verteilen sich in drei Gruppen:

A. die Trikuspidalinsuffizienzen, 18 Fälle,

B. die Trikuspidalstenosen, 14 Fälle, und

C. die kombinierten Insuffizienzen und Stenosen, 5 Fälle.

Es fällt weiter in die Augen, daß die Trikuspidalfehler fast immer kompliziert sind, wie schon erwähnt wurde. Nur ein Fall von unkomplizierter Ti kommt vor; Ts und Tis existierten nicht unkompliziert.

Weiter ist zu bemerken, daß sich Ti recht oft mit der einfachen Mi verbindet, Ts oder Tis mit Mi dagegen nie. Man kann also Ts ausschließen, wenn keine Ms oder Mis vorliegt. In gewisser Analogie hiermit finden wir bei Ti Ai oder Mi + Ai, bei Ts oder Tis dagegen nicht. Es scheint selbst also die Stenose in T eine ganz differente Form zu sein, welche sich ausschließlich mit Ms in irgend einer Form verbindet. Liegt keine Anlage für Stenose in der linken Kammer vor, dann tritt auch keine Stenose in der rechten auf. Auf 7 Fälle von Mi fand sich keine Ts.

Auffallend ist weiter die größere Disposition für Trikuspidalfehler bei Mitralfehlern im Vergleich mit der bei Aortenfehlern.

Endlich fand sich ein Fall von Begrenzung des Klappenfehlers auf die rechte Kammer in Form von Tis + Pis (P = Pulmonalis). Eigentümlicherweise betrifft es ein 60jähriges Weib mit primärem Lebercancer.

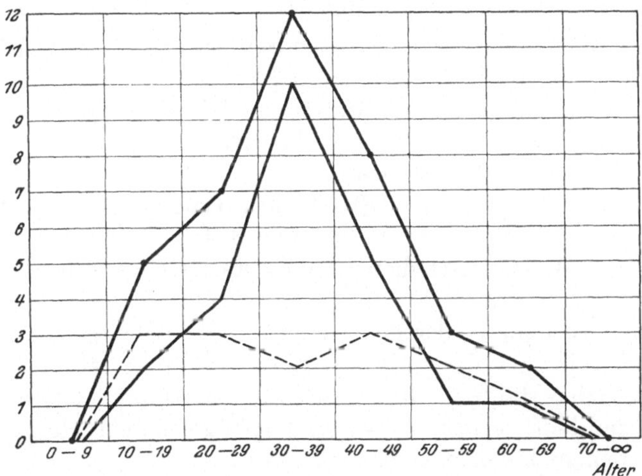

Kurve 39.　•——• Absolute Zahlen;　--- Männer;　—— Weiber.

Was das Alter betrifft, steigt die Frequenz bis 30—39 Jahre, um dann schnell zu fallen. Männer und Weiber zeigen eine auffallende Verschiedenheit, wie die Kurven ergeben.

Auch die Insuffizienzen und Stenosen haben verschiedene Kurven, obwohl die Zahlen zu klein sind, um die Schlüsse als allgemeingültig anzusehen.

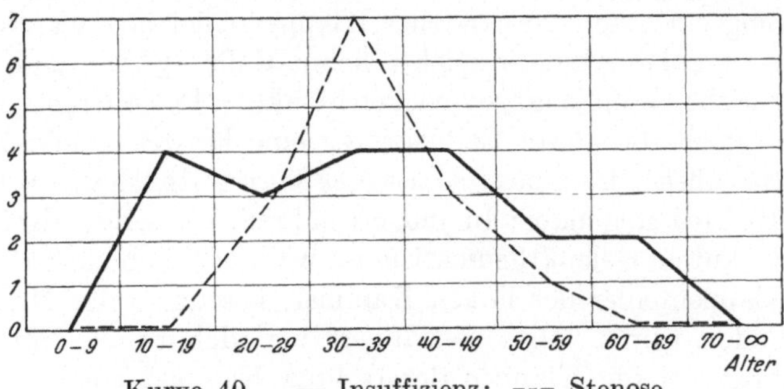

Kurve 40.　—— Insuffizienz;　--- Stenose.

Geschlechter. Männer waren nur 14, Weiber 23; aber unter den 19 Insuffizienzen waren 12 Männer und 7 Weiber, unter den Stenosen nur 2 Männer und 12 Weiber, was an die Verhältnisse bei Mitralfehlern erinnert, wo bei allen Stenosen die Weiber weit überwogen (16 Männer und 35 Weiber), während bei den Insuffizienzen der Unterschied nicht so auffallend war, 35 Männer und 47 Weiber.

Weiber haben also sowohl zur Mitral- als Trikuspidalstenose eine ausgesprochene Disposition.

Dieses Überwiegen des weiblichen Geschlechts bei der Stenose ist schon von Duroziez, Fenwick und Leudet hervorgehoben. Leudet und Duroziez fanden etwa dasselbe Prozent wie ich bei der Stenose, nämlich 86 % Weiber. Überhaupt kommt, wie schon Duroziez und Bramwell behaupteten, die Stenose viel häufiger vor als allgemein angenommen wird. Die Insuffizienz ist, besonders wenn die Formen von relativer Insuffizienz mitgerechnet werden, überhaupt keine große Seltenheit.

Ätiologie.

In keinem Falle konnte nachgewiesen werden, daß der Fehler kongenital war. Zwar findet man, obschon selten, daß Patient schon als Kind kurzatmig war; eine Angabe aber, daß z. B. die Mutter eine fehlerhafte Zirkulation, Zyanose od. dgl. schon beim kleinen Kinde bemerkt hatte, das findet man nicht. Die kongenitalen Formen sterben frühzeitig.

Dagegen findet man oft, daß ziemlich frühzeitig ein Herzfehler entstanden ist, nämlich 19, 17, 8, 7, 4 und 3 Jahre (s. Tab.) vor dem Tode (etwa 10 Fälle). Welcher Art dieser Fehler war, konnte selten nachgewiesen werden.

Unter den zu dem Fehler disponierenden Krankheiten steht der akute Gelenkrheumatismus obenan in wenigstens 16 Fällen, also nachgewiesenermaßen in fast der Hälfte. Dieser Gelenkrheumatismus lag manchmal bis 30 Jahre in der Zeit zurück; bisweilen folgte gleich ein Herzklappenfehler, eine Chorea (wenige Fälle) oder eine Perikarditis.

Inwieweit Scarlatina als Ursache angeführt werden kann, ist ungewiß. Auffallend ist ja, daß ein Trikuspidalisfehler nur in fünf Fällen im Alter von 10—19 Jahren annotiert wurde, der Häufigkeit der Mitralfehler in diesem Alter ungeachtet. Der Trikuspidalfehler entsteht später, ist sekundär.

Sonst findet man keine speziellen Ursachen; akute Überanstrengung beim Marschieren wird einmal als die Ursache des Herzfehlers und auch in zwei anderen Fällen angegeben. Doch ist es wohl wahrscheinlicher, daß durch die Überanstrengung ein schon vorhandener Klappenfehler erst manifest wurde.

Chlorose und Tuberkulose spielen keine Rolle (je ein und zwei Fälle), Alkohol auch nicht, wohl dagegen vielleicht akute Pneumonie oder Pleuritis.

Dagegen spielt die akute Endokarditis eine hervorragende Rolle.

Faßt man alles zusammen, so ist der Gang der Entwickelung der Trikuspidalfehler folgender: In jungen Jahren, oft selbst als Kind erwirbt Patient einen akuten Gelenkrheumatismus, welcher oft mehrmals rezidiviert; es folgt ein Klappenfehler der linken Kammer, besonders der Mitralisklappen, mit akuter Endokarditis. Diese rezidiviert und dehnt sich früh oder öfters erst nach Jahren auf die Klappen der rechten Kammer aus.

Die Beschreibungen der Klappen zeigen überhaupt ganz deutlich, daß der Klappenfehler der Mitralis viel älter als der der Trikuspidalis ist. Da sind die Veränderungen in der Regel ganz ausgeprägt, die Klappen bedeutend verändert, während die Trikuspidalisveränderungen deutlich jüngeren, oft ganz frischen Datums sind. Nur ausnahmsweise trifft man hier ältere Narben oder Verdickungen.

Trikuspidalinsuffizienz.

Nehmen wir zuerst eine Übersicht von den Fällen mit Ti. Wir finden Ti kompliziert mit Mi, mit Mis, mit Mi + Ai, mit Mi + As, mit Mis + As, mit Mis + Ai (in den letzten zwei Formen waren die As und Ai nicht ganz sicher) und mit Mi + Ai.

Wenn Ti sich mit Mi kombiniert, so kann diese Mi entweder organisch oder funktionell sein. In jenen zwei Fällen war auch die Ti organisch, in diesen zwei nur relativ.

Jene Gruppe B (Tabelle XII. S. 216) umfaßt 2 Fälle. Bei 123 Söderberg war die Grundkrankheit nicht eine rheumatische Affektion, sondern eine in Zusammenhang mit Aplasia aortae stehende schwere Chlorose, zu der sich am Ende eine akute Nephritis gesellte. Dann oder vielleicht schon früher trat eine akute Dilatation ein; eine akute Herzinsuffizienz entstand, wobei Patient erlag. Die Sektion wies eine akute Dilatation sowohl der linken als auch besonders der rechten Kammer auf; die beiden venösen Ostien waren groß, besonders das rechte; das starke blasende Geräusch kam wohl von den beiden Ostien her. Die Ursache der akuten Dilatation war sowohl die akute Nephritis als wohl eine Fragmentatio cordis[1]).

An die Seite dieses Falles könnte ein Fall von Phthisis, Hedenskog, gestellt werden[2]), wo kurz vor dem Tode eine akute Dilatation auch eintrat. Ich beobachtete ganz unerwartet eine auffallende Verschlechterung; bei der Untersuchung hatte sich das Herz sowohl nach rechts als nach links vergrößert, und ein starkes, systolisches Blasengeräusch trat auf, die Herztätigkeit wurde stürmisch und frequent. Patient verschied am vierten Tage. Bei der Sektion fand sich eine Dilatation der beiden Kammern, besonders der rechten, welche im basalen Umfange taschenförmig ausgedehnt war. Die mikroskopische Untersuchung ergab fettige Degeneration und beginnende Segmentierung. Das Geräusch stammte wohl hier sowohl von der Mitral- als der Trikuspidalöffnung.

Die beiden Fälle sind eklatante Beweise einer durch akute Dilatation entstandenen relativen Ti. In anderen Fällen scheint Ti chronisch durch Dehnung zu entstehen. In meine Erfahrungen fällt ein solcher (?) zur Sektion gekommener Fall, 125 Eriksson[3]); auch im Falle 127 dürfte die Ti relativ chronisch entstanden sein. Vielleicht ist doch die relative Ti öfter, als man angenommen hat, von akuter Natur.

Fall 124 gibt ein Beispiel einer organischen Ti. Die Trikuspidalklappen sind hier auffallend verändert, das Ostium offen für vier Finger. Sowohl die Mi als die Ti waren diagnostiziert.

---

[1]) Siehe Henschen, Mitteil. aus der Med. Klinik zu Upsala. I. S. 35. Jena, Fischer 1898.

[2]) Ebenda II. S. 283.

[3]) Ebenda I. S. 6.

Die Gruppe C, Mis + Ti umfaßt sechs Fälle; in drei war Ti relativer, in drei organischer Art.

In beiden Gruppen fanden sich Fälle mit beobachtetem Jugularvenenpuls.

Im Falle B. 78 waren das Ostium und die Klappen ohne deutliche Veränderung; bei Lebenszeit aber wurde ein Jugularvenenpuls beobachtet, weshalb dann wohl eine relative Insuffizienz existierte, obschon nach dem Tode eine solche nicht zu diagnostizieren war.

Die Gruppe D zeigt ein Beispiel von isolierter Aortainsuffizienz in Verbindung mit einer Insuffizienz der Trikuspidalklappen, also nicht durch einen Mitralfehler vermittelt.

Die Gruppe E, Mi + Ai + Ti, enthält drei Fälle; in zwei war Ti gewiß akut entstanden, im Falle 126 selbst ganz plötzlich, im Falle 127 infolge einer akuten ulzerativen Endokarditis. In allen drei fand sich Venenpuls.

Die Gruppe F, Mi + As + Ti, enthält einen luetischen Fall mit exquisiter As ohne Ai, aber mit Aneurysma aortae. Das Trikuspidalostium für gut vier Finger durchläßlich.

Die Gruppe G, Mis + As + Ti, verdient vielleicht nicht als besondere Gruppe aufgeführt zu werden, denn die As war so geringfügig, daß die Stenose selbst unsicher war.

Endlich finden wir von der Kombination Mis + Ai + Ti (Gruppe H), einen Fall im Übergange zur nächsten Abteilung, Ts. Die Trikuspidalklappen waren ohne deutliche Stenose zusammengewachsen. Hier fanden sich ein ausgesprochener Lebervenenpuls und pulsierende Halsvenen, aber kein eigentlicher Venenpuls am Halse.

Die Herzhöhlen.

Es ist natürlicherweise unmöglich, an mit Mitral- oder Aortenfehlern komplizierten Fällen die sekundäre Einwirkung der Trikuspidalinsuffizienz auf die Größe der Herzhöhlen und besonders an denen der rechten Hälfte zu studieren, da sowohl Mitral- als Aortenfehler an sich eine Veränderung dieser Höhlen verursacht. Da überhaupt die isolierte Ti kaum je vorkommt, hat diese Frage wenig praktisches Interesse. Vielmehr interessiert es, die Verhältnisse, wie sie in der Natur tatsächlich vorkommen, kennen zu lernen. In der Tat sind jedoch die Fälle zu wenige, um sichere Schlüsse zu erlauben.

Zuerst ist zu konstatieren, daß das Herz in allen Fällen ohne Ausnahme als groß, in sieben Fällen selbst als bedeutend oder kolossal bei der Sektion bezeichnet wurde.

Von selbst versteht sich, daß die linke Hälfte des Herzens durch Ti nur wenig beeinflußt werden kann, wenn auch dadurch weniger Blut ihr zufließt. Wir sehen auch die linke Kammer in allen Fällen, B. 79 ausgenommen, wo weder Dilatation noch Hypertrophie vorhanden war, eine auffallende Dilatation und Hypertrophie darbieten, ganz wie bei der isolierten Mi oder Mis. Die Ausnahme im Falle B. 79 betrifft einen 19jährigen Jüngling. Er zeigte keine Dilatation und kaum Hypertrophie der linken Kammer. Im Alter von 13 Jahren hatte er Lungenentzündung und litt nachher an Atemnot und Herzklopfen. Bei der Untersuchung 1903 fand sich unbedeutende Voussure. Systolisches Fremissement, starke Pulsationen und Undulationen über dem

Herzen. Dämpfung nach links bis 3,5 cm lateral von der Mamillarlinie, also bis zur vorderen Axillarlinie, nach rechts 3 cm lateral vom Sternalrande. Das Herz war also bei Lebzeiten enorm vergrößert, aber nicht die linke Kammer. Was wohl durch die frühzeitig entwickelte Ti erklärt wird, wodurch die Vergrößerung dieser Kammer gehemmt wurde.

Der linke Vorhof war in allen Fällen dilatiert, die Fälle 122 und 127 (mit ulzeröser akuter Endokarditis) ausgenommen, sowie Fall B. 83 (11 jähriger Knabe), wo der Herzfehler wenigstens vom siebenten Jahre an manifest und mit totaler Synechia pericardii verbunden war.

Dagegen fehlte die Hypertrophie in vielen Fällen, 6 von 14, und fand sich in acht Fällen (unter den annotierten). Sie fehlt also verhältnismäßig oft.

Was die rechte Kammer betrifft, fand sich immer eine oft bedeutende oder auffallende Dilatation; diese war bisweilen augenscheinlich von akuter Art. Nur in drei Fällen fehlte die Hypertrophie, im Falle 122 (mit akuter ulzeröser Endokarditis), B. 75 (mit hochgradiger Ms) und 124 (Überanstrengung). Nur im Falle 124, wo eine Überanstrengung vorlag, ist sie unerklärlich. Die Dilatation mit Hypertrophie erklärt sich schon zum Teil aus dem Mitralfehler.

Auch der rechte Vorhof war immer dilatiert, mit Ausnahme von 2 Fällen (122 und 155 mit ulzeröser Endokarditis), wo jedoch der Sektionsbefund irreleitend sein muß, und im Falle 127 (auch ulzeröser Endokarditis; Herzfehler seit dem siebenten Jahre). Hypertrophie fand sich in sechs Fällen und fehlte in wenigstens sechs oder war unbedeutend oder undeutlich. Die Ursache war: in einem Falle die akute Dilatation der rechten Hälfte kurz vor dem Tode, in zwei Fällen fand sich eine ulzeröse Endokarditis, in zwei bei Jüngeren (B. 79 und B. 80), bei einem Alkoholiker (B. 75) und einem Alten (B. 76). In einigen Fällen ist die Ursache nicht klar.

Zählen wir die anatomischen Ergebnisse zusammen, so war die Dilatation und Hypertrophie in bezug auf die beiden Kammern ganz überwiegend; die Dilatation ohne Hypertrophie in bezug auf die Vorhöfe war fast ebenso allgemein wie die mit Hypertrophie. Auffallend war jedenfalls die bedeutende Vergrößerung des ganzen Herzens.

Physikalische Zeichen in 18 Fällen. (Tabelle 54.)

Inspektion. In 13 Fällen finden sich Annotationen über Voussure, welche in 10 Fällen eine gewöhnliche, deutliche war; in drei fehlte sie.

Der Herzspitzenstoß war in der Regel (bei 13 Fällen) sichtbar und lag in drei Fällen im vierten Interstitium, in sechs Fällen im fünften Interstitium, in vier Fällen im sechsten Interstitium, und zwar fast immer 1—4 cm lateral von der linken Mamillarlinie, ausnahmsweise in dieser Linie selbst.

Auffallend ist, wie oft deutliche Pulsationen über dem Herzen bemerkt wurden. Solche sind in nicht weniger als 10 Fällen annotiert, gewöhnlich im dritten oder vierten Interstitium, aber bisweilen im zweiten oder fünften Interstitium. Perikarditis fand sich in nur zwei von diesen Fällen; aber in den Fällen ohne Pulsationen dreimal. Hier liegt also eine Quelle eventueller Fehlerdiagnose, da solche Pulsationen ja oft Perikarditis bedeuten. Es unterliegt wohl kaum einem Zweifel, daß die erwähnten Pulsationen durch die kräftige

Physikalische Zeichen.

Tabelle 54.

| Fälle, Nr. | Voussure | Herzstoß und Pulsation | | | Dämpfung | | Perikarditis |
		Lage Interstit.	Lage v. d. M.-L.	Pulsationen, Interstitium	Stärke des Stoßes	nach rechts nach außen von Stern.	nach links nach außen v. M.-L.	Perikarditis
122	deutl.	V	3 cm lat.	—	schwach	von dem Sternumrande	3 cm	—
123	—	—	—	im III., IV., V.	—	—	—	—
B. 75	—	IV	—	—	stark	große Breite, 3 cm außerh. d. Ml.-L.	6 cm	—
124	—	VI	3 cm	—	stark	1,5 cm, Breite 17,5 cm	3 cm	—
125	V.	—	—	—	—	4 cm lat.	4 cm	Pericardit. partial. atrior.
B. 76	etwas	V	2 cm	—	schwach	1 cm, Breite 18 cm	3 cm	P. serofibrin.
B. 77	V.	V	2 cm	deutliche Pulsationen	kräftig	2 cm	3 cm	Perikardialsynechie
B. 78	0	Pulsat.	2 cm	über das ganze Herz	—	1 cm	3 cm	—
B. 79	deutl.	VI	außerh.	starke Undulation	stark	3 cm	5 cm (Axill.-Linie)	—
B. 80	deutl.	V	1 cm	im IV. und VI.	stark	3,5 cm, Pulsationen!	3—4 cm	—
B. 81	schw.	V	2 cm	III. Interstitium an der linken Seite	breit, hebend	einige cm, 16 cm	einige cm 2—3 Fing. VI	—
B. 82	—	—	—	—	stark	6 cm, 17 cm		—
126	0	VI	3 cm	im V.	stark	Manubrium bis zur Mitte des Sternums	3 cm	—
127	—	IV	2 cm	im II. und III.	—	vergrößert	3 cm	—
B. 83	etwas	V	4 cm	starke Pulsationen, am meisten im V.	stark!	bis zum rechten Sternumrande	4,5 cm	Perik.-Synechie
B. 137	—	IV, V	Fingerbr. außerh.	—	hebend, stark	2 Finger	Fingerbreite außerhalb d. M.-L.	—
128	0	VI	2 cm	diffuse Pulsationen im II. und III.	stark	3 cm	4 cm; 12,5 cm	—
129	V.	V	Mam.-L.	—	stark	bis zur Parasternal-Linie	bis zur unreponiert. M.-L. 1,5 cm außerhalb d. M.-L.	Perik.-Synechie

Wirksamkeit der hypertrophischen rechten Herzhälfte verursacht werden.

Es haben also diese Pulsationen für Ti diagnostischen Wert.

Die Kraft des Herzimpulses war in 14 Fällen beobachtet; er war in 12 kräftig, oft hebend, in nur zwei schwach.

Die Palpation, beobachtet in 15 Fällen, ergab in vier Fällen systolisches Fremissement, in vier präsy- (dia-) stolisches und in sieben kein Fremissement.

Perkussion. Vermehrte Dämpfung nach rechts war in der Regel nachweisbar. In 12 Fällen 2—4 cm nach rechts vom rechten Sternalrand, in zwei nur etwa 1—1,5 cm und in etwa drei bis zum rechten Sternalrande (in einem Falle nicht annotiert). Die Dämpfung nach links ging in allen beobachteten 16 Fällen etwa 3—4, bisweilen 5—6 cm lateral von der Mamillarlinie (in zwei Fällen nicht annotiert). Es war also die Dämpfung nach links immer auffallend verbreitet.

Auch war die Breite des Herzens oft sehr groß, 16—18 cm. Hierin liegt auch ein diagnostischer Punkt für Ti.

Wir wollen dann die Daten für diagnostische Zwecke ausnutzen. Zuerst bemerke ich, daß die Diagnose Ti uberhaupt nur selten am Leichenzettel speziell vermerkt war. Die wiederholten Beobachtungen eines vorhandenen Venen- oder Leberpulses zeigen indessen, daß bei den klinischen Demonstrationen diese Diagnose nicht vernachlässigt wurde.

Ein Blick auf die Tabelle lehrt, daß, wo sie auch in allen Fällen Mi vorhanden war, diagnostiziert wurde, den Fall B. 76 ausgenommen. Hier war eine Aortadilatation vorhanden, und ein systolisches Geräusch. Sowohl die Mitral- als die Trikuspidalinsuffizienz war fraglich. Die Diagnose Mi wurde auf Grund des immer vorhandenen starken Blasengeräusches an der Spitze oder an der Basis des Herzens gestellt. Beim Vorhandensein einer Ti kann indessen nicht immer entschieden werden, wieviel von dem Geräusche auf Ti und wieviel auf Mi fällt. Auch die Diagnose Ms wurde in den resp. sechs Fällen ganz richtig gesetzt, und auf guten Gründen, denn immer (den Fall B. 77 ausgenommen) fand sich ein diastolisches oder präsystolisches Geräusch oder Fremissement oder beide zusammen. Wie es kommt, daß in diesen fünf Fällen dieses Geräusch da war, obschon in vielen anderen jedes Geräusch fehlte (s. oben S. 146), läßt sich nicht erklären. Die Stenose war in allen fünf Fällen eine hochgradige.

Was die Aortendiagnosen betrifft, waren sie auch recht zufriedenstellend. Eine As geringen Grades war einmal nicht diagnostiziert (128).

Was die Diagnostik der Ti betrifft, ist zu bemerken, daß in 10 Fällen ein deutlicher Venenpuls (resp. Leberpuls) vorhanden war; in zwei fanden sich Pulsationen oder Undulationen an den Halsgefäßen (in drei fehlen Annotationen). Wie schon bemerkt, fand sich auch immer ein starkes systolisches Geräusch; in welchem Maße dieses sich von der Trikuspidalöffnung herleitete, mußte ich oft unentschieden lassen. Es ist also hauptsächlich mit Hilfe des Venenpulses (resp. Leberpulses), daß man berechtigt ist, einen Trikuspidalfehler zu diagnostizieren. Hochgradige Zyanose, schwere Dyspnoe, große Herzdämpfung, die erwähnten Pulsationen und die große Leberanschwellung waren auch charakteristisch, wie auch bisweilen die Arhythmie. Alle diese Zeichen aber können sich auch ohne Ti finden, wenn auch nicht so hochgradig.   Besonders waren die Dyspnoe und die Zyanose auffallend.

     Epikritisches.   Zu den oben mitgeteilten Daten will ich nur einige zerstreute Bemerkungen hinzufügen, und zwar in Anbetracht dessen, was die Lehrbücher als festgestellt lehren.   Man betrachtet gewöhnlich die organische Ti als eine seltene Erscheinung im Vergleich mit der relativen.   Nach unserer Tabelle waren 10 Fälle organisch und 8 Fälle relativ; es waren die organischen in der Majorität (gegen Barié).

     Unter den Ti fand sich ein reiner und isolierter Fall von Ti, ohne Komplikation der anderen Klappen (durch eine exulzerative Endokarditis verursacht).

     Der rechte Vorhof hypertrophiert sich in der Hälfte der Fälle (gegen Barié).

     Unter den physikalischen Zeichen sind Voussure, Pulsationen sehr gewöhnlich.   Den Pulsationen haben, wie es scheint, die Verfasser wenig Aufmerksamkeit geschenkt.

     Unter den Auskultationszeichen ist es auffallend, daß der zweite Pulmonalton in der Regel sehr akzentuiert ist (10 Fälle), bisweilen klappend oder selbst musikalisch; nur selten schwach (zwei Fälle).

     Was die Prognose betrifft, stellt Barié eine schlechtere Prognose bei den relativen als bei den organischen Insuffizienzen.   Diese Angabe stimmt kaum mit den oben angeführten Fällen.   Das mittlere Alter beim Tode bei der organischen war 29 Jahre, bei der relativen 39 Jahre, eine auffallende Differenz.

Die Trikuspidalstenose.

     Die reine, d. h. nicht mit Insuffizienz komplizierte Trikuspidalstenose (Ts) fand sich in 14 Fällen (s. Tab. XII. S. 220).   In allen Fällen war sie mit Klappenfehlern der linken Herzhälfte kombiniert, wie die Tabelle zeigt.   Wie schon bemerkt wurde, sind immer diese Klappenfehler eine Form von Stenose, in den 13 Fällen Mis, in einem Ms, aber auch As, Ais und Ai daneben.

     Die bei der Ts vorkommenden anatomischen Veränderungen werden hier etwas ausführlicher beschrieben, da die Kenntnis der anatomischen Grundlage bei diesem Klappenfehler noch vielleicht etwas mangelhaft ist.

     Die Stenose zeigt einen recht verschiedenen Grad, wenn auch gar nicht in dem Maße wie die Mi.   Auch ist eine hochgradige Verengerung, wie wir sie oft bei der Mi treffen, nicht mit dem Leben vereinbar.

     Wir können etwa vier Grade von Trikuspidalstenose unterscheiden:
Forma levissima: kaum drei Finger können eingeführt werden, Fall B. 87;
Forma levis: kaum zwei Finger können eingeführt werden, neun Fälle;
Forma gravis: höchstens zwei Fingerspitzen können eindringen, Fall B. 84;
Forma gravior: nur ein Finger kann eingeführt werden, Fall 134.

     (In zwei Fällen ist der Grad nicht genauer angegeben.)   Dabei sind die Klappen bisweilen glatt (131) oder weich (134), aber in der Regel sind sie mehr oder weniger verdickt (B. 85, B. 86 und B. 92) oder bilden eine verdickte Wulst (153) und zeigen verruköse Exkreszenzen (88 und 91).   Die Klappen bilden oft einen deutlichen Trichter (134), bisweilen nur im oberen Abschnitt, wobei die Ränder frei sind (132).   Chordae sind bisweilen verdickt (90).

Es ist also nicht immer leicht zu bestimmen, ob auch eine Insuffizienz vorliegt.

Die Angabe der Autoren, daß die Stenose immer im Trikuspidal-Ringe selbst liege, steht im Widerspruch mit den obigen Beobachtungen (Barié, S. 560).

Für die Beurteilung der Größenverhältnisse des Herzens ist wichtig, sich zu erinnern, daß sich in allen Fällen eine hochgradige Mitralstenose mit Insuffizienz (nur im Falle B. 90 vielleicht ohne Insuffizienz) und in sieben Fällen außerdem auch Aortafehler fanden.

Wie das Herz sich in diesen Fällen verhielt, geht aus der Tabelle hervor. Das Herz war in allen Fällen vergrößert, beim Vergleich aber mit dem Verhältnis bei der Ti scheint diese Vergrößerung nicht so bedeutend zu sein wie bei dieser, und in nur zwei als bedeutend vergrößert bezeichnet, in zwei selbst wenig vergrößert. Die linke Kammer war in neun Fällen dilatiert, in einem kontrahiert, in zwei nicht dilatiert, in diesen ohne entdeckbaren Grund, in sieben Fällen hypertrophisch, in wenigstens fünf nicht (zwei Fälle ohne Angabe). Was kann dann die Ursache dieses abweichenden Verhältnisses sein? Dazu kann die Ts nicht beigetragen haben. Die Ts verursacht einen verminderten Blutzufluß zur rechten und folglich auch zur linken Kammer.

Lokal wirkt die Ts in entgegengesetzter Richtung zu der Ti.

Der linke Vorhof war in allen (genauer beschriebenen) acht Fällen dilatiert, in sechs hypertrophisch, in zwei nicht (die Angaben fehlten in mehreren Fällen). Also blieb Dilatation nie aus, wohl aber bisweilen Hypertrophie.

Die rechte Kammer war in allen 13 Fällen dilatiert und in 12 hypertrophisch (in einem unbekannt). Diese Tatsache steht im Widerspruch mit den Angaben anderer (wie Seymour und Simpson, 1886). Der rechte Vorhof war in allen (7) dilatiert, in einem mit einem Thrombus; in fünf (allen wo Angaben vorhanden waren) hypertrophisch; in einigen (4?) fehlte wahrscheinlich die Hypertrophie.

Alle diese Umstände — das Vorhandensein der Dilatation — deuten darauf, daß die Dilatation im Verhältnis zur Hypertrophie überhaupt primär ist.

Diagnostik.

Die physikalischen Zeichen der Trikuspidalstenose.

Inspektion: Immer, wo es annotiert wurde, war eine Voussure des Brustkastens vorhanden, in vier Fällen eine auffallende, in fünf eine gelinde, in einem eine sehr gelinde. Der Spitzenstoß des Herzens lag im vierten Interstitium (ein Fall), im fünften (fünf Fälle), im sechsten (drei Fälle), im siebenten (ein Fall, Aortafehler), immer 1—2—5 cm lateral von der Mamillarlinie (nur in einem Fall nach innen von derselben Linie) und war in sechs Fällen kräftig, besonders in vier Fällen von Komplikation mit Aortafehler, in einem schwach (in einem nicht merkbar). Was aber befremdete, waren die mehrmals (vier Fälle) auffallenden Pulsationen, entweder im Epigastrium oder über der Herzgegend, ohne daß eine Perikarditis vorhanden war. Sie rühren wohl von der hypertrophischen rechten Kammer her.

Palpation. Auffallend war das häufige Fremissement: präsystolisch (sechs Fälle), systolisch (vier Fälle), diastolisch (ein Fall). Zu bemerken ist die vorhandene Ms.

Perkussion. Eine Dämpfung 1—3 cm nach rechts vom rechten Sternalrande ließ sich in der Regel beobachten; mehrmals (vier Fälle) war diese nicht
hervortretend.

Die Dämpfung nach links ging immer lateral von der Mamillarlinie,
1—4 cm in den mit Mis kombinierten Fällen und 2,5—7 cm in den auch mit
Aortafehlern kombinierten Fällen.

Für die Diagnostik ist endlich zu bemerken, daß in einem Falle (zwei?
Fällen) eine eigentliche Pericarditis chronica vorhanden war.

Die richtige Diagnose sowohl auf Mi und Ms als auch die Aortendiagnosen
waren in allen Fällen (B. 92 und B. 134 ausgenommen) schon bei Lebzeiten
gestellt. Ein starkes systolisches Geräusch an der Spitze war, wie es scheint,
in allen Fällen vorhanden. Nur im Falle 132 ist ein schwaches, und im
Falle B. 87 bisweilen ein undeutliches Geräusch bemerkt worden.

Auch diastolisches Geräusch fand sich als Grund der Diagnose auf
Stenose in allen (3 Fälle ausgenommen) vor.

Die Trikuspidalstenose war dagegen in keinem Falle diagnostiziert. Im Falle 131 waren die Halsvenen angeschwollen und pulsierten
schwach, ein wirklicher Venenpuls aber war nicht zu beobachten; ein Geräusch
fand sich an der Auskultationsstelle für Trikuspidalis, aber beim Vorhandensein
des starken Mitralgeräusches war der Ursprung nicht sicher. Dagegen war
es auffallend, daß die Herzdämpfung nach rechts ungewöhnlich verbreitet
war und dagegen nach links nicht außerhalb der Mamillarlinie ging, und
daß der Impuls 2 cm nach innen von der Mamilla lag. Der Puls war nicht
charakteristisch. Alles in allem: die Zeichen konnten auf einen Fehler in der
rechten Herzhälfte deuten, waren aber nicht zwingend.

Im Falle 132, Emma Eriksson, wurde auf Grund des deutlichen Leber-
venenpulses eine Ti diagnostiziert. Bombierung deutlich, bedeutende Vergrößerung nach links, der Impuls im sechsten Interstitium, 3—4 cm seit-
lich von der Mamillarlinie. Die Dämpfung etwas vergrößert nach rechts,
präsystolisches Fremissement über der Herzspitze. In allen diesen Verhältnissen findet man nichts Charakteristisches für Ts. Die Sektion schließt Ti aus.

Im Falle 134 wurde auch eine Ti auf dem Grunde des Venenpulses angenommen. Die Jugularvenen pulsierten gleich wie die oberflächlichen Venen
(3.—6. IX.). Patient war dann zyanotisch; später, 17. IX., pulsierten die Venen
nicht und waren nicht angeschwollen. Das systolische Geräusch am ersten
Tone an der Auskultationsstelle der Ti war auch sehr stark, wie über der Aorta.
Sonst waren die Zeichen etwa wie im Falle 132. Und doch bestand eine hochgradige Ts.

Endlich im Falle 133 war überhaupt nur ein Herzfehler (Mi?, Ms?) diagnostiziert; so ungewiß waren die Geräusche bei dem wegen einer Hämoptysis
in ultimo stadio aufgenommenen Weib. Die Hämoptyse hatte ihren Grund
in einem Infarkte. Die Herztätigkeit war stürmisch, der Puls kaum zu fühlen
In acht Fällen fehlen Annotationen; der Venenpuls fehlte gewiß.

Epikritisches.

Vergleichen wir zuletzt unsere Tatsachen mit den Angaben der Lehrbücher, so finden sich gewisse Differenzen.

Wir ersehen, daß die reine, d. h. nicht mit Insuffizienz kombinierte Ts nicht nur existiert, sondern selbst keine Rarität und fast ebenso frequent (14 Fälle) wie Ti (18 Fälle) ist, daß man sie aber kaum bei Lebzeiten diagnostiziert.

Sie hat mit Ti gemeinsame Ätiologie. Die Stenose liegt nicht, wie angegeben wird, im Ringe selbst, sondern im Niveau der Klappen, besonders an ihrem unteren Rande (gegen Laudet).

Das Herz ist immer dilatiert und hypertrophisch (gegen Simpson und Seymour), wohl nicht infolge der begleitenden Ti, sondern der Mis (gegen Barié). Auch finden sich oft Pulsationen am Brustkasten als Ausdruck dieser Hypertrophie.

Der Fehler ist immer mit einer Ms (fast immer mit Mis) kombiniert. Oft kommt dazu ein Aortafehler.

Man findet fast immer ein systolisches starkes Geräusch, wodurch man ungewiß wird, ob doch nicht die aus anatomischem Gesichtspunkte reine Stenose doch einen gewissen Grad von Ti einschließt. Doch läßt sich wohl das Geräusch durch die vorhandene Mi erklären.

Am zweiten Ton findet man fast immer ein präsystolisches (diastolisches) Geräusch, wohl aus Ms. Im Falle 130 kann sich das präsystolische Geräusch von der Ts herleiten.

Pulsationen oder Undulationen waren oft vorhanden, ausnahmsweise ein Leberpuls oder Jugularvenenpuls. Ein präsystolischer Venenpuls wurde nicht wahrgenommen.

Befremdend ist, daß der zweite Pulmonalton in 11 Fällen akzentuiert war und dabei in noch drei doppelt oder geteilt (im ganzen 14). Wenn man bedenkt, daß die Einströmung des Blutes in die Art. pulm. theoretisch verhindert sein muß und das Blut also unter niedrigem Druck stehen muß, so hätte man keine Verstärkung des zweiten Pulmonaltons erwartet. Sie hat also durch die Mis ihre Erklärung.

Die Ts wird am meisten durch die Mis verdeckt.

Die mit Trikuspidalinsuffizienz komplizierten Trikuspidalstenosen.

Diese sind 5 (s. Tab. XII. S. 224) 4 mit Mitralfehlern kompliziert oder richtiger sekundäre nach Mitralfehlern. In zwei Fällen fand sich auch eine Ais.

Außerdem fand sich eine auf die rechte Kammer beschränkte Tis, welche mit Pulmonalinsuffizienz und Stenose kompliziert war.

In den vier Fällen mit Mis war die Mitralstenose eine schwere; das Lumen kaum oder nur für einen Finger durchgängig (B. 94) oder nur noch offen für die Kleinfingerspitze (B. 93 und 136) oder für einen Bleistift (135).

Die Aortenveränderungen waren in 136 stark, in B. 94 weniger ausgeprägt. (Wir diskutieren unten zuletzt und für sich den Fall 130, Tis + Pis.)

Das Herz war in den vier Fällen mit Tis + Mis etc. vergrößert, in B. 94 aber nur wenig. Die linke Kammer war in allen Fällen sowohl dilatiert als hypertrophisch; der linke Vorhof in den annotierten zwei Fällen dilatiert, in einem hypertrophisch.

Die rechte Kammer war in allen Fällen sowohl dilatiert als hypertrophisch und der rechte Vorhof in den drei sowohl dilatiert als hypertrophisch.

Das Trikuspidalostium verhielt sich in den vier Fällen etwas verschieden. Im Falle 136 war es für zwei Finger durchgängig, für kaum zwei

Finger im Falle 135; aber im Falle B. 94 nur für einen Finger, also war hier das Ostium sehr verengert.

Die Klappen waren im Falle 135 ziemlich weich und retrahiert, jedoch aber mit dicken Rändern, aber im Falle B. 94 waren die Ränder fibrös verdickt, wie auch die Chordae. Es bestand also wohl eine Tis; im Falle B. 93 war die Ts fraglich.

Die physikalischen Zeichen.

Inspektion. In drei unter vier Fällen ist Vorwölbung annotiert; der Spitzenstoß stark hebend in zwei Fällen (in einem Falle schwach). Er lag im vierten, fünften und sechsten Interstitium, in einem Falle lateral, in zwei nach innen von der Mamillarlinie.

Palpation. In zwei Fällen ein diastolisches, und in einem Falle beide Formen von Fremissement.

Perkussion. Die Dämpfung wurde in den vier Fällen immer 1—2,5 cm nach rechts vom rechten Sternalrande nachgewiesen. Nach links ging sie lateral von der Mamillarlinie (in drei Fällen), bis Mamillarlinie (in einem Falle).

Was die klinischen Zeichen betrifft, so fand sich in den vier Fällen immer ein starkes, ausgezogenes, systolisches Geräusch, wohl nicht nur vom Trikuspidalostium, sondern auch vom Mitralisostium stammend. In den Fällen B. 93 und B. 94 war ein präsystolisches Geräusch vorhanden, in den Fällen 135 und 136 war der zweite Ton kaum rein, doch ohne Geräusch. Die Fälle 135 und 136 hatten systolisches Fremissement, Fall B. 93 ein diastolisches.

Venenpuls wurde wahrgenommen im Falle B. 94, in den Fällen 135 und 136 waren die Halsvenen angeschwollen, ohne Puls zu zeigen (im Falle B. 93 fehlt die Annotation in dieser Hinsicht).

Endlich bleibt ein seltener Fall zurück: die Kombination Pulmonalis-Insuffizienz und -Stenose in Verbindung mit Stenose und Insuffizienz der Trikuspidalis.

Fall 130. Hilda Edling, 60 Jahre alt, unverheiratet; aufgenommen 2. IX., gestorben 20. XI. 1899.

Anamnese: Patientin erkrankte im August 1899 mit Kolikschmerzen in der rechten Seite, welche nach dem Rücken und dem rechten Arme ausstrahlten. Daneben wechselnde Obstipation und Diarrhöe.

Status: Starke Zyanose, etwas gelb; gewöhnlich afebril. Leber schmerzhaft und vergrößert; 14 cm hohe Dämpfung.

Herz. Inspektion: Keine Voussure. Breite 14 cm. Spitzenstoß im fünften Interstitium, 2 cm nach außen von der Mamillarlinie.

Perkussion: Dämpfung nach rechts 1—2 cm lateral vom rechten Sternalrande; nach links 4 cm lateral von der Mamillarlinie.

Auskultation: An der Spitze starkes systolisches Geräusch (Mi). An der Basis oft präsystolisches Geräusch, am meisten gegen die Basis (Ms).

Aorta: Am ersten Ton schwaches Geräusch, der zweite ziemlich rein.

Pulmonalis: Der zweite Ton akzentuiert.

Gewöhnlich kein Jugularvenenpuls; 23. IX. schwacher Jugularvenenpuls und Lebervenenpuls.

Der Puls regelmäßig, voll, kräftig, ca. 88.

Sektion: Herz etwas vergrößert, 270 g; nicht hypertrophisch.

Rechte Kammer: Dilatation; Wand 3 mm, nicht hypertrophisch.

Linke Kammer: Dilatation; Wand eher atrophisch, 9 mm dick.

Rechter Vorhof: Bedeutend erweitert; das Trabekelwerk kräftig, bis 3 mm breit, 2—3 mm dick, mit grauweißen Flecken.

Linker Vorhof: Nicht (?) dilatiert, nicht hypertrophisch.

Mitralostium: Weder Stenose noch Insuffizienz; Klappen sklerotisch, schließen.

Trikuspidalklappen: Etwas verkürzt und verdickt, besonders an den Insertionen der Chordae, welche miteinander zusammengewachsen sind; zwei Finger können durchgeführt werden, aber nicht drei; die Schließungsränder sind etwas wulstig, nicht aber geschrumpft, und können schließen (?).

Aorta: Die Klappen sklerotisch, nicht geschrumpft.

Pulmonalis: Stark verengt, läßt nur die Spitze eines Kleinfingers durch. Die Klappen sind stark verkürzt und geschrumpft, messen an Breite 14 mm und an Dicke 4 mm und bilden hervorragende Leisten mit fibrösem, narbigem Gewebe, welches narbig gegen das Kammerendokard ausstrahlt. Sinus Valsalvae dadurch sehr vermindert, besonders an der linken Klappe.

Endocardium mitr. und aortae sklerotisch; keine frische Endocarditis tricuspidalis.

Myokardium: Nicht verdickt, Perikardium glatt; 100 g Flüssigkeit im P.-Sacke.

Lungen: Bronchopneumonien.

Leber: Großes Cylindercarzinoma necrotic., Perihepatitis fibr.

Nieren: Zyanose.

Epikrise.

Vor dem Tode wurde diagnostiziert: Mitralisinsuffizienz, auf Grund des starken systolischen Geräusches am ersten Tone und Mitralisstenose wegen des starken präsystolischen Geräusches, welches jedoch nicht immer vorhanden war.

Verdacht auf Trikuspidalfehler wegen der starken Zyanose; aber die geringe Dämpfung nach rechts und die große nach links sprachen mehr für Mitralisfehler.

Die fehlerhafte Diagnose beruht wohl auf der Verschiebung des Herzens nach links durch die große Cancergeschwulst in der Leber, weshalb die in der rechten Herzhälfte gebildeten Geräusche nach links vom Sternum gehört wurden und die Vergrößerung der rechten Hälfte nicht wahrgenommen werden konnte.

Bemerkenswert ist das präsystolische Geräusch beim Fehlen einer Mitralstenose. Hier muß es aus der Ts herkommen.

Sowohl der Jugularvenenpuls als das starke systolische Geräusch sprachen für Trikuspidalinsuffizienz.

Von welcher Periode die Klappenfehler stammen, ist unbekannt. Ihr Auftreten in der rechten Herzhälfte beruht vielleicht auf Intoxikation von der großen, unmittelbar unter der rechten Kammer liegenden Krebsgeschwulst der Leber.

Anhang.

Ein Fall von temporärer relativer Pulmonalis-Insuffizienz ist von mir in Volkmanns Sammlung klinischer Vorträge, Neue Folge 126/127 mitgeteilt (Heft Aneurysma arteriae pulmonalis).

Tabelle XII. 18 Fälle von Trikuspidalis-Insuffizienz und 19 Fälle von

I. Trikuspidalis-

A. Trikuspidalis-Insuffizienz

Nr.	Jahr	Nr. klin.	Nr. Sekt.	Name	Alter	Anamnese	Grundkrankheit mit Komplikationen	Das Herz bei der Sektion						
								im ganzen	links Kam.	links Vorh.	rechts Kam.	rechts Vorh.	Mitralis Ostium	Mitralis Klappen
122	1892	136	20 mikr.	Johan Hagelin	28	Erkrankte im Herbst 1891; Anasarca, Petechien	Nephr. ac.; Endoc. ulc.	D, H	D, H	0 d, 0 h	D, 0 h	0 d, 0 h	offen f. 2 Fing.	normal, dünn; Chordae dünn,nicht retrahiert

B. Mitralis-Insuffizienz +

1. Relative Trikuspi-

Nr.	Jahr	Nr. klin.	Nr. Sekt.	Name	Alter	Anamnese	Grundkrankheit mit Komplikationen	im ganzen	links Kam.	links Vorh.	rechts Kam.	rechts Vorh.	Mitralis Ostium	Mitralis Klappen
123	1884	157	250 mikr.	Johanna Söderberg	23	schwach, seit 4—5 J. cyanotisch u. angeschwollen	Ödem; Anuri, Alb.; Nephrit. ac.	D, H	d, h		D, H		etwas weit	unverändert
B. 76	1903	121	51 mikr.	Johan Helén	69	Masern, gastr. Fieb., Magenkat., Infl.	Nephr. chr. parench. haem.; Br. ac. purul. diff.; Pneum. hypost.: Art.-Scl. lev. c. Dil. parva ao. asc. et part. sup. ao. desc.; Gastr. chr.	vergröß.	D, H	D, 0h	d, 0 h	d, 0 h	erweit., offen f. 3 Fing.; Mi.	Sklerot. Flecke

2. Orga-

Nr.	Jahr	Nr. klin.	Nr. Sekt.	Name	Alter	Anamnese	Grundkrankheit mit Komplikationen	im ganzen	links Kam.	links Vorh.	rechts Kam.	rechts Vorh.	Mitralis Ostium	Mitralis Klappen
124	1890	106	13	Anders Jvar	47	bekam 1875 Herzkl. bei einem Feldmarsch; keine Krankheit	Br. chr.; Alb.; Cyan.; Pericardit. part.	D,(H)	D, H	d	D?0 0h	D	offen f. 3 Fing.	retrah., kurz, besonders die hintere
B. 75	1902	270	131 mikr.	Karl Ekelund	50	Ins. mitr.; Ins. tric.; Perikardit.; Pleurit. exsud.	Sten. v. mitr. c. ins.; Ins. v. tric.; H. u. D. c.; Deg. parench.; myoc. Perikardit. serofibrin.; Art.-Scl.:Pleurit. serofibrin. etc.	koloss. vergr.	D, H	D, 0h	D? H	D, 0h	Ins.; offen f. 3 Fing.; Mi.	Valv. bedeut. ver-. dickt,kalkinkrust.

C. Mitralis-Insuffizienz (+ Ste-

1. Relative Trikuspi-

Nr.	Jahr	Nr. klin.	Nr. Sekt.	Name	Alter	Anamnese	Grundkrankheit mit Komplikationen	im ganzen	links Kam.	links Vorh.	rechts Kam.	rechts Vorh.	Mitralis Ostium	Mitralis Klappen
125	1897	654	3	Erik G. Eriksson	42	1871 Gelenkrheum.; Alkoh.-Mißbr.	Pericard. part.	D, H	D, H	D	D, H	D	offen f. 1 Fing.; Mis.	verengt, knorpelhart, verkalkt
B. 77	1904	415	129	Matilde Karlsotr Skog	31	Masern; Lungeninfl.; Herzkl.; Atemnot	End. fibr. chr. mitr. c. sten.; Peric. subac.u. chr. fibr.; H. u. D. c.; Deg. adip. cord.; Pleurit. adh. chr.; Gastr. chr. hyp.-pl.; Tbc. etc.	vergröß.	D, H	D, H	D, H	D	Ins. wahrscheinl.; bedeut. Sten. Mis.	End. fibr. chr. mitr.; Chorda tend. geschrumpft, verdickt u. verkalkt

Trikuspidalis-Stenose. 5 Fälle von Trikuspidalis-Insuffizienz und T-Stenose.

| Trikuspidalis | | Frem. | Töne | | Venenpuls | Myokard | Perikard | Endokard | Gefäße | Puls | Diagnosen | |
Ostium	Klappen		I.	II.							klin.	anatom.

Insuffizienzen.

(Endocarditis ulcerosa).

Ostium	Klappen	Frem.	I.	II.	Venenpuls	Myokard	Perikard	Endokard	Gefäße	Puls	klin.	anatom.
offen f. mehr als 2 Fing.	mit trau-ben-ähnl. Exkr.; E. a.	deutl. systol.	Sp. stark Ger., am stärkst. bei d. r. 5. Rippe Ao. u. Pulm. schwäch.	Sp. u. B entfernt, undeutl.	?		E. ulc.; Hydro-peri-kard.		0	schwach, 90, nicht intermitt.	Endocard. ulcerosa	Endocard. ulcerosa Trikuspi-dalis-Insuff. ?

Trikuspidalis-Insuffizienz.

dalis-Insuffizienz.

Ostium	Klappen	Frem.	I.	II.	Venenpuls	Myokard	Perikard	Endokard	Gefäße	Puls	klin.	anatom.
dila-tiert	unver-ändert		starkes Geräusch	rein	?	rot m. gelben Fleck.: Segm.	0;	E. 0	Apl. ao.; 6 cm; Pulmonal. erweitert		Mitralis Insuff., rel. ?	Insuff. mitr.; Ins. tric. ac. rel.
er-weit.. offen f. gut 3 Fing.		kein	blas. Geräusch	rein	schwa-che Pulsat.	fibröse Schwie-len	0	E. 0	Atherom.; Art.-Scl. lev. c. Di-lat. parva ao. asc. et part. sup ao. desc.	regelm., sehr kräft., 70	Dilatatio arc. aortae	Dilat. par-va ao. asc. et part.sup. ao. desc.; Insuff. tric.

nische Ti.

Ostium	Klappen	Frem.	I.	II.	Venenpuls	Myokard	Perikard	Endokard	Gefäße	Puls	klin.	anatom.
offen f. 4 Fing.	Wand-lappen ver-kürzt u. ver-dickt	kein	schab. Ger., am stärkst. an d. Sp. u. Trikusp.	Pulm. sehr acc., Ao. etw. unrein	deutl. Jugu-larpuls später schwä-cher	grau-braun	an d. Sp. zu-samm.-gew.	E. 0	Pulm. 9,5 cm ausged.	unregelm., 60	Ins. mitr. + Ins. tri-cusp.; (Ins. ao. ?)	Ins. mitr. + Insuff. tricusp.
Ins.; offen f. 4 Fing.	Ränder etw. ver-dickt		starkes, syst., blas. Ge-räusch	Pulm. nicht ver-stärkt; entfernt	positiv und Leber-venen-puls	Deg. pa-rench.	Peri-cardit. sero-fibrin.	E. 0	Art.-Skl.	weich, un-regelm., 84 Arythmie; P.differens	Ins. mitr. u. Ins. tric. (+ Peri-kardit.)	Ins. mitr. u. Ins. tric.

nose) + Tricuspidalis-Insuffizienz.

dalis-Insuffizienz.

Ostium	Klappen	Frem.	I.	II.	Venenpuls	Myokard	Perikard	Endokard	Gefäße	Puls	klin.	anatom.
be-deut. er-weitert	normal	syst. u. diast.	rauhes Ge-räusch	ausgez. diastol. Ger.	Jugul.-venen-puls	Deg. adip. M ?	P. part. atrior.	E. 0		bigem.	Ins.u.Sten. mitral.	Ins.+Sten. mitr.; Ins. tric.
		systol.	gespalt., mit blas. Ger.	unrein, ohne Ger.	deutl. Pulsat. an d. Ven. jugul.	Deg. adip.	P. subac. u. chr. fibr.	E. 0	Pulm. be-deut. er-weitert	klein, 120—130, links kleiner	Ins.u.Sten. mitr.	Ins. ? u.be-deut. Sten. mitr.; Ins. tricusp. ?

Nr.	Jahr	Nr. klin.	Nr. Sekt.	Name	Alter	Anamnese	Grundkrankheit mit Komplikationen	Das Herz bei der Sektion — im ganzen	links Kam.	links Vorh.	rechts Kam.	rechts Vorh.	Mitralis Ostium	Mitralis Klappen
B. 78	1907	19	9 mikr.	Kerstin Karlsson	41	32 J. alt Rheum. art.: Infl.; Atemnot, **Cyanose**, Ödem	H. cord.; End. chr. ulc. u.Slc. v. mitr.; Infarct. pulm.; Stas. hep. ren. u. lien. etc.	bedeut. vergr.	d, H	D, **H**	D, H	D. H	Ins.? und Sten. lev.	sehr hart u. steif, Chordae verdickt.;Pap.-Musk. hypertroph. End. chr. ulc.
														2. Orga-
B. 79	1903	744	213	Arvid Nilsson	19	Lungeninfl.; Atemnot, Herzkl.;Hemipleg.; schwere Atemnot, Cyanose	End. chr. fibr. c. sten. u. ins. mitr.; Ins. rel. tric.; H. u. D. c.; Indurat. fusca pulm. etc.	bedeut. vergr.	0 D, kaum H	D, H	D, H	D,0H	Ins.u.Sten.	End. chr. fibr.; Valv. verdickt u. zusamm.-gew.;kaum ein Bleistift durch
B. 80	1904	90	118 mikr.	Johan Karlsson	16	Scarl.: 1901 Herzf. etc., Atemnot. Cyanose, Ödeme	End. chr. fibr. rec. (Sten. u. Ins. mitr. u. ins. (?) tric.); H. u. D. c.; Pericard. chr. fibr. ohne Verwachs.	bedeut vergr	D, H	D,0H	D, h	D,0H	In. u.Sten. kaum 1 Fing. dch.; Sehnenstrang verkürzt	End. chr. fibr. rec. verruköse Exkr.
B. 81	1904	657	241 mikr.	Kerstin Persson	33	Rheum. art. 1885 u. 1888; Scarl.;Diphth. Pertuss.; Nervenfieb.;Atemnot, **Cyanose**, Ödeme	End. chr. fibr. (Sten. u. Ins. mitr.); H. u.D. c.; Deg. myoc. adip.; Infarct. pulm. etc.	enorm vergr.	D. H	D, **H**	D, H	D (h?)	Ins. u. St.; halbmondförmig, verengt	Unbewegl. Chorda sehnenähnl. umwandelt. End. chr. fibr.
														D. Aorta-
B. 82	1910	306		Ernst Andersson	43	Masern; Ven. Infekt.: Gon.	H. u. D. cord. (Cor. bov.); Ins. v. ao. u. rel. tric.; Aortit. luet.; Infarct. haemorrh. etc.	stark vergr. Cor. bov.	D, H		D ? H		normal	
														E. Mitralis-Insuffizienz + Aorta-
126	1886	125	35 mikr.	Frans Eriksson	36	Alkoholmißbr; Atemnot; kein rh. Fieb.	End. mitr. u. aorta exulc.	**D, H**	**D, H**	d, 0 h	**D, H**	d, (h)	offen f. gut 2½ Fing.	E. mitr. verdickt
127	1891	279	47 mikr.	Oskar Olsson	22	Alkoh.-Mißbr. 17 J. alt Gelenkrheum.; seit 45 Jahr. Atemnot und Herzkl.	Endoc. ulc.; Pleurit.	D, H	**D, H**	0 d, h	D, H	0d,0h	erweitert, offen f. 3 Fing.; ins. rel.; Ao.-Ins.	Mitr. 0; Ao.; reichl. große Exk.
B. 83	1904	479	136 mikr.	Erik Andersson	11	Herzf., Lungenblut.; Masern; Cyanose	Peric. chr. adhaes. tot.;Endverr.; Degen. adip. cord.; H. u. D. c.; Bronchit. subchr.	bedeut vergr.	**D, H**	nicht deutl. d, 0 h	**D, H**	D, H	Valv. weit. als normal, wenig verändert. Ins. rel.	Ao.-Ins 2 Kl. retrahiert. End. verr. mitr. u. ao.

Trikuspidalis Ostium	Klappen	Frem.	Töne I.	Töne II.	Venenpuls	Myokard.	Perikard.	Endokard.	Gefäße	Puls	Diagnosen klin.	anatom.
Ins. tri-cusp. ?	ohne bem.-wert	kein	präsyst. Ger., mäßig stark	präsyst. Ger., etw. un-rein. Pulm. acc.	sicht-bar	mikr. Myst.	Sehn-flek-ken; P. 0	E. ulc.	Pulmon. erweitert; sonst normal	unregelm., klein, zeler stark arhythm.	Ins. u. Stenos.	Ins.? u. Stenos.

nische Ti.

Trikuspidalis Ostium	Klappen	Frem.	Töne I.	Töne II.	Venenpuls	Myokard.	Perikard.	Endokard.	Gefäße	Puls	Diagnosen klin.	anatom.
Ins.	Valv. fibr. ver-dickt	systol.	langgez. systol., stark. Ge-räusch	diastol. Ger., kann nicht sicher aushalt.	Jugul. venen-puls deutl.		P. 0	E. 0	Ao. eng, gelbfleckig Pulm. frei	heft., etw. unregelm., klein, 140	Ins. u. Sten. mitr; Ins. rel. tric.	Sten. u. Ins. mitr.; Ins. rel. tric.
Ins.? Ost. etw. er-weit.	E. ac. Chor-da ver-kürzt	prä-systol.	zisch. Ge-räusch	präsyst., scharf sohnell. An der Bas. rein	Jug. ext. Puls	grau-art. mit Bindeg.	P. 0	E.	Ao. verengt	unregelm., klein, 121 136	Sten. u. Ins. mitr.; Ins. rel. tric.	Sten. u. Ins. mitr. u. Ins. (?) tric.
Ins.?	die hintere Valv. ver-dickt	kein	systol. Ge-räusch, scharf zisch.	bisw. diastol. Ger.; undeutl. Ton	keine P.; Un-dula-tionen	Deg. adip.	keine Sy-nech. P. le-viss.	E. 0	Ao. nor-mal; Pulm. erweitert	regelm., 108	Ins. u. Sten. mitr; Synech. pericardii	Sten. u. Ins. mitr.; keine Sy-nechie

Insuffizienz.

Trikuspidalis Ostium	Klappen	Frem.	Töne I.	Töne II.	Venenpuls	Myokard.	Perikard.	Endokard.	Gefäße	Puls	Diagnosen klin.	anatom.
Ins. rel.; offen f. 5 Fing.		kein	starkes, langgez., dopp. Blasenge-räusch über das ganze Herz			M.chr. fibr. in Pap.-Musk., sonst aber nicht	P. 0;	E. 0	Ao.: Art.-Scl.; arc.: luetische Verände-rungen. Pulm. nor. Ins. v. ao.	Art.-Ton. 100—110 Kapill.-Puls	Vit. org. c. incom-pens.; Ins. v. ao.; Aor-tit.; Lues	Ins. ao. et rel. tric.; Aortitis luet.

Insuffizienz + Trikuspidalis-Insuffizienz.

Trikuspidalis Ostium	Klappen	Frem.	Töne I.	Töne II.	Venenpuls	Myokard.	Perikard.	Endokard.	Gefäße	Puls	Diagnosen klin.	anatom.
offen f. gut 3 Fing.	nor-mal	an sub-cl. dx.	Sp. u. B.: starkes, systol. Ger. Ao.: nach r. syst. u. diast. Geräusch	Ao., diast säg. Ger.	Vp. auch in Ret. Halsv. ange-schw.	myo-cardit. Schwar-ten	200 cm³	E. ulc.	vermehrte Dämpf. bei Stern.; akute Dil.; an d. Pulm. systol. u. diastol. Geräusch	verschie-den; Arte-rien-Ton: P.differens	Ins. mitr.; Ins. aortae	Ins. mitr. Ins. tric. rel.; End.; Ao.-Insuff.
Ins.; keine Sten. die vord. narbig ver-dickt; Ins., retra-hiert	mit traub.-ähnl. Exkr.;	diastol. im II. u. III. Inkrst.	M.: star-kes Ger. Ao.: Ge-räusch Car.: Ge-räusch	M.: kaum hörbar; Ao.: schwach. diast. Ge-räusch	deut-lich	H.	Hydro-peri-card.	E. ulc.	Ao. eng (Pat. imm. atemlos); Pulm. ge-dehnt	hoch, zeler stärker am recht. als am link. Art.-Ton	Mitralin-suff. Ao.-insuff.End. ulc.	Mitr. ins. + Tricusp.- Ins., Ao.- Ins.; End. ulc.
weiter als nor-mal. Ins. ?		systol.	wird ge-folgt von einem lang-gezog. syst. Ger.	scharf u. kurz	Vp. Undu-lat. im Jug. u. in den Fossae supracl.	Deg. adip. (état tigre)	Syn. tot. zwisch. den pariet. u. viscl. Bl.	E.		zeler, 60	Ins. ao. u. mitr.; En-doc. ac.; Pericard. chr.? H. u. D. cord.	Pericard. chr.adhaes-total.; H. u. D. cord. Bronchit. subchron. Mitr., Ao. u. Tric. ins.

Nr.	Jahr	Nr. klin.	Nr. Sekt.	Name	Alter	Anamnese	Grundkrankheit mit Komplikationen	im ganzen	links Kam.	links Vorh.	rechts Kam.	rechts Vorh.	Mitralis Ostium	Mitralis Klappen
								Das Herz bei der Sektion						

F. Mitralis-Insuffizienz + Aorta-

| B. 137 | 1903 | 424 | 156 mikr. | A. V. Johansson | 59 | Pneum., Appendicit.?; Herzf.; keine Cyanose; Herzkl. Lues | Sten. v. ao., ins. v. mitr. u. tric.; Cardioscl. lev.; Deg. cord. adip.; Art.-Scl.;Pleurit. sicca und pneum. ac.cat; Br. chr. cat.; Stas. org. int. | vergröß. H | D, H | 0, 0 | d, H | 0, 0 | M. ins.; erweitert, offen f. 3 Fing.; Ao.-Sten. | M. etwas fibr. verdickt. Ao. Valv. steif, kalkumw., ausgeschossen u. stenosieren dad. die Öffn. Klaff.stark sklerot., verkalkt |

G. Mitralis-Insuffizienz und Stenose,

| 128 | 1894 | 162 | 22 mikr. | Tekla Landström | 16 | 1890 Gelenkschmerz, s. J. u. 1892 Rezidive;Anasarc., Ascites | Pleurit exsud. | D, H | D, H | (D), H | D, H | D, H | offen f. ein. Bleist.; Stenose; Ao.-Sten. | zus.-gew.; Chordae dick. Ao.: steif, teilw. zus.-gew., schließen |

H. Mitralis-Insuffizienz und Stenose + Aorta-

| 129 | 1897 | 468 | 120 mikr. | Emma Borg | 31 | 19 J. alt Pneu. später Geschwulst, feuchte Wohnung | Degen. cordis | D, H | (D), H | D, (h) | D, H | D, H | läßt einen Fing. dch.; M.: starke Stenose | verdickte Schwarte; Chorda dick.; Ao.: verdickt u. steif; Ins. |

II. Trikuspidalis-

I. Mitralis-Insuffizienz + Stenose

131	1893	230	34	Albert Ekberg	23	Herzfehler, Infl., März 1893 Bluthusten, Cyanose, Fieber	Nephr.; Endocardit.	vergr.	d, 0 h		d, H		off. kaum f.Fingersp; Sten. u. Ins.	verkalkt; Pap.-Musk. sklerot., trichterförm. zus.-gew.
132	1895	247	41	Emma Eriksson	43	1888 Ins. mitr. Sten. mitr.; seit 20 Jahr. Atemnot, Cyanose	Bronchit.;Alb. Embolia cerebri	D, H	D,0H	H Thrb.	(d),H	Thrb.	off. f. ein. Bleist.; hochgrad. Stenose	E. chron.u. ac. Kl. verlötet auch mit d.Chordae, wenig verdickt
133	1886	122	17 mikr.	Kerstin Mansson	28	keine Her. od. akute Krankheit; Herzkl., Ödem, Atemnot	Alb., Zylindr.	D, H	d	D, H	D, H	D	offen f. d. Zeigefing.	Sehnenstr. verdickt, zusamm.-gewachsen

Stenose + Trikuspidalis-Insuffizienz.

Trikuspidalis		Frem.	Töne		Venenpuls	Myokard	Perikard	Endokard	Gefäße	Puls	Diagnosen	
Ostium	Klappen		I.	II.							klin.	anatom.
f. 4 Finger offen		schw.	**M.**langes, ausgezg. Blasen- ger. **Ao.** gedeckt davon	Ao. un- rein		Deg. adip. deutl. weiße Binde- gewebs- herde in d. Pap.- Musk.	nichts; Stas. org. int.	0	**Ao.**: in d. Intima kleine ver- kalkte Herde. Art.-Scl.	tardus, dif- ferens	Sten. v. ao. + Ins. v. mitr. + D. u. H. cord.	Sten. v. ao. ins. v. mitr. u. tric.; H. u. D. cord.

Aorta-Stenose und Trikuspidalis-Insuffizienz.

Ostium	Klappen	Frem.	Töne I	Töne II	Venenpuls	Myokard	Perikard	Endokard	Gefäße	Puls	klin.	anatom.
offen f. gut 3 Fing.; E. **Tric.:** Ins. sec.	mit Exkr.	prä- systol. deutl. an d. Basis	**M.:** deutl. Ge- räusch; **Ao.:**auch an d. Basis	präsyst. Ge- räusch; diast. Ger. u. schw. diastol. Frem.	Vp.; Ger. an d. Tri- cusp.		Hydro- perin (100 ccm)	E.		nicht von Ao.-Sten.; scharfe Spitze	Mitr.-Ins., Mitr.-Sten.	Mitr.-Ins.?, Mitr.-Sten. **Tric.-Ins. rel.**; Ao.- Sten. gering

Insuffizienz + Trikuspidalis-Insuffizienz.

Ostium	Klappen	Frem.	Töne I	Töne II	Venenpuls	Myokard	Perikard	Endokard	Gefäße	Puls	klin.	anatom.
keine deutl. Sten., aber etw. Ins.	ver- dickt, Chorda ebenso u. kurz Ins. zus.- gew.	kein	starkes Ge- räusch, aus- gezog.	**M.:** kurz, **diastol.,** schw., bisw. **stark;** **Ao.:** schw. od. star- kes Ge- räusch	Halsv. pulsie- ren; Leber- Vp.	fest; klar grau- rot	Sy- nechie	0		klein, unregelm.	Mitr.-Ins., Mitr.-Sten. (Tric.-Ins ; Ao.-Insuff.	Mitr.-Ins.u Sten.; Ao.- Ins.; Tric.- Ins.; Ao.- Ins.?

Stenose.
+ Trikuspidalis-Stenose.

Ostium	Klappen	Frem.	Töne I	Töne II	Venenpuls	Myokard	Perikard	Endokard	Gefäße	Puls	klin.	anatom.
offen kaum f. 2 Fing.; gelinde Sten.	glatt	systol.	rauhes Ge- räusch **Tric.:** Ge- räusch	seltener schwach Ge- räusch Tric. rein	V. pul- sieren; Venen schw. ange- schwol- len; schwa- che Jug.- Pulsat. (nicht Vp.)	Deg. adip.	Hydro- peric. (200 ccm)	0		kräftig, dikrot	Ins.u.Sten. mitr.	Ins.u.Sten. mitr.;Sten. tric. (ge- ring)
offen kaum f. 2 Fing.	zus.- gew. zu einem Tricht.	prä- systol.	schwa- ches Ger. stärker an d. Basis Geräusch	starkes Ge- räusch	**Leber- puls**	reichl. Fett	P. 0	E.		gewöhnl. nicht hart	Ins.u.Sten. mitr.	Ins.u.Sten. mitr.; Sten. tric., (Ins.?)
offen f. 2 Fing.	dick, zus.- gew.					Deg. adip.	Hydro- peric. (150 ccm)	0	Ao. eng	Arhythm. stürmend, kaum fühlbar	Ins.u.Sten. (?) mitr.	Ins.? u. Sten.mitr.; Sten. tric. (gering)

Nr.	Jahr	Nr. klin.	Nr. Sekt.	Name	Alter	Anamnese	Grundkrankheit mit Komplikationen	im ganzen	links Kam.	links Vorh.	rechts Kam.	rechts Vorh.	Mitralis Ostium	Mitralis Klappen
B. 85	1900	759	1901: 25 mikr.	August Mansson	35	1871 Rh. art.; Atemnot, gelinde Cyanose, Herzkl.	End. chr. c. sten. mitr.; Hypertr. myocard.; Dil. lev. ventr. Pericardit. adhaes.; Pn. ac.	etwas vergr.	D, H	D, H	D, H	D, H	Ins.? und Sten.; off. f. nur ein. Bleist.; ringförm. Sten.	End. chr. Kl. sehnenhart, Chordae verdickt
B. 86	1903	16	144 mikr.	Selma Andersson	36	Rh. art. seit d. Kindert.; Masern; Nervenfieb.; 1901 Infl. Cyanose	Sten. u. Ins. v. mitr. et sten. (?) v. tric.; Nephr. chr.: Cirrh. hep. etc.	wenig vergr.	0 d, h	D, 0h	D, H	D, H	Ins.? und Sten.	zus.-gew., durchaus kalkgewandelt
B. 87	1903	575	171 mikr.	Klara Braun	54	Infl., Herzkl., Alb.; 0 Lues; Atemnot	Sten. mitr. u. tric.; Thromb. atr. cord.; Br. cat.; Nephr. chr. interst.; End. mitr.; Cyan. organ.	bedeut vergr.	0, 0	D, H	D, H	D, H	Ins. u. St.; nur einen Bleist. durch	verdickt u. stark zus.-gew. End. mitr. chr.; weiche und verkalkte Exkr.
B. 88	1907	195	68	Elsa Gustafsson	24	Rh. Fieb.1901, Chorea, Herzf., gelinde Cyanose, Ödeme	End. chr. v. mitr., tric. u. ao.(Sten. mitr. u. tric.); H. u. D. c.; End. ac. v. mitr., tric. u. ao.; Bronch. ac. etc.	vergr.	D, H		D, H		Sten.; off. f. nur 1 Fing. Valv. etw. zus. gew. u.ver-dickt	End. mitr; an den Schließgs.-rändern kleine verruk. Knoll.

K. Mitralis-Insuffizienz + Stenose + Aorta-

Nr.	Jahr	Nr. klin.	Nr. Sekt.	Name	Alter	Anamnese	Grundkrankheit mit Komplikationen	im ganzen	links Kam.	links Vorh.	rechts Kam.	rechts Vorh.	Mitralis Ostium	Mitralis Klappen
134	1896	258	88 mikr.	Alma Ekström	30	16 J. alt Gelenkrh.; mehrere Rezidive; Chorea, 1890 Gelenkrh.; Cyanose	Vit. cord. etc.	D, H	D, H	D	D, H	D	fibr. Ring; Sten.; off. f. 1 Fing.	fibr., Chordae verdickt; Ao. 3-strahl. Öffnung
B. 84	1900	519	1901: 20	Maria Holmdahl	35	1885 Diphth. u. Scarl.; 1887 Lues; 1897 Herzf., Atemnot, Cyanose, Stasis	Dil. cord. c. Hypertr. dx.; End. chr. mitr. u. End. ulc. u. recurr.; Ins. u. Sten. mitr.; Ins. ao.; Embolia cerebri	wenig vergr.	D, 0h	d, 0 h	d, h	d	wahrscheinl. keine Ins.; trichterf. verengt. Sten. mitr.	Chordae u. Pap.-Musk. kontrah., dick u. schrumpf, verkalkt, End. chr., ulc. u. rec.
B. 134	1902	424	184 mikr.	Henry Tengelin	32	1894 rh.Fieber; Diphth.; Alkoholmißbr., Atemnot, Herzkl., Alb.	End. chr. (Insf. u.Sten.v.mitr., ins. v. ao.,sten. v. tric.);Thrb. (Embol.?) ao. u. art. il.; Nephrit. chr. par. Peric. ac., Hydrops etc.	vergr. H					M. ins. u. sten. Öffn. stark vermind. Ao. ins.; offen f. Wasser	M. Kl. vermind.;End. chr. Ao. Kl. verdickt, retrah., aber nicht kalkinkrust.
B. 89	1908	447	209	Emma Karlsson	46	1898 Rh. art.; Herzkl.; Atemnot	End. chr. fibr. c. exacerb. verr. ac. v. ao. u. mitr. (Sten. mitr. u. tric. u. ins. ao.	D, H	h kontrah.		D, H		Sten.;Valv. zus.-gew., das Ostium halbmond-förmig	End. chr. fibr. c. exa. verruc. ac.; eine Kl. verkürzt, retrahiert

L. Mitralis-Stenose + Aorta-

Nr.	Jahr	Nr. klin.	Nr. Sekt.	Name	Alter	Anamnese	Grundkrankheit mit Komplikationen	im ganzen	links Kam.	links Vorh.	rechts Kam.	rechts Vorh.	Mitralis Ostium	Mitralis Klappen
B. 90	1902	502	1903: 29 mikr.	Anna Akerberg	43	Masern, Scarl., Rheum., Lungenkat., Atemnot	Ins. v. ao.; Sten. v. tric. u. mitr.; Tbc. pericardii; Hydronephr. ren. etc.		0 h		D, 0h	D	Sten.; off. f. kaum 1 Fing., ringförm. zusamm.-gewachs.	Ränder dick

Trikuspidalis — Ostium	Klappen	Frem.	Töne I.	Töne II.	Venenpuls	Myokard.	Perikard.	Endokard.	Gefäße	Puls	Diagnosen klin.	Diagnosen anatom.
Sten. lev.	Valv. tric. zus.-gew. u. sehn. ver-ändert	systol.	systol. Blasen-ger. an d. 4. l. Rippe	rein		hyper-troph.	P. sehr zirk.-skript	0		regelm., klein, 84	Ins. mitr. (Ao.-Kl. sehnig, nicht retrahiert)	Ins.? mitr. c. enst u. Sten. tric.
Ins.? u.Sten. lev.; offen f. nur 2 Fing.	ver-dickt u. zus.-gelötet	prä-systol.	syst., blas. Ger.	prä-systol.	Undul. deutl. links	M. chr. u. ac.	0	0	Coronart. ohne bem.-wert.	bisw. un-regelm., klein, 80	Ins.u.Sten. mitr.u.Ins. tric.	Sten.u.Ins. mitr. u. Sten. tric.
Sten. leviss.; offen kaum f. 3 Fing.		kein	undeutl., unrein (systol. Bl.-Ger.)	rein			P. 0	E.	Ao.: athe-romatöse Verände-rungen	regelm., 88 klein	Hypertr. cord. (Nephr. chr.)	Sten. v. mitr.u.tric. Ins. mitr.
offen f. 2 Fing; Sten.	unbe-deut. ver-dickte Valv. mit verr. Knot.	diastol.	kräftig m. schw., systol. Ge-räusch	rein		400 g;	P. 0	E.		unregelm., 92; später 44	Sten.u.Ins. mitr. etIns. ao.; End. ac.	Ins. mitr.? Sten. mitr. u. tric.; End. chr. u. ac. v. mitr., tric. u. ao.

Insuffizienz + Trikuspidalis-Stenose.

Trikuspidalis — Ostium	Klappen	Frem.	Töne I.	Töne II.	Venenpuls	Myokard.	Perikard.	Endokard.	Gefäße	Puls	Diagnosen klin.	Diagnosen anatom.
enger Trich-ter (kaum offen f. den Fing.)	weich, zus.-ge-wachs.	systol. u. prä-systol.	starkes Ge-räusch; Ao.deutl. Ger. Tric. starkes Ger.	diastol. Ger. Ao. un-rein	Halsv. bisw. pulsie-rend	Deg. adip. Segm.	Hydro-peric. (200 ccm)	E.		von Mitr.-Sten.; aku-te Dilat.	Mitr.-Ins. u. Sten. + Tric. ins.? Ao.-Ins.?	Mitr.-Ins. u. Sten.; Tric.-Sten; Ao.-Ins. (u. Sten.?)
Sten.; zus.-gew.; offen f. 2 Fin-gersp.	ver-dickt	prä-systol.	systol., ver-stärkt (Ao.ohne Ger.)	diast., präsyst. Ge-räusch; oft keine Bl.-Ger.	etwas lose	P. 0	E. ulc.		atheromat. w. Fettdeg. Flecken in d. Intima. Ao. Ao.-Ins., aber keine Stenose	unregelm., klein, 68; bisw. groß, zieml. re-gelm. (kurz)	Sten. c.ins. (?) v. mitr.	Ins.u.Sten. v. mitr.; Tric.-Sten.; Ins. ao.
			starkes, langgez., systol. Ger.	kein Ge-räusch. Ao. ver-stärkt; Pulm. ebenso			P. ac.; Hy-drops	0	Thromb. ao. u. art. il.		Ins.v. mitr.	Ins. mitr. u.ao.;Sten. mitr.u.tric. Die Tric. Sten. scheint keine spez. Sympt. mitgeführt
offen f. 2 Fing.	zus.-ge-wachs.		systol. Ger.	dcutl. langes, diastol. Ger. an Ao.		M. chr. fibr.	P. spie-gelnd	E.	ohne bem.-wertes	zeler, arhythm.	Ins. ao. + Myocar-dit chr.	Sten. mitr. u. tric. u. Ins. ao.; Myocar-dit. chr. fibr.

Insuffizienz + Trikuspidalis-Stenose.

Trikuspidalis — Ostium	Klappen	Frem.	Töne I.	Töne II.	Venenpuls	Myokard.	Perikard.	Endokard.	Gefäße	Puls	Diagnosen klin.	Diagnosen anatom.
ver-engt	zus.-gew., ver-dickt; Chorda verd.	prä-syst.	starkes Ger.	präsyst. u. diast. Ao.-Ge-räusch		Fett in der recht. Kam-mer	Tbc.m. Mikr. keine Tbc., sond. P. fibr.	0	Ao.-Insuff.	zieml. hart, klein, 78	Ins.? v. ao. + Sten. v. mitr.	Ins. v. ao. + Sten. v. mitr.; Sten. tric.

M. Mitralis-Insuffizienz + Ste-

Nr.	Jahr	Nr. klin.	Nr. Sekt.	Name	Alter	Anamnese	Grundkrankheit mit Komplikationen	im ganzen	links Kam.	links Vorh.	rechts Kam.	rechts Vorh.	Mitralis Ostium	Mitralis Klappen
B. 91	1905	239	83	Matilda Larsson	36	Scarl., Masern Chorea, Herzkl., Atemnot, Cyanose	End. fibr. rec. v. mitr., ao. u. tric.; H. u. D. cord.; Degen. parench.myoc. Indur. cyan. pulm. u. hepat. etc.	bedeut. vergr.	D, H	D, H	D, H	D, H	offen f. nur 1 Fing.; Sten. u. Ins.	Chordae kurz; End. fibr. rec.; Valv. fibr. verdickt; Exkr.

N. Mitralis-Insuffizienz + Stenose

Nr.	Jahr	Nr. klin.	Nr. Sekt.	Name	Alter	Anamnese	Grundkrankheit mit Komplikationen	im ganzen	links Kam.	links Vorh.	rechts Kam.	rechts Vorh.	Mitralis Ostium	Mitralis Klappen
B. 92	1905	31	20 mikr.	Anna Andersson	32	1889 Rh. art.; Diphth., Masern, Cyanose der Org., Atemnot, Ödeme	End. chr. fibr. retr.; H. cord., Induratio fusca pulm.: Cyan. indur.	vergr.	kaum d H	d, h	D, H	D, h	verengt, offen f. kaum 2 Fing.; Mündung teilw. verkalkt; Ins. u. Sten.	Kl. verdickt, verkürzt u. zus.-gew.; End. chr. fibr. retr.

III. Trikuspidalis-Insuffizienz

O. Mitralis-Insuffi-

Nr.	Jahr	Nr. klin.	Nr. Sekt.	Name	Alter	Anamnese	Grundkrankheit mit Komplikationen	im ganzen	links Kam.	links Vorh.	rechts Kam.	rechts Vorh.	Mitralis Ostium	Mitralis Klappen
B. 93	1905	313	157	Tekla Johansson	28	1888 Rh. art.; Pertuss.; Typhus; Atemnot, Herzkl., Alb.	Pericardit. chr. fibr. adhaes.; End.chr. fibr. (sten. u. ins. mitr. u. tric.); Indur. cyanot. pulm., hep., lien. u. ren.	vergröß.	D, h	d	D, h	d, etw. h	Ins.? und Sten.; off. f. die klein. Fingerspitze	End. chr. fibr.; die Valv. zus.-gew. zu einem fest. etw. rigid. Ring

P. Mitralis-Insuffizienz + Stenose

Nr.	Jahr	Nr. klin.	Nr. Sekt.	Name	Alter	Anamnese	Grundkrankheit mit Komplikationen	im ganzen	links Kam.	links Vorh.	rechts Kam.	rechts Vorh.	Mitralis Ostium	Mitralis Klappen
B. 135	1899	43	2 mikr.	Anna Johansson	36	seit 7 Jahr. schweratmig; Partus		D, H	D, H	?	D, H	(d), (h)'	Trichter; offen f. 1 Bleist.	mit fibrös. Rändern, Chorda verdickt u. kurz; Trichter
136	1891	167	13	Klara Andersson	41	seit Kindert. Gelenkgeschwulst; Atemnot, Ascites, Anasarca	Alb.	D, H	D, H		D, H		läßt kaum die Fingersp. durch; Sten. Ao. zus.-gew.; offen f. 1 Bleistift	verdickt, m. knoll. Kalkinkrust.; Ao. verd., knollig; Ins.
B. 94	1904	156	76 mikr.	Jenny Lagström	19	Scarl., Masern Herzf.; Ins. u. Sten. mitr. u. Ins. tric., Ödeme etc.	End. chr. fibr. (Sten. u. Ins. mitr. + Sten. (u. ins.) ao. + Sten. (u. Ins.) tric. c. endoc. verr. c. exacerb.); Cyan., Pleurit. serofibr. etc.	wenig vergröß.	D, H	D, H	d, (h?)	d, H	Ins.? und Sten.; off. f. 1 Fing.	Valv. bedeut. verdickt u. zus.-gew., teilw. kalkinkr.; Chorda verd. End. chr. u. verruc.

nose + Aorta-Stenose.

Trikuspidalis		Frem.	Töne		Venenpuls	Myokard.	Perikard.	Endokard.	Gefäße	Puls	Diagnosen	
Ostium	Klappen		I.	II.							klin.	anatom.
Sten.; offen f. kaum 2 Fing.	Valv. fibr. verdickt. E. ac.	systol.	systol. Ger.	0		Deg. parench. an d. Pap.-Musk. état tigré	P. rechts schwielig, verdickt	E.	End. fibr. rec. ao.; Sten.; Coronarart. frisch	schw., unregelm., klein, 54	Ins.u.Sten. mitr. u. Sten. ao.?	Ins.u.Sten. mitr.u.Ins. u. Sten. ao.; Sten. tric.

+ Aorta-Insuffizienz + Stenose.

Ostium	Klappen	Frem.	I.	II.	Venenpuls	Myokard.	Perikard.	Endokard.	Gefäße	Puls	klin.	anatom.
offen f. nur 2 Fing. Sten.	die freien Ränder bilden einen Ring; Valv. dickt u. verkürzt	prä-systol.	starkes Ger., blas., systol.	diastol. Ger.	keine Venenpulsat.; kein positiv Vp.	bleich, braun	125 ccm; P. 0	0	Sin. Vals. erweitert; Endocardit. ao.	regelm., klein, 130	Ins.u.Sten. mitr.; Stasis	Ins.u.Sten. mitr. u.ins. u. Sten. ao. Sten. tric.

+ Trikuspidalis-Stenose.

zienz + Stenose.

Ostium	Klappen	Frem.	I.	II.	Venenpuls	Myokard.	Perikard.	Endokard.	Gefäße	Puls	klin.	anatom.
Ins. (u. Sten.?)		diast.	ausgezog.,syst. Geräusch	prä-systol.		nicht parench. verändert	pariet. u. visc. Bl. zus.-gew. P. 0	0	Ao.-valv. etw. verdickt, sonst nichts; Pulm. 0	normal, 80	Ins.u.Sten. mitr.	Sten.u.Ins. mitr.u.tric.

+ Aorta-Insuffizienz (+ Stenose).

Ostium	Klappen	Frem.	I.	II.	Venenpuls	Myokard.	Perikard.	Endokard.	Gefäße	Puls	klin.	anatom.
offen f. kaum 2 Fing. Ins., gering. Sten.	retrahiert; Ränd. verdickt, zieml. weich	syst.; schw., diast. Geräusch	starkes Geräusch; Ao. Geräusch; Tric. starkes Ger.	zieml. unrein (geteilt). Tric. unrein	Jug.-Ven. angeschw.; keine Pulsat.	hypertroph.	Peric. total.	0	Ao. normal	etw. hart, gleichmäß 63	Ins. mitr.; Ins. ao.	Ins.u.Sten. mitr.; Ins. (u. Sten.?) ao.; Ins. u. Sten. tric.
offen f. 2 Fing. Sten.	verdickt; Chordae kurz, zus.-gew.; Ins.	syst.	starkes Geräusch. Ao. starkes, wirbelndes Ger.	kaum rein, etw. dumpf	negat.; Halsv. angeschwollen	Deg. adip. (gering)	0	0	akute Dilatation		Ins. mitr.	Sten. mitr. + Ins. u. Sten. ao. + Ins.u.Sten. tric.
Ins. u. Sten.; offen f. 1 Fing.	Valv. fibr. verdickt u. zus.-gew.; Chordae etw. verdickt		starkes, langgezog. Geräusch	diastol., präsyst. Geräusch, schwächer	18. IV. Vp.	Parench. mit gelben Fleck.	am r. Vorhof (Reib. am r. V. Interst.)	E.		regelm., klein. 100—84	Sten.u.Inst. mitr. + Ins. tric.	Sten. u. Ins.? mitr. + Sten. (u. Ins.) ao. + Sten. (u. Ins.) tric.

Nr.	Jahr	Nr. klin.	Nr. sekt.	Name	Alter	Anamnese	Grundkrankheit mit Komplikationen	Das Herz bei der Sektion im ganzen	links Kam.	links Vorh	rechts Kam.	rechts Vorh.	Mitralis Ostium	Mitralis Klappen
								Q. Pulmonalis-Stenose und Insuffizienz + Tri-						
130	1899	480	139 mikr.	Hilda Edling	60	erkrankt. 1899 Cyanose, gelb	Enterit. chr.	etw. vergr.	d fast atroph	0d,0h	d, 0 h	D, H	M. offen f. gut 2 Fing. Ao. keine Sten.	M. u. Ao. Kl. sklerosiert, aber nicht schrumpfig; keine Ins. oder Sten.

XIII. Aortenfehler.

Die beiden Fehler an der Aortenöffnung sind einander prinzipiell entgegengesetzt. Bei der Insuffizienz fließt der Blutstrom in unbehinderter Fülle durch die Öffnung in das Arterienrohr aus, der Strom aber kehrt zum großen Teil zurück; bei der reinen Stenose dagegen ist ein kräftiges Hindernis gegen das Herausfließen des Blutes vorhanden, aber das herausgepreßte Blut kehrt bei der reinen Stenose nicht in die Herzhöhle zurück. Aus pathologischem und ätiologischem Grunde sind diese beiden Fehler oft miteinander eng verbunden.

In meiner 30jährigen klinischen Tätigkeit habe ich auf dem Sektionstische nur drei Fälle von reiner isolierter Stenose getroffen, während die reine Insuffizienz etwas allgemeiner ist (etwa sechs Fälle) und die Kombination Insuffizienz mit Stenose ohne oder mit Kombination mit anderen Klappenfehlern keine Seltenheit ist.

1. Aortenstenose (Tabelle XIII. A, Seite 244).

Zuerst ist zu bemerken, daß in der ganzen Sammlung der zur Sektion gekommenen Herzklappenfehler nur drei Fälle von einfacher, unkomplizierter Aortenstenose vorkommen. In diagnostischer Hinsicht ist dieser Umstand wohl zu berücksichtigen, sowie auch der Umstand, daß die betreffenden Individuen von 63, 74 und 78 Jahren waren. In allen übrigen Fällen von Stenose war sie mit Insuffizienz oder Mitralfehlern vergesellschaftet. Eine reine Stenose auf rheumatischer Basis und bei jüngeren Individuen scheint also kaum zu existieren.

Da Fälle von reiner Aortenstenose überhaupt so selten sind, dürften die Symptome so weit von Interesse sein, um hier einen Platz zu finden, wenn sie auch vom bekannten Typ kaum abweichen.

Fall 137. Erik Andersson, 74 Jahre alt, litt seit vielen Jahren an Schweratmigkeit und trocknem Husten; in den letzten Jahren sind Schwindelanfälle hinzugekommen.

Die Inspektion ergibt bedeutende Vorwölbung über der Herzgegend; der Herzimpuls ist verbreitert und dehnt sich von 1,5 cm nach innen bis 3—4 cm nach außen von der Mamillarlinie; er ist stark hebend, im sechsten Zwischenrippenraum und ist am

| Trikuspidalis | | Frem. | Töne | | Venenpuls | Myokard. | Perikard. | Endokard. | Gefäße | Puls | Diagnosen | |
Ostium	Klappen		I.	II.							klin.	anatom.

kuspidalis-Insuffizienz? + Stenose (?).

| Trikuspidalis | | Frem. | Töne | | Venenpuls | Myokard. | Perikard. | Endokard. | Gefäße | Puls | Diagnosen | |
Ostium	Klappen		I.	II.							klin.	anatom.
2 Fing. werd. getrennt; Ins.?	Kl. etwas verkürzt u. verd; Chord. zus.gew.; die Schließungsränder der Kl. mit wulst. Verhärtungen, nicht schrumpfig, aber etw. dick	Geräusch	rein Geräusch		schw. Jug.Ven.Puls., LeberVp.	nicht verdickt	stark cyanot., glatt. P. 0	0	Coronargef. schlingend	regelm., hart, 88	Mitr.-Sten. u. Ins.	Sten.u.Ins. ost. art. pulm.; Ins. u. Sten.ost. v. dx.?; End. v. ao. pulm. u., tric.

stärksten 2 cm nach außen von der Mamillarlinie, aber fortgepflanzt bis zur vorderen Axillarlinie.

Perkussion: Die Dämpfung erreicht kaum die Mittellinie des Sternums, geht nach oben bis zur zweite Rippe, nach außen bis 5 cm von der Mamillarlinie.

Palpation: Ein deutliches systolisches Fremissement wird über dem unteren Abschnitt des Herzens und der Spitze sowie über dem oberen Teil des Sternums gefühlt. Dieses Fremissement ist besonders stark im 2.—3. Interstitium bis 3 cm von der Mittellinie.

Auskultation: An der Spitze hört man ein sehr rauhes, zischendes, musikalisches Geräusch, welches über der ganzen Herzgegend kräftig ist, aber besonders scharf im zweiten rechten Interstitium hervortritt. Der zweite Ton ist überall schwach, oft kaum hörbar. Der zweite Pulmonalton ist nicht verstärkt.

Der Puls ist parvus und tardus, etwas hart, 65—75. Kein Gefäßton. Die Radialarterien sind sehr rigid, perlenbandähnlich.

Übrigens hatte Patient einen Schlaganfall mit vorübergehender Blindheit gehabt[1] und wurde dreimal im Krankenhaus aufgenommen. Zuletzt starb er an Marasmus und einer ausgedehnten Gangraena senilis.

Aus dem Sektionsprotokolle wird angeführt:

Das Herz: Die Form fast zylindrisch, die Breite nur 9 cm. Die rechte Kammer klein, wie ein Anhang zur linken Kammer; die Wand mißt 4—7 mm, also etwas hypertrophisch; die Papillarmuskeln dünn, die Trabekel nicht kräftig. Die linke Kammer ist ein wenig dilatiert, die Wand dagegen verdickt, mißt 14 mm, an der Spitze nur 5 mm, und da etwas dilatiert; die Papillarmuskeln sind dünn. Der rechte Vorhof ist nicht dilatiert, die Wand nicht hypertrophisch, 1—2 mm dick; der linke Vorhof auch nicht dilatiert, die Wand mißt 2 mm.

Der Klappenapparat wird unten S. 244 beschrieben. Die Pulmonal- und Trikuspidalklappen sind normal. Keine frische Endokarditis.

Die Aorta bedeutend atheromatös und kalkinfiltriert, mißt 9,5—10 mm, ist also bedeutend erweitert.

Fall 138, Johanna Bask, 63 Jahre, ähnelt fast in den Einzelheiten dem schon beschriebenen (ersten) Falle, und eine besondere Beschreibung ist deshalb nicht vonnöten. Patient bekam später einen gelinden Schlaganfall mit Aphasie.

Bei der Sektion verhielt sich das Herz in ähnlicher Weise (wie in Fall 137), nur daß der rechte Vorhof von Blut ausgedehnt war und der linke etwas dilatiert; beide nicht hypertrophisch. Die rechte Kammer war wenig dilatiert, aber ein wenig hypertrophisch, die linke deutlich dilatiert, aber hochgradig hypertrophisch. Außerdem auch eine Thrombosis cerebri mit Aphasie.

---

[1] Henschen, Klin. u. anat. Beitr. z. Pathol. d. Gehirns. Bd. I. S. 103.

15*

Fall 139, ein 78jähriger Mann (21. IX. bis 15. X. 1899). Er war früher gesund. Keine Fieberkrankheiten; nie Husten. Im Sommer 1899 rheumatische Schmerzen. Gegenwärtige Krankheit seit einem Monat.

Status: Temperatur afebril; keine Albuminurie.

Herz: Inspektion: Keine Voussure. Der Herzspitzenstoß nicht palbabel.

Perkussion: Dämpfung bis 3 cm nach rechts vom rechten Sternalrande, nach links bis 1,5—2 cm lateral von der Mamillarlinie.

Auskultation: Spitze und Basis: 1. Ton durch ein ausgezogenes, starkes Blasengeräusch ersetzt; an der Basis ist das Geräusch stärker; 2. Ton nicht zu hören. — An der Aorta: 1. Ton mit schwächerem Geräusch, 2. Ton nicht zu hören.

Pulsus: durus, klein, tardus, 84. Arterien rigid.

Sektion: Herz: Breite 12 cm, die linke Kammer 11 cm, die rechte auch 11 cm. Bedeutende Hypertrophie und Dilatation.

Rechte Kammer: Bedeutend dilatiert; Wand 4 mm, nicht sicher hypertrophisch. Trabekel etwas dick. Hypertrophie und Dilatation.

Linke Kammer: Deutlich dilatiert; Wand 20—15—10 mm, stark hypertrophisch. Hypertrophie und Dilatation; Endokard verdickt, sehnig.

Rechter Vorhof: Proportionell vergrößert; Wand 3 mm, nicht hypertrophisch.

Linker Vorhof: Volumen etwas vermehrt; Wand 1—2 mm, dünn.

Mitralostium: Nicht erweitert, offen für zwei Finger. Klappen dünn, ohne Endokarditis; an der Basis mit großen Kalkdrusen eingelagert; Chordae lang, gedehnt, einige etwas verdickt; Papillarmuskeln sehr kräftig. Keine Stenose oder Insuffizienz.

Aorta: Lunulae vollständig dünn, nicht geschrumpft (nicht insuffizient), mit Wulsten und losen papillären Exkreszenzen, welche ulzeriert erscheinen. Der ganze basale Teil der Klappen fest und steif, infiltriert mit festen Kalkdrusen, welche das Lumen verdrängen (Stenose).

Pulmonalis: Dünn, groß und gedehnt.

Trikuspidalis: Ostium weit, offen für 3—4 Finger; Klappen groß, nicht geschrumpft, dürften schließungsfähig sein; Chordae lang und dünn.

Endocarditis aortae productiva et exulcerans.

Myokardium: Mit sehnenähnlichen Flecken und Streifen.

Perikardium: Sehnenflecke.

Aorta: Groß, 8—8,5 cm weit; die Innenseite mit geringem Atherom. Pulmonalis 8 cm, unverändert. Koronargefäße nicht atheromatös.

Lungen: Ödem und Bronchitis.

Leber: Stasis.

Nieren: Stasis mit Induration.

Die drei Fälle bieten also das klassische Bild einer arteriosklerotischen Aortenstenose dar, und ich habe mir die Mühe, sie hier vorzuführen, nur deswegen gemacht, weil die Fälle so typisch waren, wie man sie wohl nur selten findet. Die Abweichungen von dem geläufigen Bilde einer Stenose sind nur klein.

Die subjektiven Symptome stimmen gut. Die Schwindelanfälle durch die Gehirnanämie wie auch der Atemnot sind da. Im dritten Falle war Patient bis zu einem Monat vor der Aufnahme gesund.

Herz: Die Inspektion ergab einen sehr kräftigen und sehr verbreiteten Herzstoß (im Falle 139 kein Herzstoß, obschon die Stenose eine bedeutende war). Dies ist hervorzuheben, da Traube ihn oft vermißte, wie er erklärte, infolge des fehlenden Rückstoßes — einer Folge der Stenose. Da wir jetzt mehr wissen, daß der Herzimpuls nicht durch den Rückstoß veranlaßt wird, so muß das Fehlen wohl anderen Gründen — wohl wahrscheinlich der Schwäche — zugeschrieben werden [1]).

Der Herzimpuls war weiterhin sehr verbreitet, was ich gegenüber

---

[1]) Vgl. Eichhorst, Lehrb. d. Herzkrankh. 4. Aufl. Bd. 1. S. 49.

den Angaben Schrötters[1]) und Petits[2]) bemerke. Auch fand sich in zwei
Fällen eine deutliche Vorwölbung, im Falle Andersson selbst eine bedeutende,
im dritten jedoch keine, was gegenüber André Petit hervorzuheben ist. Und
noch mehr verdient diese Tatsache Aufmerksamkeit, da sich die Stenose im
ersten Falle erst in höherem Alter entwickelt hatte. Im zweiten und dritten
ist die Zeit des Entstehens der Stenose unsicher.

Betreffs der Frage, in welcher Ordnung die Dilatation und die Hypertrophie entstanden sind, sind die Verf. verschiedener Meinung, indem z. B.
A. Petit die Dilatation aus der Hypertrophie entstehen läßt, Schrötter
dagegen der entgegengesetzten Meinung huldigt; endlich betrachtet Byrom
Bramwell die Dilatation als sekundär infolge einer Insuffizienz; nach anderen
existiert keine oder nur eine geringe Dilatation.

Im Falle Andersson war das Herz, als der Patient zum erstenmal am 8. IV.
1885 aufgenommen wurde, schon bedeutend dilatiert und hypertrophisch. Es
erstreckte sich bis 3 cm nach außen von der Mamillarlinie, wo der Impuls gefühlt wurde. 1886 im Dezember ging die relative Dämpfung bis 5 cm lateral
von der Mamillarlinie. Im Mai 1887 lag die Spitze nur 3—4 cm lateral von
derselben Linie. Das Herz war also schon bei der ersten Aufnahme dilatiert,
vergrößerte sich später noch mehr, scheint sich aber dann vermindert
zu haben. Indessen waren die Schwankungen an Volumen nicht bedeutend.

Bei Johanna Bask fand sich im Oktober 1883 der Herzspitzenstoß 2 cm
lateral nach außen von der Mamillarlinie, wo auch die relative Dämpfung
begann. 1885 erstreckte sich die Dämpfung bis 4 cm lateral von derselben
Linie. Das Herz hatte sich also etwas gedehnt.

Dieser Fall zeigt, wie der vorige, daß selbst ein hypertrophisches
Herz sich gegen das Ende des Lebens noch mehr dilatieren kann.
Sie können nicht die Frage lösen, ob Dilatation oder Hypertrophie das Primäre
ist. Im Falle 139 waren die beiden Kammern dilatiert und die linke sehr hyper-
trophisch, die rechte wenig. In diesem Falle scheint sich das Herz nach der
Aufnahme ein wenig vergrößert zu haben.

Weiter ist zu bemerken, daß im Falle Andersson weder der linke noch
der rechte Vorhof deutlich dilatiert oder hypertrophisch war; bei Bask dagegen war der rechte Vorhof etwas erweitert. Bei beiden war die rechte Kammer
deutlich hypertrophisch und bei Bask zugleich etwas dilatiert, bei Andersson
dagegen nicht deutlich. Im Falle 139, Jansson, waren die Vorhöfe dilatiert,
aber nur wenig, der rechte nicht hypertrophisch, der linke hatte eine dünne
Wand. Die Stenose wirkt also selbst auf die rechte Herzhälfte
zurück, was auch die Verf. zugeben.

Weiter war in allen drei Fällen die Aorta hochgradig verändert,
im Falle 137, Erik Andersson, atheromatös und kalzifiziert wie auch bedeutend
erweitert, die Radialarterien waren sehr rigid mit Kalkschollen und knötchenähnlichen Verdickungen. Auch im Falle 138, Johanna Bask, war die Aorta
atheromatös und sklerotisch und die Koronararterien fast sklerotisch. Im
Falle 139 war die Aorta groß, 8—8,5 cm breit, die Innenseite mit geringem
Atherom, die Wand dick.

---

[1]) Ziemssens Handb. 1879. Bd. 6. S. 166.
[2]) Traité de Méd. Paris 1893.

Die Aortenklappen waren in den drei Fällen gleichartig verändert, in jedem Falle steif, mit großen Kalkknötchen in ihre basalen Teile eingebettet; die Lunulae waren noch weich und konnten genügend schließen; im dritten Falle konnten die Klappen auch vollständig oder fast vollständig schließen. Im Falle 139 war der ganze basale Teil fest und steif und mit Kalkdrusen infiltriert, welche das Lumen verdrängten. Lunulae vollständig dünn, nicht geschrumpft und mit losen Exkreszenzen, welche ulzeriert erschienen. Die drei Fälle müssen also als typisch bezeichnet werden.

Was die Mitralklappen betrifft, so war im Falle 137 der Mitralring von einem dicken Kalkring umgeben, an welchem die Klappen in ihrem basalen Umfange adhärent waren, eine Insuffizienz aber scheint nicht zu bestehen, indem die Aortenklappe horizontal lag. Im Falle 138 waren die Mitralklappen dünn ohne Endokarditis, an ihrer Basis mit großen Kalkdrusen infiltriert; Chordae lang, gedehnt; das Ostium nicht gedehnt, offen für zwei Finger.

Da die oben erwähnten drei Fälle von Aortastenose exquisit typisch und unkompliziert erscheinen, so ist es von einem besonderen Interesse zu untersuchen, wie sich die Größenverhältnisse der verschiedenen Herzabschnitte gestalten — bei Lebzeiten und nach dem Tode.

| Fall | | Vorwöl- | Herzspitzenstoß | | | Dämpfung | |
Nr.	Alter J.	bung	im Interst.	Lage im Verhältn. z. Mamil.	Stärke	nach rechts	nach links
137	74	bedeut.	VI	v. 1,5 cm nach innen v. Ml. bis 3—4 cm lateral v. Ml.; 5 cm nach unten v. Mam.	sehr hebend	—	bis 5 cm lateral v. der Mamillarlin.
138	63	geringe	VI	4 cm lateral von d. Ml.	—	—	—
139	78	keine	—	nicht palpabel	—	bis 3 cm lateral v. recht. Sternalrande	2 cm lateral v. Mamil.

Bei der Sektion verhielten sich die Herzen folgendermaßen:

| Fall | Herzgröße und Form | Vorhöfe | | Kammer | |
		der rechte	der linke	die rechte	die linke
137	Breite 9 cm; cylindrisch	keine D oder H[1]); Wand 1 bis 2 mm	keine D oder H; Wand 2 mm	klein wie ein Anhang zur link. Kammer; Wand 4 mm; etwas hypertroph.; Papil.-Muskeln schwach	etwas dilat., bildet die Spitze; Wand 14 mm (H); an d. Spitze 5 mm; die Spitze etwas dilatiert

[1]) D = Dilatation; H = Hypertrophie; O = keine D. oder H.; d = gelinde D.; h = gelinde H.

Fall	Herzgröße und Form	Vorhöfe		Kammer	
		der rechte	der linke	die rechte	die linke
138	Breite 13 cm; liegt schräg; bis 4 cm lateral v. d. Mam.-Linie	rechte Grenze bis 3 cm lateral; ausgedehnt, 100 cm³; Wand 2—3 mm = d + h?	etwas d i l a t.; etwas hypertr.; 2—4 mm; d+h[1])	wenig dilatiert; entschieden h y - pertrophisch; hält 70 cm³ Blut; Länge 11,5 cm; Sept. einbucht.; Wand 4 mm; Trabekel nicht sehr stark	bedeut. dilatiert = D; bildet die Spitze; Wand 22—15 mm = H; Pap.-Musk. sehr stark
139	Breite 12 cm; bedeut. D + H	etwas dilatiert = d; Wand 3 mm = h	etwas dilatiert = d; Wand dünn, 1—2 mm = Oh	Länge 11 cm; deutlich dila- tiert = D; Wand 4 mm = H; Trabekel etwas dick	Länge 11 cm; deutlich dilatiert = D; Wand 20—15—10 mm = H

Für die richtige Schätzung der obigen Daten ist zuerst zu erinnern, daß die Größenverhältnisse nicht nur eine Folge der vorhandenen Aortenstenose waren, sondern auch durch die Arterveränderungen beeinflußt worden sind. Nach dem Sektionsbefund war:

im Falle 137 die Aorta atheromatös, mit Kalkinkrustation, bedeutend erweitert — 9,5—10 cm;

„ „ 138 die Aorta descendens atheromatös und sklerotisch, und

„ „ 139 die Aorta mit dicker Wand und geringer Atheromatose; erweitert
8—8,5 cm.

In allen Fällen fand sich also mehr oder weniger ausgesprochene Arterio-sklerose mit Atherom und in zwei Fällen auffallende Erweiterung der Aorta.

Weiter muß für die Beurteilung der Einwirkung der Stenose auf das Herz der Zustand des Herzmuskels und der Koronararterien von Bedeutung sein.

In dieser Hinsicht finden wir:

Fall	Koronar-gefäße	Myokardium			
		makro-skopisch	mikroskopisch		
				Bindegewebe	Muskelfasern
137	—	—	Pap.-Musk.:	vermehrt; Kernvermeh-rung (Infiltration)	Segm. (Deg.)
			linke Kam.:	Kernvermehrung	Segm. (Deg.)
			linker Vorh.:	Kernvermehrung und In-filtration	Segmentation
			rechte Kam.:	Kernvermehrung	Segmentation
			rechter Vorh.:	Kernvermehrung	O Segm.

[1]) D = Dilatation; H = Hypertrophie; O = keine D. oder H.; d = gelinde D.; h = gelinde H.

Fall	Koronar- gefäße	Myokardium			
		makro- skopisch	mikroskopisch		
				Bindegewebe	Muskelfasern
138	etwas sklero- tisch	fest und hart; Myocarditis fibrosa mit weißen Her- den	Pap.-Musk.: linke Kam.: linker Vorh.: rechte Kam.: rechter Vorh.:	vermehrt Myocarditis diffusa Myocarditis diffusa chro- nica Kernvermehrung Myocarditis chronica	O Segm. Segmentation dünn, schwach Segmentation O Segm.
139	nicht athero- matös	schlaff; mit sehnenähn- lichen Flek- ken und Streifen	Pap.-Musk.: linke Kam.: linker Vorh.: rechte Kam.: rechter Vorh.:	Myocarditis chronica dif- fusa Myocarditis diffusa Myocarditis diffusa Myocarditis diffusa Myocarditis diffusa	Segmentation Segmentation Segmentation O Segm. O Segm.

Es ist a priori klar, daß diese drei Faktoren, der Zustand der Klappen, der Aorta und des Myokards, auf die Größenverhältnisse des Herzens einwirken müssen. Die Stenose vermehrt die Arbeit des Herzens, besonders der linken Kammer und erhöht den intrakardialen Druck; die Arteriosklerose wirkt in derselben Richtung, die pathologischen Veränderungen des Myokards schwächen die Kraft des Herzens und den Tonus oder die Widerstandsfähigkeit der Herzwand und erleichtern also eine Dehnung und bewirken wohl deshalb sekundär Hypertrophie, wenn überhaupt das Herz einer Hypertrophie fähig ist.

Die linke Kammer ist sowohl klinisch als post mortem in den Fällen 138 und 139 auffallend gedehnt, im Falle 140 nicht in klinisch merkbarer Weise, wohl aber post mortem. Also in allen drei Fällen fand sich eine auffallende Dilatation, und diese Dilatation wurde in der letzten Zeit anscheinend vermehrt, vielleicht infolge der überall (ausgenommen im rechten Vorhof) vorhandenen Segmentation. Die Ursache der früheren chronischen Dilatation waren gewiß der vermehrte intrakardiale Druck und die makro- und mikroskopisch nachgewiesene Myocarditis chronica diffusa (Fall 138 und 139) oder Kernvermehrung (Fall 137), wenn auch diese eher als akut zu bezeichnen ist. Patient war übrigens ein alter Alkoholiker.

Die rechte Kammer war im Falle 137 klein, in den Fällen 138 und 139 mehr oder weniger dilatiert und bei allen etwas hypertrophisch. Dieselben Faktoren beeinflußten also auch die rechte Kammer, wenn auch in geringerem Grade. Warum im Falle 137 die rechte Kammer klein war, ist deswegen nicht zu erklären.

Der linke Vorhof war in zwei Fällen, 138 und 139, etwas dilatiert und hypertrophisch, im Falle 137 nicht. Der rechte Vorhof ebenso im Falle 137 nicht verändert, im Falle 138 dilatiert und hypertrophisch, im Falle 139 dilatiert, aber nicht hypertrophisch. Es ist leicht zu fassen, daß ihre Arbeit bei der Suffizienz der Mitralklappen nur wenig beeinflußt war.

Als Schlußresultat geht hervor: die linke Kammer ist deutlich oder in hohem Grade dilatiert und sehr hypertrophisch, daher der starke Spitzenstoß im sechsten Interstitium; die rechte Kammer wie die Vorhöfe wenig beeinflußt.

Vergleichen wir jetzt diese Tatsachen mit den Angaben der Lehrbücher, so gibt es wohl im ganzen eine gute Übereinstimmung, aber auch Abweichungen, nicht ohne Interesse.

Was die physikalischen Zeichen betrifft, so liegen verschiedene Angaben vor.

Nach Traube fehlt oft ganz und gar der Spitzenstoß, und zwar infolge des fehlenden Rückstoßes. Bisweilen tritt der Gegensatz ein.

Nach Oppolzer verhält sich der Herzstoß bei der unkomplizierten Stenose geringeren Grades normal, bei der hochgradigen aber liegt er tiefer und weiter nach links. Erst bei der mit Ai komplizierten liegt er 1—2 Interkostalräume tiefer und wird „ungemein verstärkt und weithin verbreitet, hebend".

Traubes Aussage scheint ausschlaggebend für fast alle nachfolgenden Forscher gewesen zu sein. Wir finden seine Worte fast überall angeführt, so bei Rosenstein [1]), Osler, Byrom-Bramwell, Eichhorst u. a.

Gleichzeitig finden wir die Angabe, daß eine Voussure nur selten existiert, daß der Herzspitzenstoß nicht die Mamillarlinie überschreitet und nicht verbreitet ist.

Alle diese Angaben scheinen aus der Behauptung herzufließen, daß hier eine sog. konzentrische, also nicht dilatative, Hypertrophie existiert und diese Form scheint a priori hervorkonstruiert zu sein. Indessen stehen meine obigen Beobachtungen, wenn auch nur in drei, aber typischen Fällen, hiermit nicht in gutem Einklang. Die linke Kammer war in allen drei Fällen dilatiert, wenn auch in verschiedenem Grade, und die Wand auffallend hypertrophisch. Wäre die gangbare Behauptung einer konzentrischen Hypertrophie die richtige, so könnte sich diese kaum aus einer Dilatation entwickelt haben — eine Anschauung, der ich nicht huldige (s. meine frühern Arbeiten).

Eine mit der meinigen übereinstimmende Anschauung spricht indessen Friedreich, der zuverlässige Beobachter auf dem Gebiete der Herzkrankheiten, aus, indem er 1867 [2]) sich folgendermaßen ausläßt: „Die Rückwirkungen einer Aortenstenose machen sich zunächst auf dem linken Ventrikel geltend, welcher, indem er sich seines Inhalts nicht genügend zu entleeren vermag, in entsprechendem Verhältnis zum Grade der Stenose dilatiert . . . wird, infolge des Widerstands . . sich zugleich eine Hypertrophie entwickelt."

Auch Rosenstein ist gewissermaßen derselben Meinung: „Der linke Ventrikel wird erweitert, und entsprechend seiner größeren Spannung nimmt auch die Muskelmasse zu." Nach Bamberger „tritt bei den größten Graden der Stenose die Dilatation gegenüber der Verdickung der Wand mehr in den Hintergrund". In gewissem Widerspruch hierzu stehen seine Angaben über den Herzspitzenstoß etc.

Im Zusammenhang hiermit ist es bemerkenswert, daß das Sektionsprotokoll im Falle 137 nur von Hypertrophie (der linken Kammer), nicht von Dila-

---

[1]) Ziemssens Handb. S. 166.
[2]) In Virchows Handb. Bd. 5. II. S. 259.

tation spricht, und besonders die zylindrische Form des Herzens sowie die Breite von nur 9 cm erwähnt, während in der klinischen Untersuchung wiederholt angegeben wird, daß der Spitzenstoß sich bis 3—4 cm lateral von der Mamillarlinie bis zur vorderen Axillarlinie ausdehnte und selbst bis 10 cm von der Mittellinie gefühlt wurde. Er war hier ungewöhnlich kräftig. Die relative Dämpfung begann selbst 5 cm lateral von der Mamillarlinie. Es fand sich bei Lebzeiten eine bedeutende Dilatation, bei der Sektion nur eine unbedeutende Dilatation. Hierdurch bekommt man die Erklärung der verschiedenen Angaben über konzentrische Hypertrophie. Sie repräsentiert einen postmortalen Kontraktionszustand der linken Kammer.

In der Tat war also die linke Kammer in allen drei Fällen dilatiert und hypertrophisch.

Die Auskultation ergab:

1. an der Aorta:

I. Ton, Fall 137, starkes ausgezogenes Geräusch (mit Fremissement), am stärksten über der Aorta, aber sonst über dem ganzen Herzen;

„ 138, starkes ausgezogenes Geräusch;

„ 139, auch ein starkes Geräusch; schwächer über der Aorta als an der Basis.

II. Ton, „ 137, nicht hörbar;

„ 138, nicht hörbar;

„ 139, nicht zu hören.

2. am Mitralostium:

I. Ton, Fall 137, ein äußerst scharfes, zischendes Geräusch; ersetzt oft den I. Ton; nach der Basis zunehmend;

„ 138, an der Spitze ein ähnliches zischendes Geräusch;

„ 139, ersetzt durch ein ausgezogenes starkes Blasengeräusch, nach der Basis zunehmend.

II. Ton, „ 137, schwach, aber rein;

„ 138, nicht hörbar;

„ 139, nicht hörbar.

Puls: Tardus, parvus, 65—84.

Da die oben beschriebenen Fälle als absolut typisch betrachtet werden können, so ist es interessant zu sehen, wie die physikalischen Zeichen so absolut einander ähneln.

Diese Fälle weichen zwar nicht von dem klassischen Bilde der Stenose ab, sie treten aber hier in so reiner Form hervor, daß die gegebene Beschreibung berechtigt erscheint.

2. Aorteninsuffizienz (Tabelle XIII. B, Seite 244).

Die Aortainsuffizienz ist eine so allgemeine und zugleich interessante Form von Klappenfehlern, daß sie überhaupt mit Vorliebe von den Klinikern studiert wurde, und da diese Form zugleich überhaupt leicht zu diagnostizieren ist, so ist es kein Wunder, daß sie in fast allen ihren Einzelheiten so genau analysiert worden ist, daß für einen künftigen Forscher nur wenig zurückgeblieben ist, wenigstens mit den einfachen, dem Kliniker früher zur Verfügung stehenden

Untersuchungsmethoden. Nur schwierig läßt sich etwas Neues auf diesem Gebiete herauslocken.

Die reine, d. h. nicht mit Stenose verbundene und sogleich isolierte, d. h.
nicht mit anderen Klappenfehlern kombinierte Aortainsuffizienz gilt überhaupt für eine gar nicht seltene Erscheinung. Das ist aber gar nicht
der Fall. Unter den sehr zahlreichen Fällen von Aorteninsuffizienz (Ai), welche
ich in meinen Kliniken beobachtet habe und welche zur Sektion kamen, gibt
es nur wenige reine und zugleich isolierte Insuffizienzfälle. Sie sind in der
Tab. XIII. B, Seite 244) aufgeführt. Prüft man aber diese genauer, so findet
man bald, daß selbst diese, wenn man rigorös ist, nicht sämtlich reine Fälle sind.
Rein nenne ich diejenigen, wo die Klappen so weich sind, daß sie kein Hindernis für den Blutstrom setzen. Sobald die Klappen steif werden oder zu harten
Strängen oder hervorragenden Leisten umgebildet sind, müssen sie auch
das Lumen der Aorta mehr oder weniger verengern und besonders der völligen
Ausdehnung der Aorta ein Hindernis setzen.

Prüfen wir zuerst, wie die Klappen sich verhielten.

Im Falle B. 96 waren die Klappen hart, verdickt und retrahiert. Selbst
wenn solche Klappen kein eigentliches Hindernis für den Blutstrom setzen,
hindern sie wohl die Ausdehnung der Aorta.

Im Falle 140 hatten die endokarditischen Exkreszenzen einen solchen
Umfang angenommen, daß sie, obschon keine eigentliche Stenose vorlag, wohl
gewissermaßen für den freien Fluß des Blutstroms hindernd wirkten.

Im Falle B. 98 waren die Klappen verdickt und ulzeriert, fibrös und
geschrumpft und miteinander zusammengewachsen.

Im Falle B. 99 waren die Klappen verdickt und verkalkt und etwas
retrahiert.

Im Falle 143 war die Insuffizienz sehr gering oder nicht vorhanden.

Im Falle 144: Klappen fibrös verdickt in ihrer ganzen Ausdehnung, sowie
kalkinkrustiert.

Im Falle 142: Klappen knotig wulstig, gegen die Aortawand retrahiert.
Eine Klappe erweitert.

Im Falle B. 95: Klappen zum Teil miteinander zusammengewachsen.

Im Falle B. 97 fanden sich an den Rändern kleine Knötchen.

(In einem Falle, 141, fehlten nähere Angaben.) Es finden sich also nur
zwei Fälle von ziemlich reinen Insuffizienzen, nämlich:

Nr. 140, wo die Ränder der Klappen zwar mit einem Kranz von feinen
nadelkopfgroßen Knötchen besetzt waren, aber die Klappen selbst mehr
konkav als gewöhnlich und verkürzt. Diese kleinen Knötchen dürfen wohl
kein Hindernis für den Strom gemacht haben; und

Nr. 145, wo die Klappen im ganzen weich waren, obschon die Ränder
verdickt. Die Klappen waren wie abgenutzt und kürzer als normal. Auf einer
waren die Lunulae abgenutzt, auf einer die Basis abgerissen. Aber selbst in
diesem Falle waren einige Klappen in den Winkeln zusammengewachsen.

Bei diesen zwei Fällen kann man vielleicht von reiner Insuffizienz
sprechen. Vielleicht ist nur der Fall 140 ein ziemlich reiner Fall.

Auf rein anatomischem Wege läßt sich doch die Frage kaum entscheiden,
ob eine reine Insuffizienz vorliegt oder nicht. Aus klinischem Gesichtspunkte
ist derjenige Fall ein reiner, wo der Blutstrom in vollem Fluß aus dem Herzen

herausstürzt. Indessen beruht dies in hohem Grade auch auf der Kraft des Herzens und auf der Füllung der linken Kammer. Der exquisite Pulsus celer ist deshalb für die unkomplizierte Ai charakteristisch. Indessen hängt die Form der Pulskurve auch von der Beschaffenheit des Arterienrohrs ab.

Unter den in der Tabelle (Seite 244) als Ai aufgenommenen Fällen geben besonders die Fälle B. 95, B. 96, 144 und 145 einen Pulsus celer[1]). Nur der Fall 145 erfüllt also zugleich die anatomischen wie die klinischen Anforderungen einer Ai; doch kann er weder von diesem noch jenem Gesichtspunkte als typisch angesehen werden, vom anatomischen, weil die Klappen zum Teil zusammengewachsen sind (also eine gewisse Stenose vorliegt), vom klinischen, weil die Pulskurve keineswegs typisch celer ist. Vom klinischen Gesichtspunkte aus ist die Kurve B. 96 mehr typisch und besonders die von 144. Man kann wohl hieraus schließen, daß das Vorhandensein wenig hervorragender, leistenförmiger, fibröser Aortenklappen den Blutstrom nicht hindert, in vollem Fluß herauszufließen.

Hieraus ergibt sich, daß es faktisch keinen absolut reinen und isolierten Fall von Aortainsuffizienz in meiner Sammlung gibt, welcher sowohl die klinischen als die anatomischen Bedingungen erfüllt. Es wäre jedoch von größtem Interesse, einen absolut typischen Fall zu finden, um die Art der Geräusche der reinen Insuffizienzen herauszufinden.

Die Frage gilt hauptsächlich, ob die Insuffizienz immer von einem Geräusche am ersten Ton begleitet wird, oder ob dieses Geräusch von anderen zufälligen, die Ai in den meisten Fällen begleitenden Momenten abhängt. Diese Frage wird unten ausführlicher behandelt.

Wenn ich indessen auch die übrigen unter die reinen einrangiere, so geschieht dies nicht aus anatomischem, sondern rein praktischem Gesichtspunkte. Die erwähnten Veränderungen scheinen kein nennenswertes Hindernis des Stroms zu setzen.

Will man inzwischen die physikalischen Zeichen der reinen Ai eruieren, so muß man sich zu den wirklich reinen halten und selbst die suspekten absondern.

Indessen gibt es noch eine Schwierigkeit zu überwinden. Es ist bekannt und allgemein als sicher angenommen, daß die Aorta bei der Insuffizienz oft oberhalb der Klappen ausgedehnt ist, bisweilen in auffallendem Grade. Dadurch entsteht leicht eine relative Stenose, selbst wenn das Lumen der Aortamündung an und für sich normal ist. Auch diese Veränderung wird wohl von besonderen Geräuschen begleitet.

Suchen wir zuerst einen Einteilungsgrund der Fälle zu finden, so bieten sich mehrere dar. Die Fälle zerfallen also:

1. nach dem Ausgangspunkt des pathologischen Prozesses in solche, welche von den Arterien ausgehen (arteriosklerotische Formen) und von Endokarditiden (endokarditische Formen);

2. nach der allgemeinen Ätiologie in rheumatische, nephritische, arteriosklerotische und luetische, wobei wir von den traumatischen absehen;

3. endlich lassen sie sich in permanente und akzidentelle (funktionelle),

---

[1]) Siehe die spätere Abteilung.

4. reine und mit Stenose komplizierte,

5. isolierte und kombinierte verteilen.

Wir verteilen die Fälle in folgende Gruppen:

A. Endokarditische: a) mit Endocarditis ulcerosa, vier Fälle; b) mit Endocarditis retrahens, vier Fälle.

B. Arteriosklerotische: a) nicht spezifische; b) luetische, zwei Fälle.

Aus der Tabelle ersehen wir, daß unter allen sogenannten reinen Fällen im obigen Sinne nur ein Fall in Zusammenhang mit Lues steht; in allen übrigen 10 Fällen ist die Insuffizienz durch eine Endokarditis hervorgerufen. Wenn ich alle die sehr zahlreichen Fälle von Ai, welche ich in 30 Jahren behandelt habe, in Erinnerung bringe, so habe ich den bestimmten Eindruck, daß in der Klinik in Upsala während 18 Jahren nur wenige (etwa vier Fälle) von luetischer Ai angetroffen wurden, dagegen während 10 Jahren in der Hauptstadt Stockholm solche luetische Fälle im Verhältnis zu den rheumatisch-endokarditischen sehr zahlreich waren. Dieses hat auch seine natürlichen Erklärungsgründe.

Unter den neun akut-endokarditischen Ai-Fällen fand sich bei vier eine Endocarditis ulcerosa (140, 141, 142 und B. 95). Dieser ulzeröse Prozeß hat sich in einem Falle (142) auf der Basis einer chronischen Endocarditis retrahens entwickelt. Hier waren alle Aortaklappen verdickt, besonders in den Schließungsrändern, welche knotig-wulstig waren. Zwei von den Klappen waren an ihren Noduli zusammengewachsen und gegen die Aortawand retrahiert und zu einer wulstigen Bindegewebsnarbe zusammengezogen. Die Klappen waren sonst ziemlich weich, die dritte Klappe kompensatorisch dilatiert. Auf der Mitralisklappe fand sich ein größeres endokarditisches Geschwür. Der ulzeröse Prozeß war also hauptsächlich auf die Mitralklappen begrenzt. Das Krankheitsbild war das einer Septikämie.

Im Falle 140 fanden sich an den Aortaklappen papillomatöse ulzeröse Exkreszenzen, aber außerdem waren die Klappen verdickt; im Falle 141 saßen auf den ulzerösen Klappen lose Thrombusmassen und im Falle B. 95 fanden sich an den Klappen teils eine größere Perforation, teils Exkreszenzen und zugleich eine ältere Endokarditis. Schon bei Lebzeiten war hier die Diagnose auf eine Insuff. aortae und ulzeröse Endokarditis aortae gestellt. In den anderen Fällen war die Diagnose schwieriger.

Von den Fällen mit chronischer retrahierender Endokarditis auf rheumatischem Grunde (143, 144, B. 96 und B. 97) zeigen drei auch frische endokarditische kleine Wärzchen, doch ohne Bedeutung für die Funktion. Die Endokarditis hatte sich in allen aus einer rheumatischen Infektion entwickelt. Die Fälle 143 und 144 zeigten den gewöhnlichen Typus mit Retraktion von nur zwei Klappen und mit frischer Endokarditis; in Fall B. 96 fand sich nur eine alte Endokarditis mit harten, retrahierten Klappen. In drei Fällen (144, B. 96 und B. 97) war bei Lebzeiten die Diagnose gestellt.

Im Falle B. 98 war die Ätiologie nicht ganz klar. Das 45jährige Weib hatte sich früher einer guten Gesundheit erfreut, weder Rheumatismus noch Lues gehabt, litt aber an einer chronischen hämorrhagischen Nephritis. Die Klappen waren bedeutend verändert, fibrös verdickt und geschrumpft.

In der luetischen Gruppe finden wir zwei Fälle (145 und B. 99). Der 46jährige Mann (145) hatte sich im Alter von 28 Jahren Lues zugezogen, hatte mit 36 Jahren rheumatisches Fieber, aber ohne Herzsymptome. Erst spät (1885) wurde sein Herzfehler entdeckt, und in demselben Jahre starb er unter Insuffizienzsymptomen. Die Wand der Aorta ascendens war verdickt, mit unebener Innenfläche und unregelmäßigen Erhebungen. Die Aortaklappen waren weich mit verdickten Rändern; die Anheftungen abgerissen; die Klappenränder abgenutzt und die Klappen verkürzt; die Lunulae verschwunden. Das Myokardium sehr schlaff, lose wie Gelée.

Ob die Klappenveränderungen auf luetischer oder rheumatischer Basis standen, wurde nicht ganz klar.

In folgendem Falle, B. 99, fand sich eine chronische Nephritis. Patient war Alkoholiker; die Aortaklappen waren verdickt und verkalkt; große verkalkte Schilde waren in der erweiterten Aorta eingelagert, und sowohl in der Brust- wie in der Bauchaorta fanden sich Kalkinkrustationen, ohne daß jedoch ein luetischer Prozeß diagnostiziert wurde. Die Nephritis stand auf arteriosklerotischem Boden (wohl Lues).

Was die Rückwirkung der Ai auf das Herz betrifft, so finden wir, daß mehrere der Fälle mit Krankheiten, welche an und für sich von Herzveränderungen begleitet sind, kompliziert sind.

Diese Fälle sind:

Fall, Nr.	Komplikationen	Herz, links		Herz, rechts	
		Kammer	Vorhof	Kammer	Vorhof
140	Nephritis chronica	D, H		D ?, h	
141	Nephritis chronica	?		?	
142	Pericarditis adhaesiva	D, H	d ?	d, 0 h	kontrah.
B. 95	Nephritis chronica . . . , . . .	d, h	0, 0	(d h)	0, 0
143	Synechia cordis	D, H	D, (h?)	d, h	d, h
144	Nephritis chronica; Alkoholismus .	D, H	0, 0	D, H	d, 0
B. 99	Nephritis chronica + Arteriosklerosis	D, H	—	D, H	

Es bleiben also nur die Fälle B. 96, B. 97, B. 98 und 145 übrig, eine allzu geringe Zahl, um zur Grundlage einer allgemeingültigen Beurteilung der Einwirkung der Ai auf die Herzhöhlen und die Herzwände gemacht zu werden.

Indessen waren bei den Fällen:

Fall, Nr.	Herz, links		Herz, rechts	
	Kammer	Vorhof	Kammer	Vorhof
B. 96	H	Herz etwas vergrößert		
B. 97	D, H	D, 0 h	D, H	D, 0 h
145	D, H	(d)	D, H	(d)

Hieraus erfolgt: die linke Kammer war in den zwei Fällen dilatiert und hypertrophisch, im dritten wenigstens hypertrophisch; die rechte ebenso (in zwei Fällen; in einem fehlt Annotation).

Die Vorhöfe waren dilatiert, aber nicht hypertrophisch.

Das Resultat stimmt in bezug auf die linke Kammer mit dem allgemein angenommenen überein. Die Erklärung der Hypertrophie der rechten Kammer wird um so schwieriger, da die Vorhöfe nur Dilatation zeigten, ein Verhältnis, welches mit den Angaben einiger Lehrbücher im Widerspruch steht. Nach Barié (S. 423) z. B. ist der linke Vorhof hypertrophisch; die Entwickelung der rechten Herzhälfte „n'a rien de comparable à celui des cavités gauches". Nach Rosenstein kommt ausnahmsweise „eine beträchtliche Vergrößerung des rechten Herzens gleichzeitig vor, welche sogar so weit gehen kann, daß der rechte Ventrikel die Spitze des Herzens bildet".

Vergleichen wir hiermit die obenstehenden Angaben bei den komplizierten Fällen, so finden wir in der Regel: L. K. — DH.; L. V. — d oder keine Veränderung; keine H; R. K. — DH (obschon in geringerem Grade); R. V. — bisweilen D, einmal schwache H bemerkt.

Im ganzen stimmen diese beiden Angaben in bezug auf die rechte Kammer, deutliche Dilatation mit Hypertrophie, und betreffs der Vorhöfe, ein gewisser Grad von Dilatation oder keine Veränderung. Die Zahlen sind zu klein, um die Allgemeingültigkeit zu garantieren.

Eine dilatative Hypertrophie der L. V. und R. K. läßt sich im Falle einer relativen Mitralinsuffizienz leicht erklären. In den angeführten Fällen fand sich wahrscheinlich keine solche Mitralinsuffizienz.

Was die Ursache der dilatativen Hypertrophie der linken Kammer betrifft, so sucht man sie bekanntermaßen in der Regurgitation des Blutes und daher resultierenden Dilatation, welche dann die Hypertrophie bedingt. Indessen ergeben die oben erwähnten Komplikationen der Fälle mit Perikarditis und Nephritis chronica, daß in den meisten Fällen auch andere Ursachen den Herzveränderungen zugrunde liegen können.

Physikalische Zeichen.

Diese Zeichen sind von allen Autoren so ausgiebig untersucht und in den Lehrbüchern überhaupt so übereinstimmend beschrieben, daß es nicht der Mühe lohnt, sie hier ausführlicher zu erwähnen. Viel bekannt sind die bedeutende Voussure, der ausgedehnte und kräftige Herzspitzenstoß, seine Lage weit nach unten und außen, sowie das brausende Geräusch am zweiten Tone und das Tönen und die Geräusche der Arterien.

Eine Veranlassung zur fehlerhaften Diagnostik gibt indessen ein bisweilen bei Ai auftretendes präsystolisches Geräusch, welches als ein Zeichen einer Mitralstenose genommen wurde. Diesbezüglich verweise ich auf die betreffende frühere Diskussion (S. 92 ff).

Dagegen ist die Übereinstimmung der Verf. betreffs der Erklärung des Geräusches am ersten Ton nicht groß. Man hat es in verschiedener Weise zu erklären versucht, und zwar:

a) durch die die Ai begleitende Erweiterung der Aorta;
b) durch unregelmäßige Schwingungen der Aortawand bei der Ausdehnung, und zwar infolge Veränderungen der Aortawand oder des Konus, sowie „Starrheit und Verdickungen der Semilunarklappen", welche das „genaue Anlegen der Klappen an die Aortawandungen" verhindern;

c) durch Stenose des Aortenostiums; und

d) durch eine begleitende Mitralinsuffizienz.

In bezug auf dieses Geräusch sagt Oppolzer, daß es sich sehr häufig ohne Stenose findet infolge einfacher nicht stenosierender Rauhigkeiten an der Innenfläche der Aorta, welche unregelmäßige Schwingungen der Aortawand hervorrufen.

Friedreich aber erklärt: „Der erste Ton am linken Ventrikel ist nur dann in ein deutliches Geräusch umgewandelt, wenn eine gleichzeitige Mitralinsuffizienz als Kombination besteht.‘‘

Nach Sée bildet sich das systolische Geräusch durch eine begleitende Stenose.

Nach Barié beruht das Geräusch auf Stenose oder „Rugosités des Sigmoides‘‘ oder Anämie (Boucquoy). „D'après Potain il s'agirait souvent d'un souffle cardiopulmonaire.‘‘

Eichhorst findet die Erklärung darin, daß bei der „übermäßigen Spannung der Aortawand während der Herzsystole unregelmäßige Molekularbewegungen angeregt werden‘‘ (S. 45). André Petit weist auf dieselbe Ursache hin.

Endlich ist zu bemerken, daß nach vielen Verff. jedes Geräusch selbst am zweiten Ton ausbleiben oder in höchstem Grade geschwächt werden kann (Potain u. a.).

Wir wollen deshalb untersuchen, wie es sich in unseren Fällen von relativ reinen Ai verhält.

Wir finden:

a) Kein Geräusch am ersten Ton in den Fällen B. 95, 144!, B. 96 und B. 98; der zweite Ton rein (142); kein Ton (143) B. 98.

b) Deutliches Geräusch am ersten Ton, schwaches (142) 143, B. 97 und B. 99 (schwach); ebenso am zweiten Ton: B. 95, 144, B. 96 (bisweilen), B. 97, B. 99 und 145.

Wir ersehen (unter annotierten neun Fällen):

1. daß in vier Fällen kein Geräusch am ersten Ton gehört wurde;

2. daß in drei Fällen kein Geräusch am zweiten Ton gehört wurde;

3. daß in vier Fällen ein deutliches Geräusch am ersten Ton gehört wurde;

4. daß in sechs Fällen ein deutliches Geräusch am zweiten Ton gehört wurde.

Hieraus kann man wohl folgende Schlüsse ziehen:

1. die Ai führt als solche nicht notwendig mit sich ein systolisches Geräusch (vier Fälle);

2. ein systolisches Geräusch muß auf anderen Ursachen als Ai beruhen;

. 3. das diastolische Geräusch kann selbst ausbleiben.

Man wird gedrängt zu untersuchen, ob und welche anatomischen Unterschiede zwischen den Fällen mit und ohne Geräusch am ersten und zweiten Ton bestehen.

Erster Ton.

A. Fälle ohne Geräusch (vier Fälle):

B. 95. Aortaklappen mit größerer Perforation an der hinteren Klappe und mit Exkreszenzen; Klappen teilweise zusammengewachsen; Aorta normal.

144. Klappen fibrös verdickt in ihrer ganzen Ausdehnung, mit Kalkinkrustation; Aorta normal.

B. 96. Klappen hart, verdickt, retrahiert.

B. 98. Klappen verdickt und verkalkt, geschrumpft und zusammengewachsen; (Aorta wohl normal?).

B. Fälle mit deutlichem Geräusch (vier Fälle):

142. Aortaklappen allgemein verdickt; zwei Klappen mit den Noduli knotig zusammengewachsen und retrahiert.

143. Ein Kranz von Warzen; Klappenrand mehr konkav; Klappen verkürzt.

B. 97. Auch Stenose nach dem Sektionsprotokolle, nicht nach meiner Untersuchung; Aorta und der Puls normal.

B. 99. (Schwaches Geräusch), Klappen verkürzt, verkalkt und etwas retrahiert; Aorta ausgedehnt.

Wir ersehen in den beiden Gruppen fast dieselben Veränderungen der Aortaklappen — fibröse Verdickung, Retraktion, bisweilen Kalkinkrustation. Nur im Falle B. 99 ist Aorta als ausgedehnt angegeben.

Zweiter Ton.

A. Fälle ohne Geräusch:

142. Erklärung: vielleicht die Schwäche des Herzens infolge der ulzerativen Endokarditis.

143. Erklärung: vielleicht die geringe Insuffizienz; vielleicht haben die erwähnten Warzchen die geringe Retraktion gedeckt und kompensiert.

B. 98. (S. oben.) Mit dem besten Willen kaum anatomisch zu erklären.

B. Fälle mit Geräusch erfordern keine besondere Erklärung.

Wenn also keine akzeptable anatomische Erklärung des Ausbleibens des Geräusches am ersten Ton in der ersten Gruppe gegeben wird, wird man veranlaßt zu fragen, ob möglicherweise die Kraft des Herzens in den Fällen dieser Gruppe so herabgesetzt war, daß infolgedessen kein Geräusch gehört wurde, entweder durch die Verminderung der Vibrationen der Aortawand oder durch die Verminderung der Stärke des Stromes resp. des Blutwirbels, welcher das Geräusch hervorruft. In dieser Hinsicht liegen folgende Daten vor:

Im Falle B. 95 war der Puls regelmäßig celer, 96, aber fast dikrot = die Wirkung der septischen Endokarditis;

im Falle 144 war der Puls groß, hart, 84, exquisit celer mit großer, selbst doppelter Rückstoßelevation;

im Falle B. 96 ebenso, 100—120;

im Falle B. 98 war der Puls klein, etwas celer, 52—70, mit Galopprhythmus; Patient lag in Urämie und hatte Erysipelas.

Gewisse Zeichen am Pulse scheinen also anzugeben, daß die Kraft des Herzens in allen diesen Fällen recht herabgesetzt war. Vielleicht liegt hierin der Grund des ausgebliebenen Geräusches. In denjenigen Fällen, wo die Kraft des Herzens genügend ist, da wird bei der Ai ein Geräusch, stark genug, um vernommen zu werden, hervorgerufen, und zwar infolge der immer vorhandenen pathologischen Veränderungen der Aortenklappen, welche mehr oder weniger strangförmig verhärtet sind und der regulären und normalen Dehnung der Aortamündung hindernd im Wege stehen.

3. Aorteninsuffizienz mit Stenose (Tabelle XIII. C, Seite 246).

Nur sieben solche Fälle ohne andere Herzklappenkomplikationen finden sich in meiner Sammlung. Alle betreffen ältere Männer (49—62 Jahre alt); in keinem Falle ist Gelenkrheumatismus in der Anamnese bemerkt. Weiter finden wir in fünf Fällen atheromatöse und sklerotische Arterien, unter denen vier auf luetischer Basis und in drei Fällen selbst Aneurysmen. Schon aus diesen Daten geht also hervor, in wie naher Beziehung die mit Stenose komplizierte Aorteninsuffizienz zur Arteriosklerose steht, und diese hat sich teils auf Alkoholbasis (Nephritis chronica), teils nach Lues entwickelt. Da einer der Patienten unmittelbar nach der Aufnahme starb, war die Untersuchung unvollständig.

Physikalische Zeichen. Inspektion: Das Herz war in allen Fällen dilatiert, wenn auch nicht immer bei der Sektion, jedoch nach der klinischen Untersuchung. Der Herzimpuls lag in zwei Fällen im sechsten Interstitium, in drei im fünften und war in einem nicht hebend, in drei stark hebend. Bei Råd (148) lag der Herzstoß bei der Aufnahme im fünften Interstitium, verschob sich dann zum sechsten (also eine akute Dilatation). Der Herzimpuls lag immer gleich oder 3—3,5 cm nach außen von der Mamillarlinie. Deutliche Vorwölbung in zwei Fällen, keine Vorwölbung auch in zwei Fällen.

Palpation. Ein systolisches Fremissement wurde nur in einem Falle (147 Fors) wahrgenommen, und zwar am stärksten über der Aorta.

Perkussion. Die linke Grenze war immer nach links bedeutend vergrößert (bis 5,5 cm nach außen von der Mamillarlinie). Auch nach rechts war die Herzdämpfung vergrößert.

Auskultation. Erster Ton. In allen Fällen (wo annotiert worden ist) fand sich ein starkes, ausgezogenes oder scharfes Geräusch, in einem ein schwaches, sowohl an der Spitze wie an der Aorta (zweites rechtes Interstitium), und es war selbst an der Spitze so stark, daß es als ein Mitralgeräusch imponierte. Indessen fand sich nur in einem Falle ein Verdacht auf muskuläre Mitralinsuffizienz.

Zweiter Ton. In drei Fällen wurde ein starkes Geräusch wahrgenommen, in drei Fällen dagegen nur ein schwaches. In einem von diesen (Jagare) war dieses Geräusch so schwach, daß eine Insuffizienz nicht vermutet wurde.

Wir sehen hieraus, daß die physikalischen Zeichen und Geräusche überhaupt die typischen sind, und die Diagnose, nur auf diese gestützt, darf deshalb nur selten Schwierigkeiten begegnen. Bei einer Prüfung in dieser Hinsicht finde ich in zwei Fällen die vollständige und richtige Diagnose, in einem nur Stenose (die Insuffizienz war hier geringfügig oder fraglich), in einem wurde die Diagnose auf Dilatatio et Degeneratio cordis + Aneurysma gestellt. In diesem Falle wurden also die Geräusche auf das Aneurysma aortae ascendentis aufgeführt. Der Puls war hier typisch tardus. In einem Falle (149) starb Patient gleich nach der Aufnahme. Endlich in zwei Fällen, B. 100 und B. 102a, wurde die Diagnose auf Aortitis gestellt, in diesem bestätigt.

Die Diagnose gelingt nicht immer. Wenn ich den Fall ausnehme, wo eine eingehende Untersuchung nicht vorgenommen wurde, veranlaßt Aortitis resp. Aneurysma bisweilen zur fehlerhaften Diagnose, indem man die Geräusche auf das Aneurysma resp. Aortitis bezieht. Eine reine Aortitis veranlaßt nicht Geräusche, wohl aber das Aneurysma, wo sowohl diastolische als systolische Geräusche vorkommen. Röntgenbild, Pulsus differens, der fehlende zweite Aortaton, Pulsation im Jugulum, vermehrte Dämpfung am Sternum sind genügende Zeichen eines Aneurysmas.

Die Ausbreitung des diastolischen Geräusches unter dem Sternum, der fehlende zweite Ton, der Pulsus celer, der Arterienton und der Kapillarpuls genügen, um Ai zu diagnostizieren.

Aber bei Komplikation mit As und fehlendem oder undeutlichem diastolischem Geräusch stellt sich die Sache nicht so klar. Jedenfalls gibt der Puls oft den Ausschlag.

Wir wollen ihn in diesen Fällen untersuchen.

Im Falle 147, Fors, wo Ais richtig diagnostiziert wurde, war der Puls tardus, inäqualis und hart, 120, und deutete nur auf Stenose; das zweite Geräusch war kaum zu hören; das erste Geräusch scharf und stark.

Im Falle B. 101, Andersson, mit richtiger Diagnose, war er celer mit Kapillarpuls, die Geräusche typisch.

Im Falle 146, Jagare, wo Stenose diagnostiziert wurde, war das erste Geräusch scharf, das zweite sehr schwach. Der Puls war klein, tardus, regelmäßig, 78.

Im Falle B. 100, Flemming, mit Diagnose auf Aortitis wurden die Geräusche zur Mitralis geführt; der Puls normal, 94; die Kurve ist gar nicht celer, weich, dikrot. Keine Voussure, kein Herzspitzenstoß; außerdem Carcinosis disseminata und Nephritis chronica. Daher der Fehler.

Im Falle 148, Råd, wo eine Dilatatio (Aneurysma) aorta richtig diagnostiziert wurde, war der Puls klein, die Pulskurve exquisit tardus (s. unten), ohne Spur von Zelerität. Überall am Herzen wurden die Töne durch blasende Geräusche gedeckt, am meisten auf dem Sternum. Keine Vorwölbung, aber verstärkter Spitzenstoß im sechsten Interstitium bis 3,5 cm lateral von der Mamillarlinie. Die rechte Kammer hypertrophisch. Also Veranlassung zum Fehler.

Im Falle B. 102a, Lindgren, wo nur Ai diagnostiziert wurde, fanden sich sowohl systolisches als diastolisches Geräusch; der Puls war nicht celer, die Kurve exquisit tardus mit deutlichem Kapillarpuls und Arterton. Die Diagnose Ai also richtig, aber unvollständig. Die Diagnose wurde nicht von mir gestellt.

Die Unvollständigkeit einiger Diagnosen läßt sich also ohne Schwierigkeit erklären, und die Fehler zeigen, wie vorsichtig man vorgehen muß.

Sekundäre Veränderungen des Herzens.

In allen Fällen fand sich im ganzen Dilatation und Hypertrophie, sowohl der linken als der rechten Kammer. In einem Falle, B. 100, mit Cancer ventriculi und ausgebildeter Karzinosis fehlte die Hypertrophie sowohl der linken als der rechten Kammer; im Falle B. 101 fand sich ein starker Herz-

(Fortsetzung des Textes auf Seite 248.)

16*

Tabelle XIII.   22 Fälle von

Nr.	Jahr	Nr. klin.	Nr. Sekt.	Name	Alter	Anamnese	Grundkrankheit mit Komplikationen	Das Herz bei der Sektion im ganzen	links Kam.	links Vorh.	rechts Kam.	rechts Vorh.	Ostium	Klappen
													A. Aorta-	
137	1887	260	41 mikr.	Erik Anders- son	74	Alkoholmißbr. Atemnot (an- fallsweise)	Broncho- pneum.;Gangr. ped. sin.	d H	d H	0 d 0 h	klein h	0 d 0 h	Mitr. mit Kalkring Ao. Steno- se, hochgr.	M.-Kl. am Kalkring an- gelötet, d. hin- tere retrahiert Ao.-Kl. kalk- infiltriert
138	1885	371	75 mikr.	Johanna Bask	63	Herzsympt. seit 41 J.; Par- tus	Pneumonia chr.	D! H!!	D H	d? h?	d H	d h?	Mitr. — Ao. offen f. kaum 1 Finger	M. einige Chor- dae verdickt u. verkürzt Ao.steif, schlie- ßen beinahe
139	1899	482	122 mikr.	Joh. Erik Jansson	78	gesund; keine Fieberkr.; Sommer 1899 Rheum.; er- krankte ca. 20./8. Keine Alb.	Neuralgia tri- gem.; Enterit. acuta	D H	D H	d 0 h	D H	d 0 h	M. gut off. f. 2 Fing.; keine Ins. Ao. keine Insuff.	M. dünn, ohne Endoc., an d. Bas. Kalkein- lagerungen. Chordae lang, einige verdickt Ao. an d. Basis wie bei Mitr.- Stenose
													B. Aorta- a) Endo- α) Endocarditis	
140	1882	313	mikr.	Per Persson	22		Apl. ao.; Nephr. chron.	H	D		D h?			M. u. Ao. ver- dickt, ulz., mit Exkr. Endo- cardit. ulc. mitr. u. ao.
141	1891	361		Gabriel Löfgren	30		Nephr. chr.; Endoc. ulc.							Endocardit. mitr. u. ao. ulc.
142	1893	233	24 mikr.	Karl Jansson	26	11./3. allgem. Symptome; Fieber	Endocardit. ulc. (Septi- caem.)	D H	D H	d ?	d 0 h	kon- trah.	M. keine Stenose; E. ulc. Ao.	Ao. verdickt (Ins. ?) am Schließungs- rand, retra- hiert (E. ulc.)
B. 95	1902	267	128 mikr.	Oskar Vassbreg	26	1900 Gelenk- rh.; Masern, Diphth., Cya- nose	End. ulc. v. ao.; Deg. pa- rench. myoc.; Bronchit. ac.; Nephr. chr. parench.	etwas D	d h	0 0	(d) (h)	0 0	M. — Ao. Insuff.	Ao. größere Perfor. an d. hint.; Valv. mit Exkr. End. ulc.; ebenso an d. übr. 2 Valv.
													β) Endocarditis retrahens	
143	1882	143	16	Emma Eng- ström	23	1888 Gelenk- schmerz; Atemnot; Ödeme	Nephr. pa- rench.	D H	D H	D (h?)	d h	d h	M. klin. In- suff. Ao. Insuff.	M. Endocard. Ao. retrah.; Endocardit.
144	1898	83	24 mikr.	K. J. Daniels- son	34	1886 Gelenk- rh.; Alk.-Miß- br.	Nephr. chr. indur.; Cirrh. hep.	D H	D H	0 0	D H	d 0	M. nichts. Ao. Ins.; nicht deutl. Stenose	M. normal Ao. Klappen steif; Endocar- dit.

Aortafehlern.

Frem.	Töne I.	Töne II.	Myokard., Endokard. (E)	Perikard., Leber, Milz	Gefäße	Bemerkungen	Diagnosen klin.	Diagnosen anatom.
Stenose.								
scharf syst., am meist. an der Aorta	systol., scha- bend. Ge- räusch am meisten am Ao.-Ton	Ao.-Ton nicht hörbar	0 E	keine Peri- carditis	Arterioscl.; Ao. erweitert, Atheroma aortae	Pulsus parvus, tardus; 65—75	Stenosis aortae	Stenosis aortae
	Mitr. u. ao.: starkes, zi- schendes Ge- räusch	nicht hörbar	fest, hart; keine E.	Hydrop. 200 ccm	Atheroma u. Sclerosis aortae		Stenosis aortae	Stenosis aortae
	Geräusch, an d. Basis stärker	rein?, nicht hörbar	schlaff, mit sehnenähnl. Flecken; E. ulcerosa-verr.	keine Pericrd.; P. verdickt; Stasisleber u. -Nieren	Ao. groß, 8— 8,5 cm, weit; wenig Athero- ma-Arterioscl.	P. parvus, hart; 84		Sten. ao.; Endocar- dit. ao.
Insuffizienz. carditis. ulcerosa.								
			E. ulcerosa	keine Pericar- dit. Hydro- pericard.	Apl. ao.; 5,5 cm			Endocar- dit. ulc. mitr. u. ao. Insuf- fic. ao.
			schlaff. E. ulc.				Insuffic. ao.	End. verr. mitr.; Ins. ao.?; En- docardit. ulc. ao.
kein	M. stark. Ger. Ao. schwächer an d. Bas.	fast rein	Abszessen E. ulc.	Pericardit. adhaes.		P. 140, dikrot, dick. Sicher muskuläre Insuff. Ao.- Insuff. von ei- ner erweitert. Kl. gedeckt = keine Ins. ao.	Endo- cardit. ulc.	Insuff. mitr. u. ao. ?
kein deutl.	M. sehr schwach oder Ao. rein	Ger. Ao. stark, aus- gezog. Blas.- ger.	Deg. parench. E. ulc.	P.wenigTrans. sud. Lung. Bronchit.	Ao. schmal	P. regelm., ce- ler; 90	End. ulc. v. ao. (ins.)	End. ulc. v. ao.
(1 Fall E. chron. ulcerativa).								
	ausgez.. stark Ao. Geräusch	nicht hörbar; ?	Deg. adip. E.	Synech. peri- card.		klin. eigentl. Insuff. mitr. P. 130. V.Plm. stark erweit.	Insuff.	(Ins. v. mitr. rel.?) Insuff. ao. leviss.
kein	rein	Ao. rauh. Ger. Pulm. rein, acc.	fest, grau- braun, mit Infarct.; E.	P. am recht. Vorh. verdickt	nichts — etw. rigid	P. regelm., groß, hart; 84. End. aortae	Insuff. ao.	Ins. ao.

Nr.	Jahr	Nr. klin.	Nr. Sekt.	Name	Alter	Anamnese	Grundkrankheit mit Komplikationen	Das Herz bei der Sektion im ganzen	links Kam.	links Vorh.	rechts Kam.	rechts Vorh.	Ostium	Klappen
B. 96	1906	496	82	Joh.Gst. Svensson	47	1878 u. 1882 rheum. Fieb. 1901 u. 1906 Lungenblut.; Atemnot; Herzkl.	Endocardit. chr. v. ao.; Tbc. —	etw. ver- größ.	H				M. ohne bemerkenswertes Ao. —	Ao. E. chr.; verdickt, hart, retrah.
B. 97	1909	212	117 mikr.	J. P. Jansson	61	1899 Gelenkrh.; D. aortae; Atemnot, Cyanose, Alb.	Ins. u. Sten. ao. c. H. u. D. cord.; Pneum. hypost.: End. subac.; Bronchit. purul.etc.	ver- größ.	D H	D 0 h	D H	D 0 h	M. mäßig dil. Ao. Ins. (u. Sten.?)	M. End. subac. Schwiel.-Verdickungen. Ao. End. subac.; Schwiel.-Verdickungen
B. 98	1903	35	17 mikr.	Karolina Lindvall	45	keine Krankh; vom Dez. 1902 an geschwoll.; Atemnot	Nephr. chr. parench.; Endoc. v. ao.; Myoc. fibr.; Degen. adip. hepat. u. myocard.	etw. ver- größ.	d h	0 0	D 0 h	0 0	M. nichts Ao. Ins. lev.	Ao. V. bedeut. veränd., bed. fibr. verdickt, schrumpf. u. miteinander zus.-gew. E. chr.

b) Aortitis

Nr.	Jahr	Nr. klin.	Nr. Sekt.	Name	Alter	Anamnese	Grundkrankheit mit Komplikationen	Das Herz bei der Sektion im ganzen	links Kam.	links Vorh.	rechts Kam.	rechts Vorh.	Ostium	Klappen
145	1885	445	93	Johan Dahlkvist	46	Lues 28 J. alt; rheum. Fieb.	Alb.; Embol. cerebri	D H	D H	(d)	D H	(d)	Ao. Insuff.	Ao. Kl. abgenutzt, verkürzt
B. 99	1902	147	86	Sven Palsson	59	1895 Nephr. chr.; Alkoh.-Mißbr., Atemnot, Herzkl.	Arterioscl.; Aortit.; Ins. v. ao.; Myocard. fibr.; Nephr. interst. arterioscl.; Gastr. chr.	bedeut ver- größ.	D H		D H		M. normal Ao. Insuff.	M. d. hint.Pp.- Musk. vom Blutstr. zugepl.; V. ohne bemerkensw. Ao. Kl. verdickt, verkalkt u. etw. retrah

C. Aorta-Stenose

a) Nephritis

Nr.	Jahr	Nr. klin.	Nr. Sekt.	Name	Alter	Anamnese	Grundkrankheit mit Komplikationen	Das Herz bei der Sektion im ganzen	links Kam.	links Vorh.	rechts Kam.	rechts Vorh.	Ostium	Klappen
B. 100	1906	263	90	Gustaf Flemming	61	1864 Febr. typh.; Atemnot	Canc. ventr.; Carcin. perit. u. pleur.; V. cord. (Sten. u. Ins. ao. + End. chr.); Nephr. chr. interstit.	leicht ver- größ.	klin. D 0	0 0	klin. D 0	0 0	M. — Ao. Sten. (u. Ins.?)	M. — Ao. V. verdickt, stark sklerotisch, zusammengewachsen

b) Arterio-

Nr.	Jahr	Nr. klin.	Nr. Sekt.	Name	Alter	Anamnese	Grundkrankheit mit Komplikationen	Das Herz bei der Sektion im ganzen	links Kam.	links Vorh.	rechts Kam.	rechts Vorh.	Ostium	Klappen
146	1883	364	69	C. P. Jagare	58	Alk.-Mißbr., anstreng. Arb., Atemnot, Ödeme	Bronchit.; Nephrit. parench. chron.	D H	D H		D h		M. (Ins.?) Ao. Ins. (lev.) + Stenose	M. — Ao. Kl. u. T. verkalkt, vorragend m. Exkreszenzen
147	1897	390	mikr.	A. G. Fors	55	Alk.-Mißbr.	Angina pect.; Arterioscl.	D H	D! H!!	0 d 0 h	D H	d 0 h	M. nichts. Ao. Sten. u. Ins. (nicht off. f. 1 Fing.)	M. — Ao. knochenwandelt

c) Lues.

Nr.	Jahr	Nr. klin.	Nr. Sekt.	Name	Alter	Anamnese	Grundkrankheit mit Komplikationen	Das Herz bei der Sektion im ganzen	links Kam.	links Vorh.	rechts Kam.	rechts Vorh.	Ostium	Klappen
149	1891	280	28	Johan Björklund	62	Hemipl. dx.; Vit. cord.	Cholelith.; Aneurysm.ao.	D H					M. — Ao. Ins. u. Sten.	M. — Ao. Endoc. chron. retrah.
148	1887	205	29 mikr.	Fredrik Råd	57	? Atemnot	Pneum. ac.; Pleurit.; Gangraena; Aneurysma ao.	D H	D H	D 0	D H	D 0	M. nichts Ao. Ins. u. Sten.	M. Ao. zusamm.- gewachs. u. rigid

Frem.	Töne I.	Töne II.	Myokard., Endokard. (E)	Perikard., Leber, Milz	Gefäße	Bemerkungen	Diagnosen klin.	Diagnosen anatom.
kein	M. unrein, bisweil. unbed. Geräusch	etw. unrein; Ao. mit oder ohne Geräusch	graugelb mißgefärbt, Flekken; keine E.	subperikard. Fettgewebe gelat. umwandelt		P. celer; 100—120; typische Kurve. Stasis organorum	Ins. v. ao.	Ins. v. ao.; Endocardit. ao.
kein	Sp. schw. systol. Geräusch. Bas. zieml. weich. blas. Geräusch	diast. Ger. sehr schwach	E.	70 ccm; keine P. End. Stas. hep. u. lien.	Ao.: fibr. Wandverdick. u. substantiell. Veränderung.	P. kräftig, zeler; 40—60; bisweil. arhythmisch	Ins. (u. Sten.)ao; Dil. ao. (?)	Ins. u. Sten. ao.c. H. u. D. cord.
kein	kein Ger.	kein	Myocardit. fibr.; keine E. Deg. adip.	keine P.; Deg. adip. hepat.	in der Intima d. Coronart. gelbe Flecken	P. klein, etw. zeler; 60—70 (52); Galopprhythmus	Nephr. chron.	Insuff. ao. Endocardit. chr. ao. u. mitr.

luetica.

Frem.	Töne I.	Töne II.	Myokard., Endokard. (E)	Perikard., Leber, Milz	Gefäße	Bemerkungen	Diagnosen klin.	Diagnosen anatom.
kein		Ao. stark. Ger	gewöhnl. Festigk.	keine P.; Muskatleber	Atheroma, Ao. verdickt	P. diff.; 72	Ins. ao. (Aneur.)	Ins. ao. (Aneur.)
kein	dumpf, nicht klangvoll. Ao. schw. systol. Geräusch	Ao. v. langgez. stark. blas. Geräusch gedeckt	viele Schwiel. in den Wänd d. link. Kam. Myoc. fibr.; keine E.	keine P.	Arterioscl.; Aortit. c. aneur.-arc. ao.; Coronarart. zieml. frei	P. unregelm., zeler; 104. Kapillärer Puls. Dämpf. am Manubr.	Ins. ao.	Ins. v. ao; Aortit. o. aneurysm.

mit Insuffizienz.

chronica.

Frem.	Töne I.	Töne II.	Myokard., Endokard. (E)	Perikard., Leber, Milz	Gefäße	Bemerkungen	Diagnosen klin.	Diagnosen anatom.
	M. u. Ao. syst. Ger., weich	Ao. diastol. Ger.	Atrophia fusca	Hydrothor.; keineP. Metast. hep.; keine E.	Ao. unbed. u. wenige Intima fettdeg. Flekken. Pulm. Papillom; Tumor	Puls v. normaler Größe, 94, regelmäßig	Aortit.	Sten. (u. Ins.) ao.; End. chr.

sklerosis.

Frem.	Töne I.	Töne II.	Myokard., Endokard. (E)	Perikard., Leber, Milz	Gefäße	Bemerkungen	Diagnosen klin.	Diagnosen anatom.
	Sp. ausgez. Ger. Ao. Geräusch; beide bisweilen rein	Ao. schw. Ger., adip.; fest	Deg. pigm. u.	Hydroper. 75 ccm. Leber groß; Stas. org.		P. regelm., klein, tardus, 78; deutl. Sten, geringe Insuff.	Sten. ao.	(Ins. mitr. ? Sten. ao. (+ Ins. lev.)
syst.	stark. Ger.	undeutl. oder m. schwachem Geräusch		keine P. od. E.	Art.-Scl. art. coron.; klin. Arterioscl.	P. regelm., hart, tardus, 120	Sten. u. Ins. ao.	Sten. u. Ins. ao.
	starke Geräusche		E. ulc.?	keine P. Cyanosis hep.	Aneurysma ao.; Arterioscl.	(zu kurze Beobacht.)		Ins. u. Sten. ao.
kein	blas. Geräusch überall, am am stärkst. am Stern.		diff. graurot, spröde; Deg. adip. incip.	keine P. od. E. Leber groß; Stas. org.	Aneurysma ao.; Sclerosis		Dil. und Degen. cord.; Aneur.	Aneurysma; Sten. u. Ins. o.

Nr.	Jahr	Nr. klin.	Nr. Sekt.	Name	Alter	Anamnese	Grundkrankheit mit Komplikationen	Das Herz bei der Sektion im ganzen	links Kam.	links Vorh.	rechts Kam.	rechts Vorh.	Ostium	Klappen
B. 101	1900	394	183	J. P. Andersson	55	Lues; Tab. dors.; Insuff. u. Sten. ao.	Myoc. chr.; Infiltr. adip. myoc., Aneur. ao.; Art.-Scl.	(klin.) D (klin.) h	(klin) D (klin.) h		(klin.) D		M. — Ao.? —	M. — Ao. bedeut. Verkalk. in u. ringsum d. Kl.
B. 102a	1910	237		Johan Lindgren	49	1888? Lues. Atemn., Herzkl.	H. u. D. cord.: Aortit. fibr. c. strang. tot. art. coron.; Art.-Scl. ao.; Pleurit. exsud. u. adhaes.	(D) H	D		D		M. — Ao. —	M. ein paar kl. Flecken in V.-Basis Ao. V. flecken- weise leicht verdickt

D. Aor-

Nr.	Jahr	Nr. klin.	Nr. Sekt.	Name	Alter	Anamnese	Grundkrankheit mit Komplikationen	Das Herz bei der Sektion im ganzen	links Kam.	links Vorh.	rechts Kam.	rechts Vorh.	Ostium	Klappen
B. 102b	1909	V: 59	62	Nils J. Isaksson	67	Herzf.; Lung.-Inf.; 1861 Gon, Atemnot, Cyanose, Ödeme	Aneur. ao.; H. u. D. cord.; Art.-Scl.; Stasis etc.	doppelt vergröß.	D H		D H		M. offen f. 3 Fing. Ao. Tric. offen f. 4 Fing.	M. nichts Ao. nichts

spitzenstoß, aber keine deutliche Hypertrophie (bei der Sektion). In den zwei Fällen, wo näheres angegeben ist (s. Tab. XIII), war der rechte Vorhof dilatiert, in einem auch der linke, in keinem hypertrophisch. Die Muskulatur zeigte in den zwei mikroskopisch untersuchten Fällen (147 und 148) keine Myokarditis; aber in den Fällen B. 100, 146, 149 und B. 101 eine Degeneration.

Nehmen wir zuletzt einen Überblick über die Tabelle und vergleichen wir die drei Gruppen Aortastenose, Insuffizienz und Stenose mit Insuffizienz miteinander, so fällt es in die Augen, daß die erste Gruppe, die Stenosen, nur drei Individuen umfaßt, welche das 60. Jahr überschritten und ein mittleres Alter von 72 Jahren haben; die Kombination Stenose mit Insuffizienz ebenfalls nur ältere, welche wenigstens 49 Jahre alt sind und ein mittleres Alter von 57 Jahren erreicht haben; dagegen die einfache Insuffizienz hauptsächlich junge Individuen betrifft, von denen sechs nur das 34. Jahr passiert hatten. Ungeachtet, daß einer erst in höherem Alter vom Rheumatismus ergriffen wurde und zwei Ältere Luetiker waren, war das Mittleres Alter dieser Gruppe nur 38 Jahre (mit Abzug der drei erwähnten nur 32 Jahre).

Wir finden weiter in den allermeisten (8 von 10) Fällen von Stenose, einfache oder mit Insuffizienz, daß die Arterien als sklerotisch bezeichnet worden sind, dagegen in der Gruppe Insuffizienz nur in zwei Fällen, nämlich bei dem 46 jährigen Manne (145) mit vorangegangener Lues und B. 99 mit Aneurysma.

Diese Verhältnisse deuten darauf, daß die Stenose ursprünglich eine Gefäßkrankheit ist; wenn die Insuffizienz mit dieser verknüpft ist, so ist sie wahrscheinlich sekundär im Verhältnis zu der Stenose, welche durch Verkalkung der Aortenklappen oder einen luetischen Prozeß hervorgebracht ist. Greift die Veränderung nicht die Lunulae, sondern nur den peripheren Ab-

Frem.	Töne		Myokard., Endokard. (E)	Perikard., Leber, Milz	Gefäße	Bemerkungen	Diagnosen	
	I.	II.					klin.	anatom.
kein	**M.** weich, unrein, entfernt; schw. **Ao.** syst. blas. Ger.	**Ao.** starkes, zisch. Geräusch	Myocardit. chr.; Infiltr. adip.		Aneur. ao.; art.-skl. Veränderungen m. bedeut. Verkalk.	P. hart, groß, kaum celer, 90	Ins. u. Sten. (?) ao.	Aneurysm. ao. Ao.-Ins. (+ ?)
	M. kurz, unrein, m. syst. Geräusch	**Ao.** schwach, diastol. Geräusch	Dicke etw. vermehrt. Keine Myocardit. oder Endoc.	keine P. od. E. Stasis organ.	Veränderungen, teils gerund. Partien, teils strahlend. eingesenkt; Art.-Scl. ao.	P. regelm., 88; Kapillärpuls; Ton. P. nicht zeler (tardus)	Insuff. ao.; Lues	Aortit. fibr. (Aorta-Fehler?)
titis.	schwach; schwach. Ger. am niedr. Teil des Stern.		bräunlich m. gelben Flecken	**P.** die Bl.-fibr. zus.-gew. ringsum. d. Herzbasis; Stas. hepat. u. lien.; keine E.	**Ao.** Aneur. u. Art.-Scl.; am Arc. ein eiergr. Divertik. gefüllt v. einem graurot. Thromb.	P. regelm., nicht deutl. zeler. Obs. wenige Tage vor d. Tode, deshalb undeutl. Geräusch?	Ins. ao. ?	Aneur. ao. (Ins. ao.?)

schnitt der Aortaklappen an, wie im Falle Erik Andersson, dann entsteht nur
eine einfache Stenose; schreitet der Prozeß weiter, dann erst tritt eine Insuffizienz ein. Deshalb finden sich auch Übergangsfälle, wo die Stenose ausgesprochen ist, die Insuffizienz aber so geringfügig, daß man überhaupt im Zweifel
bleibt, ob sie vorhanden ist. Solche Fälle sind Johanna Bask und Jagare.

XIV. Die kombinierten Mitralis- und Aortenklappenfehler.

Die kombinierten Herzklappenfehler spielen in der Geschichte der Klappenfehler eine hervorragende Rolle. Schon oben sind solcher unter den Trikuspidalisfehlern nicht weniger als 36 angeführt und diskutiert. Hier sind nun
in der Tab. XIV (Seite 270) nicht weniger als 60 Fälle. Sie sind in der Tabelle
systematisch in Gruppen geordnet. Doch erlauben sie betreffs einiger Fälle auch
eine andere Anordnung.

Sie bilden folgende Gruppen[1]).

    A. Ms + Ai . . . .   1 Fall
    B. Ms + As . . . .   1 „
    C. Mi + Ai: a) Mi organica 12 Fälle
                b) Mi relativa 17 „   29 Fälle
    D. Mi + Ais . . . .   5 „
    E. Mis + Ai . . . .   5 „
    F. Mi + As . . . .   1 „
    G. Ms + Ais . . . .   2 „
    H. Mis + Ais . . . . . .   16 „   60 Fälle
    Komplizierte Trikuspidalfehler   39 „
                                   ─────────────
                        Summa der Fälle 99

---

[1]) M = Mitralis-; A = Aorta-; i = Insuffizienz; s = Stenose.

Unter den 300 in dieser Schrift erwähnten Fällen von Herzklappenfehlern waren also 99 oder etwa ein Drittel derart kompliziert, daß verschiedene Klappenapparate gleichzeitig ergriffen waren. Dazu kommen alle diejenigen, wo ein Klappenapparat sowohl Insuffizienz als Stenose darbot. Die einfachen und isolierten Klappenfehler sind also recht selten.

Fassen wir jetzt die in der Tab. XIV (S. 270) angeführten Fälle näher ins Auge.

Zunächst ist es auffallend, daß drei Gruppen nur einen Fall enthalten, nämlich A, B und F, und eine Gruppe, G, nur zwei Fälle. Wir ersehen, daß nur in drei von diesen Ms in Verbindung mit Ai, As und Ais figuriert. Gewiß ist es die Seltenheit sowohl der reinen Ms als der reinen As und selbst Ai, welche dieses bedingt; aber außerdem ist es die Seltenheit von Mi + As, welche darauf zu beruhen scheint, daß die Mi gewöhnlich rheumatischer Ätiologie ist, die reine As aber arteriosklerotischer Natur. In der ersten Gruppe A, Fall B. 150, finden wir in der Anamnese Lues als die wahrscheinliche Ursache der Ai, sowie den Gelenkrheumatismus wohl als den Grund der Ms. Eine luetische Aortitis mit Aneurysma lag auch vor. Über die Diagnose s. unten.

Die eigentümliche Gruppe B, Ms + As, schließt nur einen Fall in sich ein. Hier ist die Ms durch ein Sarcoma fusocellulare verursacht, die As ist gering, sowohl die Mitral- als die Aortenklappen waren etwas steif und dick, aber nicht in höherem Grade. Der Klappenfehler ist also hier ein ganz eigenartiger, nicht mit den gewöhnlichen gleichzustellen. Bei einer allgemeinen Übersicht der Kombinationen endokarditischer Klappenfehler darf also diese Gruppe eigentlich nicht in Betracht kommen.

Die Gruppe G, Ms + Ais, umfaßt zwei Fälle, 134a und 135, von denen der Fall 134a vielleicht eher der großen Gruppe Mis + Ais gehört, da vielleicht auch Mi vorhanden war, wogegen bei 135 der Mitraltrichter weich war und zugleich eine ulzerative Endokarditis vorhanden war.

Gehen wir dann zu den mit Mi komplizierten 29 Fällen von Ai (Gruppe C) über, so finden wir, wie zu erwarten war, darunter zwei große Untergruppen, a) mit organischer und b) mit relativer Mi.

Bemerkenswert ist es, daß die erstere nur 12, diese 17 Fälle enthält. Es ist also die Ai öfter mit einer relativen als mit einer organischen Mi verbunden. Die Tabelle gibt auch den Grund an.

Der Übersichtlichkeit wegen sind diese Fälle nach der Ätiologie und den Komplikationen in Subgruppen verteilt. Wir bemerken dabei gleich, daß unter der Gruppe a, organischer Mi, sich 10 Fälle von Endocarditis ulcerosa oder Perikarditis und nur zwei Fälle mit Arteriosklerosis finden (ein Fall luetischer Natur), während in der Gruppe b, Mi relativa, zwar neun Fälle mit ulzerativer Endokarditis, einfacher Endocarditis deform. chronica oder Perikarditis verbunden sind, daneben aber sieben von Aortitis, in den meisten Fällen luetischer Natur, oft in Verbindung mit Aortenerweiterung oder Aneurysma, und in einem von Nephritis chronica begleitet sind.

Diese Tatsachen bedeuten also: wo eine luetische Aortitis vorhanden ist, da ist die Mi oft eine relative, und zwar aus dem Grunde, daß der luetische Prozeß nicht gern die Mitralklappen angreift; liegt dagegen eine rheumatische, besonders ulzeröse Endokarditis oder eine Perikarditis vor, dann kann die begleitende Mi entweder eine organische (in 83%) oder eine funktionelle (in 17%) sein.

Eine gewisse Deutung gibt dabei das Alter.

In der Gruppe a (organischer Mi) ist das mittlere Alter (mit Ausnahme des notorisch luetischen [Nr. B. 112] und des alten Arteriosklerotikers [Nr. B. 113]) 31,5 Jahre.

In der Gruppe b ist das mittlere Alter der mit Endocarditis ulcerativa oder deformans oder mit Perikarditis behafteten Fälle nur 24 Jahre, während die Gruppe der Arteriosklerotiker (die meisten wohl luetischer Natur) das mittlere Alter von 52 Jahren oder (wenn man Fall 123, Lindahl, welcher wohl nicht Luetiker war, ausschaltet) von 54 Jahren erreicht. Diese Zahlen gewinnen an Interesse, wenn sie mit denen oben (s. Aortenfehler) unter den Ursachen der As, Ai und Ais angeführten verglichen werden.

Sie können so umschrieben werden: liegt ein luetischer Prozeß vor oder ist das Alter um 50—60 Jahren, dann liegt in der Regel eine funktionelle Mi vor; bei jungen, etwa 25—30jährigen, ist die Mi gewöhnlich organisch (83%), kann aber auch (in 17%) eine relative sein. Oft liegt dabei eine ulzeröse Endokarditis oder eine Perikarditis, gewöhnlich chronischer Art, vor.

Aus der Tabelle geht weiter, wie schon erwähnt wurde, hervor, daß eine ulzeröse Endokarditis oft vorliegt, sobald eine Mi irgend einer Art vorhanden ist. Die ulzeröse Endokarditis fand sich in neun Fällen unter 29 (31%). Diese ulzeröse Endokarditis fand sich öfters nur an den Aortaklappen, bisweilen sowohl an Mitral- als Aortaklappen, nie auf die Mitralklappen beschränkt.

Auch die chronische Endokarditis ohne akute Endokarditis kommt ausnahmsweise vor (Fall 153).

Weiter findet sich in einer größeren Anzahl (10 Fälle von 29 = 34%) eine Perikarditis (acuta fünf Fälle, chronica fünf Fälle), welche wohl zu den relativen Insuffizienzen beigetragen haben dürfte, da sie am öftesten zu einer totalen Synechie führt.

Betrachten wir dann die Gruppe δ mit Arteriosklerosis, meistens anerkannter luetischer Art, oft in Verbindung mit Dilatation oder Aneurysmabildung der Aorta, so finden wir zuerst, daß eine akute Endokarditis der Klappen in dieser Gruppe unter acht Fällen nur in zwei vorkommt: in einem (B. 123), wo ein luetischer Prozeß wohl nicht vorlag, sondern nur Verdacht darauf, und in 125 (Edvin Pettersson), wo sowohl Schanker als Gelenkrheumatismus vorangegangen war.

Was die Ätiologie der Aortaveränderungen betrifft, ist folgendes zu bemerken.

    a) Die Aorta war erweitert (ohne? Lues) in den Fällen:

        155 (Eriksson) 11 cm; Nephritis chron. + Alkoholismus + Arteriosklerose; die Aorta war erweitert und ulzerös, mit leichten Einsenkungen und uneben, mit Kalk;

        B. 121 (Andersson); Aortitis chron. mit Kalk;

        B. 123 (Lindahl), s. unten.

    b) Ein luetischer Prozeß lag wahrscheinlich oder sicher in folgenden Fällen vor:

        B. 122 (Göransson); eine luetische Aortitis wurde angenommen; die Aorta war uneben, mit Kalkeinlagerungen;

B. 124 (Wiberg); Aortitis luetica (Herde in der Tunica media); Ao 9 bis
    10 cm, mit strahlenförmigen Narben und Kalk;

B. 125 (Pettersson); Schanker; Ao diffus erweitert;

B. 126 (Karlsson); Ao diffus erweitert, mit Atheromatose und Kalk;

B. 127 (Jakobsson); Ao mit strahligen Narben, bis 15 cm, erweitert.

c) Ein luetischer Prozeß lag wahrscheinlich nicht vor:

B. 123 (Lindahl); Lues?, Biertrinker; Ao ascendens blasenähnlich er-
    weitert, 8—9 cm weit, der Isthmus maß nur 5 cm; Endocarditis
    ulcerosa l. verrucosa.

Wir ersehen hieraus, daß die Aorta in fast allen Fällen erweitert war,
daß der Prozeß in fünf Fällen wahrscheinlich oder sicher luetischer Art war,
in drei dagegen als nicht nachweisbar luetisch angesehen werden muß.

In der folgenden Gruppe D, Mi + Ais, treffen wir fünf Fälle, von denen
zwei jüngere Individuen betreffen, einer mit ulzeröser Endokarditis, einer mit
chronischer Perikardialsynechie und zwei ältere, ein Mann, 57 Jahre alt, mit
luetischer Aortitis mit Dilatation und ein Weib, 64 Jahre alt, mit Arteriosklerosis mit Kalkinkrustationen.

Die zwei ersten haben das mittlere Alter von 20 Jahren; die letzteren
zwei dagegen von 60,5 Jahren.

Die Gruppe E, Mis + Ai, gibt eine andere Variation von Kombinationen.
Fünf Fälle mit denselben Unterabteilungen, Endocarditis chronica (acuta),
Endokarditis mit Perikarditis oder mit Arteriosklerosis. In den ersten zwei
Gruppen war das mittlere Alter 26 Jahre, in der letzten 70 Jahre.

Wir kommen jetzt zu der großen Gruppe H, Mis + Ais, welche nicht
weniger als 16 Fälle umfaßt.

Es fällt gleich in die Augen, daß in dieser Gruppe die Arteriosklerose
eine nur geringe Rolle spielt. Von notorischen Luetikern treffen wir keinen
einzigen Fall, wenn nicht im Falle B. 149, Pettersson, die Stenose des Isthmus,
welche wohl kongenital ist und auf hereditär-luetischer Basis beruht.

Die Gruppe enthält nur drei Fälle, Nr. 164, B. 146 und B. 149, welche
mit Arteriosklerosis verbunden sind. Das mittlere Alter dieser drei ist 64 Jahre,
während das aller übrigen nur 33 Jahre ist und keiner von diesen 50 Jahre
erreicht.

Diese Daten können selbst beim Stellen der Diagnose von
Wert sein. Hat ein Patient 50 Jahre überschritten, so leidet er nur ausnahmsweise an Mis + Ais. Der Grund dieser Tatsache ist wohl, daß dieser Fehler
schon in jungen Jahren (im Mittel mit dem 33. Jahre) den Tod mitbringt.
Der Gelenkrheumatismus ist in der Anamnese von neun (unter 13) speziell
annotiert, außerdem bisweilen akute Kinderkrankheiten, wie Skarlatina, Masern,
oder die Ursache des Fehlers ist unbekannt.

Die Gruppe H enthält nur einen Fall (136) von Endocarditis ulcerativa
und sechs Fälle von akuter Endokarditis. In sechs war der Klappenfehler
mit Perikarditis verbunden (akute Form in zwei Fällen und chronische in
vier Fällen).

Aus dieser übersichtlichen Analyse geht hervor, daß in fast allen Fällen
ein grundwesentlicher Unterschied zwischen gewissen ätiologischen

Formen besteht, nämlich zwischen denen mit ulzeröser Endokarditis, einfacher (akuter oder chronischer) Endokarditis, luetischen und arteriosklerotischen Formen, und daß diese Daten sowohl von diagnostischem als prognostischem und therapeutischem Wert sind.

So ersehen wir, daß die luetischen Formen in der Gruppe C. b, Mi relativa + Ai, eine bedeutende Rolle spielen, in der Gruppe C. a, Mi organica + Ai, fast keine und in der großen Gruppe H gar keine, wie auch nicht in der kleinen Gruppe Mis + Ai, dagegen wohl in der Gruppe Mi + Ais.

Wir ersehen, daß, sobald Ms oder Mis vorliegt, Lues aus der Anamnese verschwindet mit einer Ausnahme, B. 150, hier aber kann der Rheumatismus als Ursache Mitralstenose angegeben werden. Nichts hindert natürlicherweise, daß ein Luetiker sich den Gelenkrheumatismus zuzieht, wie in diesem Falle, sonst hätte ja Lues gegen Gelenkrheumatismus immun gemacht.

Diese Beobachtung über das Verhältnis der Ms gegenüber der Lues ist von Interesse. Ms und Lues schließen einander fast aus. Dieses ist von diagnostischem und therapeutischem Interesse.

Versuchen wir alle obigen mit Mitralfehlern kombinierten Aortenfehler nach der Ätiologie zu ordnen, so finden wir:

A.	mit Endocarditis ulcerosa		9 Fälle	— Fälle		
	„	„	„ mit Perikard. — „	3 „		
B.	„	„	simplex (chron. und acuta)	11 „	— „	
	„	„	simplex mit Perikard. — „	16 „		
	„	„		Sa. 20 Fälle	— Fälle	
C.	„	„	„ „ — „	19 „		
			im ganzen Sa.		39 Fälle	

D. mit Arteriosklerosis:
    a) luetischer Natur   8 Fälle   — Fälle   8 „
    b) seniler, resp. Alkohol., Natur   11 „   — „
    „   „   „   „ mit
        Perikarditis   — „   1 Fall   12 „
    c) uniker Fall   1 „
                           Sa. 60 Fälle

Oder wenn wir alle Endokarditiden, da Endocarditis ulcerosa eine sekundäre Komplikation, nicht ein primär-ätiologisches Moment ist, zusammenrechnen und zugleich die verschiedenen Formen von Endarteriitis resp. Arteriosklerosis zusammennehmen, so finden wir zwei große Gruppen von ätiologischen Momenten:

    a) Endocarditis chronica in   39 Fällen, im Mittelalter von 31 Jahren
    b) Arteriosklerosis luetischer
         Natur in   8 Fällen
       seniler Natur in 12   „   20 „   „   „   63 „
    c) Uniker Fall (151)   1 „
                  Sa. 60 Fälle

Es scheint auch, als ob Lues und Perikarditis einander ausgeschlossen hätten.

Rechnen wir dann das mittlere Alter der Gruppen aus, so finden wir sie oben:

    I. für die endokarditischen Fälle 31 Jahre
    II. „   „ arteriosklerotischen „
        a) luetischer Art   58 „
        b) seniler Art etc.   63 „

oder für diese, wenn Fall 123 ausgeschlossen wird, 65 Jahre.

Wir ersehen eine bedeutende Differenz zwischen den Gruppen I und II, und selbst zwischen den luetischen und anderen Formen der Arteriosklerosis einen Unterschied im Alter beim Tode.

Die höchsten Alterszahlen in der Gruppe I sind 56, 52 und 51 Jahre; alle übrigen liegen unter 50 und sind für einen 47, für drei 46 und für einen 44. Sonst liegen die meisten unter 40, wie die Kurve zeigt. Ganz anders verhalten sich die Gruppen II a und b, wie die Kurven zeigen.

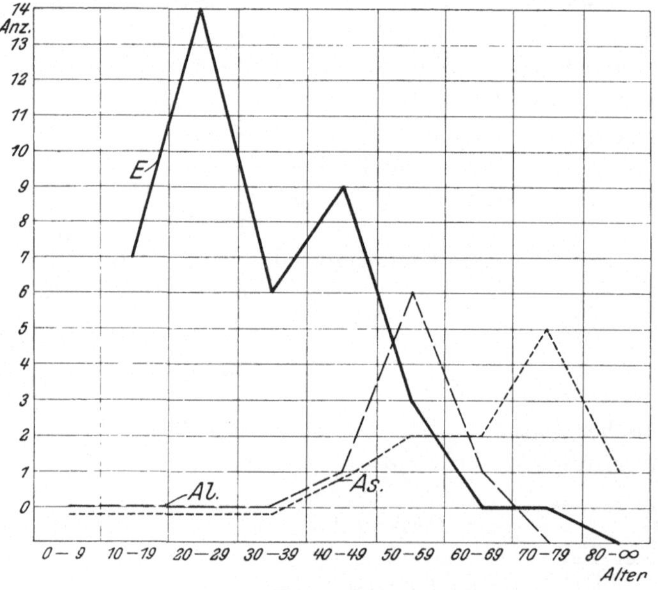

Kurve 41.

E = Endokarditische Fälle. Al = Arteriosklerotisch - luetische Fälle. As = Arterio-
sklerotisch-senile Fälle.

Die Kurven zeigen, wie die endokarditischen an Anzahl zwischen 20 und 29 Jahren kulminieren, die luetischen zwischen 50 und 59 und die arteriosklerotischen zwischen 70 und 79 Jahren. Wo die endokarditischen kulminieren, finden sich weder luetische noch andere arteriosklerotische Fälle (Fall B. 123 ist ausgeschlossen, s. oben).

Die Größenverhältnisse des Herzens in Detail zu behandeln, lohnt kaum die Mühe, indem ja die Mi, Ms, Mis, Ai, As sowie die Ais jede für sich eine Dilatatio c. Hypertrophia verursacht. Es ist dann nicht möglich zu eruieren, wieweit der eine oder der andere Fehler zum Schlußresultate, einer dilatativen Hypertrophie, beigetragen haben kann. Dagegen erfordern diejenigen Fälle wo entweder eine Dilatation oder eine Hypertrophie fehlt, eine Erklärung. Diese sind nach den Sektionsprotokollen in bezug auf

A. die linke Kammer.

a) Die Dilatation fehlt in folgenden Fällen:

1. B. 108, Löfgren, 18 Jahre, gravida; Dil. cordis oder normal. (Beides findet sich im Protokolle.)

Anat.: Die Mi wie die Ai waren fraglich; aber ein schwaches, systolisches und ein deutlich diastolisches Geräusch hörbar. Endocardit. ulcerosa und Degener. muscul. Reichliche Fragmentierung.

Erklärung: Indessen ergab die klinische Untersuchung: Vergrößerung nach links 3,5—4,5 cm lateral von der Mamilla und auch nach rechts. Die Pulskurve celer! und Arterienton. 25. I. Fieberschauer. 30. I. bewußtlos, Embol. cerebri. Gestorben 5. II. Wir haben also hier vor uns eine septische Endokarditis mit akutem Verlauf und wohl im Zusammenhang mit der Fragmentierung eine akute große Dilatation. Beim Tode zog sich das Herz zusammen; daher die scheinbare Hypertrophie!

2. B. 131, Jakobsson, 23 Jahre. Linke Kammer klein aber hypertrophisch. Ms, Mi? Ai; Pericardit. partial., Myocardit. fibr., Stasis etc.

Anat.: D. u. H. ventric. dex. et atrior., H. ventric. sin.

Klin.: Impuls im IV. u. V. Interst., in der Mamillarlinie. Dämpfung nach rechts bis 2 cm lateral vom rechten Sternalrand, nach links bis 2 cm lateral von der linken Mamilla!

Erklärung: Ein neuer Fall von deutlicher Erweiterung der linken Kammer bei Lebzeiten, Zusammenziehung nach dem Tode. Dadurch wird die isolierte H. erklärt! Bemerkenswert: alle übrigen Höhlen sowohl dilatiert als hypertrophisch.

In allen anderen Fällen ist eine bisweilen bedeutende Dilatation der linken Kammer angegeben, wo überhaupt eine spezielle Annotation vorliegt.

b) Die Hypertrophie ist als fehlend in folgenden Fällen angegeben.

Fall 151, Nylén, 52 Jahre. Ausgedehnter Cancer hepatis mit Karzinosis und Ms + As infolge sarkomatöser Geschwülste mit Endocarditis aortae.

Erklärung: Die Kachexie hat deutlich die Hypertrophie verhindert; alle Höhlen waren dagegen dilatiert, keine hypertrophisch.

Fall B. 123, Lindahl, 33 Jahre, Biertrinker; Lues?; Endocardit. ulc. Aortenklappen beinahe völlig zerstört. Der Klappenfehler war also akutester Art. Dilatation war vorhanden; H. hatte sich nicht ausgebildet. Tbc. pulm., Perikarditis.

Klin.: Iktus im VI. Interst., 5 cm lateral von der M., hebend, bedeckt drei Finger. Systolisches Fremissement. Dämpfung nach rechts bis 3 cm lateral vom rechten Sternalrande, nach links bis 5 cm lateral von der linken Mamillarlinie. Das Herz 18 cm breit! Der Puls exquisit zeler, 120.

Erklärung: Das von mir untersuchte Herz zeigte (sowohl Hypertrophie wie) besonders Dilatation; zu dem alten Klappenfehler war wohl eine akute Dilatation gekommen, welche die Hypertrophie deckte.

Es gibt also keinen einzigen Fall ohne Dilatation und Hypertrophie mit Ausnahme eines Falles mit ausgedehntem Cancer und Karzinosis, wo die Hypertrophie fehlte.

In allen übrigen Fällen, wo annotiert worden ist, waren Dilatation und Hypertrophie vorhanden, oft in hohem Grade.

Tabelle 55.

Fall	Voussure	Impuls			Lage der Dämpfung		Bemerkungen		
		im Interst.	lateral v. d. Maml.	Art	nach rechts vom Sternalrande	nach links von der Mam.-Lin.	Pulsationen = P. etc.	Insuff. u. Stenose	übrige Diagnosen
B. 150	V!	VI	lat.	schwach	3—4 cm	5—6 cm	P.	Mi + Ai	
151								Ms + As	
152	0	V	2 cm	stark	bis zum recht. Str.		im Jugul.	Mi org. + Ai	Endocardit. ulcerosa
B. 103								„ „	„ „
„ 104	0	V	1,5 cm	nicht heb.			ausged. P.	„ „	„ „
„ 105	V	V	1 cm		4 cm	1 cm; 17 cm	„	„ „	„ „
„ 106		V	4 cm	nicht heb.	4,5 cm	5—8 cm!		„ „	„ „ + P.[1]
„ 107	V!	V	2,5 cm	stark	1,5 cm	3 cm		„ „	„ verr. + „
„ 108	0	IV	i. d. Ml.		einige cm	3,5—4,5 cm	Kasten gesch.	„ „	„ ulc. + „
„ 109	V	V	etwas	schwach	2 Fing. lat.	3 cm		„ „	„ verr. + „
„ 110	V	V		stark	bis zum recht. St.-r.	2? cm	diffuse P.	„ „	„ + „
„ 111	V	V		hebend	2 cm	3,5—4 cm		„ „	„ ulc. + „
„ 112	0	VII	9 cm!	schwach	3,5 cm	6—9 cm; 25 cm	im I. u. II. Int.	„ „	„ luet.; Aortit.
„ 113					bis zum recht. St.-r.	etwas lateral		„ „	Arteriosklerosis
„ 114	V	V	2 cm	stark	2 cm	2 Fing. lat.; 20 cm		„ rel. + „	Endocardit. ulcerosa
„ 115	0	V	medial v. Ml.	nicht heb.	4 cm	2 cm; 18 cm	keine P.	Mi + Ai	„ „
153	V	V	1 cm	stark	nach r. v. recht. St.-r.	2,5 cm		„ „	„ verr.
154	0	V—VI		ausged.	2 cm	1—3 cm v. d. Axillarl.	akute Dilat.	„ „	„ „
B. 116					lat. vom recht. St.-r.	2 Fing.	Jugularpuls.	„ „	„ + P.
„ 120	0	0			1 cm	1,5 cm; 13 cm		„ „	„ + „
„ 117		VI	9 (3—7) cm	hebend	2 cm medial v. d. Ml.	9 cm!		„ „	„ + „
„ 118	V!	IV, V	außerhalb	stark	2 cm	2 cm		„ „	„ + „
„ 119								„ „	„ + „
155					4 cm;	D + H; 6 cm		„ „	Arteriosclerosis
B. 121	V	VI	6 cm		5 cm von der Mittellin.	6 cm		„ „	„
„ 126	V				2 cm	11 cm v.d.Mittell.; 16 cm	keine P.	„ „	Aortit. luet.
„ 123	V	VI	5 cm	hebend	3 cm	5 cm; 18 cm	diffuse P.	„ „	Arterioskl. + End. ulc.
„ 124	0	V	9 cm v. Mitl.		bis zum recht. St.-r.	v. d. Mittell.; 14,5 cm		„ „	Aortit. luet.

[1]) P. = Perikarditis.

B. 125	V					2—3 cm	P.[1])	Mi + Ai	Aortit. luet.
„ 126		VI	4—5 cm	stark	1 Fing. lat.	4 cm	P. im Jugul.	„ „	„ „
„ 127	V	V	in der Ml.	stark	bis zum recht. St.-r.	etwas lateral		„ „	„ „
„ 128	V	VI	1 cm	mäßig	3 cm	2 cm		Mi + Ais	Endocardit. ulc.
156	V	VII	bis Axillarl.	stark	6 cm	8 cm!	Kast. gesch.	„ „	Endocardit.chron. + P.[2])
B. 129	V!	VI	4 cm	schwach	vermehrt	4 cm; 13 cm		„ „	Aortitis luet.
„ 147	0	0		0	einige cm	4,5 cm	0 P.	„ „	„ „
„ 130						ausgedehnt		„ „	Arteriosklerosis
157	V	VI	3,5—4 cm	hebend	3 cm	4 cm	Jugularp.	Mis + Ai	Endocardit.-chr.
B. 131		IV—V			2 cm	2 cm		„ „	„ „ + P.[2])
„ 132	V	V	lat. v. Ml.	hebend	3,5 cm	3 cm; 12,5 cm	P. üb. d. Herz	„ „	„ „ + „
158	0	V		stark	2 cm vom recht. St.-r.			„ „	Endoc.-chr. + Art.-scl.
159		VI	2,5 cm	hebend	4 cm	4 cm		„ „	„ „ + „ „
B. 133		IV—V	2,5 cm medl.	breit heb.	3 cm	1,5 cm lateral	.	Mi + As	Arterioskl. + P.[2])
„ 134a	0	VI	7 cm		2 cm	7—8 cm; 24 cm		Ms + Ais	
„ 135		V	lateral	schwach	2—3 cm	3—4 cm		„ „	
„ 136	V	V	2,5 cm	stark	3 cm	4 cm	geringe P.	Mis + Ais	Endocardit. ulc.
160	V	VI	4 cm	stark	3 cm	3 cm		„ „	„ chr.
161		V	lateral	stark	3 cm	2 cm		„ „	„ „
B. 138	V	VI	2 cm	stark	5 cm	1,5 cm; 23 cm	diffuse P.	„ „	„ „
„ 139		V	16 cm v. Mitl.	stark	7 cm	von d. Mittell.; 17 cm	P.	„ „	„ „
„ 140		VI	4 cm		3 cm	6—7 cm; 23 cm	P.	„ „	„ „
„ 141		V	2 cm	schwach	bis recht. Sternr.	2,5 cm		„ „	„ „
„ 142	V	V	lateral	0	6 cm von der Mitte	3 cm (= 12,5 cm v. d. Mitte)	P. im Epigast. u. am Halse	„ „	„ „ + P.[2])
„ 143	V	V	1 cm	hebend	5 cm von der Mitte	3 cm; 19 cm		„ „	„ „ + „
162	V	VI	4 cm	hebend	1 cm	4 cm		„ „	„ „ + „
163				ausged.				„ „	„ „ + „
B. 144	V	VI		stark!	4 cm	bis zur vord. Axillarl.		„ „	„ „ + „
„ 145	0	VII	vord. Axill.	ausged.	4 cm	vord.Axill.-lin. 21,5 cm { a) starke P. b) keine „ }		„ „	„ „ + „
164	V	V	3 cm	stark ausged.	bis rechte Parasternall.	5 cm		„ „	„ „
B. 146	V	V	1 Fing. lat.	schwach	2 cm	3—4 cm	keine P.	„ „	„ „
„ 149		VI	Axillarlin.	stark	2 Finger	Axillarlin.		„ „	„ „

[1]) P. = Pulsationen. — [2]) P. = Perikarditis.

B. Die rechte Kammer.

Die Dilatation fehlte in folgendem Falle:

Fall B. 123, Lindahl (s. oben). Die Aortaklappen durch eine ulzeröse Endokarditis beinahe zerstört; also ein akuter Prozeß! Klinisch wurde eine Ausdehnung angegeben.

Erklärung: Die rechte Kammer nach dem Tode zusammengezogen, und sie schien also nur hypertrophisch.

In allen anderen Fällen war eine D oder d angegeben, in einigen Fällen bei der Sektion jedenfalls fraglich (ein 80jähriges Weib); bei Lebzeiten dilatiert.

Eine Hypertrophie fehlte bei folgenden Fällen:

B. 108, Löfgren. Die Erklärung siehe oben.

159, Stjernström, 80jähriges Weib. Arteriosklerose.

Erklärung: Das Alter.

In allen übrigen Fällen fand sich Hypertrophie.

C. Vorhöfe. Der linke Vorhof: Die Dilatation findet sich in der Regel, fehlt relativ selten, öfters fehlt die Hypertrophie, besonders bei luetischer Aortitis.

Der rechte Vorhof: In der Regel findet sich sowohl Dilatation als Hypertrophie. Beide fehlen bisweilen, besonders in einer Anzahl von den luetischen Aortitiden.

Das Resultat wird also: Dilatation und Hypertrophie der Kammern finden sich fast regellos, fehlen bisweilen bei den Vorhöfen. Hier ist auch der Sektionsbefund unsicherer.

Physikalische Zeichen.

An der beigefügten Tabelle sind diese Zeichen, was Vorwölbung, Lage und Art des Herzspitzenstoßes sowie Dämpfung betrifft, zusammengestellt. Wir ersehen daraus:

a) Voussure (V) ist oft ausgesprochen, 29 mal, 11 mal nicht merkbar.

b) Der Herzspitzenstoß liegt nicht nur im vierten Interstitium, sondern

    27 mal im fünften Interstitium,

    17 mal im sechsten   ,,   und

    3 mal im siebenten   ,,   und wird nur selten nicht gefühlt.

c) Er liegt fast immer bedeutend lateral von der linken Mamillarlinie,

d) ist 28 mal als stark, sehr ausgedehnt oder hebend bezeichnet und nur 7 mal als schwach (1—2 mal nicht gefühlt).

e) Die Dämpfung nach rechts dehnt sich in der Regel mehrere Zentimeter lateral vom rechten Sternalrande und ist also mehr ausgeprägt nach rechts als gewöhnlich bei den einfacheren Klappenfehlern. Ist die rechtsseitige Dämpfung nicht deutlich ausgeprägt, so liegt fast nie ein kombinierter M + A-Klappenfehler vor.

f) Die Dämpfung nach links geht auch lateral von der Mamillarlinie in allen Fällen; manchmal dehnt sie sich bis zur vorderen Axillarlinie, also etwa 6—8 cm lateral von der Mamillarlinie.

g) Endlich treten recht oft ausgeprägte diffuse Pulsationen über der Herzgegend hervor, welche vielleicht zur Diagnose Perikarditis veranlassen; aus den Tabellen aber geht hervor, daß das Vorhandensein solcher Pulsationen öfters bei der Perikarditis als ohne diese vorkommen kann.

Diese auffallenden Pulsationen rühren wohl von der ausgeprägten dilatativen Hypertrophie der rechten Kammer her. Wie schon erwähnt wurde, kommen sie auch oft bei den Trikuspidalfehlern vor, wo in der Regel die rechte Kammer sowohl stark dilatiert als hypertrophisch ist.

Man könnte fragen, ob nun diese jetzt erwähnten Zeichen bei den verschiedenen Formen von komplizierten Mitral-Aortafehlern auffallend differieren. Dies scheint indessen nicht der Fall zu sein; wenigstens ist der Unterschied nicht ausgeprägt. Die Differentialdiagnose muß sich deswegen auf andere Zeichen stützen, und zwar auf den auskultatorischen und der Beschaffenheit des Pulses.

Das Fremissement ist, wie die Tab. XIV zeigt, sehr wechselnd.

Auskultation.

Auf die Erklärung der in den Lehrbüchern erwähnten auskultatorischen Zeichen werden wir hier nicht eingehen. Dagegen ist wohl eine Analyse der faktisch gehörten Geräusche vonnöten.

I. Systolisches Mitralisgeräusch.

In allen Fällen wurden auf den Auskultationsstellen der Mitralis Geräusche, besonders an der Herzspitze ein mehr oder weniger rauhes und langgezogenes Geräusch gehört. Nur in drei Fällen, wo besonders annotiert worden ist, war dieses Geräusch abweichend, nämlich:

1. 159 Stjernström, 80jähriges Weib, wo der Ton nur unrein war oder ein schwaches Geräusch gehört wurde. Das Alter dürfte es erklären.
2. B. 136 Vidoff, wo das Geräusch nur kurz war. Diagnose: Mis + Ais.
3. B. 140 Magnusson, wo das Geräusch weich war, obschon ein Cor bovinum vorlag. An der Basis war das Geräusch sägend. Diagnose: Mis + Ais.

Sonst ist die Übereinstimmung eine auffallende.

II. Diastolisches Mitralisgeräusch.

Diesbezüglich ist die Übereinstimmung der Beschreibungen keineswegs so groß, wo eine Ms vorliegt. Wie bekannt, wird auch das zweite Aortageräusch in großer Ausdehnung gehört und selbst stark an der Herzspitze. Auch wurde oft ein diastolisches Geräusch an der Herzspitze gehört, ob von der Aorta oder der Mitralis (bei Mis + Ais), war nicht immer leicht zu eruieren, wenn auch der Charakter dieser Geräusche recht verschieden ist.

Eine besondere Aufmerksamkeit verdient das präsystolische Geräusch, wenn gehört. Im ganzen wird es nur selten gehört und ist nur in sechs Fällen annotiert worden. Da fünf von diesen an Ms litten, so dürfte das Geräusch davon herrühren.

Dagegen fand es sich auch im Falle 154, Arvida Åman, welche Patientin wegen der auffallenden akuten Dilatation ein Gegenstand besonderer Aufmerksamkeit war. Sie hatte eine ausgedehnte Endocarditis chronica und auch acuta, aber nur eine relative Mi. Der präsystolische Charakter des Ge räusches ist wiederholt erwähnt und außerdem ein präsystolisches und systolisches Fremissement. Die Mitralklappen waren nicht verändert; nur eine Endocarditis verrucosa recens lag vor, dagegen eine Ai ohne deutliches Aortengeräusch. Die präsystolischen Zeichen könnten nur aus dem Aortenfehler erklärt werden, oder aus der ausgeprägten akuten Dilatation, welche sich fast bis zur Axillarlinie ausdehnte. Der Spitzenstoß war ausgedehnt und lag im fünften bis sechsten Interstitium (s. oben unter Mitralisinsuffizienz).

I. **Systolisches Aortengeräusch.** Das systolische Aortengeräusch kann sich verschieden verhalten in Fällen von As und Ai.

A. In den Fällen von Ai ist ein schwächeres oder stärkeres Geräusch in allen Fällen beobachtet mit der Ausnahme in folgenden Fällen.

a) Fälle, beobachtet kurz (einige Tage) vor dem Tode oder bei großer Schwäche:

Fall 152. Erster Aortenton nicht völlig rein. Endocarditis ulc. Patient geschwächt; Nephritis.

Fall B. 106. Erster Aortenton rein. Endocardit. ulc.; hochgradige akute Dilatation.

Fall 159. Erster Aortenton rein, bisweilen Geräusch. Patientin ein 80jähriges sehr herabgesetztes Weib.

b) schwieriger zu erklären:

Fall 157. Erster Aortenton rein, erster Karotist. aber mit schwachem Geräusch.

B. In Fällen von Ais.

Fall 141. Aortenton rein. Patient 52 Jahre alt. Unerklärlich.

Fall 144. Aortenton rein. Patient 40 Jahre alt. Beobachtet wenige Tage vor dem Tode. Pulsus exquisit celer! Also wahrscheinlich geringe Stenose.

Es gibt also Fälle von Ai, wo der erste Ton nicht von Geräusch begleitet wird; in drei solchen Fällen lag große Schwäche vor; in einem kaum, hier aber hörte man über der Karotis ein schwaches Geräusch. Das Geräusch am ersten Ton kann also unter den schon oben (s. Aortafehler) nachgewiesenen Zuständen verschwinden. Merkwürdiger ist es jedoch, daß selbst bei Ais ein Geräusch am ersten Ton fehlen kann, wie im Falle 141. Im Falle 144, Ais, war gewiß ein schwaches Geräusch vorhanden, doch nur über der Karotis hörbar, und wohl aus dem Grunde, weil die Stenose eine nur geringe war.

II. **Diastolisches Aortengeräusch.** Dieses charakteristische Geräusch wurde in den Fällen mit Insuffizienz in allen Fällen gehört, wenn auch von sehr wechselnder Stärke und Charakter.

So z. B. wurde der Ton bisweilen eher als unrein (Fall 153) oder mit deutlichem Geräusch (154) als von dem normalen starken Geräusch begleitet bezeichnet. Bei dem 74jährigen Weib wurde der zweite als nicht verstärkt bezeichnet und die Diagnose nur auf H. cordis gestellt. Dagegen wurde der zweite Aortaton als rein in folgenden Fällen annotiert.

A. Fälle von Ai.

Fall B. 120. Nephrit. chron.; Perikarditis; zwei Wochen vor dem Tode. Puls groß, celer. Schwierig zu erklären.

Fall 157. Die anatomische Diagnose Ai scheint unsicher, der chronischen Endokarditis ungeachtet; die Ai wohl gering. Also der Fall erklärlich (?).

Fall 158. Kein diastolisches Geräusch an der Aorta gehört.

B. Fälle von Ais.

Fall 161. Ao-Klappen: Ränder wulstig, nur Reste der Lunulae finden sich. Vielleicht nicht Ai.

Fall B. 139. Ao-Klappen fibrös, retrahiert. Der zweite Ton akzentuiert, rein. Kaum zu erklären. H. cordis.

Fall 163. Der Ao-Fehler etwas unsicher, ungeachtet der Veränderungen an den Klappen, welche verdickt und zum Teil zusammengewachsen waren. Wahrscheinlich war die Ai wie die As geringfügig.

Fall B. 144 (s. oben). Klappen zusammengewachsen, verdickt und fibrös. Der Puls celer! Kaum zu erklären.

Wir ersehen hieraus, daß die Abweichung sich zwar in einigen Fällen erklären kann, in einigen aber, wie besonders in den Fällen 144 und B. 139, läßt sich der reine Ton bei der Ai kaum erklären.

Diagnostisches.

Die Diagnostik der komplizierten Herzklappenfehler bietet dem Arzt größere Schwierigkeiten dar. Besonders ist dies der Fall, da bei diesen Fehlern die Herztätigkeit unregelmäßig ist, die Geräusche über dem ganzen Herzen gehört werden und ineinander ohne Intervalle unmittelbar übergehen, so daß man nicht oder nur mit Schwierigkeit entscheiden kann, woher sie stammen oder welcher Art sie sind.

Aber schon diese Verhältnisse machen oft den Beobachter aufmerksam darauf, daß eine Kombination von Mitralis- und Aortenfehler vorliegen muß. Es ist dabei zu empfehlen, zuerst zu entscheiden, ob eine bestimmte Art von denjenigen Klappenfehlern, welche die charakteristischsten Merkmale besitzen z. B. eine Aortainsuffizienz mit einem Pulsus celer und Aortenton usw., vorliegt oder nicht. Wenn z. B. ein scharfes systolisches Geräusch über der Aorta mit Pulsus tardus und Arteriosklerose vorliegt, so ist ja eine Aortenstenose sehr wahrscheinlich. Von solchen festeren Anhaltspunkten geht man in der Diagnostik aus und nimmt auf alle, sowohl ätiologischen als klinischen Gesichtspunkte die gebührende Rücksicht.

Wie schon oben hervorgehoben worden ist, spielt dabei das Alter, eventuelle Lues, die Ausdehnung der Aorta, der Grad der Zyanose, die Form des Herzens, Pulsationen über der Herzgegend, die Lage und Art des Spitzenstoßes usw. oft eine bestimmende Rolle.

Die bei den kombinierten Herzklappenfehlern gestellten Diagnosen zeigen sich oft in mehreren Hinsichten als unvollständig, selbst nicht selten als fehlerhaft. Die in den Journalen annotierten Diagnosen stammen keineswegs immer von mir, sondern bisweilen von anderen ordinierenden Chefs der Klinik, besonders oft aber von den ordinierenden Assistenzärzten. Oft dagegen stehe ich für die Diagnose ein. Indessen habe ich am richtigsten gefunden, diejenigen Diagnosen anzuführen, welche am Leichenzettel angegeben waren, selbst in denjenigen Fällen, wo diese offenbar unrichtig und zu korrigieren waren.

Wir wollen jetzt einen Vergleich zwischen den klinischen und den anatomischen Diagnosen vornehmen, um zu eruieren, welches die gewöhnlichen Fehler sind. Indessen muß zuerst die Aufmerksamkeit darauf gelenkt werden, daß die anatomischen Diagnosen keineswegs immer als sicher oder exakt bezeichnet werden können, wie schon oben mehrmals erwähnt wurde. Dieses gilt betreffs der Diagnose auf Ms beim Vorhandensein einer Mi org. oder einer Mi relativa. Auch hinsichtlich einer vorgefundenen As können leicht verschiedene Meinungen, selbst nach der Untersuchung des anatomischen Präparats, sich äußern. Wir finden deshalb in der Col. der anatomischen Diagnose viele Fragezeichen. Über die Diagnose in solchen Fällen lohnt es sich kaum, eingehende Analysen zu machen.

Um Übersichtlichkeit zu gewinnen, wird es nötig, die Fälle in diagnostische Gruppen zu ordnen.

I. Gruppe. Klinisch kein Klappenfehler, anatomisch Klappenfehler.

Fall B. 105, 37 jähriger Mann. Klin.: Endocardit. ulc. Anat.: Endocardit. ulc. mitr. u. Ao c. Mi + Ai. Bemerk.: Klinisch Geräusche am ersten Mitralis- und zweiten Ao-Ton; exquisit Puls. celer.

Schluß: Der Fall wäre von mir als Mi + Ai diagnostiziert.

Fall B. 113, 74 jähriges Weib. Klin.: H. cordis; Arteriosklerosis. Anatom.: Mi + Ai.

Bemerk.: Geräusche am ersten Mitr.- und ersten Ao-Ton; zweiter Ao-Ton ohne Geräusch; Puls. etwas tardus; vor meiner Zeit als Chef diagnostiziert.

Schluß: Wäre von mir als Mi diagnostiziert; für Ai fehlen Zeichen!

Fall 159. 80 jähriges Weib. Klin.: D. u. H. cordis.

Anat.: Mis + Ai.

Bemerk.: Erster Mitr.- u. erster Ao-Ton unrein oder mit schwachem Geräusch; zweiter Mitr.- und zweiter Ao-Ton ohne Geräusch.

Schluß: Die Schwäche des alten Weibes mit Apoplexie machte die Geräusche unhörbar; daher die fehlerhafte Diagnose.

In den Fällen B. 105 und B. 113 hatte also eine Diagnose auf Klappenfehler gesetzt werden können; im Falle 159 aber fehlten die physikalischen Zeichen.

II. Gruppe. Reine Ms mit Aortafehler.

Die unike Kombination Ms + As infolge einer Geschwulst (Fall 151) wurde richtig diagnostiziert. Im Falle B. 150 wurde dagegen die Ms infolge fehlender Zeichen, wie sonst oft, vermißt. In den beiden Fällen 134 a und 135, Ms + Ais, wurde auch Ms aus demselben Grunde vermißt.

Also: Ms wird oft bei Aortenfehlern nicht diagnostiziert, und zwar infolge mangelnder Geräusche.

III. Gruppe. Mi + Ai.

a) Mi organica (12 Fälle).

Richtige Diagnose Mi + Ai wurde in acht Fällen gesetzt, wenn auch in einem mit dem überflüssigen Zusatze Ms. In einigen war die Frage, ob diese Mi organischer oder funktioneller Natur war, klinisch unentschieden.

In einem Falle wurde Ai nicht diagnostiziert, weil das diastolische Geräusch schwach und unbestimmt war; in einer Mi wegen des schwachen Geräusches nicht diagnostiziert; und in einem Falle bei Vorhandensein eines Aneurysmas und eines systolischen Geräusches, dessen Herkunft ungewiß war, auch Mi vermißt.

Also: Bei der Mi organica + Ai kann man auf richtige Diagnose rechnen, ausgenommen in einigen Fällen, wo charakteristische Geräusche ausbleiben.

b) Diese Gruppe enthält 17 Fälle, verteilt in zwei Gruppen: 1. mit Endocarditis acuta (+ Perikarditis) und 2. mit Arteriosclerosis: a) luetica oder b) simplex.

In neun Fällen war die Diagnose absolut richtig. In vier Fällen, allen mit luetischer Arteriosklerose, wurde außer der Ai auch As vermutet. Bei der Analyse dieser Fälle findet man als Grund der Diagnose das oft starke systolische Geräusch über der Aorta am ersten Tone.

Fall B. 121. Erster Ao-Ton mit Geräusch; Pulsus celer; Durozier; Aortit. chron.

Fall B. 122. Erster Ao-Ton vom Geräusch verdeckt; Puls: nach der linken Kurve fast tardus, nach der rechten mehr celer.

Fall B. 124. Erster Ao-Ton mit starkem, rauhem Geräusch; Puls sin. etwas tardus; dx. fast celer. Aortitis.

Fall B. 125. Erster Ao-Ton mit langgezogenem, starkem Geräusch. Puls rechts exquisit celer, links weniger deutlich.

Der diagnostische Fehler ist lehrreich. Selbst ein starkes, rauhes, langgezogenes, systolisches Geräusch berechtigt nicht an und für sich zur Diagnose Stenose. Interessant ist die Differenz des Pulses. Wenn der eine Puls ein Tardus ist, der andere ein Celer, liegt die Verengerung deutlich nicht in der Aortamündung, sondern mehr peripherwärts in der Aortawand beim Abgang der Gefäße — das ist das Lehrreiche (übrigens ganz Natürliche) in diesen vier Fällen.

Weiter: Ai wurde in einem Falle (B. 120) nicht annotiert, da der zweite Aortaton rein war (s. oben), und in einem (B. 96), wie es scheint, aus demselben Grunde. Mi wurde in zwei Fällen nicht festgestellt, da das systolische Geräusch als Aortageräusch gedeutet wurde.

Schluß. Bei Ai + relativer Mi sind überhaupt die Diagnosen recht genügend, wenn man nur Rücksicht dazu nimmt, daß ein Pulsus celer eine Stenose (bei luetischer Aortitis) ausschließt. Daß indessen der Puls nicht immer maßgebend ist, zeigt der Fall B. 150 (Ai + Aortitis), wo der Puls eher durus und dazu sehr unregelmäßig war, wohl infolge einer begleitenden Ms (s. oben).

IV. Gruppe. Mi + Ais (fünf Fälle).

In drei Fällen war die Diagnose richtig und vollständig; in einem Falle (B. 128) As nicht klinisch diagnostiziert, anatomisch aber fraglich. Da die Pulskurve exquisit celer und groß war, so wurde As ausgeschlossen; am ersten Aortaton fand sich ein sägendes Geräusch. Die Aortaklappen hatten an den Rändern enorme Kalkmassen und waren uneben, stachelig! Der Fall ist beim Vergleich mit den oben erwähnten lehrreich.

Endlich wurde in einem Falle (B. 130, einem 64jährigen Weib) nur As notiert wegen des Pulsus tardus und des starken systolischen und des mangelnden diastolischen Geräusches. Die Ai sowie die Mi waren gering; also der diagnostische Fehler zu entschuldigen. Jedenfalls war As die Hauptdiagnose.

V. Gruppe. Mis + Ai (fünf Fälle).

In einem Falle (159, 80jähriges Weib) fehlten, gewiß wegen der Schwäche der Patientin, deutliche Geräusche, und ein Klappenfehler wurde nicht diagnostiziert (s. oben). In zwei Fällen war die Diagnose richtig, wenn auch As in B. 131 vermutet wurde, und zwar wegen des starken systolischen Aortageräusches; die Art des Pulses ist nicht erwähnt. Endlich wurde im Falle 158 der Aortafehler nicht diagnostiziert. Der langen Beobachtungszeit ungeachtet wurde kein diastolisches Geräusch gehört! In 157 wurden Ms und Ai vermißt, und keine Geräusche deuteten darauf. Der zweite Aortaton war rein! Anatomisch war sowohl Ms als Ai fraglich!

Also: Die Ms wird oft und Ai bisweilen wegen fehlenden diastolischen Geräusches vermißt.

VI. Gruppe. Mi + As (ein Fall).

Der Fall (B. 133) wurde richtig diagnostiziert. An der Spitze fand sich ein systolisches Geräusch, nach der Basis hin an Stärke abnehmend. Über der Aorta ein anderes rauhes, systolisches Geräusch und Arteriosklerosis. Der zweite Aortaton kaum hörbar. Die Aortaklappen waren an ihrer Basis kalkinkrustiert, fest und rigid — der Puls aber etwas celer.

VII. Gruppe. Mis + Ais (16 Fälle).

Wir haben hier vor uns die Kombination aller Klappenfehler, welche die linke Kammer treffen können. Die Geräusche untermischen sich also miteinander, wenn sie alle überhaupt da sind. Wie bekannt, fehlen oft Geräusche bei Ms und selbst bisweilen bei Mis, oder sie sind wechselnd.

Bei der Analyse der Diagnosen bemerken wir zuerst, daß die vollständige Diagnose Mis + Ais nur in drei Fällen (B. 138, B. 143 und 162) gesetzt wurde. Diese Fälle verdienen spezielle Erwähnung, damit wir ersehen können, unter welchen Bedingungen es gelingt, die vollständige Diagnose zu setzen.

Fall B. 138. Ein präsystolisches Geräusch mit präsystolischem Fremissement gründete die Diagnose Ms.

Ein ausgezogenes, diastolisches Geräusch, am deutlichsten an der Mitte des Sternums hörbar, sowie der schöne, wenn auch unregelmäßige Pulsus celer (s. Kurven) und der Arterienton selbst in Pediaea mit Kapillarpuls veranlaßten zur Diagnose Ai.

Ein langgezogenes, systolisches Geräusch an der Spitze ergab die Diagnose Mi, und ein langgezogenes, systolisches Geräusch über der Aorta machte die Diagnose gewissermaßen wahrscheinlich, obschon die spitzigen Kurven dagegen sprachen. Die Aortaklappen waren geschrumpft und verdickt und die Stenose deutlich. Der Patient, nur 25 Jahre alt, hatte rheumatisches Fieber gehabt.

Fall 143. Hier waren die auskultatorischen Zeichen dieselben, der Puls aber groß, etwa normal! Der Ao-Fehler anatomisch fraglich.

Fall 162. Geräusche am ersten Mitr.- und ersten und zweiten Ao-Ton; aber kein auf Ms deutendes Geräusch wurde gehört, und der Puls war oft groß, ein wenig celer. Die Diagnose Ms wurde wohl im Anschluß an eine frühere Diagnose, wo der Fehler nicht kompliziert war, gestellt, und in Anbetracht des bisweilen hervortretenden, langsamen Pulses (latenter Bigeminus). Außerdem fand sich eine Pericarditis adhaesiva!

Wir ersehen hieraus, daß die Diagnose in keinem der drei Fälle theoretisch als exakt gut begründet angesehen werden kann. Es waren Glückdiagnosen!

Zunächst kommen vier Fälle, diagnostiziert:

Fall B. 140 als Ais- + Mitr.-Fehler. Die Diagnose Ais + Mi ist gut begründet. Der Pulsus parvus irregularis sowie die sehr unregelmäßige Herztätigkeit paßt gut für Ms.

Fall B. 146 als Mi + As. Geräusche am ersten Mitr.- und ersten Ao-Ton gründeten Mi + As. Kein auf Ms deutendes Geräusch, der Puls aber sehr arhythmisch, konnte auf Ms deuten. Ob sich eine Ai anatomisch vorfand, ist fraglich. Die klinische Diagnose also akzeptabel.

Fall 164 als Mi + Ais. Hier fehlt also nur Ms in der klinischen Diagnose; anatomisch waren die Klappen des 75jährigen Mannes verkalkt und Mitralis kaum für einen Finger offen, die Mitralklappen verkalkt. Außerdem Arteriosklerosis. Es scheint also, daß der Zufluß zur linken Kammer in höchstem Grade verhindert war und also auch der Ausfluß in das sklerotische Gefäß. Wie war in diesem Falle der Puls? Zwar sehr unregelmäßig, aber magnus, celer, durus, irregularis, inaequalis. Man ersieht, daß die linke Kammer sich in wiederholten Perioden gefüllt hat und einzelne große Pulse aussendet (s. Kurve).

Es fragt sich: Hätte das fehlende Glied Ms in der Diagnose eingefügt werden können?

Die Geräusche waren sehr schwierig zu deuten und wechselnd.   Der unregelmäßige Puls war wohl der beste diagnostische Anhaltspunkt für Ms.

Fall B. 145 als Mi + Ai.   Fanden sich Zeichen an Ms + As?   Nur ein systolisches Aortengeräusch, der Puls celer aber schließt, schien es, eine As aus.   Der langsame Puls (54—60) konnte für Ms sprechen, aber kein Geräusch war da.   Außerdem fand sich eine Pericarditis adhaesiva totalis, worauf die starken Pulsationen deuten konnten.   Die klinische Diagnose war also leicht zu verteidigen.

Wir kommen jetzt zu einer großen Gruppe von sieben Fällen, wo nur Mis diagnostiziert wurde, und zwei, wo nur Mi + Myokarditis gesetzt wurde. Die zwei Fälle waren:

Fall B. 141.   Hier fanden sich nur ein systolisches Mitralgeräusch und unregelmäßiger Puls auf 120.   Dieses berechtigte nur zur Mi + latenter Ms.   Über Ao fanden sich keine Geräusche!   Das Fehlen eines beschreibenden Sektionsprotokolls macht eine Diskussion unmöglich.

Fall B. 144.   Auch hier fanden sich nur ein systolisches Geräusch an der Herzspitze und ein Pulsus irregularis oder normalis, celer, 94.   Also ließe sich nur Mi verteidigen. Anatomisch lag Mis + As (+ Ai?) vor.

Zum Schlusse wollen wir die sieben Fälle, wo klinisch nur Mis diagnostiziert wurde, abhandeln.

Fall B. 136.   Geräusch am ersten (und zweiten?) Ton, sowie präsystolisches Geräusch am ersten und zweiten Ao-Ton.   Hier ist deutlich ein diagnostischer Fehler begangen, daß nicht Ai auch gesetzt wurde.   Wahrscheinlich wurde das zweite Ao-Geräusch als mitralisch aufgefaßt.   Der große, harte Celerpuls berechtigte nicht zur Annahme einer As, wenn er auch fast durus war.

Fall 160.   Der Ao-Fehler wurde vermißt.   Deutliche Zeichen fehlten.

Fall 161.   Hier fanden sich Zeichen eines Ao-Fehlers.   Der zweite Ao-Ton war ohne Geräusch, der erste mit schwachem Geräusch.   Der Puls weich, klein, schnell, etwa auf Ms deutend.   Also keine Zeichen eines Ao-Fehlers.

Fall B. 139.   Auch hier fehlten alle Zeichen einer Ai oder As.   Der Puls war klein, unregelmäßig, 140, typisch für Ms (auch prasystolisches Geräusch); der erste Ao-Ton mit schwachem Geräusch, der zweite rein, akzentuiert!   Also keine Zeichen eines Ao-Fehlers, welcher doch anatomisch vorhanden war.   Dagegen Venenpuls.   Ohne Sektionsdiagnose auf Trikuspidalfehler.

Fall B. 140.   Hier fand sich am ersten Ao-Ton ein sägendes und ein schwaches, diastolisches Geräusch.   Der Puls charakteristisch für Ms.   Die Ao-Klappen waren verkalkt, geschrumpft.   Also kein sicheres Zeichen von Ai, vielleicht dagegen von As?

Fall 163.   An der Basis und Aorta keine Geräusche.   Der Puls bisweilen klein, oft groß, dikrot.   Also keine Zeichen eines Ao-Fehlers.

Fall B. 149.   Nur ein systolisches Mitralgeräusch annotiert und ein kleiner, unregelmäßiger Puls.   Also keine klinischen Zeichen an Ao-Fehler; anatomisch: As deutlich, Ai fraglich.

Hiermit ist die den Leser und auch dem Verf. ermüdende Detailanalyse der einzelnen Fälle, sowie der Ursachen der vorhandenen Fehlerdiagnosen abgeschlossen.   Für denjenigen, welcher die Gelegenheit hatte, den Fällen bei Lebzeiten zu folgen, war die Analyse besonders lehrreich.   Doch lassen sich auch eine Anzahl allgemeiner lehrreicher Sätze aus den Daten herausziehen.

Die Hauptresultate der Analyse sind die folgenden:

I. Bei einer Kombination von Mitral- und Aortaklappenfehlern kommen überhaupt alle theoretisch denkbaren Kombinationen in der Tat vor (s. Tab. XIV). Es überwiegen aber gewisse in auffallender Weise.   Die Kombination mit Ms ist überhaupt selten, was sich schon aus der Seltenheit der reinen Ms erklären läßt.   Sie kombiniert sich mit Ai, As und Ais, aber nur in einzelnen Fällen.

Schon a priori ist zu erwarten, daß die Kombinationen mit Mi und Aorta-fehlern zahlreicher sind. Dabei ist Mi nur ausnahmsweise mit reiner As verbunden, was wohl davon herrührt, daß die Mi gewöhnlich endokar-ditischen Ursprungs ist, die reine As dagegen arteriosklerotischen. Außerdem scheint mit einer gewissen Vorliebe die Stenose in dem einen Klap-penapparate sich mit Stenose in dem anderen zu kombinieren (wie schon früher, besonders bei den Trikuspidalfehlern, bemerkt wurde), wie auch Mi sich öfters mit Ai als mit As verbindet.

Mi verbindet sich am liebsten mit Ai (29 Fälle), nur ausnahms-weise mit As oder Ais. Bei der Kombination Mi + Ai aber ist in vielen Fällen (17) die Mi nur eine relative und also wohl gewöhnlich eine sekun-däre infolge der Dehnung der linken Kammer.

In 12 Fällen war die Mi eine organische. Diese Fälle schon klinisch zu unterscheiden, begegnet großer Schwierigkeit, wie die Diagnostik zeigt. Die Entwickelung der Krankheit, wenn man sie stets verfolgt hat, kann die Frage beantworten, welcher Fehler der primäre ist. Bei der Kom-bination der organischen Mi mit Ai spielt die Arteriosklerose, wie zu erwarten war, eine geringe Rolle, bei der relativen dagegen eine bedeutende, was vom diagnostischen Gesichtspunkte zu beachten ist! Das Alter spielt also bei der Diagnostik eine Rolle (s. oben), indem die endokarditischen Formen ein Mittelalter von 24 Jahren zeigen, die arteriosklerotischen von 52 (54) Jahren.

Diese Arteriosklerosis war in der Mehrzahl luetischer Art, fünf Fälle von acht; in zwei Fällen konnte Lues nicht nachgewiesen werden. In einem Falle war Alkohol etc. vorhanden.

Die Aorta war selbst bei den als nicht luetisch angenommenen Fällen erweitert, aber Verdacht lag vor, daß alle diese Fälle von Arteriosklerosis luetisch waren, und zwar um so mehr, da nämlich Jacobaeus u. a. nach-gewiesen haben, wie oft diese Aortaklappenfehler die Wassermannsche Re-aktion geben.

Viele (sechs Fälle = 50%) der endokarditischen leiden an Pericarditis acuta oder chronica; diese verläuft gewöhnlich klinisch latent.

Die ulzeröse Endokarditis trifft immer die Aortaklappen, oft daneben auch die Mitralklappen, nie ausschließlich die letzteren.

Sobald aber eine Mis sich entwickelt hat, tritt auch die Ais oft auf (16 Fälle). Diese Formen sind fast immer endokarditische.

Viele der kombinierten Mitral- und Aortaklappenfehler sind mit Peri-karditis verbunden. Diese ist gewöhnlich dabei klinisch latent und wurde nicht diagnostiziert (s. oben).

Während in der Gruppe Mi + Ai die ulzeröse Endokarditis oft, besonders in der Gruppe der organischen Mi (58%; 7 Fälle von 12), auftritt, so ist dieses dagegen selten der Fall bei der Mis + Ais.

Es gibt also bei den kombinierten Mitral-Aortenklappenfehlern zwei große Gruppen von Fällen mit verschiedenen ätiologischen Momenten, der Endokarditis und der Arteriosklerosis, diese gewöhnlich luetischer Natur. Die endokarditischen Fälle zählten in meiner Sammlung 39, die arteriosklero-tischen dagegen 20, wozu noch ein Fall von Geschwulst kommt, in Summa 60 Fälle.

In der ersten Gruppe trifft man Endocarditis ulcerosa in 12 Fällen, Endocarditis chronica et verrucosa acuta in 27 Fällen und Perikarditis im ganzen in 19 Fällen.

Das mittlere Alter der endokarditischen Fälle war 31 Jahre, der luetischen 58 Jahre und der senilen arteriosklerotischen 63 Jahre. Lues und Perikarditis scheinen einander auszuschließen. Die Verteilung auf Altersgruppen ist auch interessant (s. Kurven unten), indem die endokarditischen an Anzahl beim Tode zwischen 20 und 29 Jahren kulminieren, die luetischen zwischen 50 und 59 und die rein arteriosklerotischen erst zwischen 70 und 79 Jahren. Vor dem 40. Jahre fand sich kein Fall der beiden letzten Gruppen.

II. Die Untersuchung der Größenverhältnisse des Herzens ergab auch einige lehrreiche Schlüsse. Fast ohne Ausnahme zeigt das Herz eine dilatative Hypertrophie. Indessen ergaben die Sektionen, daß die Dilatation in einigen Fällen scheinbar fehlte, und zwar betreffs der linken Kammer in zwei Fällen. Die Untersuchung über die Größe der Kammer bei Lebzeiten ergab indessen, daß die linke Kammer dann selbst bedeutend dilatiert war und sich post mortem zusammengezogen hatte.

Ebenso verhält es sich betreffs der angeblich ausgebliebenen Hypertrophie. In einem Falle war sie wahrscheinlich durch eine akute Dilatation gedeckt. Nur in einem Falle (151) fehlte sie, und zwar bei einem kanzerösen Patienten mit ausgedehnter Karzinosis und Sarcoma cordis.

Dilatation der rechten Kammer fehlte angeblich in einem Falle; war aber klinisch nachgewiesen. Dagegen fehlte die Hypertrophie in zwei leicht zu erklärenden Fällen, einem 80jährigen Weib und einem Manne mit akut verlaufender Sepsis (Endocarditis ulcerosa).

Die Vorhöfe zeigten, der linke in der Regel Dilatation, öfters Hypertrophie, der rechte in der Regel sowohl Dilatation als Hypertrophie.

III. a) Die physikalischen Zeichen waren in der Regel: Voussure und Herzspitzenstoß im fünften bis sechsten Interstitium, lateral von der Mamilla; er war in der Regel stark und hebend. Die Dämpfung war sowohl nach rechts als nach links sehr ausgeprägt und vergrößert; die Herzgegend zeigte oft Pulsationen. Diese Zeichen variierten nicht auffallend in den verschiedenen Gruppen von Kombinationen. Die ausgeprägte große Dämpfung und die eventuellen Pulsationen am Brustkorbe über dem Herzen waren besonders für die komplizierten M-Aortafehler charakteristisch.

b) Für die Differentialdiagnose spielen die Geräusche eine große Rolle. Doch zeigten sie vom Typischen in einigen Fällen Abweichungen, welche den Kliniker leicht irreführten.

So war, ungeachtet einer Mi, das systolische Mitralgeräusch bisweilen bei geschwächten Individuen schwach oder selbst nicht hörbar (s. S. 89). Das diastolische resp. präsystolische Geräusch fehlte oft bei der Ms, und eine Verwechslung zwischen dem diastolischen Mi- und Aortageräusch gab bisweilen Veranlassung zur fehlerhaften Diagnose.

In einem Falle fand sich ein ausgeprägtes präsystolisches Fremissement bei Ai, obschon eine Ms nicht vorlag.

Unter den Aortageräuschen fehlte bisweilen sowohl bei Ai als auffallend genug selbst bei Ais das systolische Geräusch. In einigen von diesen Fällen kann es durch die Schwäche des Herzens erklärt werden, in anderen war es nicht zu erklären, oder die Stenose war geringfügig.

Das diastolische Geräusch kann auch fehlen, und der zweite Ton war in mehreren Fällen sowohl bei Ai als bei Ais als rein annotiert, was sich nur schwierig in einigen Fällen erklären ließ.

IV. Die Diagnostik der vorhandenen Fehler war in vielen Fällen mangelhaft, selbst positiv fehlerhaft.

In einigen Fällen (s. S. 262), wo typische Zeichen und besonders Geräusche fehlten, wurde die Diagnose nicht auf Klappenfehler, sondern auf D. + H. cordis, Myokarditis usw. gesetzt. Bei Analyse einiger dieser Fälle war die Ursache der fehlerhaften Diagnose nicht Nachlässigkeit, sondern Fehlen charakteristischer Geräusche, in anderen beruhte die Diagnose entschieden auf einem Fehler in der Diagnostik.

Überhaupt wurden die einfacheren Klappenfehler recht gut diagnostiziert, so z. B. die Mi organica + Ai, wenn auch schon in dieser Gruppe das Aortageräusch nicht ausgeprägt war.

In der Gruppe Mi relativa + Ai war in der endokarditischen Subgruppe auch die Diagnose in der Regel exakt; aber beim Vorhandensein einer (luetischen) Arteriosklerose wurde manchmal statt Ai eine Ais diagnostiziert, und zwar auf Grund eines starken systolischen Geräusches.

Diese Fälle zeigten entweder einen Pulsus celer beiderseits, oder auf der einen Seite einen Pulsus tardus und auf der anderen einen Pulsus celer. Es ist zu beachten, daß in diesen Fällen die Verengerung nicht in der Aortenöffnung, sondern mehr peripherisch beim Abgange der großen Gefäße aus dem Aortenbogen lag. Doch kann auch bei Pulsus tardus nur eine Ai vorliegen (Fall B. 150).

Betreffs der Gruppen Mi + Ais und Mis + Ai wurde die Beobachtung gemacht, daß ungeachtet der vorhandenen Ai das diastolische Geräusch bisweilen ausblieb. In einem Falle von exquisiter As neben Ai war die Pulskurve exquisit celer!

Die zahlreichsten Fehler betreffs der Diagnose fanden sich inzwischen in der Gruppe Mis + Ais. Von den exakten und vollständigen Diagnosen in drei Fällen war nur die eine gut begründet; die zwei anderen waren Glücksdiagnosen.

In mehreren anderen zeigte die vorhandene Ms keine deutlichen Zeichen; in einem Falle war der Puls selbst magnus und celer, obschon sowohl Ms als As vorlag.

Die Ms und As wurden bisweilen aus guten Gründen klinisch vermißt, fanden sich aber anatomisch.

Auffallenderweise wurden nicht weniger als sieben Fälle nur als Mis diagnostiziert, d. h. die Aortadiagnose wurde vermißt. Dies Verhältnis ist erstaunend. Aus der Analyse dieser Fälle ging hervor, daß auch oft die klinischen Zeichen der Ai oder As vollständig fehlten oder unvollständig und nicht klar genug waren, um zur Diagnose auf Aortenfehler zu berechtigen, was aus der Detaildiagnostik (s. S. 264) hervorgeht.

Es folgt hieraus, wie aus den früher erwähnten Daten, daß eine Mi, Ms oder besonders Mis oft die richtige Aortendiagnose vereitelt. Schon oben ist nachgewiesen worden, daß bei der Schwäche der Patienten die typischen Geräusche von Ai oder As ausbleiben können, indem der Blutstrom nicht genügende Kraft oder Schnelligkeit hat, um kräftige Wirbel und Geräusche hervorzurufen. Bei der Mis wird die linke Kammer wohl oft, besonders bei Inkompensation oder schneller Herzwirksamkeit nicht genügend erfüllt. Infolgedessen wird wohl der Blutstrom nicht kräftig genug oder zu gering, um die charakteristischen Aortengeräusche hervorzurufen. Es war auch der Puls in mehreren von diesen Fällen klein, sehr unregelmäßig und sehr frequent, bis 120—160, wie bei inkompensierter Ms (Fälle B. 141, B. 144, 161, B. 139, B. 140, 163 und B. 149). Hierin hat man wahrscheinlich den Grund der mangelhaften Diagnose, welche sich also wohl klinisch verteidigen läßt.

Was aber in der ganzen Gruppe von kombinierten Mitral-Aortenfehlern sehr auffällig mangelhaft ist, das ist, daß eine vorhandene Perikarditis so oft in der Diagnose vermißt wurde. Nur in einigen akuten Fällen wurde diese Diagnose gestellt und in diesen Fällen war sie richtig.

Man muß, da die Perikarditis in 19 Fällen von $69 = 32\%$ vorkommt, also darauf besonders achten. Diese Perikarditis kam nun nur in einem arteriosklerotischen Falle vor, nie in den luetischen. Ziehen wir diese 8 oder alle 20 Fälle mit Arteriosklerosis ab, so fanden sich 19 Perikarditisfälle auf 40, also eine Perikarditis in etwa $47—48\%$ aller Fälle von kombiniertem Mitralis-Aortafehler.

Prognose.

Schon a priori ist es klar, daß die verschiedenen Formen von kombinierten Mitral-Aortenfehlern eine verschiedene Prognose darbieten müssen. Was die großen Gruppen endokarditischer Fehler und arteriosklerotischer betrifft, ist schon oben nachgewiesen worden, wie ganz verschiedenes Alter die Patienten dieser Gruppen erreichen. Die Kurven (S. 254) legen es besser als die nackten Ziffern klar.

Was die Endokarditiden betrifft, so ist es einleuchtend, daß der kombinierte Klappenfehler die Folge eines sehr ausgedehnten oder intensiven endokarditischen Prozesses oder wohl mehrmals rezidivierender Entzündungen ist. Schon hierin liegt eine Gefahr. Weiter zeigen die Sektionen, wie oft dabei die verhängnisvollen ulzerösen Endokarditiden auftreten, und endlich sind ja viele von diesen Fällen mit Perikarditis kompliziert.

Viel günstiger gestalten sich die arteriosklerotischen Formen. Bei diesen fehlt fast immer eine Perikarditis, und auch die ulzerösen Endokarditiden fehlen oft dabei, besonders bei den luetischen Formen.

Das mittlere Alter ist auch bei diesen Formen ein verschiedenes.

Inwieweit die Perikarditis an sich das Leben verkürzt, wurde anderswo dargelegt.

Tabelle XIV.   60 Fälle von kombinierten

Nr.	Jahr	Nr. klin.	Nr. Sekt.	Name	Alter	Anamnese	Grundkrankheit mit Komplikationen	im ganzen	links Kam.	links Vorh.	rechts Kam.	rechts Vorh.	Ostium	Klappen

A. Mitralis-Stenose und

Nr.	Jahr	Nr. klin.	Nr. Sekt.	Name	Alter	Anamnese	Grundkrankheit mit Komplikationen	im ganzen	links Kam.	links Vorh.	rechts Kam.	rechts Vorh.	Ostium	Klappen
B. 150	1903	557	167 mikr.	L. J. Ason Lund	51	Lues; Rheum.; Herzkl., Atemnot, Cyanose	Ins. v. ao.; Aortit. chr. luet. u. art.-sclerot.; Dil. ao. aneurysm.; Nephrit. chr. parench.	bed. vergröß.	D H	d h	D h	D H	M. offen f. kaum 2 Fing. Ao. Ins.	M. Ann. fibr. verdickt u. Kalkinkr. Ao. V. mit wulst. Verdick. in d. Schließ.-ränd.; einige zus.-gew. in d. Winkeln, wo sie zusamm.-schließen. Keine Retraktionen

B. Mitralis-Stenose

Nr.	Jahr	Nr. klin.	Nr. Sekt.	Name	Alter	Anamnese	Grundkrankheit mit Komplikationen	im ganzen	links Kam.	links Vorh.	rechts Kam.	rechts Vorh.	Ostium	Klappen
151	1882	247	44 mikr.	Karolina Nylén	52	Rheum. chr.; Canc. hepat. + Metast. im Pericard., Herz. und d. Pleur.		D H	D 0 h	D (Tu-mor) 0 h	d 0 h	D 0 h	M. vereng. d. Geschwulst; offen f. 1 Fing. Ao. geringes Hindernis (St.)	M. verdickt, Chordae eben-so; Pp.-musk. schw. Ao. etw. steif; Endocardit.

C. Mitralis-Insuffizienz

a) Organ. Mitralis-Insuffi-

α) Endocarditis

Nr.	Jahr	Nr. klin.	Nr. Sekt.	Name	Alter	Anamnese	Grundkrankheit mit Komplikationen	im ganzen	links Kam.	links Vorh.	rechts Kam.	rechts Vorh.	Ostium	Klappen
152	1883	470	96	Karolina Lundberg	29	rheum. Fieb. 18 J. alt; 4 Partus; Ödeme	Endoc. ulc. mitr. u. ao.; Nephr. subac. sec.	D H	D H	?	d h?	?	M. 2 große Wunden gegen Ao.; E. ulc. Ao. Insuff.	M. keine Sten. Ao. große Pap.-Expr. (E. ao.)
B. 103	1901	658	212	Alfred Ljungberg	47	Alk.-Mißbr.; starke Dyspn.; Cyanose, Alb.	Alcoholism. chr.; Ins. v. ao. u. mitr. Pneum.; Stas. hepat.; Pleur. serofibr.	vergröß.					M. Ins.; offen f. 3 Fing. Ao. Ins.?	M.— Ao. End. ulc. ao.; große ulzeröse Ver-änderungen an den V.
B. 104	1909	199	125	Gustaf Lindkvist	43	weder Lues noch Alkoholism.; Atemnot	End. ulc. sub-ac. v. ao.; End. chr. fibr. v. mitr.; Myoc. chr. fibr. u. Deg. adip. c.; H. u. D. cord. etc.	vergröß.	D H		D H		M. Ins. (u. Sten.?) Ao. Ins.	M. E. chr. fibr. Ránd. zusam.-gew., Klappen verdickt Ao. E. ulc. subac.
B. 105	1909	V: 188	185	A. G. Pettersson	37	1909 Gelenk-rh.; Herzf.; Cyanose	End. ulc. u. chr. verr. v. ao. u. mitr.; Aneur. ac. ulc. rupt. ao.; H. cord.; Nephr. ac.	H					M. Ins. Ao. Ins. (wahr-scheinl.)	M. End. chr., verr. u. ulc. Ao.

Mitral-Aortenfehlern.

Frem.	Töne I.	Töne II.	Puls und Venenpuls	Myokard. Endok.	Perikard., Leber u. Milz	Gefäße	Bemerkungen	Diagnosen klin.	Diagnosen anatom.
Aorten-Insuffizienz.									
schwere Blasenger. oder unrein. Ao. unrein, ohne deutl. Ger., vorh. kurzes systol. Geräusch	unrein; Ao. ausgezog., beinahe kling. diastol. Blasenger.	P. etw. hart; unregelm. Pulsus differens	fest; keine E.	P. strahl. Sehnenfl.; 160 gr.	Ao. asc. u. arc.: mäß. Aneurysm.; Erweiterung mit diff. Grenzen. Pulm. ohn. bemerkensw.			Ins. ao.; Dil. ao.	Ins. v. ao.; Aortit. chr.
und Aorten-Stenose.									
?	?		Sarcoma; keine E.	P. haemorrh.; Sarcoma fusocellul. Canc. hepat.			Canc.? hepat.; Sarcoma fusocell. cordis	Sten. mitr. u. ao.	Sten. mitr. u. ao.
und Aorten-Insuffizienz.									

zienz und Aorten-Insuffizienz.

ulcerosa.

Frem.	Töne I.	Töne II.	Puls und Venenpuls	Myokard. Endok.	Perikard., Leber u. Milz	Gefäße	Bemerkungen	Diagnosen klin.	Diagnosen anatom.
kein	**M.** ziemlich starkes Geräusch. Ao. nicht völl. rein	**M.** kurz. schw. m. Ger. Ao. diast. Ger. gegen d. Bas. stärker	P. voll., hart, 110	graurot; E. ulc.	Hydroperic. 200 ccm; Leber u. Milz groß		Das Geräusch am 2. Ao.-ton hat zu Mitralstenose mißleitet. Alb., Blut.	Ins. mitr. u. Sten. (diese wohl durch Nachlässigk.) Ao.-Ins. Endocardit. ao.	Ins. mitr. (Keine Stenose). Ao.-Ins. — Endocardit. ao.
M. ausgezog. systol. Blasengeräusch **Ao.** systol. Geräusch	diastol. schw. Ao. Geräusch	P. unregelmäß., wenig Arhythmie	Myocardit.; E. ulc.	Keine P. Stas. hepat.				Ins. v. ao. u. mitr.	Ins. mitr, u. ao.? Endocardit. ulcerosa ao.
kein deutl.	**M.** v. sehr starkem (systol.) Blasenger. vertreten. Ao. schw. Ger.	**M.** v. einem zischend. Geräusch gefolgt. Ao. stark Ger.	P. 96, keine Arhythmie, groß. Arterton	Myocardit. chr. fibr. u. Dg. adip.; E. ulc.	Hydroper. 75 ccm; Cyanos. hepat. u. lien. c. indur. Leber etw. vergröß. (klin.)	Ao. asc. normal		Ins. v. ao.; Ins. (rel.?) mitr.	Ins. (u. Sten.?) mitr.; Ins. ao.; Endocardit. ulc. mitr. u. ao.
systol.	**M.** säg., systol. Ger. Ao. schwächer	**M.** kurz u. rein. Ao. acc., diast. Ger.	P. regelm., kräftig, 100	Deg. parench. u. adip.; E. ulc.	**Klin.:** Leber etw. vergröß. **Anat.:** Stas. hep. c. indur.; Splenit. ac.; Infarct. lien.	Ao. Aneur. ac. ulc. rupt.	Enorm großer Puls	Endocardit. ulcerosa	End. ulc. u. chr. verr. v. ao. u. mitr.; Aneur. ac. ulc. rupt. ao.; H. cord.

Nr.	Jahr	Nr. klin.	Nr. Sekt.	Name	Alter	Anamnese	Grundkrankheit mit Komplikationen	Das Herz bei der Sektion im ganzen	links Kam.	links Vorh.	rechts Kam.	rechts Vorh.	Ostium	Klappen

β) **Endocarditis ulcerosa v.**

1. Pericardi-

B. 106	1902	54	143 mikr.	Frans Malmström	34	Alk.-Mißbr.; Tbc.; Atemnot	End. verr. (u. ulc.) v. ao. u. mitr. c. ins.; Deg. parench. myoc.; H. u. D. cord.: Pericard. serofibr.; Nephr. chr. parench.;Stas-	größ.	D H	d? 0	D H	d? 0	M. Ins. Ao. Ins.	M. u. Ao. E. verr. (u. ulc.) v. ao. u. mitr. Zahlr. große verruk. Exkr. an den V.
B. 107	1906	406	128	Agnes Karlsson	21	1901 und 1904 Gelenkrh.; Masern; Atemnot, Cyanose	Pericard. chr. fibr. adhaes. tot.; H. u. D. cord.: End. verr. lev. v. ao. u. mitr. etc.	vergröß.	D H	D	D H	D	M. Ins. ?; offen f. 3 Fing. Ao. Endoc.	M. u. Ao. gelinde verdickt, weich, mit beigehaltener Form; verr. Exkr. an den Schließ.-ränd. Endoc. verruc.
B. 108	1907	69	mikr.	Viktoria Mat. Löfgren	18	Pleurit.; Graviditas	Dil. c. Peric. ac. circ.-ser.; End. ulc. v. ao.; Deg. parench. myoc., hep., ren. u. lien.	D	0 d H	0 0	d 0 h	0 0	M. Ins. ? Ao. Ins. ?	M. V. weich. d. vord. vonein. großen Thrombenmasse gedrückt. Ao. End. an d. hint. V.
B. 109	1907	547	185 mikr.	Viktor Strandberg	46	Masern, Pneumon., Pleurit., Herzkl.	Peric. fibr.-purul. (cor. vill. u. retic.); H. u. D. c.; End. chr. fibr. u. ac. verr. v. ao. u. mitr.; Ins. mitr.; Deg. parench. Nephr. chr. parench. etc.	sehr groß	D H	d h?	D (h?)	d h	M. Ins.; keine Sten. Ao. Ins.; keine Sten.	M. V. dick, wulstig in d. Schließ.-ränd. Ao. vord. l. V. retrah., wulstig; End. chr. fibr. u. ac. verr. valv.

2. Pericarditis

B. 110	1910	9	mikr.	Tekla Karlsson	15	Gelenkrh.1904 Herzf., Atemnot, Cyanose	Peric. chr.; Synech.; End. verr. subac. mitr. u. ao.; Nephrit. ac. haemorrhagica etc.	D H	D H	0 d h?	D H	0 d h?	M. Ins.; etw. verengert Ao. Ins. ?	M. End. verr. subac. Ao. End verr. subac.
B. 111	1910	V: 82	188	Janne Bäckman	25	1902 und 1906 Gelenkrh.; 1910 Gelenkschmerzen	End. chr. c. exacerb. (End. ulc. u. verr.) v. ao., mitr. u. End. pariet.) + Aneur. chr. v. ao. + Perfor. v. ao. + Ins. ost. ao. u. valv. mitr.? + Hypertr. myocard.; Myocardit. chr. + Syn. tot. peric. etc.	vergröß.	D H		d? h		M. Ins.; offen f. 3 Fing. Ao. Ins. ost.	M. mit zahlr. endok. Warz.; Chordae verkürzt, sehnenähnl. Ao. verdickt, fibr. zusam.-gew. E. chr. (ulc. u. verr.) v. ao. u. mitr.

γ) **Luetische**

1B. 112	1903	(38) 483	mikr.	Jakob Marienpolsky	58	Masern; Gon.: Lues; Alk.- u. Tabakmißbr.; Atemnot	Aneur. ao. asc.; Aortit.; Ins. v. ao.; Dilat. oesoph.	vergröß.	D H	D H	D h	D H	M. Ins. ? nicht verengt. Ao. Ins.; keine Sten.	M. etw. verdickt, steif. Ao. V. verdickt, d. hint. niedergedrückt u. sehnig an d. unteren Seite

verrucosa + Pericarditis.
tis acuta.

Frem.	Töne I.	Töne II.	Puls und Venenpuls	Myokard. Endok.	Perikard., Leber u. Milz	Gefäße	Bemerkungen	Diagnosen klin.	Diagnosen anatom.
systol. 10./7.	M. langgezog., scharf., blas. Geräusch. Ao. rein	Ao. diastol. Pulm. acc.	P. hart, unregelm., etw. celer, 85—116	Deg. parench., Bindegewebeschwielen; gelbflamm. E.	Hydroper. 75 g.; fibrinöse Belegungen, Pericardit. serofibrinosa	Endo-, myo-, exo-, aortit. ac. Pulmonalis erweitert	Staphylokokken im Blut	Ins. v. ao. (et mitr.?)	End. verr. (u. ulc.) v. ao. u. mitr. c. insuff.
schw., systol. an der Spitze	Geräusche	Pulm. acc.	P. klein, etw. celer, 90—132	stark gelbgrauflam. E. Cyanose, Deg. adip.	Pericard. chr. fibr. adhaes. tot., Cyanose u. Deg. adip. hepatis		Obs. Keine Ins. ao. bemerkt; nur E. ao. und doch Geräusch am II. Ao.-ton	Ins. v. mitr. u. ao.	Ins. v. mitr.? u. ao.?; End. verr. lev. v. ao. u. mitr.
kein	M. schwaches Geräusch überall	Ao. diastol. Geräusch. Pulm. schw. acc.	P. celer, 110—115; Art.-ton. Pulsat. im Jugul.	Deg. parench. E. ulc.!	Pericard, lev.; Deg. parench. hepat. u. lien.	nichts		Ins. v. mitr. (org.?); Ins. oa.; End.ulc.	Ins. mitr.? Ins. ao.; End. ulc. ao.
kein Frem. cat.	M. deutl. systol. Ger.	schwächeres Ger. (Ao.?) Pulm. etw.acc.	gelinde Arhythmie, P. zieml. groß, etw. celer, 90—100	Deg. parench. et adip.; E.	Peric. fibr.-purul. (cor. vill. u. retic.). Stas. Cyanos. u. degen. parench. hepat.; Splenit. ac.			Endomyoc. ac.; H. u. D. cord.; Ins.mitr.	End. chr. fibr. u. ac. verr. v. ao. u. mitr.; Ins. mitr. u. ao.

chronica.

Frem.	Töne I.	Töne II.	Puls und Venenpuls	Myokard. Endok.	Perikard., Leber u. Milz	Gefäße	Bemerkungen	Diagnosen klin.	Diagnosen anatom.
	M. schw. Ger. Ao. systol. Ger.	Ao. schw. diast.	P. unregelm., 2—3-gem., celer, 75	dünn; E.	Pericardit. chr.; Synech. total. pericardii			Ins. ao.; Pericard; End ac.	Ins. mitr. u. ao.?; End. verr. subac. mitr. u. ao.
systol. u. diast.	M. systol., langgezog., zieml. stark. Geräusch Ao. systol. Geräusch	M. kürzeres, schwächeres, Geräusch u. diastol. über das ganze Herz	P. regelm., celer, 64, von sehr starker Spannung A. pulsieren. stark Ton. Kappillarpuls	Myocardit. chron. fibr.;grauweiß, trocken. Hypertr. E. ulc.	Synech. tot. pericard.; P. verdickt, Bl. verschießbar. Tum. u. Stas. lien.; Perisplenit.chr.adhaes.; Infarct. multipl. lien. Nephr. subac. haemorrh.; keinePericard.	Ao. atheromatös	Puls groß, zeler, der fibrösen Zusammenlöt. d. Aoklappen ungeachtet	End. ulc. (Ins. v. ao. u. mitr.)	End. chr. c. exacerb. (End. ulc. u. verr.) v. ao., mitr. u. End. pariet. + Ins. ost. ao. u. v. mitr.?

Aortitis.

Frem.	Töne I.	Töne II.	Puls und Venenpuls	Myokard. Endok.	Perikard., Leber u. Milz	Gefäße	Bemerkungen	Diagnosen klin.	Diagnosen anatom.
·	systol. u. diastol. Blasenger. über d. ganze Herz, am schwächsten an d. Spitze		P. regelm., kräftig, celer, 80. Pulsus diff. Pulsat. im Jug.	keine E.	P. einige Sehnenflecken an der hinteren Seite	Arc. ao. bedeut. ververgrößert Aortitis		Ins. v. ao.; Aneur. ao.	Ins. v. mitr.? u. ao.; Dilat. ao. (aneur.)

δ) Arterio-

Nr.	Jahr	Nr. klin.	Nr. Sekt.	Name	Alter	Anamnese	Grundkrankheit mit Komplikationen	im ganzen	Kam. (links)	Vorh. (links)	Kam. (rechts)	Vorh. (rechts)	Ostium	Klappen
B. 113	1900	491	170	Sofia Pihlström	74	Magensymptome	End. chr.; Ins. v. ao. u. mitr.; Myocardit. chr.; Art.-scl.; Bronchit. chr; Nephrit. chr.	vergröß.					M. Ins. Ao. Ins.	M. Ao. End. chr.

b) Mitralis-Insuffizienz, relat.,
α) Endocarditis

Nr.	Jahr	Nr. klin.	Nr. Sekt.	Name	Alter	Anamnese	Grundkrankheit mit Komplikationen	im ganzen	Kam. (links)	Vorh. (links)	Kam. (rechts)	Vorh. (rechts)	Ostium	Klappen
B. 114	1906	253	92	Ernst Lundberg	25	Diphtherit.; Gon.; Atemnot	End. ulc. v. ao. luet. (c. ins. u. sten. ost. art.); H. u. D. c.; Lymphaden. chr. fibr. etc.	vergröß. D/H	D/H		D/H		M. Ins.? Ao. Ins.	Ao. End. ulc. v. ao.; V. affiziert v. einem ulz. Prozesse, welcher d. Hälfte zerst., die Ränder zusammengewachsen
B. 115	1907	573	184 mikr.	Amanda Rosenberg	32	1903 Rheum. lev. musc. u. art.	End. ulc. c. aneur. perf. v. omn. ao.; Ins. ost. mitr. (rel.) H. u. D. cord.; Deg. adip. myoc.; Nephr. parench.; Spl. ac.	D/H	d/H	0/0	D/(h?)	0/0	M. Ins. Ao. Ins.	M. Kl. normal. Ao. V. hahnen k.-ähnl.; End. ulc. c. aneur. perf. v. omn.; Kl. sehr verändert

β) Endocarditis de-

Nr.	Jahr	Nr. klin.	Nr. Sekt.	Name	Alter	Anamnese	Grundkrankheit mit Komplikationen	im ganzen	Kam. (links)	Vorh. (links)	Kam. (rechts)	Vorh. (rechts)	Ostium	Klappen
153	1889	75	8 mikr.	Karl Sandberg	18	Keine Hered.; kein rh. Fieb., aber Gelenkschmerzen	Nephrit. chr. interstit.	D/H	D/H	0/0	D/H	0/0	M. offen f. 2 Fing. Ao. keine Stenose	M. wenig verdickt. Ao. diff. strangf. verd.; Ins.? oder geringe
154	1896	414	90 mikr.	Arvida Aman	15	Gelenkrh.	Endocardit. ac.	D/H	D/H	D/H	D/H	D/H	M. Ins. rel. (keine St.) Ao. Ins.	M. u. Ao. End. ac. Kl. etw. verdickt

γ) Endokarditis
1. Pericardi-

Nr.	Jahr	Nr. klin.	Nr. Sekt.	Name	Alter	Anamnese	Grundkrankheit mit Komplikationen	im ganzen	Kam. (links)	Vorh. (links)	Kam. (rechts)	Vorh. (rechts)	Ostium	Klappen
B. 116	1907	154	mikr.	Oskar Flor	44	Rheum., Gon., keine Lues	End. ac. ao. u. mitr.; Ins. ao. u. mitr.; Bronch. chr.; Pericard. ac.	vergröß.	D/H	0/0	d?/h?	0/0	M. Ins.; keine Sten. Ao. Ins.	M. V. dünn; Chordae ausgezog.; End. Ao. End. ulc.; hint. V. abgelöst
B. 120	1909	V: 74	96 mikr.	Olof Myrberg	56	Masern; Herzf., Cyanose	Nephr. chr. parench. c. exacerb. ac.; Myoc. chr.fibr.; End. chr. fibr. v. ao.; End. subac. verr. ibid. u. v. mitr. etc.	etw. vergröß.	D?/H	d/H	d/H	d/h	M. Ins. Ao. Ins.	M. nicht verändert. End. subac. verr. Ao. verdickt u. retrahiret

Frem.	Töne I.	Töne II.	Puls und Venenpuls	Myokard. Endok.	Perikard., Leber u. Milz	Gefäße	Bemerkungen	Diagnosen klin.	Diagnosen anatom.

sklerosis.

Frem.	Töne I.	Töne II.	Puls und Venenpuls	Myokard. Endok.	Perikard., Leber u. Milz	Gefäße	Bemerkungen	Diagnosen klin.	Diagnosen anatom.
	M. Blasenger. Ao. Blasenger.	Ao. nicht verstärkt. Pulm. nicht verstärkt	P. klein, etw. tardus, regelregelm., 60—70	Myocardit. chr.; keine E.	Stas. universal; keine P.	Arteriosklerosis	die Sektionsdiagnose ohne Details	Hypertr. cord.; Arteriosklerosis	Ins. v. ao. u. mitr.

und Aorten-Insuffizienz.

ulcerosa.

Frem.	Töne I.	Töne II.	Puls und Venenpuls	Myokard. Endok.	Perikard., Leber u. Milz	Gefäße	Bemerkungen	Diagnosen klin.	Diagnosen anatom.
	Sp. u. B. M. gedeckt v. ein. ausgezog. Geräusch	diastol. Ger. Pulm. entfernt klaffend	P. regelm., celer, 120	E. ulc.	keine P.		die Pulskurve schließt eine Sten. aus. Auch Doppelton u. Durozlez.	Ins. ao. u. mitr.	End. ulc. v. ac. luet. (c. ins. u. sten. ost. art.); H. u. D. cord.
kein	systol. Ger., stark hörbar über d. ganze Herz	diast. Bl.-ger. Pulm. acc.	P. regelm., normalgroß, 110—120	Deg. parench. u. adip.	Hydrop. 50 ccm; keine Adhärens.; keine P. Splenit. ac.			Endomyocard. ac.; Ins. mitr. u. ao.	End. ulc. c. aneur. perf. v. omn. ac.; Ins. ost. mitr. (rel.)

formans chronica.

Frem.	Töne I.	Töne II.	Puls und Venenpuls	Myokard. Endok.	Perikard., Leber u. Milz	Gefäße	Bemerkungen	Diagnosen klin.	Diagnosen anatom.
kein	M. ausgez. Ger. Ao. unrein	Ao. starkes, zisch. Ger. Pulm. acc.	P. hart, 64. Ton	fest; E.	keine P	Ao eng, 5,5 cm		Ins. mitr. (accid.?) Ins. ao.	Ins. mitr. rel.; Ins. ao.
systol. u. präsystol.	M. stark. Ger. Ao. schw. Ger.	M. präsystol. Ger., nicht völlig rein. Ao. nicht deutl. Ger. klappend		Fett; E.	Hydrop. 75 ccm	nichts	das präsystol. Geräusch wahrscheinl. von der Ao. Ao.-ins. scheint gelinde oder ungewiß zu sein	Ins. mitr u. Sten.; End. ao.	Ins. mitr. rel. (keine Sten.!); Endocardit. ao. (+ Ins.)

+ Perikarditis.

tis acuta.

Frem.	Töne I.	Töne II.	Puls und Venenpuls	Myokard. Endok.	Perikard., Leber u. Milz	Gefäße	Bemerkungen	Diagnosen klin.	Diagnosen anatom.
	systol. Geräusch über d. ganze H.	Ao. diastol. Ger. über d. ganze H.	Aort.-ton; l. P. größer	E. ulc.	P. rec.			End. ac. ao. u. mitr.; Ins. ao. u. mitr.; Pericardit. ac.	End. ulc.; Ins. ao. u. mitr. rel.?; Pericardit. ac.
kein deutl.	M. ausgez. systol. Geräusch. Pulm. bl. Ger.	M. undeutl. Ao. kein Ger. Pulm. acc.	P. kräftig, regelm., 72 keine Pulsat.	Myocard. chr. fibr. E.	Hydrop. 50 ccm; keine P. Hepar adip.; Splen. ac.	nichts	Obs. Kein Geräusch am II. Ao.-ton	Ins. mitr. rel.	End. chr. fibr. v. ao.; End. subac. verr. ibid. u. v. mitr.; Ins. mitr. rel.? + ao.

Nr.	Jahr	Nr. klin.	Nr. Sekt.	Name	Alter	Anamnese	Grundkrankheit mit Komplikationen	Das Herz bei der Sektion im ganzen	links Kam.	links Vorh.	rechts Kam.	rechts Vorh.	Ostium	Klappen
B. 117	1901	246	94 mikr.	Emma Karlsson	20	1891 Diphth. u. Scarl.; Atemnot; Alb.	Synech. tot. per.; End.chr. u. ac. c. ins. v. ao.; Deg. adip. myoc.; Nephr. ac. · lev. etc.	D					M. Ins. rel. Ao. Ins.	M. Ao. End. chr. u. acuta

<h4 style="text-align:right">2. Pericarditis</h4>

Nr.	Jahr	Nr. klin.	Nr. Sekt.	Name	Alter	Anamnese	Grundkrankheit mit Komplikationen	Das Herz bei der Sektion im ganzen	links Kam.	links Vorh.	rechts Kam.	rechts Vorh.	Ostium	Klappen
B. 118	1901	269	99 mikr.	Karl O. Alm	23	Peric. ac.; Ins. v. mitr.; Pleurit. sicca; Ins. u. Sten. mitr. u. Ins. v. ao.; Atemnot u. Herzkl.	Synech. total. peric.; End. recurr. verr. ao. u. mitr.; Ins. ao. (u. mitr.?); Dil. cord.	sehr groß	D H	0 0	D H	0	M. Ins.? rel.; keine Sten. Ao. Ins.; keine Sten.	M. V. etw. hart, dick. Ao. V. schrumpf. im Rand. End. rec. verr.
B. 119	1907	249	74 mikr.	Charles Gruneau	18	?	End. chr. retrah. v. ao. c. H. u. D. cord.; **Pericardit.** chr. adhaes. partial.; Stas. pulm.	vergröß.	D H	?	D H	?	M. offen f. mehr als 3 Fing. Mitr.- Ins. rel. Ao. —	M. — Ao. End. chr. retrah.; die Ränder bedt. verdickt u. retrahiert, bisw. zusam.-gew. Ins.

<h4 style="text-align:right">δ) Arteriosklerosis +</h4>

Nr.	Jahr	Nr. klin.	Nr. Sekt.	Name	Alter	Anamnese	Grundkrankheit mit Komplikationen	Das Herz bei der Sektion im ganzen	links Kam.	links Vorh.	rechts Kam.	rechts Vorh.	Ostium	Klappen
155	1896	10	1 mikr.	E. G. Eriksson	70	Atemnot u. Herzkl.	Nephr. chr. alcohol.; End. chr. diff.	D H	D H	d 0	D H	d 0	M. Ins. rel; läßt gut 2 Fing. d. Ao. Ins.; keine Sten.	M. dünn, nicht verändert Ao. verdickt, l. retrahiert
B. 121	1902	21	34 mikr.	A. G. Andersson	45	Atemnot	H. u. D. c.; End. chr. v. ao.; Myocardit. chr. multipl. firb.; Aortit chr.; Gastrit. chron.	koloss. vergröß.	D H	0 ? 0	D H	0 0	M. Ins. rel.?; offen f. 4 Fing. Ao. Ins.	M. — Ao. V. deutl. verdickt, partiell zieml. weich, i. Rande ausgezogen
B. 122	1909	15	124 mikr.	Fredrika Göransson	51	Masern, Diphth.; Atemnot, Herzkl.	Ins. ao.; Art.-scl.; D. u. H. cord.; Pleurit. exsud.; Atelect. pneum.; Stas. org.	D H	D H	0 d h?	d H	0 0	M. Ins.? rel.; keine Sten. Ao. Ins.; keine Sten.	M. Ao. V. stark schrumpf., retrah.
B. 123	1905	607	mikr.	K. A. Json. Lindahl	33	Lues?; Biertrink.; Atemnot	End. rec. ulc. c. ins. ao. (End. recens. verr. v. mitr.); H. u. D. cord.; Dil. ao. asc.; Tbc.; Stas.	D H	D ?	0 0	? h	0 0	M. Ins.? rel. Ao. Ins. keine Sten.	M. weich; Chorda ausgezog. E. rec. verr. Ao. V. bein. völlig zerstört. End. rec. ulc.
B. 124	1902	184	118 mikr.	Helena Viberg	50	1872 rh. Fieb.; Masern; 1891 Op. v. Ovar.-tumor. Herzkl.	Ins. v. ao.; Art.-scl.; Aneur. ao. asc; H. u. Pigm. fusca myocardii.	etw. vergröß.	(d) H	0 0	(d?) (h)	0 0	M. Ins. (rel.?); offen f. 2, nicht 3 Fing. Ao. Ins. rel.	M. nichts. Ao. Lunulae verdickt; V. an d. Br. ausgezog.

Frem.	Töne		Puls und Venenpuls	Myokard. Endok.	Perikard., Leber u. Milz	Gefäße	Bemerkungen	Diagnosen	
	I.	II.						klin.	anatom.
kein	schab. Ger. über d. ganze H. Ao. Geräusch	M. Geräusch. Ao. schw. acc.	P. 102, 2—3-gem. kein Venenp.	Deg. adip. E.	Synech. total. Cyanos. univ.			Ins. v. mitr. rel; Periendo- cardit. recurr.	Ins. v. mitr. rel.u. ins. ao.
chronica.									
kein oder schw.	M. bisw. rein, oftest stark systol. Ao. ausgezog. Ger.	Ao. schwäche- res Geräusch. Pulm. klap- pend	P. celer, 2—4-gem.	Deg.; E.	Synech. total. Peric.	nichts	Pericar- ditis-Puls	Ins. v. ao. u. mitr. rel.?	Ins. v. mitr.? rel. u. ins. v. ao.; End. rec. verr. ao. u. mitr.
	M. Geräusch	?		keine E.	Per. chr. ad- haes. partial.; Stas. pulm. c. indur. fusca hepat. u. lien.			Ins. mitr.	Ins. mitr. rel. u. ao.
Aortitis luetica.									
kein	M. Geräusch. Ao. länger, systol.	M. bisw. Ge- räusch. Ao. diastol. Ger.	P. bigem., tardus. Pulsus differens	Deg. adip.; keine E.	Hydrop. 300 ccm	Ao. erwei- tert, 11 cm Arterio- skleros.	das Ge- räusch am 2. Mitr.- ton mißlei- tete, wie auch d. Ger. am 1. Ao.-ton (vielleicht alte Ao.- dilat.)	Ins. (u. Sten.?) mitr.; ins. ao.?	Ins. mitr. rel., (keine Sten.); ins. ao.
	Geräusche Pulm. kurz, reibend	Pulm. acc.	P. hart, regelm., celer, 108, Duroziez.	Myocar- dit. chr. multipl. fibr.; alte myokard. Herde u. frische Infarct.	keine Pericar- dit.	Aortit. chr. m. Kalk. Blutung. um d. Koronar- art.	Trikuspi- dal.-ost. offen f. 5 Fing.	Arterio- skleros.; Sten. u. ins. v. ao.	Aortitis; Ins. mitr. u. ao. (rel.?)
	M. u. Ao. sys- tol. Ger.	Ao. diastol. Ger.	P. r. rad. groß, ce- ler; l. rad. klein. Pul- sat. im Ju- gul.	keine E.	Hydrop. 80 ccm; starke Fettin- filtration. Stas. hepat. u. lien.	Aortitis; Art.-scl.; Kalkin- krust.	Puls bisw. celer, bisw. tardus	Ins. u. Sten. ao. Aortitis luetica	Ins. ao.; Art.-scl ; Ins. mitr. rel.?
systol.	M. ausgezog. Geräusch. Ao. Geräusch. Pulm. Töne dumpf	M. diastol. Geräusch, äußerst schw. Bl.-ger. Ao. in Stärke zunehm.	P. regelm., groß, celer, 120; P. differens. Pulsat. üb. Ao., Jugul. u. Halsgef.	E. ulc.	Pericardit. tbc.; Infarct. lien. Stasis univ.	Ao. alte Ver- engung		Aortit.; Ins. ao.; Ins. rel. v. mitr.	Dil. ao. asc.; Ins. ao. (End. rec. verr. v. mitr.)
	M. sehr stark., ausgezog. Bl.- geräusch. Ao. Bl.-ger. stärkest, die Töne deckend	M. kaum hörb. teilw. v. ein. schw. Bl.-Ger. gedeckt. Ao. diastol., stark. Ger.	P. hart, regelm.,76; Pulsus differens. Venen pul- sieren nicht	Hypertr. u. pigm. fusca; gelbbr. m. fettdeg. Herd. u. anämisch. Flecken; keine E.	keine Pericar- dit.	Ao. dilat., mit Kalk- infiltration Koronar- art. mit arterioscl. Herden		Aneur. ao.; Ins. u. Sten. (lev.) v. ao. c. ins. mitr.	Aneur. ao. asc.; Ins. (rel.?) v. ao. u. mitr. (kein Sten.

Nr.	Jahr	Nr. klin.	Nr. Sekt.	Name	Alter	Anamnese	Grundkrankheit mit Komplikationen	im ganzen	links Kam.	links Vorh.	rechts Kam.	rechts Vorh.	Ostium	Klappen
B 125	1903	583	196 mikr.	Edvin Pettersson	49	Rh. Schmerz.; Alk.-mißbr.; Chancre; Masern u. Scarl. als Kind Ödeme; Alb.	End. ac. ulc. c. ins. v. ao.; Ins. v. mitr. rel.; Aortit. chr. (luet. ?); Nephrit. subchron etc.	bedeut. vergröß.	D H	?	D H	?	M. Ins. ? Leicht off. f. 3 Fing. Ao. Ins. Wenig od. keine Sten.	M. an d. Kl. gegen Ao.-münd. eine circ. scr. schwielige Verdickung. Ao. d. hint. V. bein. los, mit festen, polyp. Exkr., auch d. and. Kl. mit verr. Verdick. Kalk. End. ac. ulc. v. ao.
B. 129	1901	619	223 mikr.	J. G. Hellgren	52	Masern, Pertuss.; 1881 Lues; Aneurysm., Atemnot	End. ao. (luet.) Ins. lev. v. ao. u. mitr.; Myocard.; Pneum. interst. etc.	vergröß.	d h		d h	d (h ?)	M. Ins. lev. rel. 3 Fing. durch. Ao. Ins. (unbed.)	M. etw. verdickt. Ao. deutl. verdickt, sehr weich, ohne Exkr. End. ao. (luet.)
B. 126	1902	346	134 mikr.	Joh. G. Karlsson	62	Alk.- u.Tabakmißbr., Atemnot u. Herzkl.	H. u. D. c.; Ins. v. ao. u. mitr. u. tric.; Deg. parench. myoc.; Aneur. ao.; Art.-scl.	bedeut. vergröß.	D H	D 0	D H	D h	M. Ins.; offen f. 3 Fing. Ao. Ins.	M. V. gelinde verdickt. Ao. V. mit unbedeut. verd. Schließ.-ränd.
B. 127	1905 u. 683	519	1906: 13 mikr.	Joh. A. Jakobsson	55		Aortit. chr. fibr. luet. c. aneur. diff. arc. ao. u. aneur. saccif. arc.; Ins. v. ao.; H. u. D. cord.	mäßig vergröß.	D H	0 0	D h	d ? 0	M. Ins. ? Ao. Ins. lev.	M. weich, Chorda ausgezogen. Ao. V. diff. verdickt

D. Mitralis-Insuffizienz +

Nr.	Jahr	Nr. klin.	Nr. Sekt.	Name	Alter	Anamnese	Grundkrankheit mit Komplikationen	im ganzen	links Kam.	links Vorh.	rechts Kam.	rechts Vorh.	Ostium	Klappen
B. 128	1904	672	236 mikr.	Oskar Andersson	21	Cyanose, Ödeme, übrigens nichts.	End. ulc. v. ao.; H. u. D. c.; Cyanosis pulm., hep., lien. u. ren.; Infarcti pulm. lien. u. ren.	bedeut. vergröß.	D H	d h	D H	d h	M. Ins. rel.; sehr weit; keine Sten. Ao. Ins. u. wahrsch. Sten.	M. V. dünn. Ao. Kl. mit gr. Kalkm. im Rande, Exkr. u. Ulc. End. ulc.
156	1893	439	44	Johan Melin	19	Gelenkrh. 8 J. alt; Herzkl., Ödeme	Hemipl., Aphasie	D H	D H	h	D H	d h	M. Ins.; keine Sten. Ao. Ins. u. Sten.	M. nichts. Ao. retrah., steif, verdickt
B. 147	1908	328	169 mikr.	Joh. Gust. Blomgren	57	Rh. musc. seit 25 J.; Lungeninfl.; Gon. u. Chancre; Herzf.; Cyanose, Atemnot	Card.- u. Art.-scl.; Aortit. chr. fibr.; End. chr. v. ao. (sten. u. ins.); D. u. H. cord.; Degen. adip. myoc.	D H	D h	d h	D H	D h	M. Ins. ? Offen f. 3 Fing. Ao. Ins. u. Sten.	M. keine zus.-gewachs. Ao. V. verkürzt, fest, kalkinkr., zusam.-gew. an d. Urspr.-ränd. — End. chr.
B. 130	1909	216	103 mikr.	Maria Kr. Vard	64	Gesundheit bis 1908	Sten. grav. ost. ao.; Ins. lev. mitr.; H. u. D. c.; Myoc. chr. fibr.; Stas. hepat., lien. u. ren.	vergröß.	D H	D 0	D H	D 0	M. Ins. lev. Ao. Ins. u. Sten.; kleine Öff.	M. V. etw. verdickt. Chorda etw. verk. u. verd. Ao. V. bedeut. rig., schrumpf, kalkinkr.; keine Endocardit.

Frem.	Töne I.	Töne II.	Puls und Venenpuls	Myokard. Endok.	Perikard., Leber u. Milz	Gefäße	Bemerkungen	Diagnosen klin.	Diagnosen anatom.
schwaches, prä-systol.	M. systol. Bl.-geräusch. Ao. systol. Bl.-Pulm. fortgeleitet. Blasengeräusch	M. schw. Bl.-ger. Ao. ein langgezog. diastol. Blasenger. Pulm. rein	P. groß, celer, 96. P. differ. 2 Geräusche. Ton, Kapill.-P.	Ödem. E. ulc.	P. eine strahlige, weißartig. Beleg. an d. Vorderseite, eine kleinere a. d. hint. Seite, Pericardit.	Ao. diff. erweitert Aortit. chr.(luet.)?		Ins. u. Sten. v. ao.; End. ulc. Aortit. luet.	End. ac. ulc. c. ins. v. ao. u. v. mitr. rel. Aortit. luet.
kein	Ao. bein. vertreten v. ein. starken Blasengeräusch, systol.	M. diastol., schwach, Blasengeräusch. Ao. völlig gedeckt v. ein. stark. Bl.-Ger.	Duroziez. P. etw. hart, celer, 80. Venenpuls. in Fossa supraclavic. Kapillarpuls	Myocard. braun m. bedeut. Schwiel.; keine E.	keine Pericardit.	Endarterit. ao.; Ao. asc. deutl. dil., ohn. Kalkumwandl.; in Koron. gefäß, starke atherom. Veränd.	Venenpulsat. ohne Trikusp.-Ins.	Ins. v. ao. u. Sten. rel. v. ao.	Ins. lev. v. ao. u. mitr. rel.
an d. Subclav.	M. weich., systol. Geräusch. Ao. zieml. kurz. syst.	Ao. stark diastol. Geräusch	P. regelm., celer, 80. Puls. differens	Deg. parench.; braunrot, gelbflam.; keine E.	Keine Pericadit., Stas. org.	Aneur. as.; Art.-scl.; Kalk; Wand atheromatös		Ins. v. ao. u. mitr.; Aortit. chron.	Ins. v. ao.. mitr. (u. tric. ?): Aneur. ao.
kein	M. kräft. B. systol. Ger. Ao. kräft. Ger.	Ao. diastol. Ger., kurz, schwach bis kräftig				Ao. asc. u. arc. diff. erweitert; Aneur. ao.		Ins. v. ao.; Ins. mitr.	Ins. v. ao. lev.; Ins. mitr. rel. ?: Dilat. ao.

Aorteninsuffizienz mit Stenose.

Frem.	Töne I.	Töne II.	Puls und Venenpuls	Myokard. Endok.	Perikard., Leber u. Milz	Gefäße	Bemerkungen	Diagnosen klin.	Diagnosen anatom.
	M. systol. Ger. intensive Bl.-Ger. über d. ganze H. Ao. säg. Char.	kaum hörbar über d. Ao. deutl. u. Geräusch	P. regelm., celer, 110	verdickt, fest. E. ulc.	Cyan. hepat. u. lien.; Infarcti lien.; keine Pericardit.	nichts zu bemerken		Ins. ao. u. mitr. rel.	Ins. mitr. rel.; Ins. u. Sten.? ao.
syst. u. präs. (ohne M.-Sten.)	M. syst. Ger. Ao. braus.Ger.	M. diast. Ger. Ao.schw., kurzes, rauh. Ger.	Gefäßton	hypertroph. keine E.	Synech. tot. pericard.	rollendes Geräusch am 1. Carot.-tone	präsystol. Frem. ohne Mitralstenose	Ins. mitr. u. ao. (Sten. ao. ?)	Ins. mitr. rel. u. ins ao. (u. Sten.)
	M. langezog., stark., systol. Geräusch. Ao. ebenso, aber nicht ds. Char.	M. diast. Ger., dumpf undeut. Ao. diastol., langgezog.	P. klein. Kapillarp.	Deg. adip.; keine E.	Hydropericard.	Ao. bedeut. Veränd., teils grauweiße, teils gelbe, opake, teils kalkinkrust. Plaques in der Intima. Cardio-art.-scleros.		Ins. mitr. Ins. u. Sten. ao.	Sten.u.Ins. ao.; Ins. Ins. mitr. ?
	Ao. stark. Ger.	Ao. bisw. diastol. Geräusch bisw. kein diastol.	P. tardus	Myoc. chr. fibr.; diff. gestreute Sehnenfl.; keine E.	Stas. hepat. u. lien.; keine P.	Ao. scler. Plaques, teilw. kalkinkr.; Pulm. dil.	typischer Fall von Ao.-sten.	Sten. ao.	Sten. grav. ost ao.: Ins. lev. mitr. u. ao.

E. Mitralis-Insuffizienz und

Nr.	Jahr	klin.	Sekt.	Name	Alter	Anamnese	Grundkrankheit mit Komplikationen	im ganzen	links Kam.	links Vorh.	rechts Kam.	rechts Vorh.	Ostium	Klappen
157	1884 1883	33 525	40	Klara Blomkvist	36	1883 Okt. Übelbefind., atemlos; Nov. angeschwollen	Endocardit. acuta	D H	D H	D	D H	D H	M. Ins. u. Sten.?; offen f. gut 2 Fing. Ao. Ins.?	M. verdickt im Rande; End. ac. Ao. gering verdickt
B. 131	1908	249	135	Edvin Jakobsson	23	1894 Gelenkrh., Rezid. beinahe jährl.; Masern; 1907 Herzf.	End. chr. fibr. v. mitr. (Sten.) c. D. u. H. c.; Synech. parva partial. v. ao.; Myoc. chr. fibr. lev.; Peric. circ.-scr. etc.	ver-größ.	klein H	D h	D H	D H	M. Sten.; vereng.; Ins.? Ao. Ins.? leicht offen f. 1 Fing.	M. V. zusam.-gew., fest, fibr; Sehnendr. verd., verkürzt. Ao. V. weich, gelinde zus.-gew., wenig verkürzt; End. chr. fibr. v. mitr. (Sten.)
B. 132	1904	157	84 mikr.	Anna Broberg	19	1902 Gelenkrh.; Herzf.; Pneumonie; 1904 Gelenkrheum.	Retr. chord. tend. v. mitr. (ins. v. mitr. u. ao.?); End. ac. v. ao. h. mitr.; Pericardit. subac. (Synech. tot.) etc.	etw. ver-größ.	D H	0 H	D h	0 H	M. Ins. u. Sten; offen f. 2 Fing. Ao. Ins.?	M. End. ac. v. ao. u. mitr.; V. etw. dick u. mit klein. verrukös. Exkrsc. Ao. V. mit zahlr. kl. verr. Exkr. an den Schließ.-ränd.
158	1890	7	76	Elin Andersson	71	1886 Schwindel, Apoplexia Atemnot	Albuminurie	D H	D H	?	d d	Thrb.	M. Ins. u. Sten.; läßt kaum 1 Fing. dch.; zus.-gew. Ao. Ins. (u. Sten.?)	M. End. + Kalk; verkürzt. Ao. End.; fest, rig., kalkeingelagert
159	1893	503	49	Katarina Stjernström	80	Erkrankte 1892; Schwindel	Rammollitio cerebri	d H	D H	?	d? 0 h	?	M. Ins. u. Sten.; Kalkablagerung im Ringe Ao. Ins.	M. d. eine verkürzt; Kalkablagerung im Ringe und Chordae. Ao. 3-kant. Öffn.; zusam.-gewachs.

F. Mitralis-Insuffizienz

Nr.	Jahr	klin.	Sekt.	Name	Alter	Anamnese	Grundkrankheit mit Komplikationen	im ganzen	links Kam.	links Vorh.	rechts Kam.	rechts Vorh.	Ostium	Klappen
B. 133	1903	457	177	Karl G. Holm	75	Nicht Alkoh.-Mißbr.; Schwindel	Art.-scl.; Cardio-scl.; Sten. v. ao.; ins. v. mitr. lev.; Pleurit. sicca; Bronchopneum. etc.	mäßig ver-größ.	d H				M. Ins. lev.; offen f. mehr als 2 Fing. Ao. Sten.	M. scheibenförm. Verdick. in d. Ao.-kl. Ao. bedeut. kalkeingelag. fest

G. Mitralis-Stenose und

Nr.	Jahr	klin.	Sekt.	Name	Alter	Anamnese	Grundkrankheit mit Komplikationen	im ganzen	links Kam.	links Vorh.	rechts Kam.	rechts Vorh.	Ostium	Klappen
B. 134a	1904	595	209 mikr.	Kristina Engman	50	Keine Angaben	End. chr. fibr. (Sten. u. Ins. ao. u. sten. mitr. + Dil. ao. lev.); H.u. D. cord.; Art.-scl.	ver-größ.	D H	D H	D H	D 0 h	M. (Ins.?) offen f. kaum d. kl. Fing. Ao. (Ins.?) Sten.	M. Chordae sehnig, kurz. Ao. Kl. steif, schließen beinahe. V. dick, retrah., zus.-gew. End. chr. fibr. v. mitr. u. ao.

Frem.	Töne I.	Töne II.	Puls und Venenpuls	Myokard. Endok.	Perikard., Leber u. Milz	Gefäße	Bemerkungen	Diagnosen klin.	Diagnosen anatom.

Stenose mit Aorten-Insuffizienz.

Frem.	Töne I.	Töne II.	Puls und Venenpuls	Myokard. Endok.	Perikard., Leber u. Milz	Gefäße	Bemerkungen	klin.	anatom.
systol.	M. stark. Ger. Ao. rein. (Carot.-Ger.)	M. rein, schw. Ao. rein, acc.	P. unregel-mäß.,klein 64—66	graurot, hart. E.	Hydrop. 200 ccm	Ao. fett-degener. Venen ge-schwollen	Mitral-stenose u. Aorten-insuff. scheinen beide unsicher	Ins. mitr.	Ins. mitr. (u.Sten.)?; Ins. ao.?
schw., nachh. systol. u. diast.	M. Geräusch. Ao.stark.syst. Ger. Pulm. Ger.	M. schw. prä-systol. Ger. Ao. schw. dia-stol., bisweil. ausgez. Ger.; Pulm. rein, acc.	unregelm., 70—100	v. einer frisch rot. Farbe mit fein., grau-weißen, sehn. Flecken. Myoc. chr. fibr. lev. 0 E.	Hydrop. 150 ccm; Pericardit. circ.-scr. atrii dx. Stas. he-pat. u. lien.	Synech. levis par-tial. v. ao. ant. c. post. dx.; Thromb. art. fos. Sylv. sin.		Sten. u. Ins. v. mitr.; Sten. u. Ins. v.ao.	(Ins. u.) Sten. mitr. c. ins. ao.; Pericard.
	M.vollgedeckt v. stark., aus-gez. Bl.-ger. Ao. u. Pulm. etw. schwäch., schabend	M. diast. Ger. Ao. schw. Ger. Pulm. ver-stärkt, zwei-gespaltet	P. unregel-mäß.,groß, etw. celer; 100—120. Ton	Deg. adip. E.	Beide P.-bl. festgelötet zueinander	etw. eng	systol. Geräusch, diastol. wahr-scheinl. von. d. Ao.	Ins. u. Sten. mitr. + ins. ao.?; Peri-card.(?); Endoc.?	Ins. mitr. (u. ao.?) u. Sten. ao.; End. ac. v. ao. u. mitr.; Peri. (Synech. total.)
prä-syst.?	M. schab. Ge-räusch, bisw. kein. Ao. Geräusch	M. präsystol. Ger., bisw. ge-wöhnl. rein	P. unregel-mäßig, klein	Deg.: braungelb m. gelben Strahlen; E.	Petechiae peric.; keine Pericardit.	Art.-scl.	Ob Ao.-Sten. be-stand, ist ungewiß	Ins. mitr. u. Sten.?	Ins. mitr. u. Sten.? ; Ins. ao. (+ Sten.?)
kein	M. unrein oder schw. Ger. Ao. unrein, bisw.Geräusch	M. schwach oder unhörbar Ao. schwach	P. nicht celer, 84	Deg. adip.; keine E.	keine Peri-cardit.	Petrifica-tio; Aneur. circoid. il.	Mitralsten. unsicher; zur Ao.-Ins. fehlt. klin. Zeich.	Dil. u. Hypertr. cord.	Ins. mitr. u. Sten.; Ins. ao.

und Aorten-Stenose.

Frem.	Töne I.	Töne II.	Puls und Venenpuls	Myokard. Endok.	Perikard., Leber u. Milz	Gefäße	Bemerkungen	klin.	anatom.
kein	M. systol. Bl.-Ger. Ao. schab.Ger.	Ao. kaum hör-bar Pulm. kaum hörbar	P. regelm., etw. celer, 96; inter-mitt.; gleich an beid. Seit.	braun, trocken; keine E.	Peric. adhaes.; die Bl. mit-einander zus.-gelötet	Art.- u. cardio-scl.		Sten. v. ao. u. ins v. mitr.	Sten. v. ao ins. v. mitr. lev. rel.; Pericard. synech.

Aorteninsuffizienz mit Stenose.

Frem.	Töne I.	Töne II.	Puls und Venenpuls	Myokard. Endok.	Perikard., Leber u. Milz	Gefäße	Bemerkungen	klin.	anatom.
systol.	Systol. Bl.-Ger. über das ganze H. Ao. systol.	M. auch diast. Ao. ebenso Pulm. etw.acc.	P. tard., weich, un-regelm., arhythm., 70—80. P. diff.	Muskul. verdickt, keine E.	keine Peri-cardit.	Ao. er-weitert; voll mit großen Plaques; Dil. ao.lev.		Ins. u. Sten. ao; H. u. D. c.; Aor-tit. chr.	Sten. u. ins. ao. u. Sten. mitr; H. u. D. c.; Dil. ao.lev.

Nr.	Jahr	Nr. klin.	Nr. Sekt.	Name	Alter	Anamnese	Grundkrankheit mit Komplikationen	Das Herz bei der Sektion – im ganzen	links Kam.	links Vorh.	rechts Kam.	rechts Vorh.	Ostium	Klappen
B. 135	1902	85	48	Karl A. Nilsson	46	1873 Gelenk-rh.; 1890 Nephr. chr.; Lues; Gon.	Nephr. chr. parench.; End. verr. u. ulc. v. ao. u. mitr.; Ins. v. ao.; Sten. lev. v. mitr.	groß	D H		D H		M. Sten. lev.; nicht fest. Ring; offen f. kaum 2 Fing. Ao. Ins. (u. Sten.?) gut off. f. Wasser	M. an den Schließ.-ränd. verr. Exkr.; an der vord. Kl. ein rec. Ulc. Ao. schwiel., Exkr. am Schließ.-rand. End. verr. u. ulc. v. ao. u. mitr.

H. Mitralis-Insuffizienz mit Stenose

a) Rheumatis-

Nr.	Jahr	Nr. klin.	Nr. Sekt.	Name	Alter	Anamnese	Grundkrankheit mit Komplikationen	Das Herz bei der Sektion – im ganzen	links Kam.	links Vorh.	rechts Kam.	rechts Vorh.	Ostium	Klappen
B. 136	1910	184		Emma Vidoff	32	1896 Gelenk-rh.; Herzf.	End. chr. verr. u. ulcerativa; Sten. mitr. u. ao.: H. u. D. cord.; Infarct. multipl.haem. pulm.; Stasis	vergröß.	D H		D H		M. Sten. u. Ins. Thromb. verkalkt u. ulc. am ven. ost. Ao. Sten. u. Ins.	M. V. verdickt u. sklerot.; Lumen stark verengert Ao. mit ält. u. frisch. verr. Exkr.; Lum. etw. vereng.
160	1893	299	37	Kerstin Strömberg	40	1885 rh. Fieb.; 1873 Herzf.; Anasarca, Ascit., Hydroth.		D H	D H	Thrb.	D H	Thrb.	M. Ins. u. Sten. Ao. Sten., gelinde; Ins.	M. Ao. verdickt
161	1894 / 1893	2 / 281 / 343	50	Alfred Cassel	23	1891 Herzf.		D H	D H		D H	D	M. Ins. u. Sten.; offen f. kaum 1 Fing. Ao. Sten.? (Ins.?)	M. verdickt, schrumpfend, Trichter, offen f. Fingerspitze Ao. dick, wulstig
B. 138	1903	604	192 mikr.	Karl A. E. Björk	25	1894 u. 1903 Gelenkrh.; als Kind Rachit. Scarl. u. Chorea Vit. cord.; Atemnot, Cyanose	End. verr. rec. c. sten. u. ins. mitr. u. Ins. ao.; Thromb. aur. dx. u. art. pulm. sin.; Indur. fusca pulm. etc.	stark vergröß.	D H	d H	D h	0 h	M. Ins. u. Sten. Lum. vereng., offen f. nur 1 Fing. Ao. Ins. u. Sten.; alte Sten.	M. zus.-gew. u. verdickt. Ch. tend. kurz u. dick.End.verr. rec. Ao. schrumpf. verdickt mit ein. Rande v. kl. fibr. Kn. V. steif
B. 139	1904	291ᵇ	87 mikr.	Hilma Afzelins	25	Scarl. 6 J. alt; Herzf., Atemnot, Cyanose	End. chr. (Ins. u. Sten. mitr. u. ao.); End. ac. verr. tric. u. ao.; Myocardit. chr. fibr.; Nephrit. chr. interstit.	vergröß.	D H	D H	D H	D h?	M. Ins. u. Sten.; offen f. kaum kl. Fing. Ao. Ins.; wahrscheinl. etw. Sten.	M. V. zusam.-gew. in den Ränd.; stark verdickt. Ao. V. retrah. fibr. End. chr.
B. 140	1904	386	137 mikr.	Karl Magnusson	42	Atemnot, Cyanose	End. chr. retr. (Sten. u. Ins. mitr. u. ao.); Deg. adip. myoc.; Stas. pulm., hep., lien. u. ren.	vergröß. „Cor. bovin."					M. Ins. u. Sten. Ao. Ins. u. Sten.	M. geschrumpft u. verkalkt. Ao. V. geschrumpft, verkalkt. End. chr. retr. v. mitr. u. ao.

Frem.	Töne I.	Töne II.	Puls und Venenpuls	Myokard. Endok.	Perikard., Leber u. Milz	Gefäße	Bemerkungen	Diagnosen klin.	Diagnosen anatom.
kein	M. Geräusch. Ao. rein Pulm. rein	M. schw. Ger. Ao. acc. Ger. Pulm. acc. Geräusch	P. unregelmäß., etw. celer, 80	keine Myokarditis; schlaff. E. ulc.	keine Perikarditis			Ins. v. ao. u. mitr.	Ins.u.Sten. v. ao. u. Sten. lev. v. mitr.

und Aorten-Insuffizienz mit Stenose.

mus u. a.

Frem.	Töne I.	Töne II.	Puls und Venenpuls	Myokard. Endok.	Perikard., Leber u. Milz	Gefäße	Bemerkungen	Diagnosen klin.	Diagnosen anatom.
1908: prä-systol. 1910: kein	Herzwirksamk. unregelm. M. schw., kurz. systol. Ger. Ao. stärker. Pulm. schwä- cher	M. langgezog. Ger. Ao. u. Pulm. schwächer	1908: P. groß, celer, 68. Venenpulsat. a. Halse, deutl.	Muskul. anämisch, grauart.; E. ulc.	Hydrop. 150 ccm	Ao. u. Pulm. Intima gerötet u. imbib.		Sten. u. ins. mitr.	Sten.u.Ins. mitr. u. ao.
systol.	Geräusche starkes	überall; schwaches	P. unregelmäß., 106. Halsvenen erweitert	Deg. adip.; E.	Hydroperi- kard.		die Ins. u. Sten. ao. etwas zweifelhaft	Ins. u. Sten. mitr.	Ins.u.Sten. mitr.; Ins. u. Sten.lev (?) ao.
prä-systol.	M. rauh. Ger. Ao. schw. Ger.	M. präsyst. u. diast. Ger., bisw. kein. Ao. rein	P. nicht celer, weich, gleichm.; schnell, klein	Calcific. partial., sprenkelig, keine E.	Hydrop. 200 ccm	weich		Ins. u. Sten. mitr.	Ins.u.Sten. mitr.;Ins.? u. Sten.? ao.
prä-syst.?	M. herausgez. Blasenger.! Ao. ebenso! Pulm. Blasen- ger.	M. kurz.welch, präsyst. Ger. Ao. kurz. oder langes diastol. Blasenger. Pulm. acc.	P. wechselnd, langsam u. geschwind. 160; keine Pulsat. üb. Jugul.	trocken, flamm., mit eingesenkten Herd.; E.	Hydrop., gelinde; Cyanos. hepat. u. lien.		bisw. stark. Geräusche, bisw. keine P. 65—160, zeler. Ton groß	Ins. u. Sten. mitr. u. ao.	Ebenso
	M. gedeckt v. zisch. Blasen- ger. Ao. v. schw. Bl.-ger. gefolgt	M. präsystol. Ger. Ao. acc., rein	P. sehr unregelm., klein, 140 Halsv. p. synkr.	Myoc. fibr. fibr. E.	keine Pericardit.; Cyanos. hepat. u. lien.			Ins. u. Sten. mitr.; Endo- cardit. ac. (?)	End. chr. (Ins.u.Sten mitr. u. ao.); End. ac. verr. tric. u. ao.
schw.	M. weich, syst. Ger. Ao. syst. Ger., säg.	M. diastol. Ger. Ao. diast. Ger. Pulm. schw.	P. unregel- klein, nicht rig.; 84; keine Venenpuls.	gelbflam.; Deg. adip.; keine E.	Stas. hepat. u. lien. u. ren.; keine Perikardit.			Sten. ao. u. ins. ao. Vit. v. mitr.	End. chr. retr. (Sten. u.Ins.mitr. u. ao.)

Nr.	Jahr	Nr. klin.	Nr. Sekt.	Name	Alter	Anamnese	Grundkrankheit mit Komplikationen	im ganzen	links Kam.	links Vorh.	rechts Kam.	rechts Vorh.	Ostium	Klappen
B. 141	1905	275	95	Johanna Lind-kvist	52	Masern; 1890 Infl.; Atemnot, Herzkl., Hydrops	H. u. D. c.; Sten. u. Ins. mitr. u. ao.; Myoc. chr. fibr.; Infarct. hypost. pulm.; Indur. cyan. hepat.; Hydrops	ver-größ.	D H		D H		M. Ins. u. Sten. Ao. Ins. u. Sten.	M. — Ao. —
B. 142	1908	445	1909: 36	Anna Blom-kvist	33	Gelenkrh. mehrmals; Masern, Pneum., Typhoid., Angina Herzf., Cyan.	End. chr. fibr. c. sten. u. ins. mitr. u. ao.; End. ac. verr. v. ao.; Peric. ac. fibrin. etc.	H					M. Inst. u. Sten.; kaum offen f. d. Kleinfingersp. Ao. Ins. u. Sten.	M. verdickt; End. chr. fibr. Ao. V. teilw. zusam.-gew. u. verdickt; End. ac. verr.
B. 143	1908	324	211	Viktoria Eriksson	21	1901 Gelenkrh.?; Masern, Scarl.,Pertuss. Infl., Herzf., Cyanose, Atemnot	End. chr. fibr. v. mitr., ao. u. pulm.; End. ac. verr. v. omn.; Peric. ac. serofibr.; Stas. hepat. u. lien.	ver-größ.	D H		D H		M. Inst. u. Sten.; nicht offen f. 2 Fing. Ao. Sten.?	M. in d. periph. Hälfte verdickt, zusam-. gewachs. zu ein. fest. Ring Ao. End. chr. fibr. u. ac. verr. v. mitr. u. v. omn.
162	1887 1886	31 503	4 mikr.	Anders Pettersson	27	1875 Gelenkrh., 1876 Pneum.; Rezid. v. Gelenkrh.	Bronchitis.	D Cor. bov. H	D H	D H	D H	D H	M. Sten. (gering.) u. ins.; off. f. 2 Fing. Ao. Sten.? Ins.	M. diff. verdickt, Ch. verdickt u. kurz. Ao.wenig steif, aber verdickt, fibr. wulstig
163	1894	617	114 mikr.	Gustaf Andersson	20	1884 Gelenkschmerz; Alkoholmißbr.	Endopericardit. ac.	D H	D H	**D** **H**	D H	D	M. rig., Sten.; Öffn. 5mm Ao. Sten. (gelinde); (Ins.?)	M. hart, dick; Ch. dick; End. Ao. zus.-gew., dick
B. 144	1907	200	62	Amanda Granat	40	1903 rh. Fieb.; Masern und Diphth. als Kind; Atemnot, Alb., Ödeme	Synech. peric. tot.; End. chr. recurr. u. stenosans v. mitr. (ins.?) u. ao. c. H. u. D. cord.; Art.-scl.	ver-größ.	D H	D	D H	D	M. Ins. u. Sten.; off. nur f. Kleinfing.-spitze Ao. Ins.? u. Sten.	M. diff. verdickt u. zus.-gew. zu einem harten Ring. Ao. diff. verd. u. fest; bedeut kleine grau-weiß. Kn.; End. chr. rec. u. Sten.
B. 145	1909	V: 153	151	Henrik Olsson	46	1880 rh. Fieb.; Typh.; Pleurit.; Vit. cord.; Atemnot, Cyanose	Ins. u. Sten. ao. u. mitr.; H. u. D. c.; End. chr. fibr. u. ac. verr.; Myocardit. chr. fibr. Peric. adhaes. tot.; Stas.org.; Induratio cyan. hep. etc.	D H	D H	D	D H	D	M. Ins. u. Sten.; vereng. Thromb., fest adh. a. d. Wand Ao. Ins. u. Sten.; vereng.	M. verdickt, ebenso Ch. tend.; verr. Exkr. an den Kl. Ao. V. bedeut. verd., mit verr Exkr.; Bas. frei. End. chr. fibr. u. ac. verr mitr.

b) Arterio-

Nr.	Jahr	Nr. klin.	Nr. Sekt.	Name	Alter	Anamnese	Grundkrankheit mit Komplikationen	im ganzen	links Kam.	links Vorh.	rechts Kam.	rechts Vorh.	Ostium	Klappen
164	1891	7	25 mikr.	Anders Nyström	75	1878 Gelenkrh.; Alk.-mißbr., Alb.	Nephrit. chr. interstit., Art.-scl.	D H	D H	d H	(D) H		M. Ins. u. Sten.; offen f. kaum 1 Fing. Ao. Ins. u. Sten.	M. dick, kalkinkr. Ao. dick, verkalkt, wulstig; V. verkalkt

Frem.	Töne I.	Töne II.	Puls und Venenpuls	Myokard. Endok.	Perikard., Leber u. Milz	Gefäße	Bemerkungen	Diagnosen klin.	Diagnosen anatom.
	M. systol. Ger. **Ao.** rein. **Pulm.** systol. Ger.	**Ao.** rein. **Pulm.** rein.	P. unregelmäß., klein 120	flamm., fest; Myocard. fibr. chr.; keine E.	Hydroper.; Hydrops univ.; Indur. cyan. hepat.			H. u. D. cord. (Myoc. chr.);Ins. mitr.	H. u. D. cord.;Sten. u.ins.mitr. u.ao.;Myocardit. chr. fibr.
	M. ausgez.Ger. über d. ganze H. **Ao.** entfernt.	**M.** kurz. **Ao.** entfernt. **Pulm.** acc.	P. weich, 92, bisw. arhythm.; keine Venenpulsat.	hypertroph. E.	Hydroperic.; Peric. ac. lev.; Leber vergrößert			Sten. u. Ins. mitr. Endocardit. chr.	End. chr. fibr. u. u. ins. mitr. u. ao.; Endocard. ac. verr. v. ao.
kräftig diastol.	**M.** ausgezog. systol. Ger. **Ao.** ebenso	**M.** diast. Ger. mit **präsyst.** Vorstärk. **Ao.** kürzeres, diast. Ger.	P. norm. groß, 68, arhythm. Kein Venenbrausen	E.	Pericardit. ac; 200 ccm			Sten. u. Ins. mitr. u. ao. Synech. pericard.	Ins.u.Sten. mitr.;Ins.? u. Sten.? ao.; Pericardit. ac. exsud.
kein	**M.** stark, rauh, **Ao.** ebenso	**M.** rein oder unrein. **Ao.** weicheres Ger.	P. unregelmäß.,langsam, 54. P. diff.; deutl. Aort.-ton	los, schlaff; keine E.	Pericardit. adhaes.; cyanot. Leberatrophie. Milz fest	Ao. etw. eng, 7 cm	1879 Ins. u. Sten. ao. 1880 Ins. u. Sten. ao.; Ins. mitr. 1886 Ins. ao.; Ins. u. Sten. mitr.	Ins. mitr. c. Sten.; Ins. u. Sten. ao.	Ins. (u. Sten. rcl.) mitr.; Ins. u. Sten.? lev. ao.; Peric. adhaes.
präsystol.	**M.** Geräusch. **Ao.** schw. Ger.	**M.** Geräusch, wechselnd **Ao.** rein	P. 54—84, oft groß, irreg.	E.	Synechia totalis	Ao. 6 cm	Akute Dilatation	Ins. u. Sten. mitr.	Ins.u.Sten. mitr.;Ins.? u. Sten.? ao.; Pericardit. adhaes.
	M. Geräusch. **Ao.** rein. **Pulm.** Ger.	**M.** u. **Ao.** rein. **Pulm.** rein, acc.	P. wechs., teils regelmäß., teils unregelm.; 94, celer	rotbraun, hart, kautschukart.; keine E.	Peric. festgelöt. am Herz, diff. verdickt; Fett reichl. Stas. hep. u. lien. c. indur. sec.	Ao. in d. Int. grauweiße, erbsengr. Flecken; die hintere Kl. der **Pulm.** hat 2 frische Blutung.; Art.-scl.	Ao.-fehler ohne Geräusch	D. u. H. cord. + Ins. mitr.	End. chr. recurr. u. stenosans v. mitr. (ins.?) u. ao. c. H. u. D. c.; Synechia peric. total.
	M. systol. Ger. **Ao.** ebenso	**M.** diast. Ger. **Ao.** ebenso, stark	P. celer, 54. Halsvenen pulsir.	Myocard. chr. fibr. E.	Peric.-bl. zus.-gew.; Pericrd. adhaes. total.; Stas. organ. Indur. cyan. hepat. u. lien.	Ao. nichts	Vielleicht auch Ins. tricusp.	Ins. ao. u. mitr.	Ins.u.Sten. v. ao. u. mitr.: Pericard. adhaes.

sklerosis.

Frem.	Töne I.	Töne II.	Puls und Venenpuls	Myokard. Endok.	Perikard., Leber u. Milz	Gefäße	Bemerkungen	Diagnosen klin.	Diagnosen anatom.
kein	**M.** Geräusch. **Ao.** schw. Ger.	**M.** bisw. Ger., rein? **Ao.** oft schw. Ger.	P. groß, durus, celer, irreg. Venenpulsat.	Degeneratio: keine E.	keine Pericardit.	Art.-scl.	**Tric.** nichts d. Venenpulsat. ungeacht.	Ins. mitr.? Ins. u. Sten. ao.	Ins.u.Sten. mitr. u. Ins. u. Sten. ao.

Nr.	Jahr	Nr. klin.	Nr. Sekt.	Name	Alter	Anamnese	Grundkrankheit mit Komplikationen	Das Herz bei der Sektion im ganzen	links Kam.	links Vorh.	rechts Kam.	rechts Vorh.	Ostium	Klappen
B. 146	1907	593	mikr.	Joh. Andersson Mörling	54	1895 Gelenk-rh.; Abus.; keine Lues; Peric. fibr. chr. nod.; Tbc. indur.; Stas. hepat., lien. u. ren.	End. chr. fibr. u. calcul. c. ulc. ao. (Sten. ao. u. mitr.); H. u. D. cord.; Myocardit. chr. fibr.	vergröß., lang	D H	d 0	D h	d 0	M. Ins. ? u. Sten; der Ring nicht sehr eng, off. f. 1 Fing. Ao. Ins. ? u. Sten.; wahrsch. nicht Ins.	M. Ränd. recht hart, wahrsch. Ins.; V. verdickt im Schließ.-rand. Ao. V. hart, kalkw., teilw. ulz. End. chr. fibr. u. calcul. c. ulc. ao.
B. 149	1905	341	mikr.	Kristina Pettersson	62	Gelenkrh. als Kind; Vit. cord. seit etwa 20—30 J.; Atemnot, Cyanose	Sten. mitr. u. ao.; D. u. H. cord.; Myocardit. chr.; Dil. ao. sec.; Sten. isthmi	vergröß.	D H	0? 0?	D H	0 0	M. Sten. u. Ins.; Öffn. eng. Ao. Sten. (wohl nicht Ins.)	M. chordae sehn., verkürzt; V. steif, keine E. Ao. harte, fibr. Verengerungen durch Kalkeinlagerung; keine Endocardit.

| Frem. | Töne | | Puls und Venenpuls | Myokard. Endok. | Perikard., Leber u. Milz | Gefäße | Bemerkungen | Diagnosen | |
	I.	II.						klin.	anatom.
im Jug.	Säg. Bl.-ger. über d. ganze Herz.	Ao. kaum hörbar	P. nicht kennbar; Arhythmie.; P. differens	Myocardit. chr. fibr.; E. ulc.	alte Warzen	Ao. weit, 8 cm. **Pulm.** nicht deutl. erweitert	die eine Ao.-kl. deckte die Ins. z. T. P. differ. nicht erklärt	Sten. ao; Ins. mitr.	Sten. (u. Ins. ?) ao. u. mitr.
	systol. Ger.	**Pulm.** nicht deutl. acc.	P. unregelmäß., klein, irreg.; nicht rig.	fibröse Flecken; Myocardit. chr.; keine E.	**Peric.** nichts	Isthm. vereng. v. Kalk; Dil. ao. sec.; Stenos. isthmi	komplizierter Fall	Endocardit. chr. fibr. (Sten. u. Ins. mitr.)	Ins. mitr.; Sten. mitr. u. oa. (+ ins. ?); keine Endocardit.

XV. Bemerkungen über die diagnostische Bedeutung des Pulses bei Herzfehlern.

Daß der Puls bei vielen Herzklappenfehlern eine mehr oder weniger charakteristische Form hat, wird wohl allgemein angenommen. Die meisten Verfasser geben wenigstens so an und fügen auch den Beschreibungen der Herzfehlerformen die Kurven bei, welche sie als charakteristisch betrachten. Vergleicht man dagegen diese Kurven, so wird man leicht finden, daß recht verschiedene Typen als charakteristisch für einen und denselben Fehler angeführt werden. Es liegen z. B. vor mir die Kurven der Mitralinsuffizienz in den bekannten Lehrbüchern von Eichhorst, Byrom-Bramwell, Charcot-Bouchard und Sée sowie Rosenstein (in Ziemssens Handb.) u. a. Unter solchen Umständen fragt es sich: Welche Typen sind die richtigen? Um diese Frage zu beantworten, halte ich es für lehrreich eine Sammlung von solchen Fällen zu reproduzieren, in welchen die Sektion die Richtigkeit der beim Lebenden gestellten Diagnose bestätigt hat, denn sonst schwebt man doch oft in Ungewißheit in dieser Beziehung. Alle unten reproduzierten Kurven (mit Ausnahme von 2 [5]) stammen von solchen Fällen. Gegen diese kann man indessen nicht ohne Grund anführen, daß sie in der Regel verhältnismäßig kürzere Zeit vor dem Tode aufgenommen worden sind und also nicht für die zu relativer Gesundheit führenden Fälle charakteristisch sind. Dies zugegeben, machen sie auch nicht Ansprüche, diese Fälle zu vertreten. Über solche verfüge ich in so großer Zahl, daß ich auf ihre Publikation verzichten muß. Bei diesen Fällen aber weiß man überhaupt von den eventuellen Veränderungen und von den Klappen nur wenig, ob Endokarditis vorhanden ist oder nicht usw., und noch weniger ob eine komplizierende Perikarditis oder Myokarditis da ist. Die hier darzubietenden Kurven haben also zwar den angegebenen Nachteil, aber auch gewisse nicht zu unterschätzende Vorteile. Man kennt die Herzen, welche sie vertreten.

Die allermeisten Pulskurven sind mit dem Dudgeonschen Sphygmographen genommen; wo aber die Zeit markiert ist (in $0{,}_2{}'$), stammt die Kurve vom Jaquetschen Sphygmographen. Diese sind überhaupt viel schwerer zu deuten und jedenfalls mit den anderen nicht ohne weiteres zu vergleichen.

Mit Absicht enthalte ich mich hier aller theoretischen Auseinandersetzungen über die allgemeine Deutung der Pulskurve und verweise in dieser Hinsicht auf meine Schrift: „Das Kardiogram" (Mitteil. aus d. med. Klinik zu Upsala, II., IV.). Ich nehme also hier die Sache ganz praktisch-klinisch, um die Frage zu beantworten: Kann man aus der Kurve, welche mit den üblichen Sphygmographen von Dudgeon und Jaquet genommen werden, auf die Art des Herzklappenfehlers schließen?

Es ist auch nicht meine Absicht, hier tiefer in das Problem über die diagnostische Bedeutung der Pulskurve bei den Herzklappenfehlern einzudringen, sondern nur nachzuweisen, daß die geläufigen, besonders in unseren Lehrbüchern befindlichen Pulskurven recht unzuverlässig sind, und daß die Form der Kurve nicht so viel von der Art des Herzklappenfehlers wie von anderen bisher zu wenig beachteten Umständen, wie der Beschaffenheit der Arterienwand, einer komplizierenden Nephritis oder einer akuten, vor allem ulzerösen Endokarditis usw. abhängt.

Erst die kombinierte Untersuchung sowohl des Pulses, der Jugularvene, sowie aller anderen Faktoren, welche ein Ausdruck der Herzwirksamkeit sind, kann überhaupt in dem einzelnen Falle die richtige Diagnose geben, wobei die neue elektro-kardiographische Methode eine hervorragende Rolle spielen wird. Aber, wie schon bemerkt wurde, diese Methode erfordert Apparate, welche dem praktizierenden Arzt in der Regel nicht beim Krankenbette zur Disposition stehen.

Diese Abteilung meiner Schrift macht also n u r Anspruch darauf, ein kleiner Beitrag zu sein zu der großen Frage nach der Bedeutung der Untersuchung der F o r m des Pulses, eine Frage, welche in der Flut der neueren Untersuchungsmethoden zuviel bei Seite gelassen wurde.

Der Puls bei der Endokarditis.

I. Endocarditis mitralis. Der Puls Nr. 2 (Seite 68) von einem kanzerösen alten Manne verrät kaum eine Spur von der vorhandenen Endocarditis mitralis, ist fast mehr ein Ausdruck einer vorhandenen Arteriosklerosis und ist hart, obschon am Todestage genommen, also gewiß bei niedrigem Blutdruck.

Der Puls Nr. 19 (Seite 73) von einem jüngeren Nephritiker mit Pulsfrequenz 76 ist deutlich dikrot, wohl infolge des Fiebers. Etwas Charakteristisches für eine Endokarditis findet man sonst nicht.

II. Endocartitis aortae. Besonders auffallend ist der Puls Nr. 23, eines alten Mannes, welcher kurz danach an Cancer ventriculi starb. Der Puls ist eher celer und magnus.

In Nr. 26 (Seite 80) sehen wir zwei recht differente Pulskurven von einem Manne von 43 Jahren mit Febris typhoides. Die untere Kurve ist für dieses Fieber charakteristisch; die obere, während einer Temperatur von 38,2 genommen, ähnelt am meisten der eines Nephritikers.

Der Puls von Nr. 31 ist schwach und weich. Weder von der Nephritis, noch der Endokarditis trägt er deutliche Spuren.

Die beispielsweise von Patienten mit Endocarditis mitralis und Endocarditis aortae aufgenommenen Kurven haben an sich nichts Charakteristisches oder Gemeinsames.

Fall 2. Lars Lundberg, 68 J., aufgen. 30. XI., gest. 12. XII. 1887 (S. 68).
Diagnose: Cancer ventriculi und Hepatit.; Peritonitis incip.; Aszites. Afebril.
Herz: Endocarditis mitral., große Wucherung; keine Vergrößerung; keine D. oder H.; Atrophie; Degen. adiposa myocardii: keine Pericarditis.
Gefäße: Arteriosklerosis.

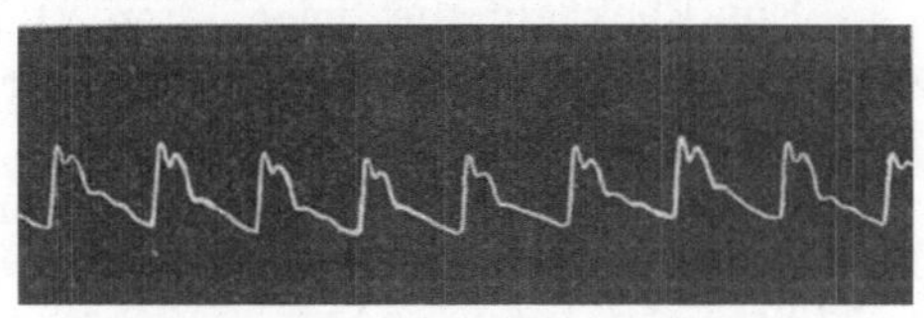

R. dx. 12. XII. Puls 112.

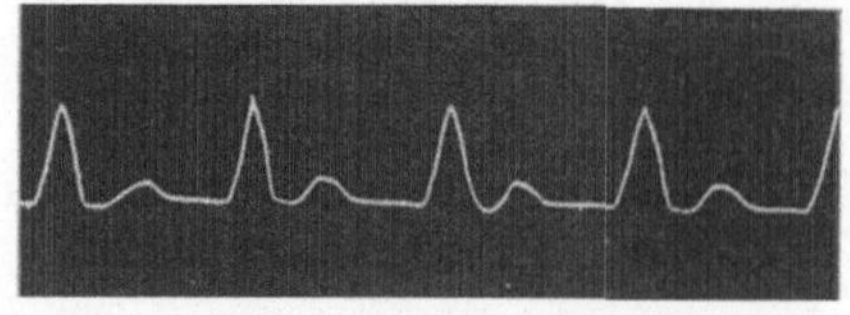

20. III. Puls 76.

Fall 19. Franz Dahlquist, 29 J., aufgen. 10. II., gest. 19. IV. 1892 (S. 73).
Diagnose: Nephritis acuta haemorrhagica. Fieber.
Herz: Etwas vergrößert; D. und H.; etwas Fett; Endocarditis mitralis; keine Pericarditis.
Gefäße: Nichts.

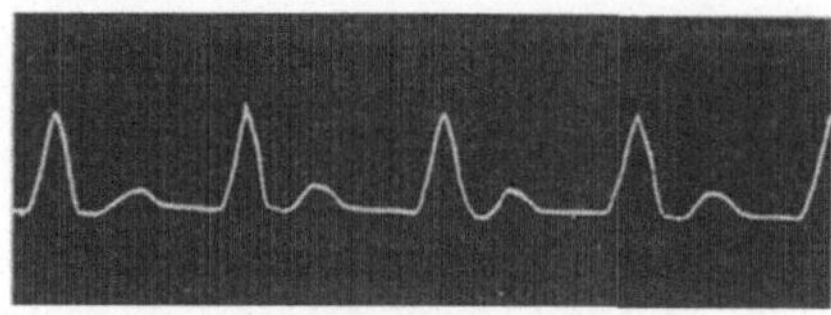

9. V. Puls. magnus, aequal., 96. R. sin.

Fall 23. Erik Sjögren, 58 J., aufgen. 3. V., gest. 22. V. 1897 (S. 80).
Diagnose: Endocarditis aortae; Cancer ventriculi et mediastinalis. Afebril.
Herz: D. und H.; Myocarditis fibrosa; Pericarditis partialis adhaesiva.
Aorta: Atherom.

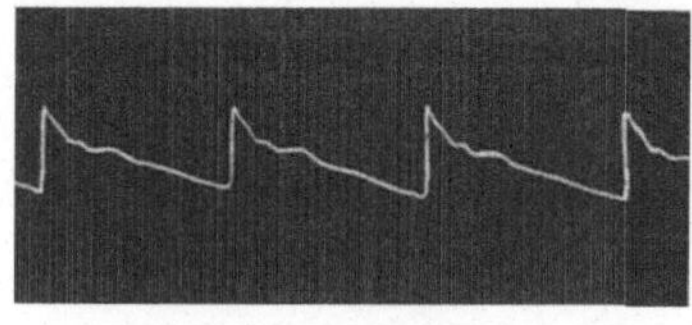

Puls gespannt, 60.

Fall 26. Erik Olsson, 43 J., aufgen. 30. III., gest. 26. IV. 1889 (S. 80).
Diagnose: Endocarditis aortae; Febris typhoides; Haemorrhagia intestinalis;
Albuminurie.
Fieber hoch.
Herz: Keine D oder H.; Degen. parench. myocardii; keine Pericarditis.
Aorta: Nichts.

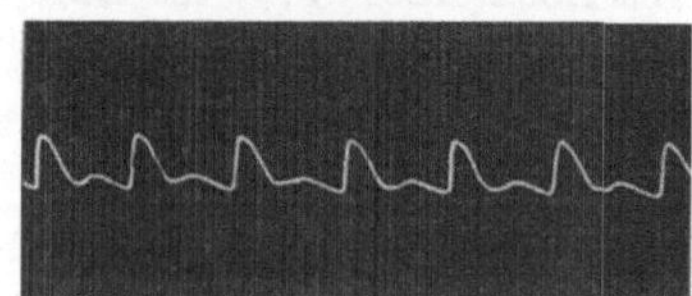

25. IV. 120.

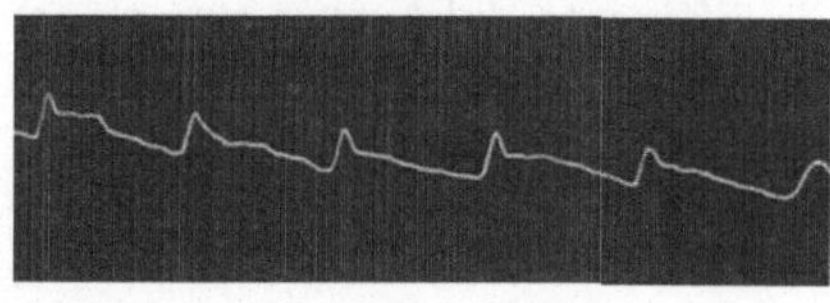

7. III. 120.

Fall 31. Anders Olander, 51 J., aufgen. 16. II., gest. 7. III. 1888 (S. 82).
Diagnose: Endocarditis aortae; Tbc. pulmonalis; Nephritis parench.
Temperatur normal.
Herz: Nichts.
24. II. Puls regelm. 80, 26. II. 80, Klein, weich.

Organische Mitralinsuffizienz.   (Tabelle IX, S. 98.)

Ein Blick auf die beigefügten 21 Kurven von 11 Patienten mit konstatierter Mitralinsuffizienz organischer Art dürfte genügen, um zu überzeugen, daß eine große Verschiedenheit vorliegt.

Die Frequenz wechselt an den angeführten zwischen etwa 72 und 132, die Form zwischen überdikrot (Fall 58), dikrot (Fall 60), hart (Fälle 66 und B 15) und filiformis; der Ausschlag wechselt auch im höchsten Grade. Was ist dann das Gemeinsame, das Charakteristische und welche sind die Ursachen der Variationen?

Es geht dabei aus den Beschreibungen hervor, daß die Mitralinsuffizienz selten unkompliziert ist, dagegen in der Regel, wenn der Tod folgt, von graven Krankheiten kompliziert. Die durch die Kurven vertretenen Fälle sind in der Tabelle IX (S. 98) mit Rücksicht sowohl auf die Ätiologie, als auf die Komplikationen geordnet. Es liegt dann zunächst, nachzusehen, ob nicht diese verschiedenen Momente die Form der Kurven beeinflußt haben können.

Weiter ist zu bemerken, daß in den allermeisten Fällen eine akute Endokarditis kompliziert und folglich wahrscheinlich auch eine Myokarditis acuta vorhanden war. Inzwischen waren die Herzen nur der Fälle 54, 59, 60, 65 und 66 zur mikroskopischen Untersuchung zugänglich, und in diesen fanden sich, wie die Tabelle zeigt, eine Myokarditis, wenigstens in den Fällen 54, 60, 65 und 66, und außerdem Segmentation in allen Fällen, den Fall 60 vielleicht ausgenommen. Auch die Fälle B. 15 und B. 20 waren kompliziert, jener durch eine ulzeröse Endokarditis, dieser durch eine Tuberculosis renum.

Unter solchen Umständen liegen in keinem einzigen Falle ganz unkomplizierte Verhältnisse vor. Die einfachsten treffen wir im Falle 51. Hier gilt es einen jungen Mann von 26 Jahren. Bei der Aufnahme war er hydropisch, die Herztätigkeit turbulent, mit einer Pulsfrequenz von 148, zwei Tage später von 132 (siehe die Kurve). Der Puls war fast filiformis; schon nach acht Tagen erhob sich der Puls ansehnlich, ging auf 100 nieder, war eine Woche fast regelmäßig. Der Klappenfehler kann wohl zu jener Zeit gewissermaßen als kompensiert betrachtet werden. Diese Kurve nähert sich also am meisten dem typischen; in diesem Falle aber bestand eine Degeneration, welche die

Fall 51. Herman Norlén, 26 J., aufgen. 5. IV., gest. 25. VI. 1887. (S. 98.)

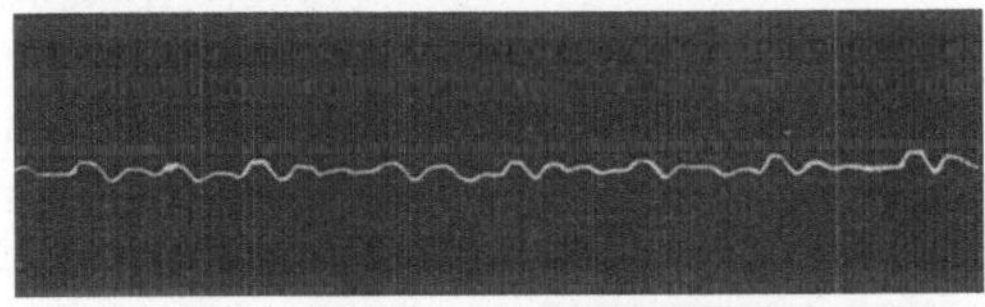

a) R. dx. 8. IV. Puls 132.

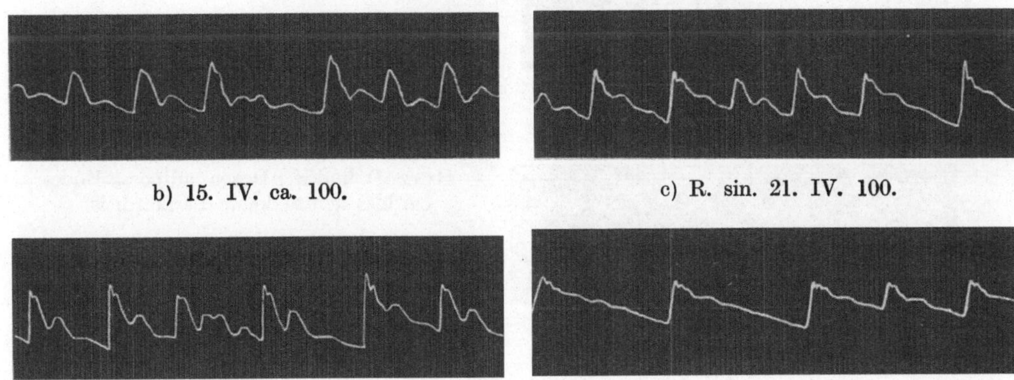

b) 15. IV. ca. 100. c) R. sin. 21. IV. 100.

d) R. dx. 22. IV. 100. e) R. sin. 2. V. 80.

Diagnose: Rheumatismus acutus; Stasis. Afebril.
Herz: D. und H.; Degen. adip.; Hydroperikard; Endocardit. acuta; keine Perikarditis.

Irregularität verschuldet. Wir sehen, daß der Puls kräftig in die Höhe geht, in einer Spitze endet, der katakrote Schenkel ist aber unregelmäßig gebildet, was wohl nicht auf dem Mitralfehler beruht. Später wird der Puls mehr unregelmäßig. Patient stirbt etwa sieben Wochen nach der Aufnahme der letzten Pulskurve. Der Wechsel des Pulses war also groß.

Gruppe 2a (Seite 98). Der Puls im Falle 54 ist gewiß von der ulzerösen Endokarditis beeinflußt und erscheint dikrot.

Vergleichen wir damit den Puls im nächsten Falle, B. 15, so finden wir hier einen harten, fast nephritischen Puls, und dessenungeachtet fand sich hier eine ulzeröse Endokarditis. Der Grund liegt in der Arteriosklerose.

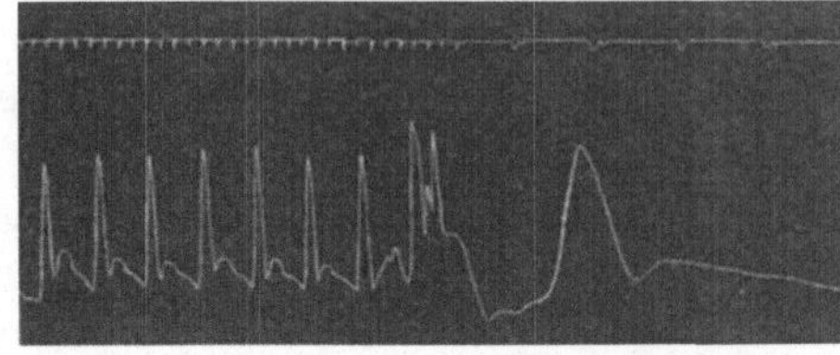

R. sin. Puls. 13. X. 82.

Fall 54. Emma Törn, 41 J., aufgen. 12. X., gest. 19. X. 1897.
Diagnose: Embolia cerebri.
Herz: D. und H.; Degen. adip.; Endocarditis ulcerosa; keine Perikarditis.

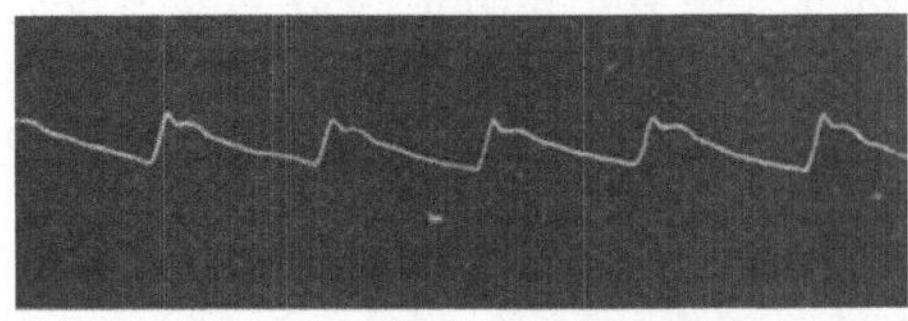

Puls etwas hart, 98.

Fall B. 15. Anna M. Nilsson, 52 J., aufgen. 26. II., gest. 3. III. 1907.
Diagnose: Nephritis chronica.
Herz: D. und H.; Insufficientia mitral.; Endocarditis chronica ulcerosa; Endocarditis mitralis; Myocarditis acuta;- keine Perikarditis.
Gefäße: Arteriosklerosis; Endocarditis aortae.

Der Puls im Falle 56 wird nicht selten als ziemlich typisch für Mitralinsuffizienz angeführt. In der Tat ist er ausgesprochen dikrot, wie auch im Fall 56b. Der Unterschied steht in Zusammenhang mit einer Embolia cerebri.

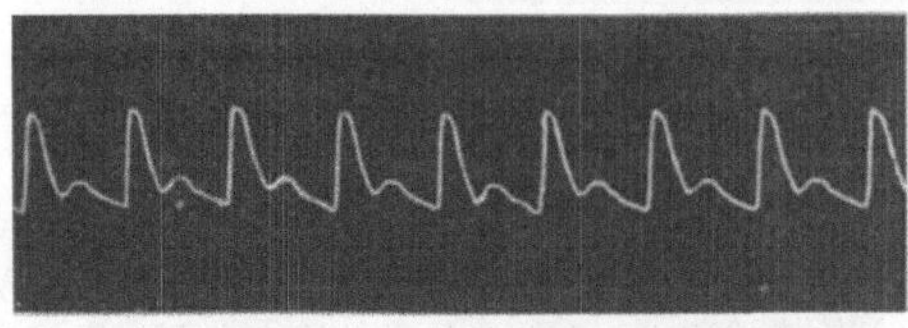

a) R. sin. 20. III. Puls 90.

Fall 56. Elin Nordqvist, 17 J., aufgen. 26. I., gest. 14. IV. 1887.
Diagnose: Rheum. acutus; Embolia cerebri; Pleuritis acuta. Fieber.
Herz: D. und H.; Degen. adiposa; Endocarditis acuta; keine Perikarditis.

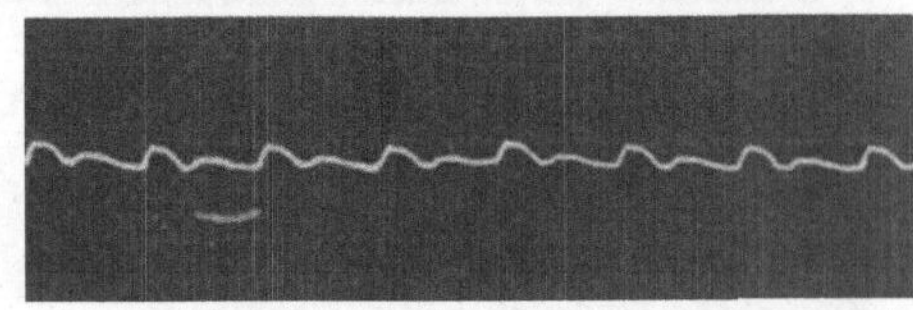

b) R. dx. 1. II. 100.

Die Gruppe 2d umfaßt Fälle mit Pericarditis adhaesiva (S. 100).

Von den drei Pulsen von Nr. 57, dem 11jährigen Mädchen, ist der dritte sehr different von den anderen und ähnelt mehr dem Pulse eines Arteriosklerotikers.

Der Puls von einem recht ähnlichen Falle, 59, einem 14jährigen Mädchen mit adhäsiver Perikarditis und ebenfalls akuter Endokarditis, ist bedeutend abweichend, groß wie der Puls eines Mannes und voll.

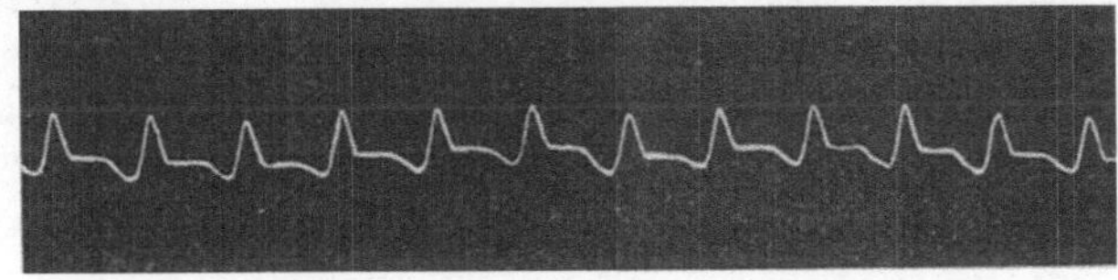

a) R. sin. 21. II. Puls 120.

Fall 57.   Hilma Erikson, 13 J., aufgen. 1893.
Diagnose: Rheumatismus.
Herz: D. und H.; Degen. adiv.; Synch. pericard.; Endocarditis acuta.
Aorta: Nichts.

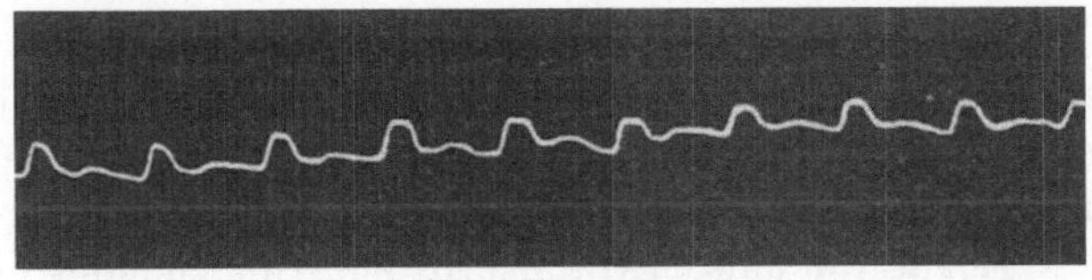

b) dx. 3. II. R. 100.

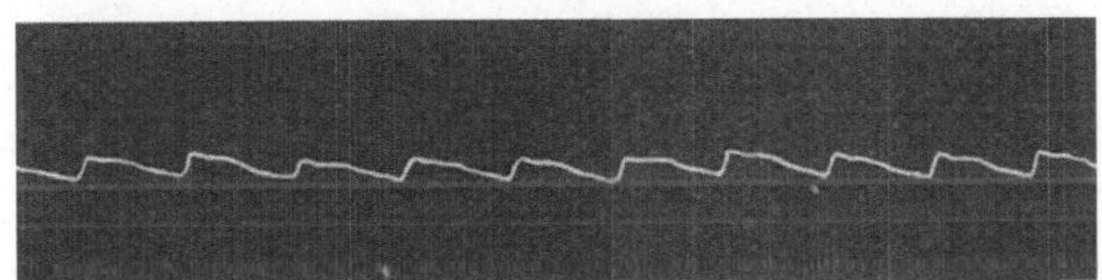

c) 8. II. P. 104.

Fall 59.   Selma Eriksson, 14 J., aufgen. 1. II., gest. 23. 11.
Diagnose: Rheumatismus; Pleuritis exsudativa.
Herz: D. und H.; Pericarditis adhaesiva; Endocarditis acuta.

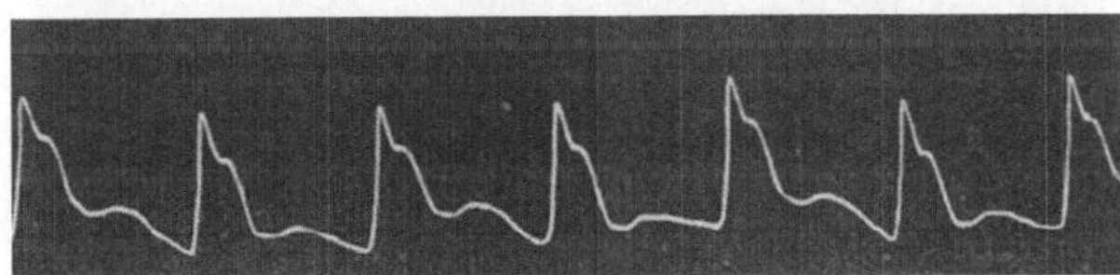

R. sin. 5. II. Puls 84.

Fall 60. Charlotte Löfgren, 21 J., aufgen. 13. XI. 1894, gest. 14. II. 1895.
Diagnose: Rheumatismus acutus.
Herz: D. und H.; Degen. adiposa; Synechia total.; Endocarditis acuta.
Gefäße: Nichts.

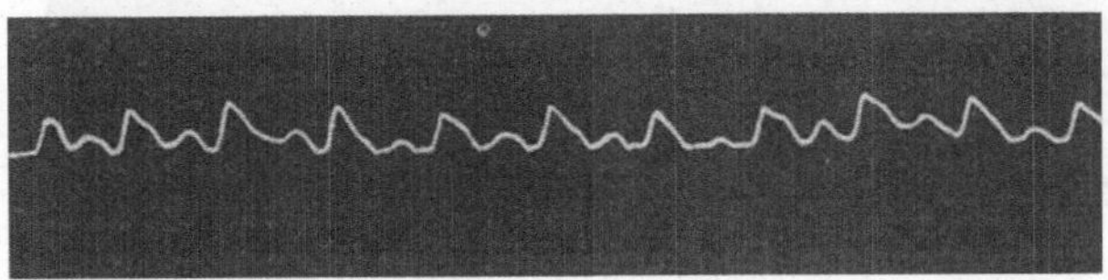

R. sin. 16. XI.

Der Puls vom Falle 60, einem 21jährigen Mädchen, hat eine gewisse Ähnlichkeit mit dem Falle 57, ist aber unregelmäßig und hat einen mehr ausgesprochenen Dikrotismus.

Dieser Dikrotismus ist doch am meisten ausgeprägt im Falle 58 (Emilie Pettersson), wo der Puls fast katakrot ist.

Fall 58. Emilie Pettersson, 11 J., aufgen. 1894.

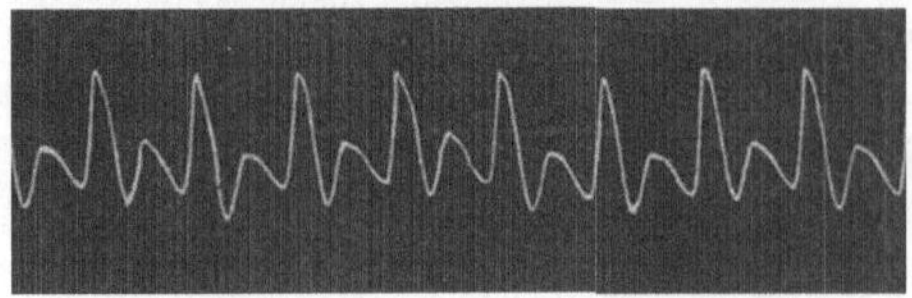 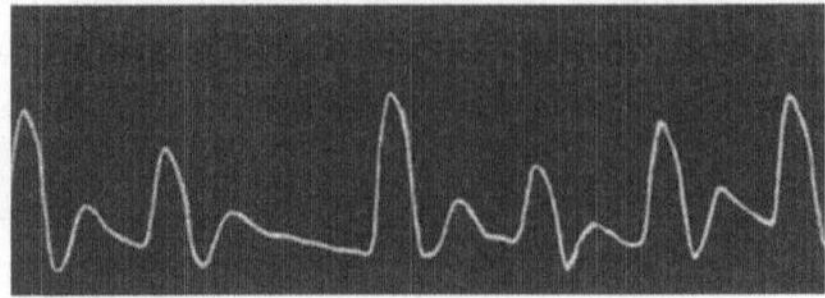

a) R. dx. 15. XI; Puls 130.   b) 5. XII.

Diagnose: Pleuropneumonia bilateralis.
Herz: D. und H.; Pericarditis fibrosa adhaesiva.

Eine gewisse Übereinstimmung bei allen diesen Fällen ist doch nicht zu verkennen. Das am meisten Charakteristische ist aber jedenfalls der Dikrotismus, welchen er gewiß dem Fieber (infolge der akuten Endokarditis, der Pleuritis oder Pneumonie) verdankt.

Etwas für eine Mitralinsuffizienz Sprechendes ersieht man kaum.

Der ähnlichen Komplikationen ungeachtet wechselt jedoch der Puls gewaltig an der Form. Wir sehen zuerst, daß die Perikarditissynechie keineswegs einen großen Ausschlag hindert, und der Puls im Falle 59 ist sehr hoch, wenn auch dikrot, im Falle 58 ist er überdikrot, im Falle 57 dagegen kleiner und wird später sehr klein. Auffallend ist weiter bei diesen drei Kindern die recht gute Regelmäßigkeit.

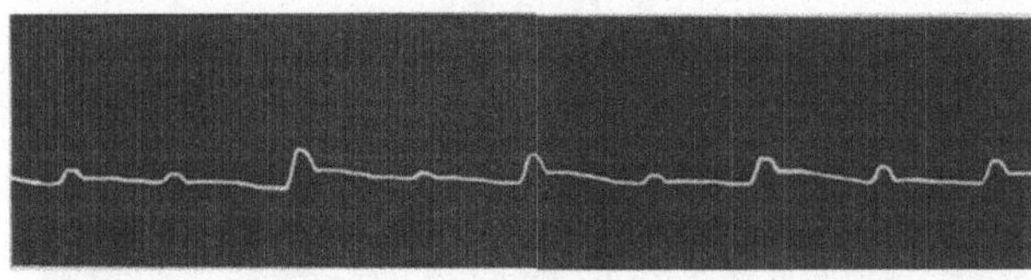

11. I. Puls 96.

Fall 62. Erik Larsson, 74 J., aufgen. 8. I., gest. 12. I. 1887.
Diagnose: Nephritis parench.; Alkoholismus.
Herz: D. und H.; Degen. adip.; keine Perikarditis.
Gefäße: Keine Arteriosklerosis.
Der Arm angeschwollen.

Fall 63. Johan Alin, 62 J., aufgen. 8. III., gest. 16. III. 1894.
Diagnose: Nephritis chron.; Tuberkulosis; (Pneum. chron.).
Herz: D. und H.; Mitralinsuffizenz; Degen. adiposa; keine Perikarditis.
Gefäße: Arteriosklerosis.

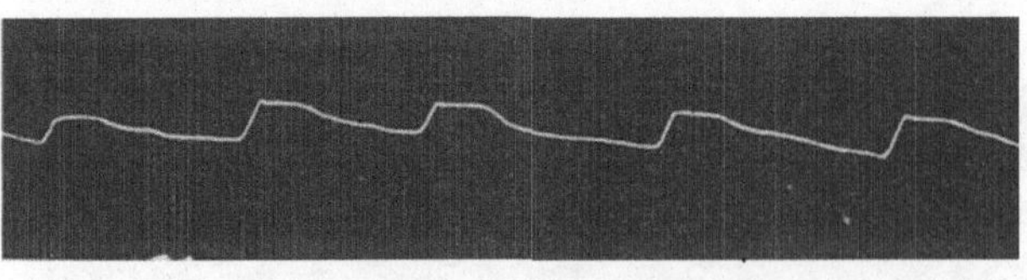

R. sin. 15. III. Puls 72.

Die obenstehenden zwei Pulse von den Fällen 62 und 63 gehören einer anderen Gruppe (B) der Nephritis chronica (S. 100). Ihr Typus beruht gewiß auf der Beschaffenheit der Gefäße; der Fall 63 hatte Arteriosklerose, im Falle 62 ist sie nicht annotiert und fehlte wohl auch.

Der nachfolgende Fall 65 war ein 62 jähriger Kranker (Gruppe C, S. 102). Die zwei an demselben Tage aufgenommenen Kurven ähneln nur wenig einander. Daß der Patient an Arteriosklerosis litt, kann man aus der b-Kurve gar nicht sehen; wohl dagegen von dem zunächst folgenden Fall 66 Härén, welcher an einer ausgesprochenen wohl luetischen Arteriosklerosis mit Myocarditis fibrosa litt.

Fall 65. J. G. Eriksson, 62 J., aufgen. 23. VI. 1895, gest. 21. X. 1896.
Diagnose: Cancer ventriculi.
Herz: D. und H.; Endocarditis acuta mitralis.
Gefäße: Endocarditis aortae ac.; Arteriosklerosis.

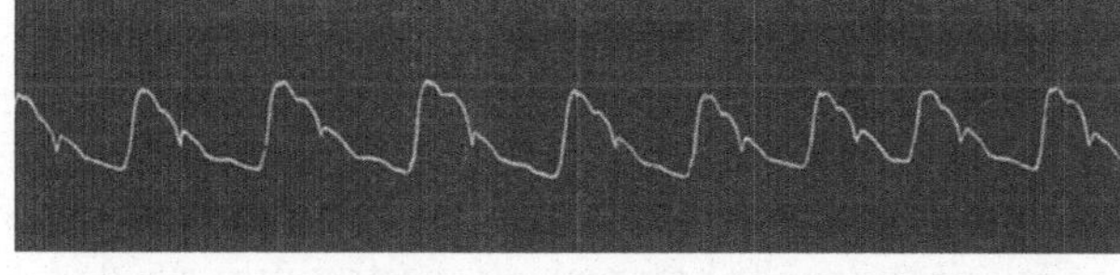

a) 2. IX. Puls 76.

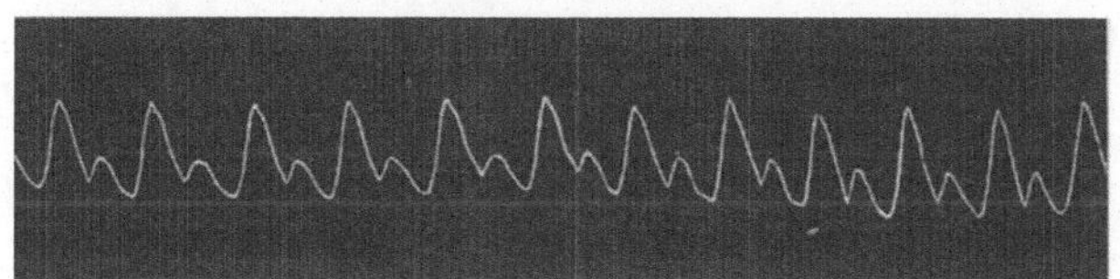

b)

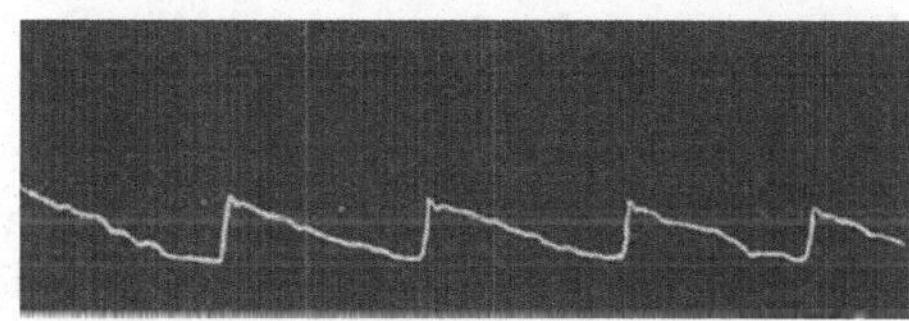

Fall 66. Karl Härén, 67 J., aufgen. 29. X. 1895, gest. 18. IV. 1896.
Diagnose: Lues; Emphsyema.
Herz: D. und H.; Myocarditis multipl.; keine Perikarditis.
Gefäße: Arteriosklerosis.

a) R. sin. 2. XI.

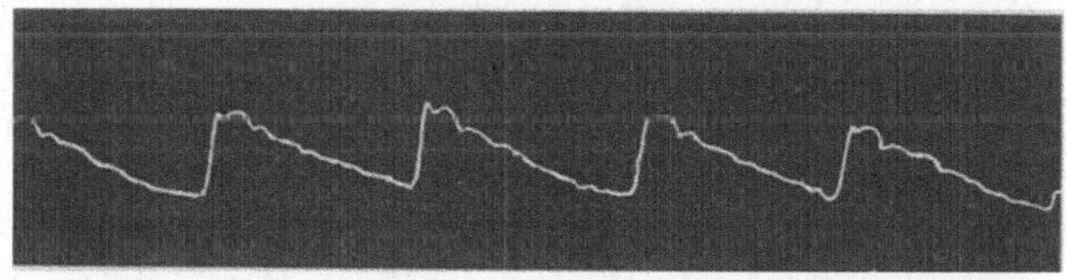

b) R. dx. 2. XI.

Fall B. 20. Knut Aberg, 39 J., aufgen. 12. VI., gest. 30. VI. 1909.
Diagnose: Tuberculosis renum und urogenit.; angeschwollen; Stasis.
Herz: D.; schlaff.

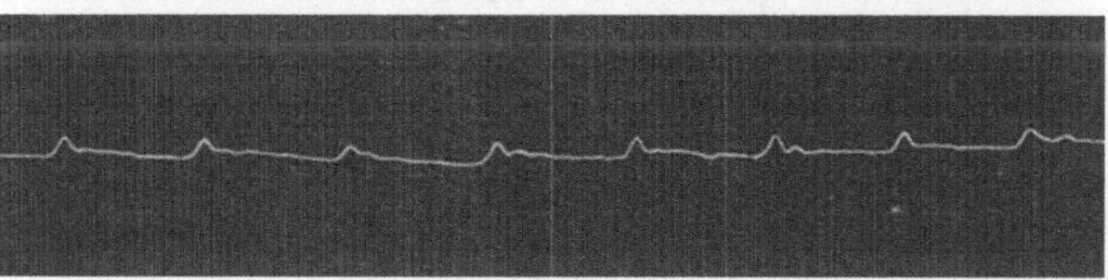

R. dx. 16. VI. Puls 92, klein, schwach, 100.

Der Puls B. 20 stammt von einem schwachen Fieber-Patienten mit angeschwollenem Arm.

Übrigens ist der Puls in der Regel regelmäßig, wenn keine Komplikationen vorliegen, und das Herz nicht degeneriert oder Kardiosklerose vorhanden ist. In den meisten von den obigen Fällen war der Puls auch regelmäßig. Ebensowenig wie Rosenstein (Ziemssens Handb., Bd. 6, S. 139) kann ich deshalb Marey beistimmen (Circul. du Sang, p. 689), wenn er sagt: „Le pouls de l'insuffisance mitrale est irrégulier," doch sagt Marey nicht „toujours", wie Rosenstein ihn zitiert. Dagegen: „je ne veux pas dire que l'irrégularité existe toujours". Mareys Abbildungen gehören wohl einem Mitral-Stenotiker an.

Bei der Untersuchung der von diesem Verf. gedruckten Kurven finde ich Abb. 186 (S. 445) ziemlich charakteristisch. Kurven, wie Abb. 187 und 188, habe ich bei der unkomplizierten Form nicht angetroffen. Eichhorsts Abb. 16 (Bd. I, S. 53) stammt wohl von einem etwas fiebernden Patienten, wie auch Rosensteins Abb. 16, S. 139; sie ähneln einigen von den meinigen, wo Fieber vorhanden war. Die Dikrotie gehört der Mitralinsuffizienz nicht an und die Irregularität dem Inkompensationsstadium; André Petit (S. 262) aber erklärt: „Un des phenomènes les plus importantes par sa frequence au cours de l'insuffisance mitrale c'est l'irregularité du rhytme cardiaque." Dagegen ist diese für die Stenose charakteristisch.

Auch kann ich Sée nicht beistimmen, wenn er bei der Mitralinsuffizienz einen schwachen und kleinen Puls annimmt (P. petit et tension basse). Weder seine Kurve noch die von André Petit in Traité de Médecine scheint mir charakteristisch, und ich finde die beiden Kurven dieser Verf. nicht in meinen Fällen bestätigt. Eigentümlich genug gibt auch Potain an, daß der Puls bei der Mitralinsuffizienz durch seine Irregularität charakterisiert sei, und findet die Ursache dafür im wechselnden Druck innerhalb des Herzohrs (siehe weiter hierüber unter Stenose).

Werfen wir dann einen Rückblick auf die Kurven, so finden wir folgendes.

1. Bei der Mitralinsuffizienz waren bei den zur Sektion gekommenen Fällen in der Regel Komplikationen der Art vorhanden, daß sie notwendigerweise die Pulsform beeinflussen müßten.

2. Fieber und ulzeröse Endokarditis rufen bisweilen hochgradige Dikrotie hervor, welche die Form der Kurve wesentlich ändert. Die Form ähnelt dann (Fälle 54, 56, 57, 58 und 60) der eines Typhus.

3. Arteriosklerose macht auch die Form unerkenntlich; sie kann dann der Kurve einer Aortenstenose ähneln (Fall 63) oder der gewöhnlichen Nephritiskurve (Fall 66).

4. Die Komplikation mit Perikardialsynechie läßt sich nicht an der Form oder der Höhe der Kurve sicher erkennen; der Puls bisweilen dikrot.

5. Die typische Form scheint im Kompensationsstadium (Fall 51c) einen kräftigen, fast gerade aufsteigenden Schenkel und eine scharfe Spitze zu haben; weiter erinnert der katakrote Schenkel an einen Pulsus durus.

6. Bei der Inkompensation und im hydropischen Stadium wird der Puls klein, unregelmäßig und verliert ganz seine typische Form (Fälle 51a, 56b, 62 und B. 20).

In Anbetracht der häufigen Komplikationen, welche die Pulsform verändern, hat man im Sphygmogramm kaum je eine zuverlässige Hilfe bei der Diagnose auf Mitralinsuffizienz. Die Abweichungen in der Form werden wesentlich teils durch die Herztätigkeit, teils durch die Beschaffenheit des Arterienrohrs, weniger vom Herzklappenfehler selbst, bestimmt.

Der Puls bei der funktionellen Mitralinsuffizienz. (Tab. X, S. 122.)

A priori kann man erwarten, daß der Puls bei der funktionellen Insuffizienz dem bei der organischen ähnelt. Ich suchte oben (S. 112) nachzuweisen, daß diese beiden Fehler überhaupt in bezug auf den Effekt für die Zirkulation gleichgestellt sind. Der Blutstrom wird bei diesen beiden Fehlern zum Teil zurückgeworfen, zum Teil in das Arterienrohr eingeworfen. Der Puls sollte deswegen klein und schwach werden, wenn nicht die linke Kammer konstant vergrößert wäre. Die Dilatation ist also eine Kompensation, und, wie die Tabelle zeigt, entsteht fast immer auch eine Hypertrophie, wenn nicht ungünstige Nutritionsverhältnisse, wie Kanzer u. dgl. vorhanden sind.

Sehen wir jetzt zu, wie sich der Puls in der Tat verhält. Wir haben 45 Kurven von 28 Patienten zur Disposition und uns dabei befleißigt, verschiedene Typen der einzelnen Fälle auszuwählen.

Will man sie richtig beurteilen, muß man sich erinnern, daß auch hier in vielen Fällen Krankheiten zugrunde liegen, welche an und für sich einen abnormen Puls verursachen. Nicht alle Kurven eignen sich zur Beurteilung der typischen Kurve bei der relativen Insuffizienz.

Zuerst haben wir die Gruppe A. (S. 122, 126) mit Nephritis chronica.

Wir begegnen hier mehreren Typen:

1. Dem für die chronische Nephritis charakteristischen harten Puls bei Alten, wie bei Nr. 69, einem 83 jährigen Weibe mit Arteriosklerosis, bei Fall 76, einem 86 jährigen Weibe, ebenso mit Arteriosklerosis — hier ist der Puls auch irregularis — und beim Fall 72, einem 69 jährigen Weib, ebenso mit Atheroma aortae.

2. Nephritispulsen ohne Arteriosklerose, Fall 67 (60 jähriges) und Fall 68 (18 jähriges Mädchen), bei wem der Puls oft dikrot ist.

3. Besonders schön tritt dieser Puls bei einem jüngeren Manne, Fall 71, Lindberg, hervor, wo der Ausschlag großartig ist, ungeachtet des Atheroma aortae.

Fall 69. Drita Eriksdotter, 83 J., aufgen. 25. I., gest. 21. V.
Diagnose: Nephritis chron.; Pneumonia acuta; Arteriosklerosis; Aneurysma.
Herz: D.; Myocarditis interst.

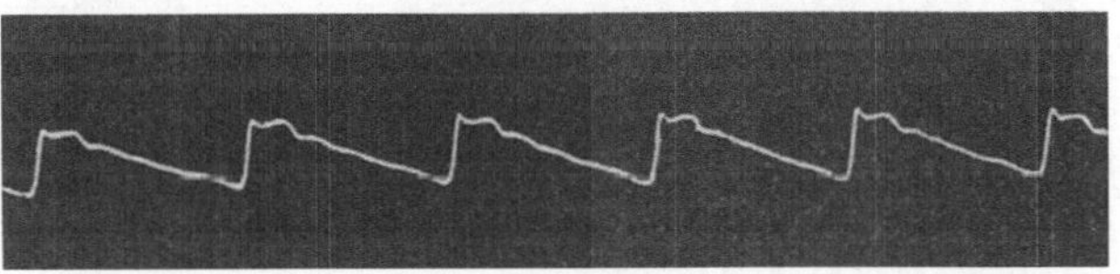

R. sin.

Fall 76. Johanna Ekberg, 86 J., aufgen. 29. XI. 1886, gest. 7. I. 1887.
Diagnose: Arterioscleros. lev.; Endocarditis aortae acuta.
Herz: D. und H.; Degeneratio cord.

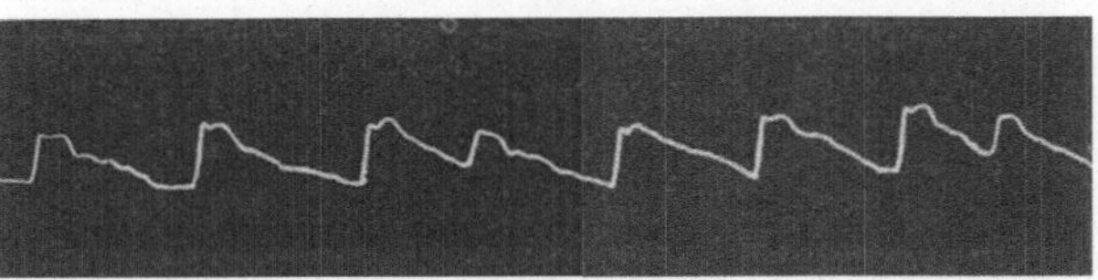

a) 30. XI. Puls 80.

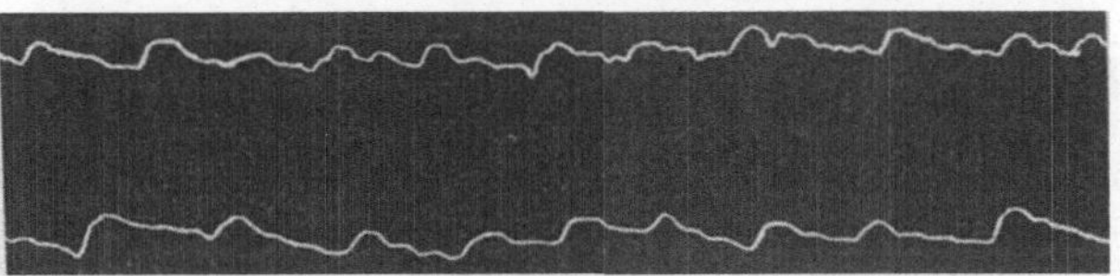

b) 15. XII.

4. Ein harter, dikroter Puls tritt beim Fall 74, einem Luetiker mit Arteriosklerosis, hervor; hier kann man die Arterienveränderung fast nicht spüren.

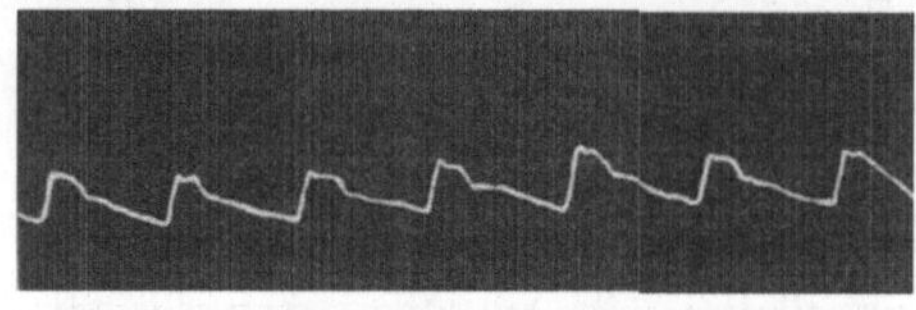

Fall 72. Kristina Lov. Karlsson, 69 J., aufgen. 21. XI., gest. 26. XI. 1895.
Diagnose: Nephritis chron. parench.; Atheroma aortae.
Herz: D. und H.; Degen. adip.; Pericarditis subacuta.

R. sin. Puls 92. 23. XI.

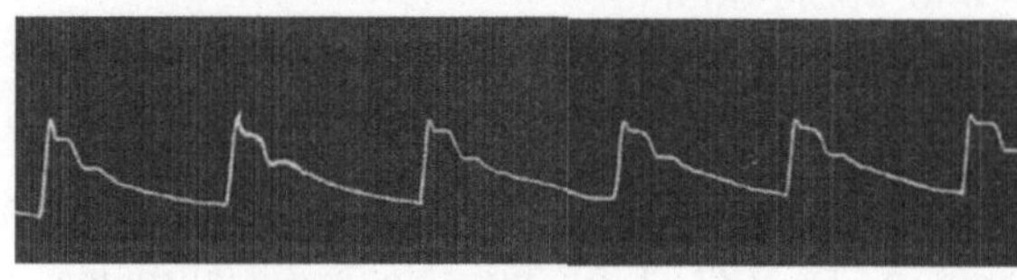

Fall 67. Erik Larsson, 60 J., aufgen. 18. IV., gest. 21. IV. 1885.
Diagnose: Nephritis parench. chron.
Herz: D. und H.; Degen. cord.; keine Perikarditis. Vorher aufgen.

25. II.—3. IV. Puls inaequalis, hart. 6. III.

Fall 68. Karolina Svan, 18 J., aufgen. 6. II. 1889, gest. 24. IV. 1890.

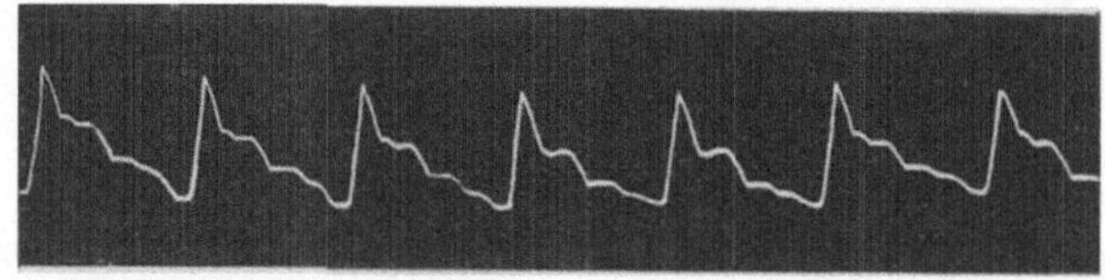

a) R. dx. 14. XI. Puls 68.

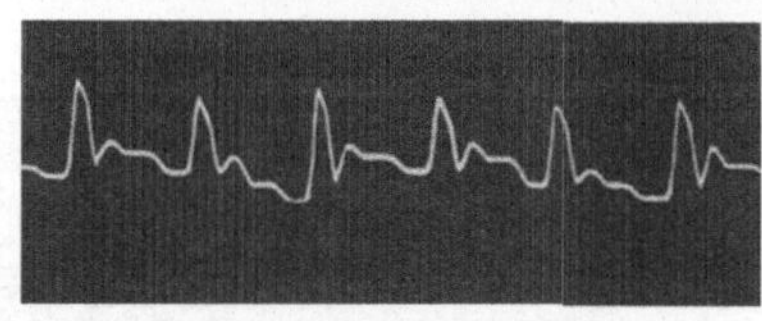

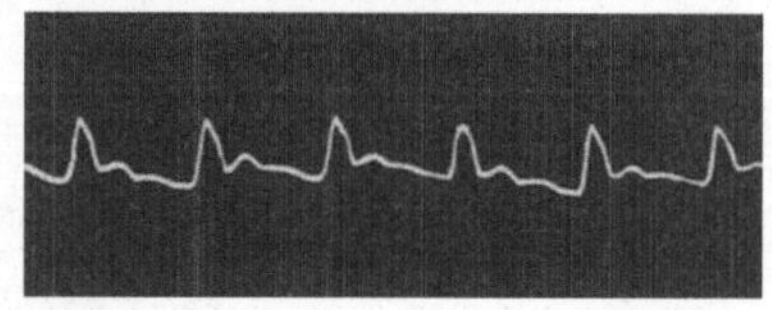

b) 2. IV. 94.

c) 16. IV.

Diagnose: Nephrit. parench. chron.
Herz: D. und H.; Myocarditis fibrosa; keine Perikarditis.

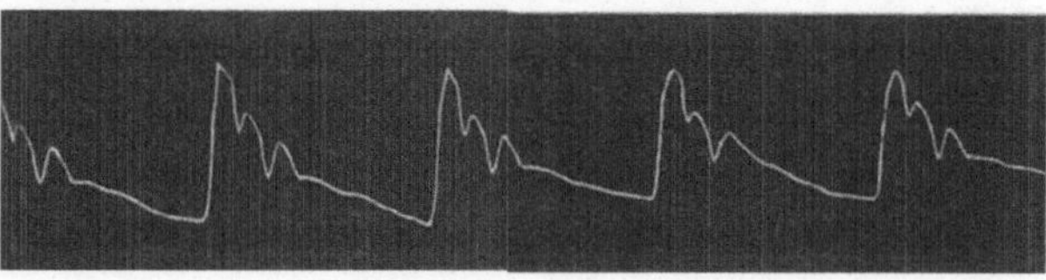

a) 7. XII. Puls 60.

Fall 71. Gustaf Lindberg, 42 J., aufgen. 1894. 1893: 665; 1894: 35.
Diagnose: Nephrit. interstit.; Atheroma aortae.
Herz: D. und H.

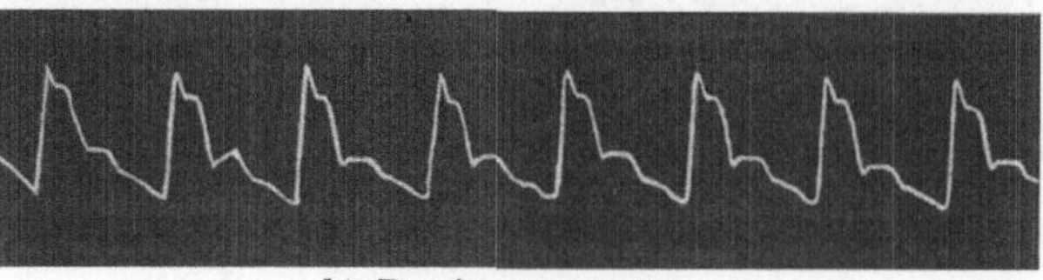

b) R. sin. 4. II. 92.

5. Ausgesprochene Dikrotie bietet Fall B. 28, ein 45jähriges Weib, dar, und zwar mit Galopprhythmus.

Fall 74. Johan Söderholm,
38 J., aufgen. 9. IX., gest.
3. X. 1898.
Diagnose: Nephrit.
   chron.; Lues; Arterio-
   sklerosis; Alkohol.
Herz: D. und H.; Endo-
   carditis acuta.

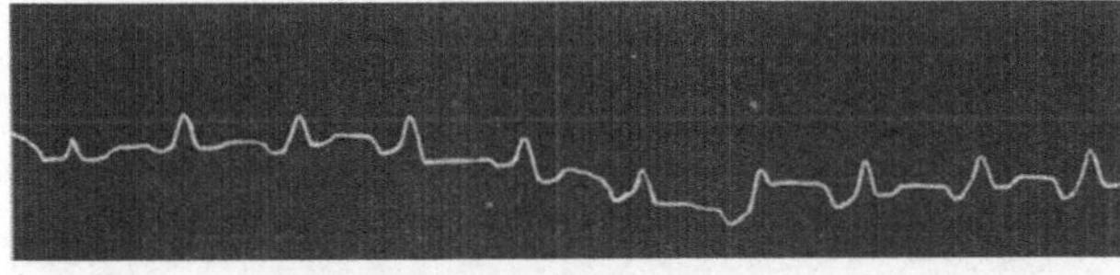

a) R. sin. 11. IX. Puls 116.

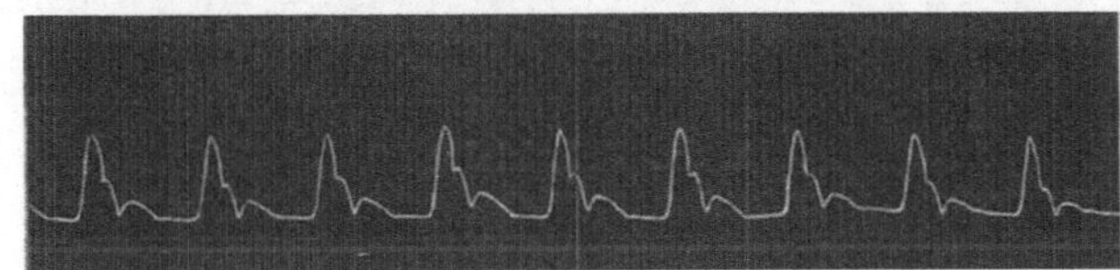

b) R. sin. 24. IX. 102.

Fall B. 28. Emma Boman,
45 J., aufgen. 17. VIII. 1909,
gest. 1. II. 1910.
Diagnose: Nephrit. chron.
   c. indurat.; Bronchopneum.;
   Stasis.
Herz: D. und H.; keine Perikarditis oder Myokarditis.

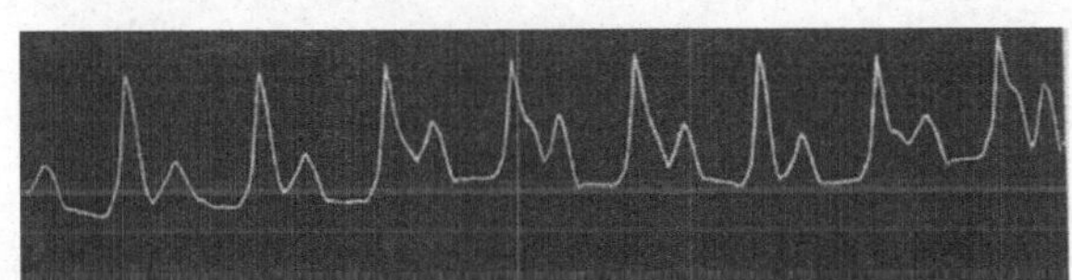

Galopprhythm. R. dx. 5. X.

Was ist nun charakteristisch für diese Nephritisformen? Bei den alten Arteriosklerotikern ist der Apex wenig spitzig, sondern abgestumpft und etwas zackig, dachförmig (Fall 69, 76 und 72) bei dem jüngeren aber mit Atheroma aortae (Fall 71) sehr kräftig und spitzig, wie auch bei den nicht arterio-sklerotischen auch kräftig und spitzig.

Die akute Endokarditis scheint die Kurvenform bei Fall 74 und B. 28 hervorgerufen zu haben.

Wir sehen in der Regel große regelmäßige Pulse selbst bei den Alten. Ich schließe daraus: die relative Insuffizienz braucht, des Zurückströmens des Bluts ungeachtet, weder einen unregelmäßigen, noch einen kleinen Puls zu verursachen.

Etwas Charakteristisches, Pathognomonisches hat der Puls jedoch nicht.

Die eben abgehandelte Gruppe mit Nephritis eignet sich nicht zur Beurteilung des Pulses bei der relativen Insuffizienz, wohl dagegen die nächste, B (S. 129), wo Rheumatismus der Insuffizienz zugrunde liegt.

Fall B. 29. Josef Bergqvist, 49 J.,
aufgen. 28. X., gest. 15. XI. 1908.
Diagnose: Haemorrhagia cerebri;
   Bronchopneum.
Herz: D. und H.; keine Perikarditis;
   Kardiosklerosis.

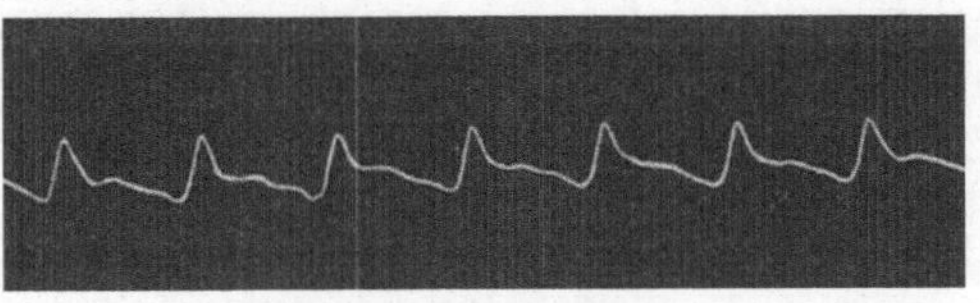

1. XI. Puls 120.

Der Fall B. 29 hat zwar eine gelinde Kardiosklerosis, aber, wie es scheint, keine andere Veränderung.

Die Pulskurve kann vielleicht einen typischen Puls der Insufficientia mitralis relativa vertreten.

Die übrigen in dieser Gruppe, von denen ich Kurven besitze, hatten Arteriosklerose.

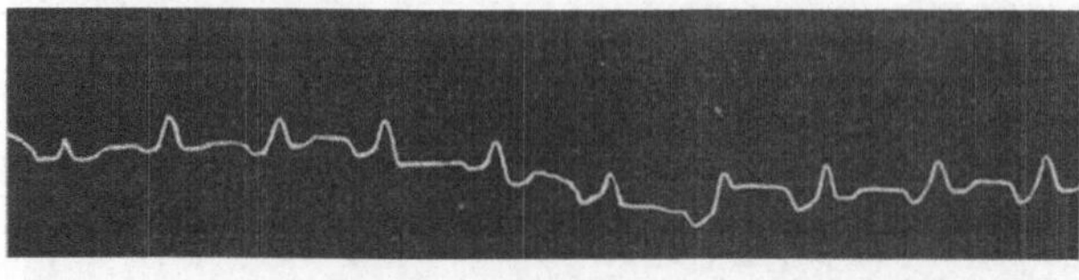

R. dx. Puls klein, 90.

Fall 81. Greta Abrahamsdotter, 59 J., aufgen. 30. X., gest. 2. XI.
Diagnose: Atherom. aortae.
Herz: D. und H.; Degen. adip.

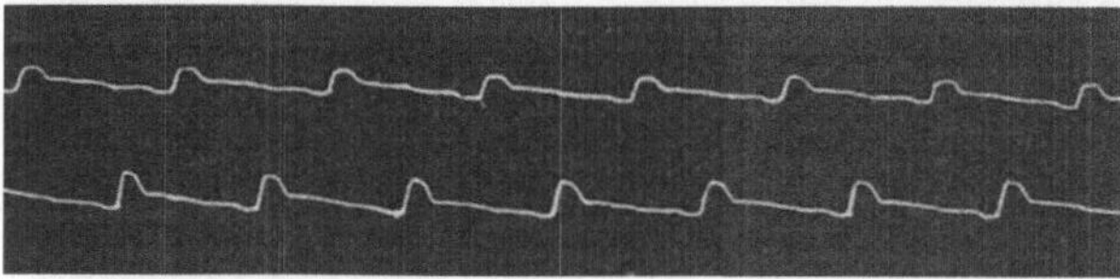

a) R. dx. 3. II.; Puls 80.

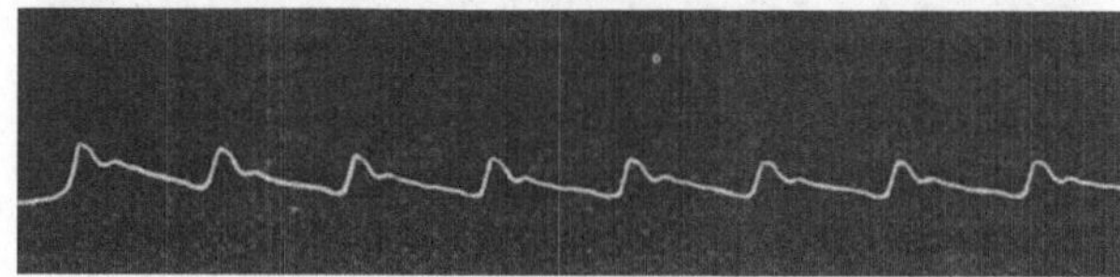

b) R. dx. 9. II. 84.

Fall 82. Anders Matsson, 66 J., aufgen. 28. XI., gest. 23. XII.
Diagnose: Arteriosklerosis. (Aneurysma circoid.)
Herz: D. und H.; Degen. adip.; keine Perikarditis.

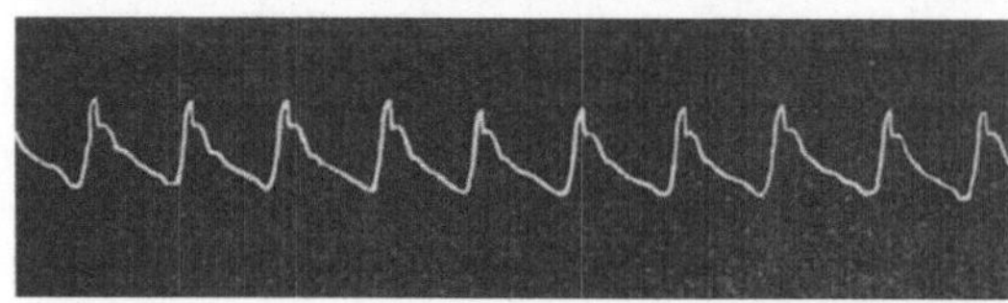

a) R. sin. 30. IV.; Puls 96.

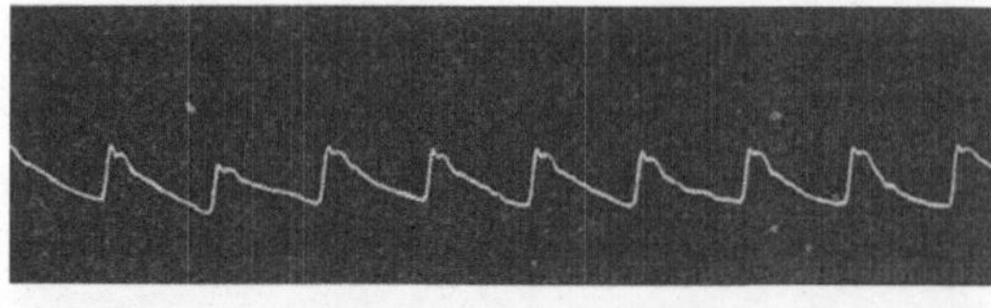

b) R. sin. 18. V. 68.

Fall 83. Magnus Bengtsson, 61 J., aufgen. 1896.
Diagnose: Endarteriitis aortae und a. coron.; Alkoh.; Emphysema.
Herz: D. und H.; Degen. parench.; keine Perikarditis.

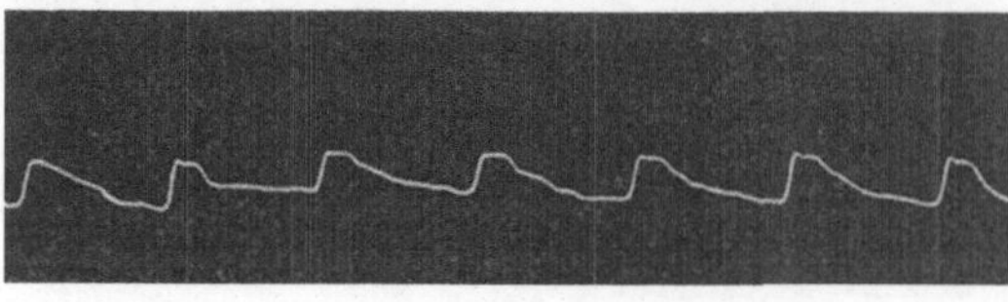

c) R. dx. 18. V. 68.

Fall B. 31. Gust. T. Sundberg, 71 J., aufgen. 3. I., gest. 23. I. 1905.
Diagnose: Emphysema.
Herz: Myokarditis (auch mikroskopisch).

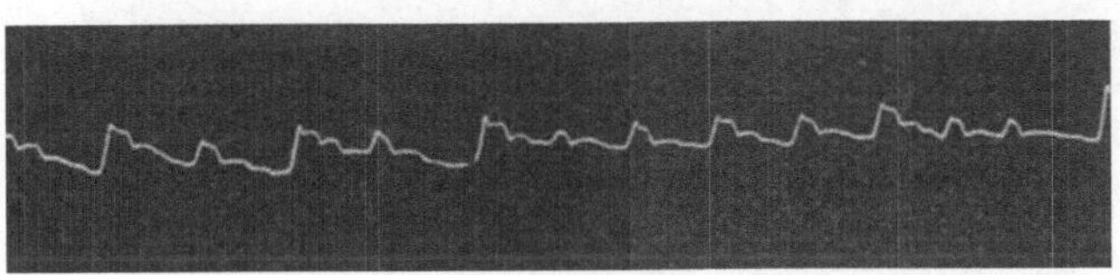

R. dx. 9. I.

Fall B. 32. Karin Eriksson, 26 J., aufgen. 28. VIII. 1907, gest. 5. II. 1908.
Diagnose: Haemorrhagia cerebri.
Herz: Wenig vergrößert; Myocard. microscop.; keine Perikarditis.

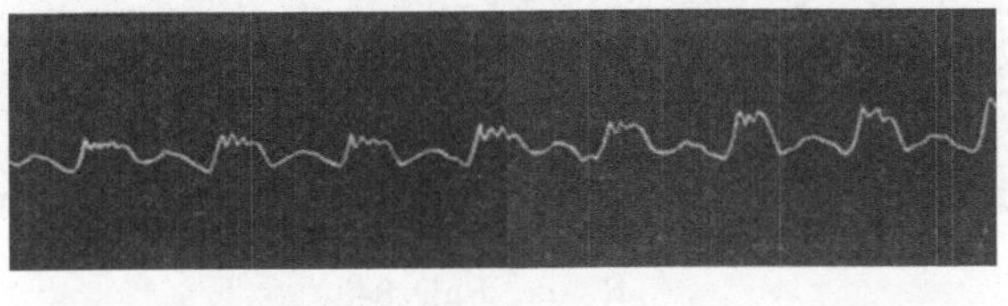

a)

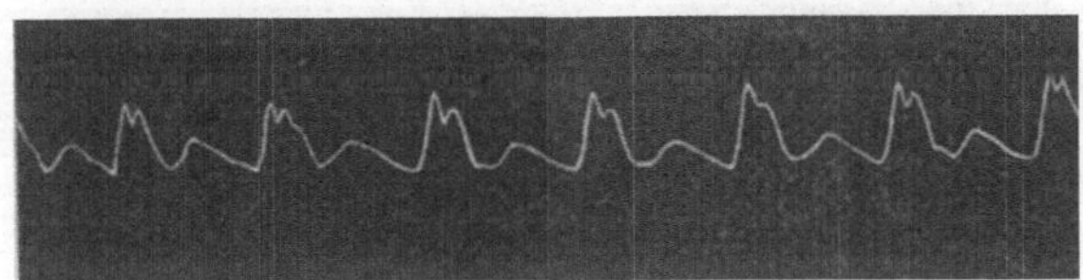

b)

R. dx. 14. XI. Puls klein regelm., dikrot. 116.

Fall B. 37. Anna Larsson, 26 J., aufgen. 17. III., gest. 14. IV. 1906.
Diagnose: Septikämie; Pylephlebitis.
Herz: Normaler Größe; Degen. album.

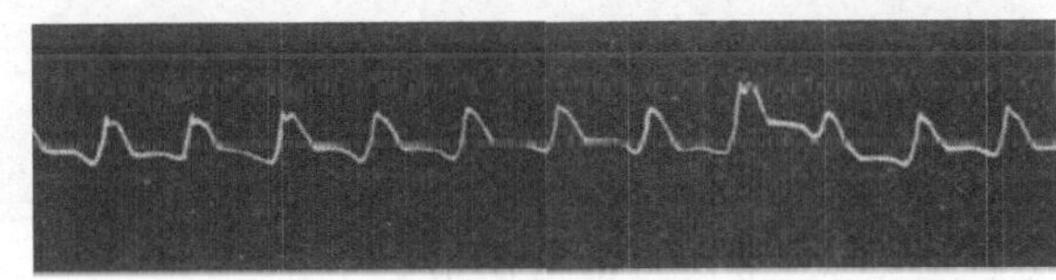

9. IV.

Gehen wir zur Gruppe C, Degeneratio cordis, über (S. 124, 128). Hier finden sich natürlicherweise recht ungleichwertige Fälle. Die meisten sind alt und arteriosklerotisch.

Wir treffen:

1. sehr unregelmäßige Pulse, wie bei Fall 81 (59 jährig), und Fall B. 31 (71 jährig);

2. recht regelmäßige, wie bei Fall 82 (66 jährig), Fall 83 (61 jährig) mit Endocarditis chronica;

3. endlich zwei jüngere mit ulzeröser Endokarditis, Fall B. 32 mit exquisit dikrotem Pulse (26 jährig), Fall B. 37 mit ebenfalls dikrotem Pulse (26 jährig). Die Pulsform wird hier deutlich von dem septischen Prozesse bedingt. Bei keinem ist die Pulskurve besonders klein oder unregelmäßig, aber weich.

In den Kanzergruppen (D. und E.) waren beide alt, und die Kurven geben Arteriosklerose an (S. 124).

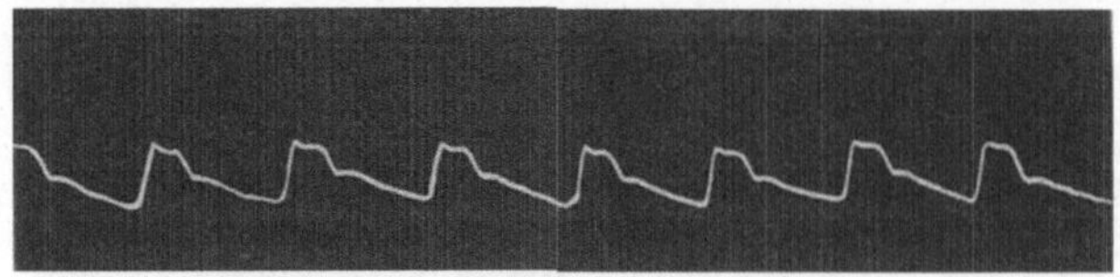

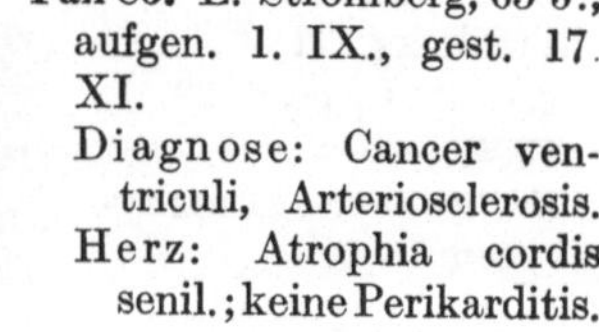

Fall 85. E. Strömberg, 65 J.,
aufgen. 1. IX., gest. 17.
XI.
Diagnose: Cancer ven-
triculi, Arteriosclerosis.
Herz: Atrophia cordis
senil.; keine Perikarditis.

R. sin.

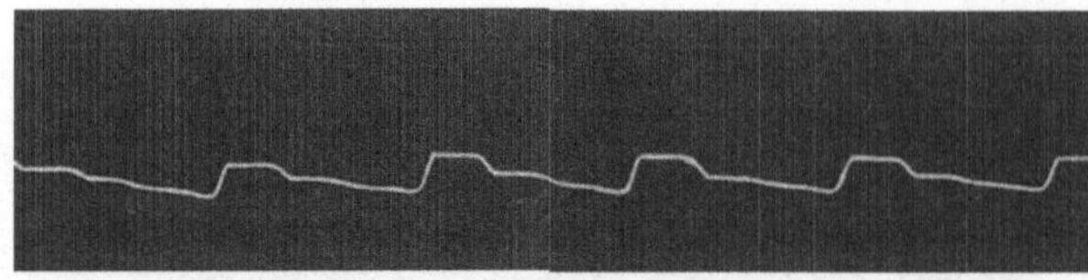

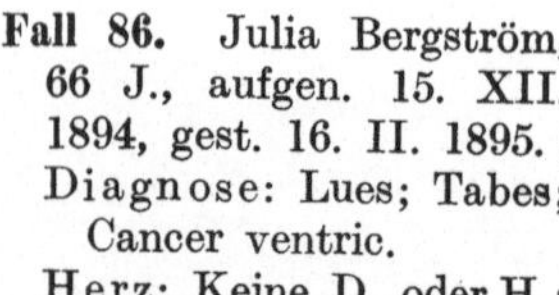

Fall 86. Julia Bergström,
66 J., aufgen. 15. XII.
1894, gest. 16. II. 1895. ǀ
Diagnose: Lues; Tabes;
Cancer ventric.
Herz: Keine D. oder H.;
Endocarditis acuta; De-
generatio parench.

R. dx. Puls 84.

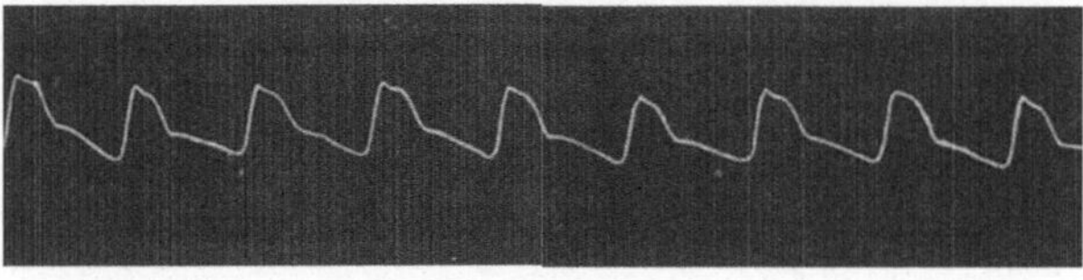

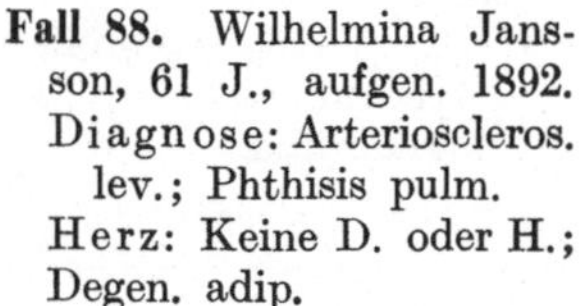

Fall 88. Wilhelmina Jans-
son, 61 J., aufgen. 1892.
Diagnose: Arterioscleros.
lev.; Phthisis pulm.
Herz: Keine D. oder H.;
Degen. adip.

R. dx. Puls 118.

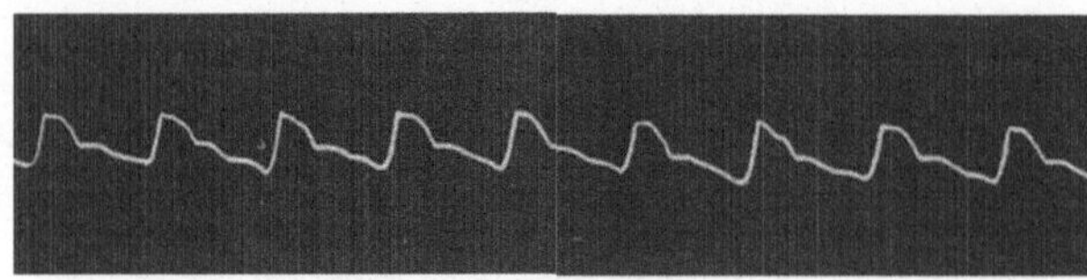

Fall 89. Anna Jansson, 68 J.,
aufgen. 23. III., gest. 24. X.
1893.
Diagnose: Atherom.;
Sklerosis; Tbc. pulm.;
Arthrit. deformans.
Herz: Klein; Atrophia
fusca; Degen. adip.;
keine Perikarditis.

R. sin. 25. IV. Puls 100.

Obenstehende zwei Sphygmogramme (88, 89) stammen von Tuberkulose-
Patienten mit relativer Insuffizienz; beide hatten Arteriosclerosis; sonst ähnelt
der Puls dem typischen für organische Mitralinsuffizienz (S. 126).

Fall 91. Berg gibt eine Probe des Pulses bei einem akuten diffusen Endoperikarditis mit Fieber und Herzdegeneration. Der Puls ist dessenungeachtet
groß, ziemlich regelmäßig, aber gegen das Ende dikrot.

Die Pulskurven zeigen den großen Wechsel bei einem und demselben
Patienten.

Fall 91. Axel Berg, 39 J., aufgen. 5. VIII., gest. 3. XII. 1890.

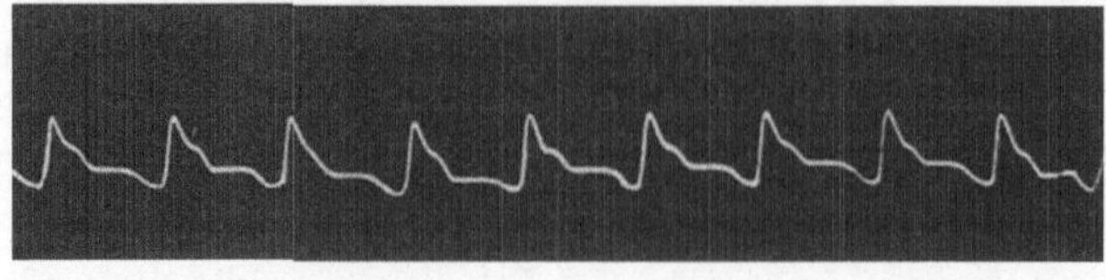

a) R. sin. 3. V. Puls 92.

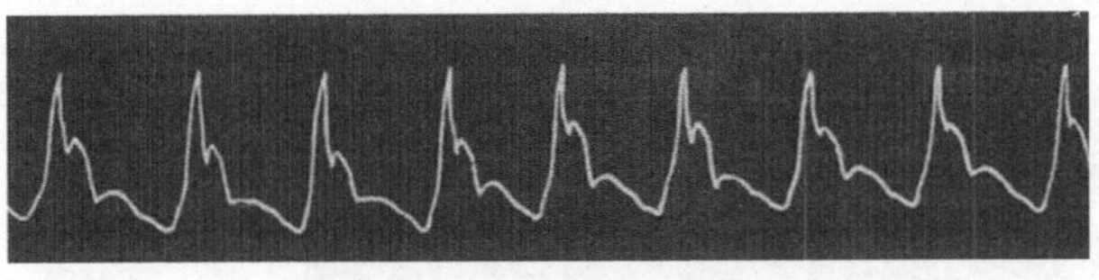

b) R. sin. 3. X.

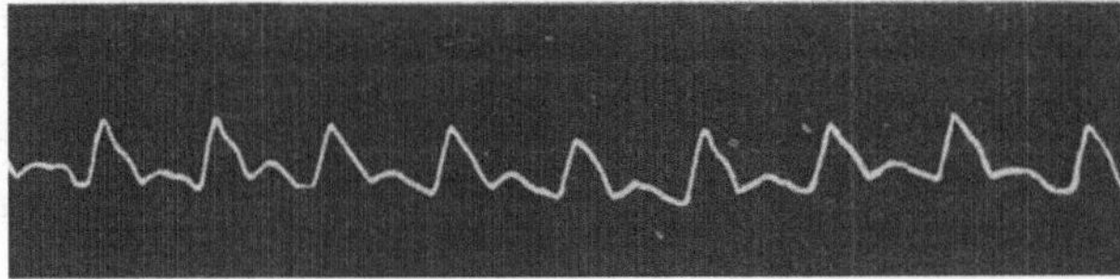

c) R. dx. 10. X. 96.

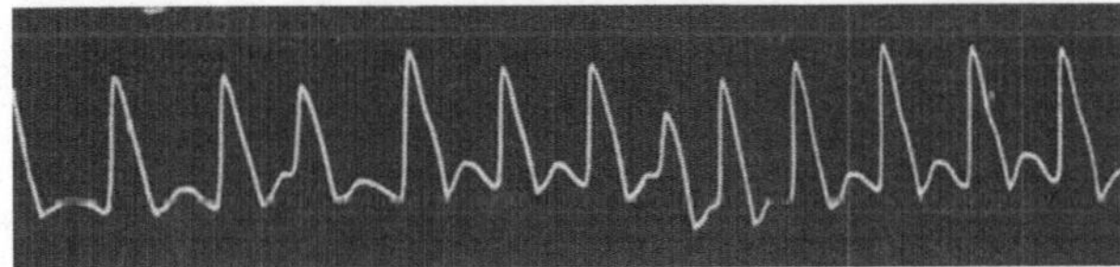

d) R. dx. 23. XI.

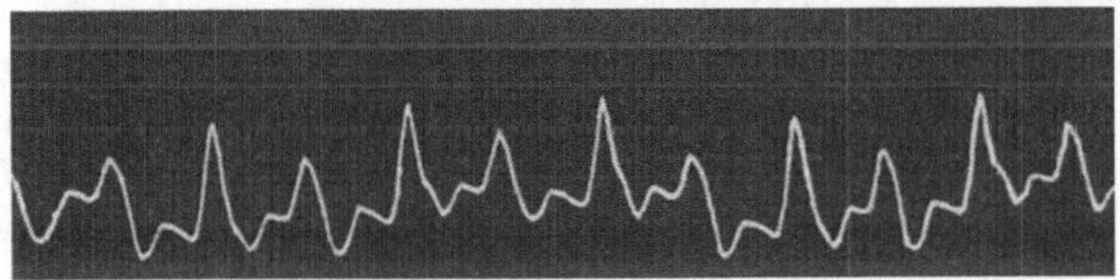

e) R. dx. 25. II. 112.

Diagnose: Endopericardit. acuta; Lues.
Herz: Degen. adip.; Pericardit. fibrinosa haemorrh.

Gruppe D. Perikarditis. (S. 130.)

Fall B. 39. Anders Lund,
49 J., aufgen. 2. V., gest.
16. VI. 1904.
Diagnose: Stasis.
Herz: D. und H.; Myo-
cardit. chron. fibrosa;
Pericardit.serofibrinosa;
kleinere myokarditische
Herde (mikroskop.).

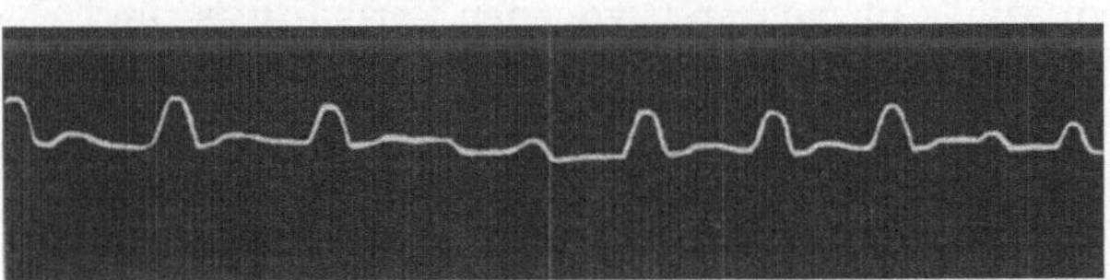

9. V. Puls. irregul. 60, rig.

Fall B. 42. Nils Mejer,
48 J., aufgen. 2. VI.,
gest. 12. VI. 1909.
Diagnose:
Herz: D. und H.; Myo-
cardit. chron.; Peri-
cardit. chron.
Aorta: Nichts.

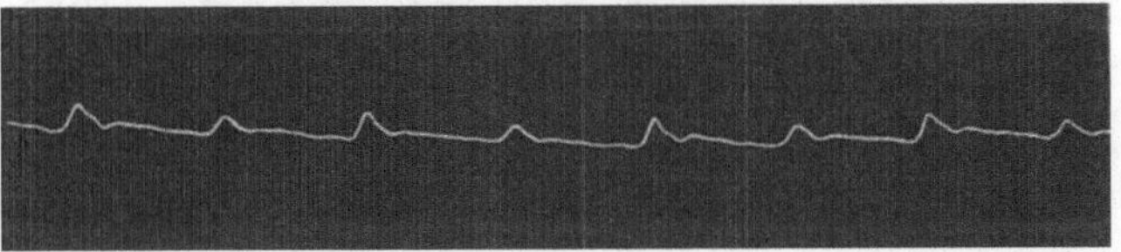

R. sin. 5. VI. Puls. 90.

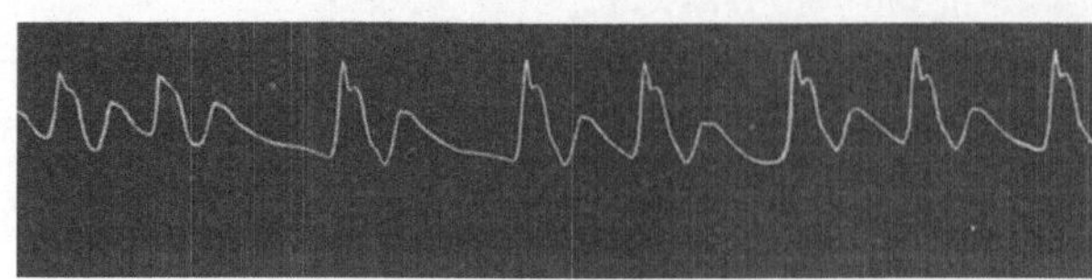

Fall B. 43. Arvid. Johansson,
18 J., aufgen. 29. V., gest.
5. VI. 1909.
Diagnose:
Herz: D., keine H.; Endo-
cardit. ac. verr.; Peri-
cardit. ac., Myocardit.
chron. und acuta (mi-
krosk.) in Herden!
Puls arhytm., dikrot.

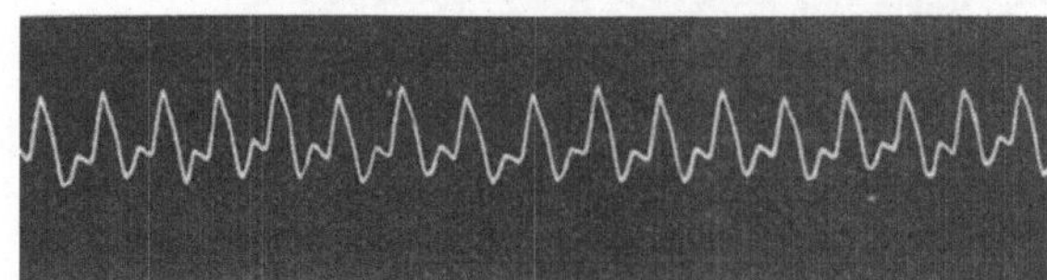

29. X. Puls zeler, parvus, 130.

Fall B. 44.   Karl Vikstrand,
10 J., aufgen. 12. X., gest.
1. XII. 1905.
Diagnose: Pleuritis etc.;
Endocardit. verr. ac. aortae.
Herz: D. c. H.;   Pericardit.
chron. fibr. adhaes.; Endocardit. verr. ac. mitral.

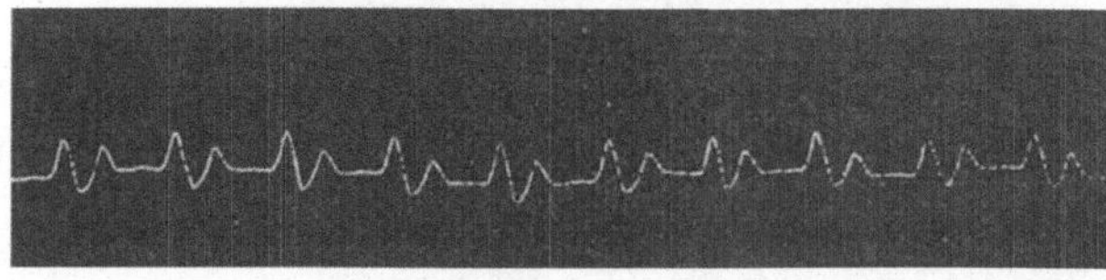

13. V. Puls 120. 132.

Fall B. 46.   Rut Thunberg,
13 J., aufgen. 10. V., gest.
16. V. 1909.
Diagnose:
Herz: D. c. H.;   Endo-
cardit. verr. ac. mitr.;
Myocardit. chron. und
ac.; kleine akute Herde
von Myokarditis (mi-
krosk.).

Die Gruppe Perikarditis in verschiedenen Formen, in fast allen mit Endokarditis, wird von fünf Kurven repräsentiert. In 4 Fällen (Fall B. 39, B. 43, B. 44
und B. 46) mit akuter Endokarditis ist der Puls exquisit dikrot; in einem, ohne
akute Endokarditis, kommt der Dikrotismus kaum zum Vorschein.

Dieser Dikrotismus tritt, wenn möglich, noch deutlicher an zwei Kurven
von ulzeröser Endokarditis, Fall B. 48 und B. 49, hervor.

Der Dikrotismus scheint also ein Audruck für den septischen Prozeß
zu sein.   In mehreren von den Perikarditis- und Endokarditisfällen fanden sich
akute Herde.

Gruppe F. ulzeröse Endokarditis (S. 132).

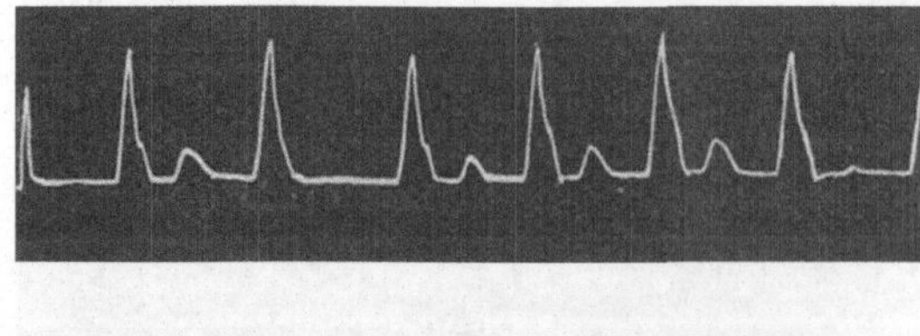

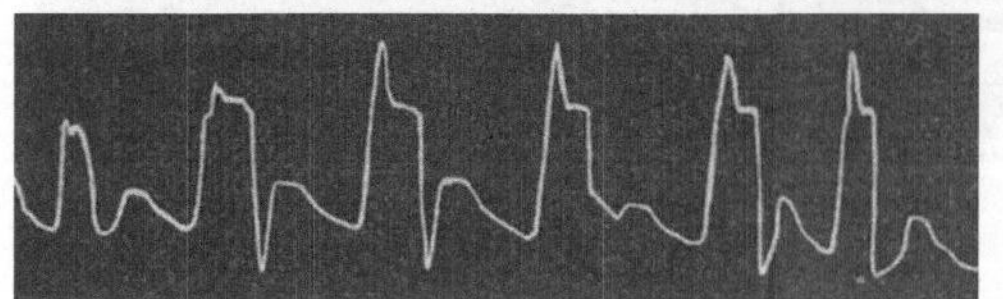

Fall B. 48.   Johan F. Andersson,
20 J., aufgen. 23. X., gest. 11. XI.
1903.
Diagnose: Endocardit. ulc. verr.
aortae; Septikämie; Degeneratio
paranch.; Peritonitis etc.
Herz: Groß, schlaff; D. c. H.;
Endocardit. ulc. verr. mitral.;
Myocardit. ac. (mikrosk.!).

Fall B. 49. Maria Henriksson, 22 J., aufgen. 8. XI., gest. 21. XI. 1905. Diagnose: Periarter. phlegmon.; Nephrit. parench. ac.; Pneumon. ac. Herz: Wenig vergrößert (D. c.) H.; Endocardit. ulceros.; Myocardits partial. microsc.

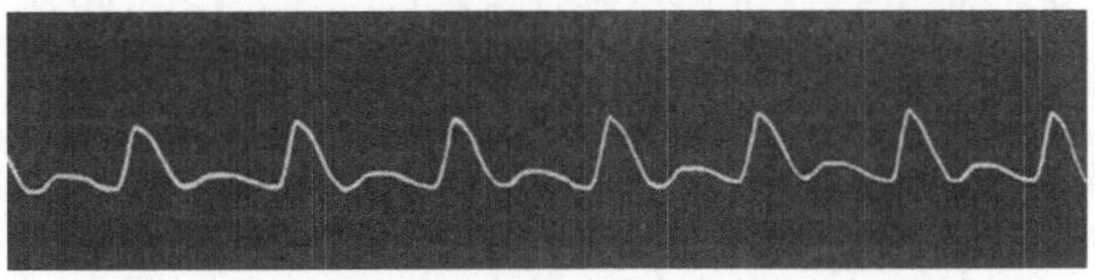

13. XI. Puls 88.

Es erübrigt nachzusehen, ob an allen diesen Kurven etwas Gemeinsames vorliegt, das für charakteristisch geachtet werden darf. Ich finde dann:

1. Daß die meisten Kurven hoch sind; was auf eine ausgiebige Blutwelle deutet Überhaupt steigt auch der anakrote Schenkel steil in die Höhe.

Ausnahmen machen die Kurve 81 (S. 300), welche etwa 1—2 Tage vor dem Tode genommen ist und deshalb nicht maßgebend sein darf, und die Kurve 76 (S. 297), welche von einem 86jährigen Weibe drei Wochen vor dem Tode stammt. Eine eine Woche früher genommene Kurve zeigt dagegen einen kräftig in die Höhe steigenden Schenkel. Auch die Kurve 82 (S. 300) ist nicht hoch, aber auch nicht besonders schwach. Auch einige andere verdanken dem Fieber und der Herzschwäche ihren nicht hohen Ausschlag.

2. Daß die Kurven in der Regel spitzig sind. Ausnahmen machen besonders die Kurven 76 (S. 297; 86jähriges Weib mit Arteriosklerose), 69 (S. 297; 83jähriges Weib mit Arteriosklerose und Aneurysma aortae), 85 (S. 302; 65jähriger Mann mit Arteriosklerose), 86 (S. 302; 66jähriges luetisches Weib mit Cancer ventriculi), sowie 72 (S. 298; 69jähriges Weib mit Nephritis chronica, Atheroma aortae und Pericarditis subacuta). In allen diesen Fällen liegt die Grundursache der platten Spitze der Kurve deutlich in der Arteriosklerose.

3. Daß der katakrote Schenkel an Form bedeutend wechselt. Die Nephriditen haben die für Nephritis eigentümliche Form. Besonders ausgesprochen ist diese in dem Fall 71 (S. 298; 42jähriger Mann mit interstitieller Nephritis), Fall 74 (S. 299; 38jähriger Mann), Fall 67 (S. 298; 60jähriger Mann), Fall 68 (S. 298; 18jähriges Weib) usw.

Die Arteriosklerotiker zeigen ebenfalls ihren Typus, z. B. Fall 85 (S. 302; 65jähriger Mann) und noch ausgesprochener die Fälle 76 (S. 297) und 85 (S. 302; alte Leute).

In einem Falle 91 (S. 302) wechselt die katakrote Kurve bedeutend, was auf einer zustoßenden Endoperikarditis (ulcerativa?) beruht. Der Typus wird in den Kurven d und e hyperdikrot, wie oft bei der ulzerativen Endokardits.

4. Die Schlagfolge ist in der Regel regelmäßig, selbst gegen das Ende des Lebens. Ausnahmen machen in höherem Grade die Fälle 76 (S. 297), das 86jährige, sicher sehr heruntergekommene Weib, relativ kurz vor dem Tode, Fall 81 (S. 300), etwa 1—2 Tage vor dem Tode, wo jedoch die Irregularität der Kurve eine mehr scheinbare als wirkliche ist, und Fall B. 31 (S. 301; 71jähriger Mann).

Vielleicht zeigt der Fall B. 29 (S. 299), Bergkvist, eine typische Form.

Alles zusammengenommen, ähnelt die Kurve der funktionellen Mitralinsuffizienz in der Regel der der organischen in hohem Grade. Sie ist hoch, steil aufsteigend, kräftig, regelmäßig, ausgenommen, wo Arteriosklerose oder hochgradige Schwäche unmittelbar vor dem

Tode, Nephritis oder ulzerative Endokarditis sie verändert. Theorie stimmt mit Tatsache überein.

Über den Puls bei der relativen Insuffizienz liegen kaum in der Literatur Kurven vor.

Die Kurve der Mitralstenose. (Tabelle XI. A, Seite 190.)

Wie schon oben auseinandergesetzt worden ist, ist die reine Mitralstenose ein verhältnismäßig seltenes Vorkommnis; nur äußerst selten kommen solche Fälle zur Sektion.   In 30 Jahren sind beim Tode nur acht solche Fälle in meiner Klinik vorgekommen.   Der Fall 96 war mit einer Perikardialsynechie und akuter Pneumonie kompliziert und ist schon deswegen nicht typisch.   Bei

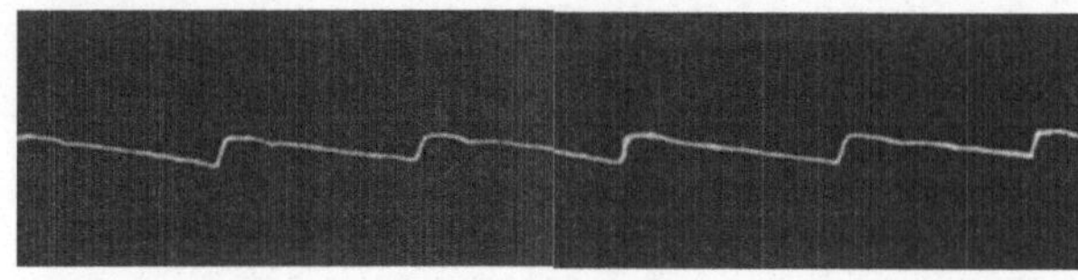

a) 23. XI. Puls 52.

Fall 96. Klara Eklund, 22 J., aufgen. 16. XI. 1885, gest. 27. I. 1886.
Diagnose: Pneumonia acuta.
Herz: Pericardit. acuta.

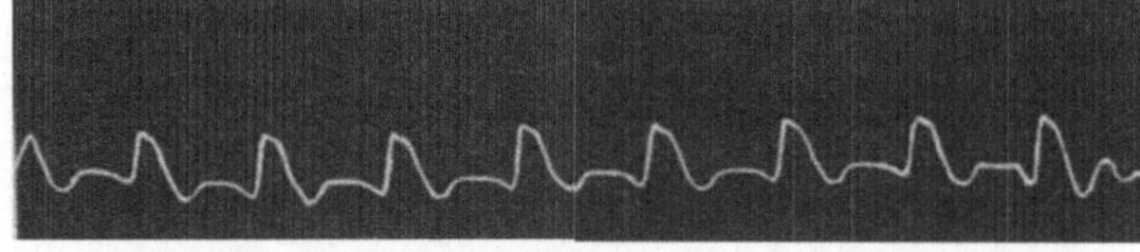

b) 14. I. R. dx.

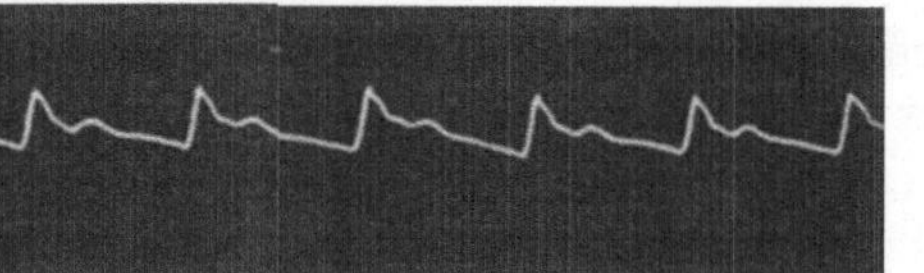

R. dx. regular. 7. IX. Puls 78.

Fall B. 52.   Ida Liljeqvist, 23 J., aufgen. 7. VIII., gest. 10. IX. 1901.
Diagnose: Diabetes mellitus.
Herz: Mitralisstenose (1 Fing. durch).

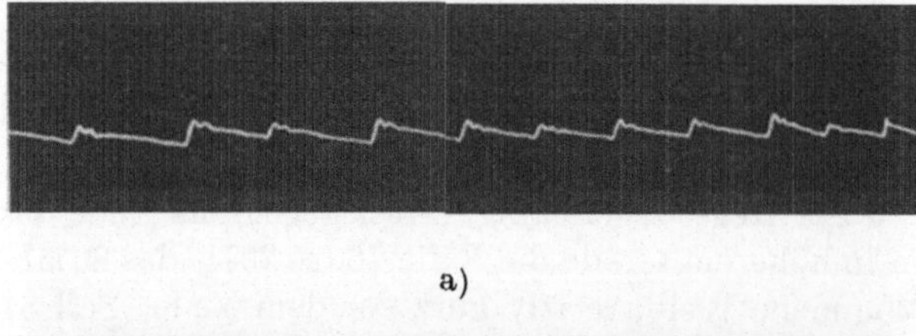

a)

b) R. sin. 10.—11. VII. Puls unregelm., klein, 72—94, bisweilen groß, langsam.

Fall B. 53. Eva Krist. Andersson, 53 J., aufgen. 7. VII., gest. 19. VII. 1902.
Diagnose: Nephrit. interst. chron.; Embolia cerebri.
Herz: D.; ohne H.

der Aufnahme waren jedoch diese Komplikationen noch nicht eingetreten. Die obere Kurve, Fall 96a, sollte deshalb die typischere sein.

Betrachten wir zuerst diese Kurve, Fall 96a. Augenfällig sind: der langsame Puls, 52, die relative Regelmäßigkeit, sowie die geringe Höhe und die Ähnlichkeit mit dem Pulse einer schweren Arteriosklerose. Wenn Fieber später zukommt, wird der Puls schneller (etwa 100), dikrot und spitzig (Fall 96b). Schon hieraus ersieht man, wieviel die Form der Kurve von komplizierenden Umständen herrührt. Im Fall 96a liegt der Verdacht auf einen latenten Pulsus bigeminus vor.

Weiter haben wir den Fall B. 52, auch mit einem völlig regelmäßigen Pulse drei Tage vor dem Tode durch Diabetes.

Auch der Fall B. 53 zeigt einen fast regelmäßigen Puls von wechselnder Größe, ebenso der Fall 97.

Fall 97. A. Persson, 58 J., aufgen. 6. X., gest. 25. X. 1893.
Diagnose: Cancer pulmon.
Herz: D. c. H.; Calcificatio cordis.

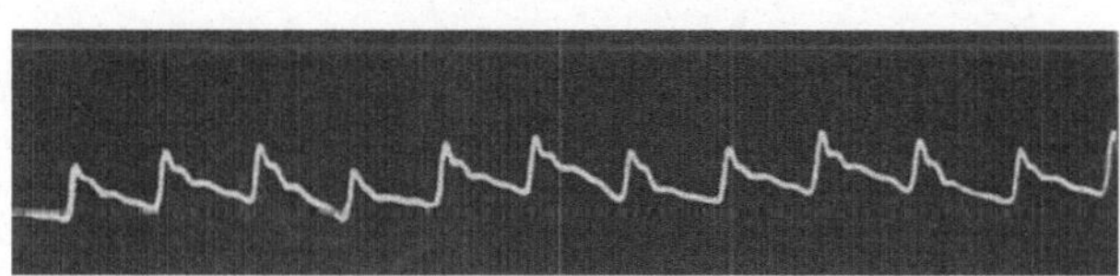

R. sin. 24. X. Puls 92.

Kurve 97 ist sehr interessant. Hier lag eine rein mechanische Stenose vor — ein Kalkkonkrement, welches die Öffnung verengte. Die Kurve wäre deshalb sehr maßgebend, wenn nicht das Myokardium hochgradig kalkinfiltriert wäre. Auffallend ist, wie relativ regelmäßig jedoch das Herz noch an dem dem Tode vorhergehenden Tage arbeitet. Der Puls ist klein und spitzig.

Ein analoges Verhältnis fand sich im Falle 94 (vgl. oben S. 138). Ein Aneurysma thoracis descendentis drückte auf das Mitralostium und verengte es. Bei der Aufnahme war Patient in den Armen geschwollen, und die Kurven waren dadurch beeinflußt. Infolgedessen waren die Kurven klein, die Kurve der rechten Radialis war spitzig und dikrot.

Fall 98. Oskar Norberg, 17 J., aufgen. 13. XII., gest. 19. XII. 1892.

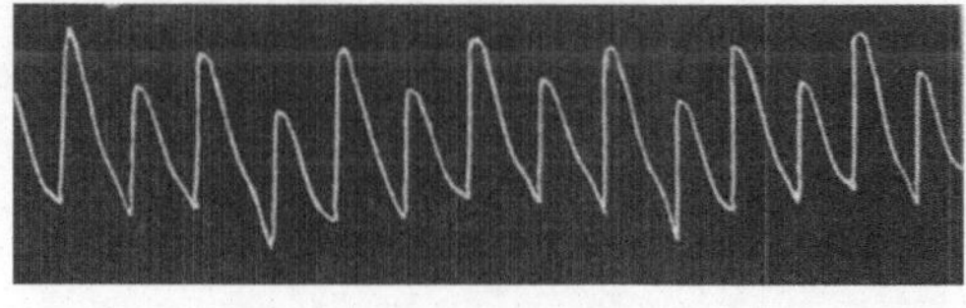

a) 14. XII.

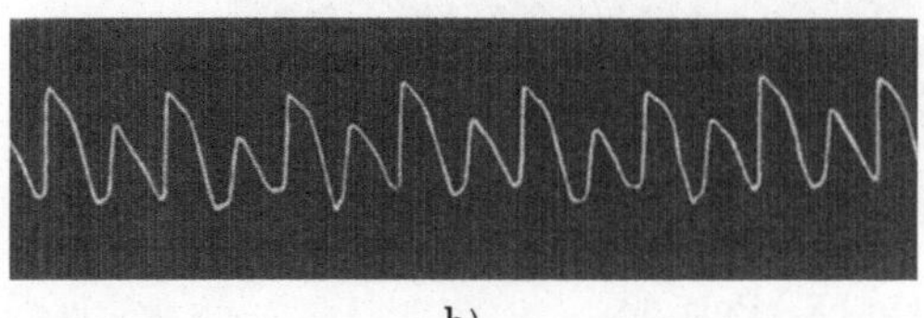

b)   c) 16. XII.

Diagnose:
Herz: D. c. H.; Endopericardit. acuta; E. a.

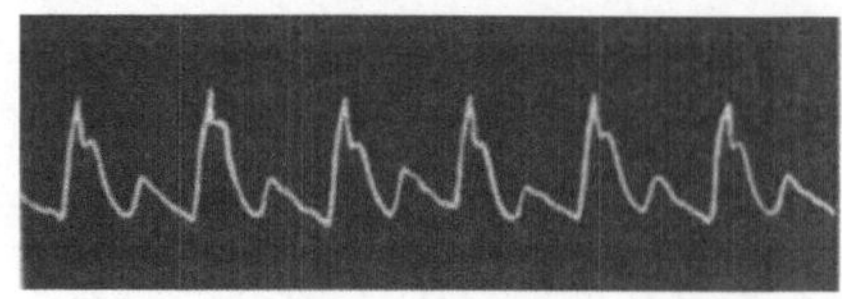

Fall 99. Johan Millberg, 21 J., aufgen. 22. VIII., gest. 27. IX. 1895.
Diagnose:
Herz: D.?; geringe Stenose; Endocardit. ulcerativa ac.

10. IX.

In den Kurven 98 und 99 war eine ausgedehnte und hochgradige Endo-, Peri- und Myocarditis acuta vorhanden, was die Form der Kurve 98 prägt, und die ulzerative Endokarditis ruft die Form der Kurve 99 hervor, welche Kurve sehr dikrot ist. Hieraus ergibt sich, daß sich bei schwerem Fieber und besonders Peri-, Myo-Endokarditis die Kurvenform ganz ändert und dikrot mit spitzigen Zacken wird. Hierfür spricht auch die Kurve 96 b, wo eine akute Perikarditis vorlag.

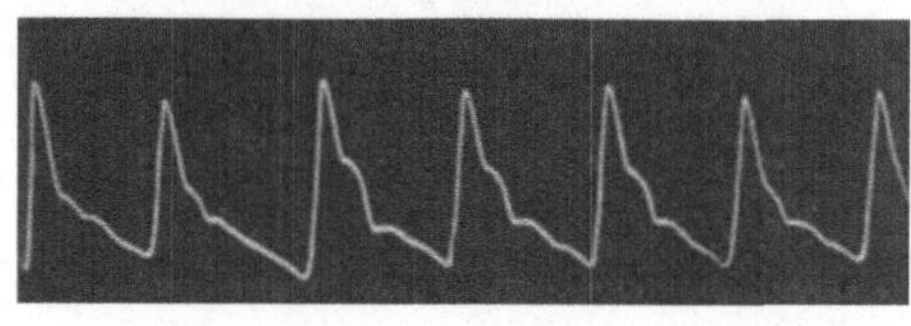

Fall 101. Anna Weinberg, 60 J., aufgen. 28. II., gest. 19. III. 1890.
Diagnose: Arteriosklerosis.
Herz: Normaler Größe; Stenose (kaum 2 Fing. durch).

R. dx. 7. III.

In Fall 101 wird man erstaunt sein über die Größe des Pulses und wie spitzig der Apex ist. Er ähnelt fast vollständig einem P. celer. Geringe Unregelmäßigkeit. In sowohl diesem als den folgenden Fällen ist Verdacht auf Mitralinsuffizienz neben der Stenose.

In den Fällen 104 und 105 ähneln die Kurven einander in hohem Grade. Der Puls ist nur 44 und 60, kurze Zeit vor dem Tode (105) genommen. Es unterliegt kaum einem Zweifel, daß beide latente P. bigemini sind. Beide sind doch unregelmäßig.

Fall 104. Paulina Andersson, 37 J., aufgen. 31. X., gest. 17. II. 1892.

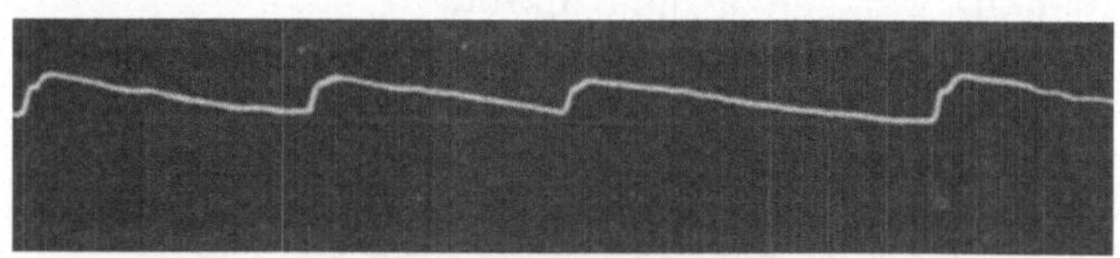

R. sin. Puls 44.

Diagnose:
Herz: Mitralinsuffizienz?, Mitralstenose (hochgr., kaum den Kleinf. durch).

Fall 105. Eva Pettersson, 11 J., aufgen. 7. VIII., gest. 24. IX. 1894.

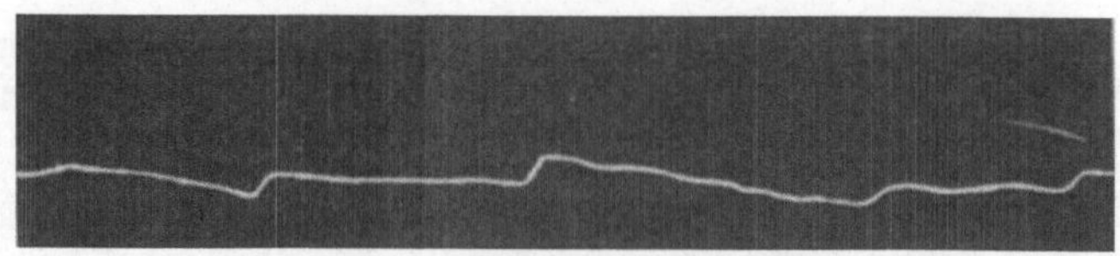

R. sin. 11. IX. Puls 60.

Diagnose:
Herz: Endocarditis acuta; Mitralinsuffizienz?, Mitralstenose (1 Fing. durch).

Im Falle B. 58 ist der Puls recht regelmäßig.

Fall B. 58. Lovisa Karlsson,
66 J., aufgen. 8. II., gest.
26. IV. 1908.
Diagnose: Arteriosclero-
sis univ.;   Thrombos.
cerebri; Pneumonia etc.
Herz: Geringe D.; H.

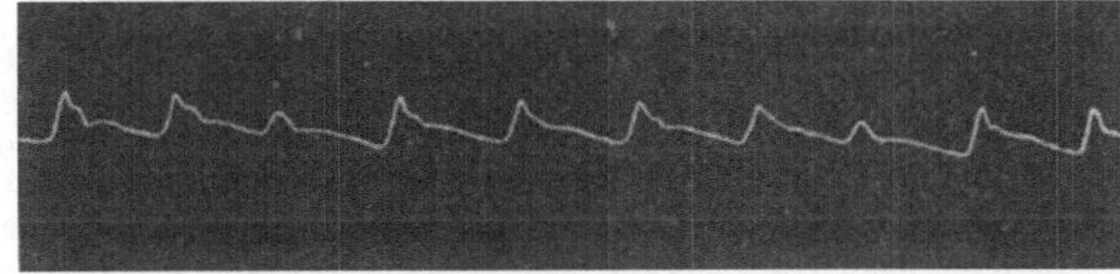

Puls etw. hart, rigid. 85; arhythmisch 106.

Fall 106.   Joh. Pettersson,
42 J., aufgen. 2. V., gest.
17. V. 1889.
Diagnose: Atherom. in-
cip.; Rheumatismus.
Herz: D. c. H.; Mitral-
insuffizienz? und Mitral-
stenose (hochgrad., nicht
offen f. 1 Fing.).

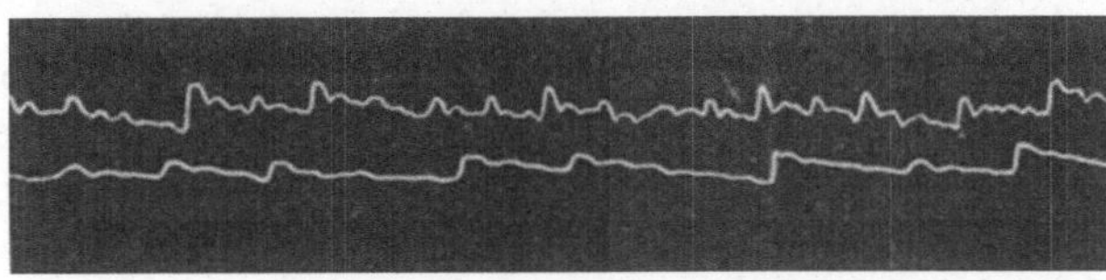

a) R. sin. 13. V.; Puls 120.

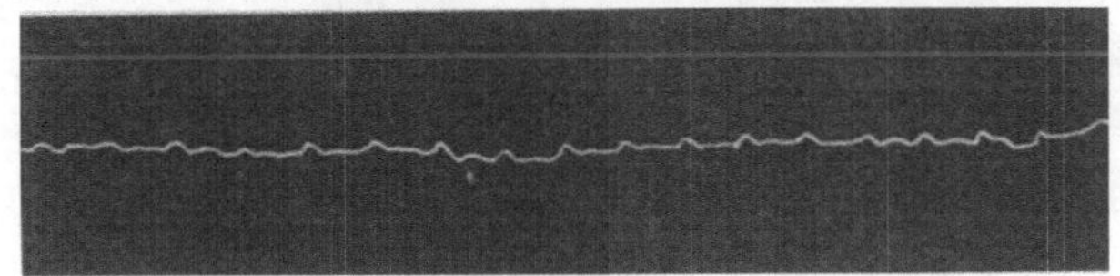

b) 14. V.

Ein ganz entgegengesetzter Typus liegt in den zwei anderen Fällen vor.
Im Falle 106, die Kurven, genommen drei und vier Tage vor dem Tode, ist die
Herzkraft deutlich ausgeleert, die Herzkontraktionen sind sehr schnell und
unregelmäßig. Die linke Kammer hat keine Zeit, sich zu füllen. In diesem Falle
lag jedoch wahrscheinlich auch eine organische Mitralinsuffizienz vor. Das erklärt vielleicht die Sache.

Von reiner Mitralstenose wurden in meiner Abteilung in den elf Jahren,
1888—1899, nur acht Fälle wahrgenommen. Wenn ich jetzt die Krankengeschichten durchmustere, finde ich inzwischen die klinischen Zeichen nur
in zwei Fällen so unzweideutig, daß sie für meinen Zweck anwendbar sind,
wenn auch in den anderen Fällen eine Stenose vorliegt.

Diese zwei Fälle sind:

1. 1889: Fall 407. Matilde Olsson, 18 Jahre alt. Hatte früher Scharlach und Typhus.
Die Herzkrankheit scheint von der Kindheit zu datieren. Patientin suchte wegen eines
Magenkatarrhs Behandlung im Krankenhaus. War afebril. Der Herzimpuls lag im
fünften Interstitium etwas medial von der Mammillarlinie, war nur schwach hebend. Die
Herzdämpfung war breit, aber nicht hoch, ging links bis in die Mamillarlinie, nach rechts
etwa 2 cm nach rechts vom rechten Sternalrande. Die Voussure war wenig ausgeprägt.
An der Spitze hörte man ein lang ausgezogenes diastolisches und dann präsystolisches Ge-

1889: **Fall 407.**   Matilde
Olsson, 18 J., aufgen.
Diagnose: Catarrh. ven-
tric.   chron.;   früher
Scarlatina und Typhus,
Afebril.
Herz: Mitralstenose.

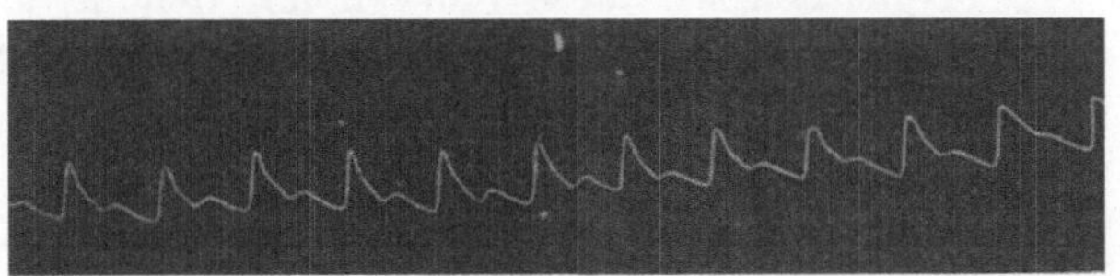

R. sin. 8. IX.

räusch. Außerdem ein diastolisches und präsystolisches Fremissement. Über der Aorta waren die Töne rein. Der Puls war 9. IX. 1889 klein, weich und unregelmäßig. Die am 8. IX. genommene Kurve dagegen regelmäßig, klein und weich — also ein typischer Fall von reiner Stenose.

2. 1893: Fall 218. Anna Jansson (auch Pettersson), 37 Jahre alt. Hatte früher Scharlach und akuten Rheumatismus durchgemacht. Litt zurzeit an Endometritis und war fast afebril. Hier fand sich deutliche Voussure. Der Impuls lag am oberen Rande der VI. Rippe. Das Herz war etwas vergrößert, ging nach links nur bis 2—3 cm medial von der Mamillarlinie, nach rechts 4—5 cm nach rechts von der rechten Sternallinie. Der I. Ton war rein, der II. wurde von einem scharfen diastolischen und präsystolischen Geräusch begleitet. Außerdem präsystolisches Fremissement. Die Pulskurve zeigt einen Puls von 58, der von etwas hartem Typus und relativ regelmäßig ist. Hier liegt also ein langsamer Puls vor, und vielleicht erklärt sich dadurch die harte Form.

Wir finden also, daß die Stenose, wenn die Frequenz höher ist (Matilde Olsson), einen kleinen und weichen Puls hat; wird die Frequenz langsam, dann ändert er die Form, kann selbst einen arteriosklerotischen Typus annehmen (Anna Petersson, sowie Fälle 96, 104 und 105).

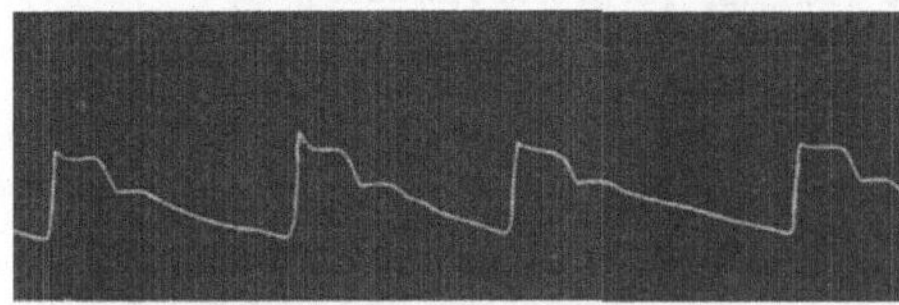

1893: **Fall 218.** Anna Pettersson = Jansson, 37 J.

Diagnose: Endometritis; früher Scharlach, akuter Rheumatismus. Fast afebril.

Herz: Stenose.

R. dx. 25. III. Puls 58.

Diejenigen von meinen Kurven, welche ich wegen der Kenntnis der Fälle durch Sektion als unkompliziert oder mit solchen Krankheiten bezeichnet habe, welche wohl kaum auf die Pulsform Einfluß hatten, sind nur einige wenige. Von den zur Sektion gekommenen rechne ich hierzu nur den Fall B. 52 (S. 306) und unter den zwei klinischen Fällen den Fall Matilde Olsson (1889: Fall 407). Diese zwei Pulskurven ähneln einander in hohem Grade und möchten als typisch für die reine Stenose betrachtet werden. Im Falle B. 52 (S. 306) war die Stenose hochgradig, das Ostium nur für einen Finger offen. In diesen beiden war der Puls klein, weich und, wenn auch nicht absolut, doch regelmäßig.

Einen harten Typus zeigt Fall 97 (S. 307), mit Calcificatio des Ostiums und des Herzens und Puls 92, und 1893: Fall 218 (S. 310), mit einem regelmäßigen und etwas harten Puls von 58. Der Ausschlag ist hier gewiß wegen der niedrigen Frequenz viel größer. Hier liegt wahrscheinlich ein Typus für den langsamen Stenosepuls vor, obschon der Apex dachförmig ist.

In allen übrigen liegen Komplikationen vor, welche geeignet sind, die Pulsform zu modifizieren, nämlich in Fall 96 (S. 306) Perikarditis, in Fall B. 53 Nephritis chronica, in Fall 98 (S. 307) und 99 (Peri-) Endocarditis acuta, in Fall 101 (S. 308) Arteriosklerosis und in den Fällen 104, 105 und 106 Verdacht auf Komplikation mit Mitralinsuffizienz. In diesen drei Fällen ist der Puls völlig verändert.

Vergleichen wir diese Kurven mit den in den geläufigen Handbüchern, so finde ich zuerst, daß der Stenosepuls in der Regel regelmäßig ist, bisweilen frequent, oft dagegen sehr langsam, welche Art wohl auf eine Kompensation deutet.

Beginnen wir mit den französischen Verfassern. Mareys Kurven (S. 692) ähneln überhaupt recht gut den obigen typischen, besonders den mit 2 und 4 bezeichneten. Auch sagt Marey: „Le pouls est regulier et la forme en est peu alterée", und er konnte bei den Fällen 2 und 3 durch die Sektion konstatieren, daß eine reine Stenose ohne Insuffizienz vorlag! Soweit stimme ich mit Marey; aber wenn Marey sagt, daß sich die Stenose von der Insuffizienz durch die Regularität des Pulses unterscheide, dann bin ich einer anderen Meinung. Inzwischen sagt Marey über die Insuffizienz, daß er sie nicht erklären kann, aber daß er die Diagnosen in einigen Fällen durch die Sektion verifiziert hat. Und er fügt hinzu (S. 690): „L'irrégularité m'a paru très rare dans le retrécissement", „un éminent clinicien rejette l'existence de cette difference", „parce qu'on n'y comprend la raison", „je (Marey) ne comprends pas, il est vrai, la cause de cette différence".

Inzwischen scheint es mir, daß man nicht genug zwischen kompensierten und inkompensierten, zwischen reinen und komplizierten Fällen unterschieden hat.

Weiter sind mehrere Mareysche Fälle von Insuffizienz nur klinische Fälle und vielleicht lagen dabei latente Stenosen vor.

Die Kurven André Petits (S. 252) haben noch mehr abgerundete Spitzen, was im Texte auch hervorgehoben wird. Der Puls ist doch nicht besonders charakteristisch, klein und unregelmäßig.

Noch mehr abgerundet sind die Spitzen der Séeschen Kurven (S. 245). In keinem von meinen Fällen war es so.

In den deutschen Handbüchern hebt Rosenstein (Ziemssens Handb., S. 146) die Weichheit, Kleinheit und Leere des Pulses hervor. Die untere Kurve ähnelt in hohem Grade der meinigen in Fall 106, wo Verdacht auf Mitralinsuffizienz vorlag.

Eichhorsts Kurve scheint fast identisch mit den meinigen bei Matilde Olsson und Fall B. 52 zu sein.

Besonders abweichend finde ich Byrom-Bramwells Kurve (Abb. 206, S. 492); sie ähnelt allerdings sehr Fall 101, wo die Form durch eine komplizierende chronische Nephritis bestimmt wurde.

Balfours (Abbildung S. 124) hat dieselbe Grundform wie die meinige bei Fall B. 52, hat aber abgerundete Spitzen; die Abbildung S. 137 rührt von einem inkompensierten Falle her.

Die Abb. Strümpells, S. 389, eines Stenosepulses, gehört meiner Meinung nach einem inkompensierten Falle von mit Stenose komplizierter Mitralinsuffizienz.

Ich stimme übrigens mit Sahli und v. Noorden (Sahlis Lehrb. 1899, S. 134) überein, daß die Pulskurven in der Zeit der Kompensation genommen werden müssen, wenn man charakteristische Kurven erhalten will. Die von Sahli nach v. Noorden an derselben Stelle publizierten Formen von Puls bei Mitralinsuffizienz und Mitralstenose habe ich aber nie gesehen.

Nur wenige in den gewöhnlichen Lehrbüchern mitgeteilte Kurven sind deshalb nach meiner Meinung korrekt.

Oft werden die Stenosekurven durch akute Herzinflammationen, durch Nephritis und Arteriosklerose, wie meine Kurven zeigen, vollständig modifiziert und nicht mehr erkennbar.

Von diesen Formen beanspruchen vier die Aufmerksamkeit:

1. die Nephritisform in Fall 101 (S. 308), welche Byrom-Bramwells Abb. in Fall 206 ähnelt; hieher gehört auch Fall B. 53 (S. 306);
2. die dikrote Form, Fall 96b (Pericarditis acuta), Fall 98 (Pericarditis acuta + Endocarditis ulcerosa) und Fall 99 (Endocarditis ulcerosa);
3. die langgezogene Form, Fall 104 und 105, gewiß ein latenter Bigeminus bei langsamem Puls (44—50), bei Mitralinsuffizienz? + Mitralstenose; und endlich
4. die sehr inkompensierte Form, Fall 106 (S. 309), bei Mitralinsuffizienz? + Mitralstenose, mit hochgradiger Verengerung und mit hochgradiger Inkompensation. Diese Form scheint für die hochgradigsten Stenosen charakteristisch zu sein.

Die Kurve der mit Mitralinsuffizienz kombinierten Stenose.
(Tabelle XI. B, Seite 196.)

Von den 51 Fällen teile ich hier 18 Kurven von 12 Patienten mit. Bei ihrer Beurteilung muß man sich erinnern, daß die Stenose einen ungleichen Grad in diesen Fällen hat, was ohne Zweifel auf die Pulsform einwirkt. Nehmen wir zuerst die leichteren Fälle, wo zwei Finger in die Mitralöffnung eingeführt werden konnten. Hierher gehören die Fälle 113, 114 und 115, alle junge Leute. In Fällen 113 und 115 sind die Pulse regelmäßig und klein, wie bei der reinen Insuffizienz oder Stenose. In Fall 114 war er dagegen sehr unregelmäßig und war wenige Tage vor dem Tode genommen, in dem ersterwähnten dagegen 23 Tage vor dem Ende. Dagegen finden wir eine schwere Stenose in der Fällen 118, 119, 120 und 121 (mit einem Alter von resp. 64, 47, 67 und 22 Jahren, also mit einer Ausnahme ältere Leute. Doch muß bemerkt werden, daß bei Fall 121, dem jungen Weibe von 22 Jahren, der Herzklappenfehler von ihrer Kindheit stammte. Wie verhält sich hier der Puls? Zuerst bemerkt man die auffallende Irregularität; in Fall 118 ist diese nicht hochgradig, in Fall 119 selbst kaum merkbar, in den Fällen 120 und 121 ist diese sehr hervortretend. In unregelmäßigem Rhythmus wechseln große und kleine Pulsschläge, oft in verschiedenem Abstand voneinander, bisweilen als ein Pulsus bi- oder trigeminus irregularis. In dieser Irregularität liegt also wohl etwas Charakteristisches für die hochgradige Stenose.

I. Gelindere Stenosen (jüngere Leute).

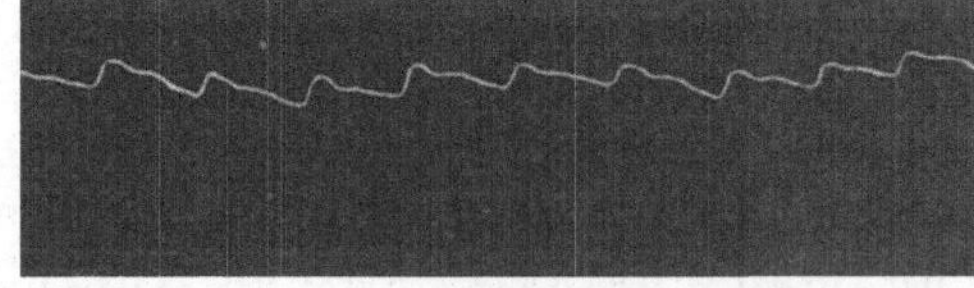

Fall 113. Kristina Andersson, 21 J., aufgen. 13. IV., gest. 16. V. 1882. Diagnose: Herz: Pericarditis adhaesiva; gelinde Stenose; D. c. H.

23. IV. Puls 130.

Fall 114. David Andersson, 18 J., aufgen. 1892.

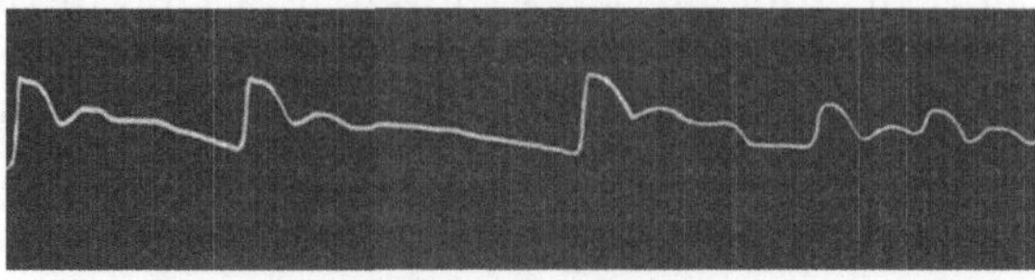

a) R. sin. 8. XI.

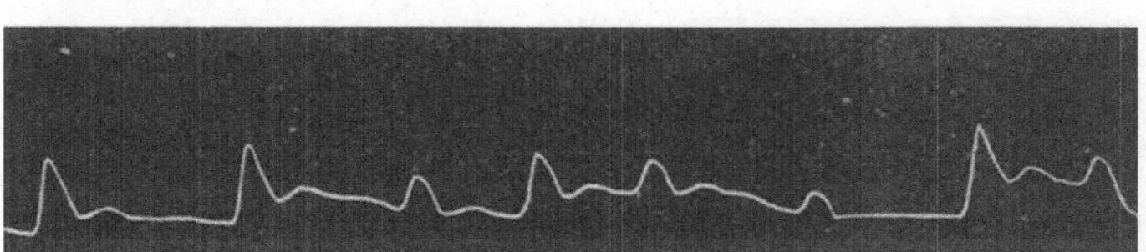

b) R. sin. 10. XI. 118.

Diagnose: Hypoplasia aortae.
Herz: D. c. H.; gelinde Stenose; Degen. myocard.

Fall 115. Anna Andersson, 33 J., aufgen. 1892 (1892: 297).
Diagnose:
Herz: Pericardit. exsud.; gelinde Stenose.

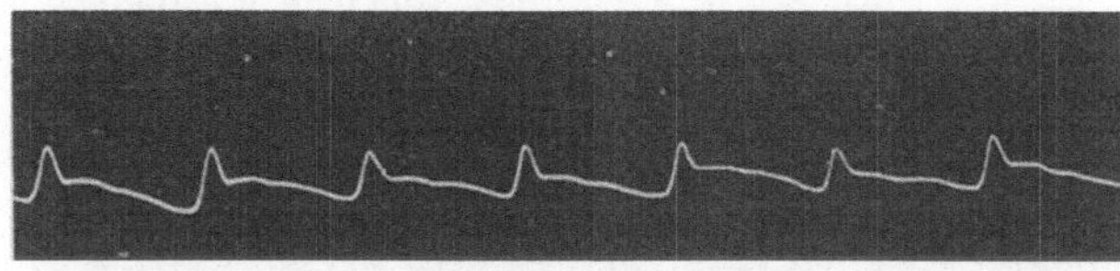

R. dx. 20. V.

Zu den gelinden Stenosen gehört auch Fall B. 70, wo der Puls sehr regelmäßig war, aber dikrot, wohl infolge der Perikarditis, welche jedoch in den Fällen 113 und 115 nicht von Dikrotismus begleitet war; das Myokard war hier degeneriert.

Fall B. 70. Knut Karlsson, 8 J., aufgen. 24. I., gest. 20. II. 1905.
Diagnose: Hydrops.
Herz: D. c. H.; geringe Stenose; Pericardit. obliterans.

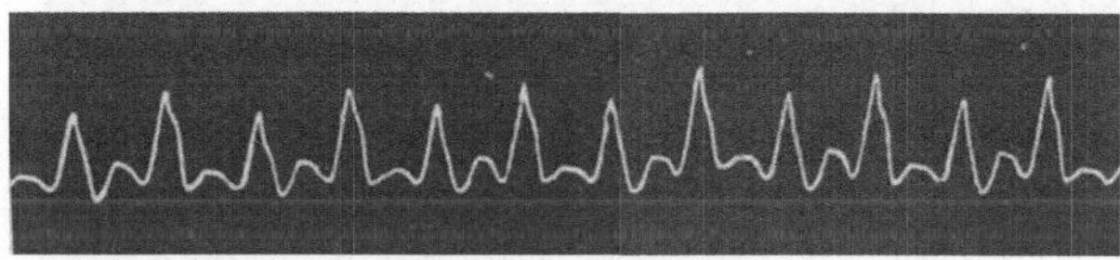

28. I. R. dx. regul. Puls 130.

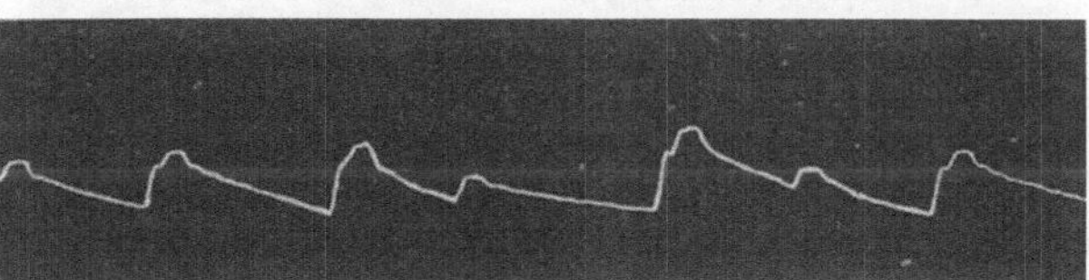

Fall 120. Karolina Häll, 67 J., aufgen. 24. II., gest. 1. V. 1887.
Diagnose: Arteriosklerosis.
Herz: D. c. H.; mäßige Stenose (Zeigefinger durch).

a) 5. III.; Puls 60.

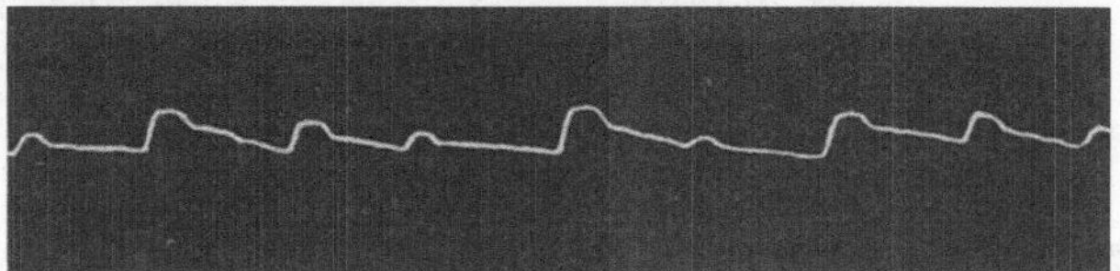

b) 7. III. 72.

Auch im Falle B. 67 (mäßige Stenose) war der Puls regelmäßig, aber dikrot.

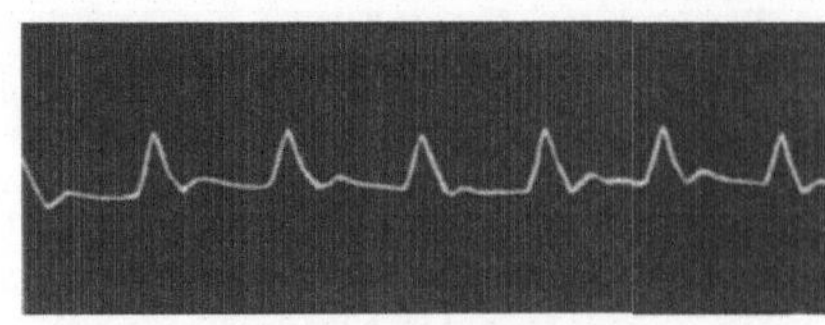

Fall B. 67. Erik Edlund, 16 J., aufgen. 31. III.,
gest. 3. V. 1904.
Diagnose: Nephrit. haemorrhag.; Infarkt.;
Hydrops sec.
Herz: D. c. H.; keine Myocardit.; mäßige
Stenose (1 Fing. durch).

R. dx. 9. IV. Puls 104.

In allen diesen Kurven ist der Apex spitzig, Fall 113 ausgenommen, wo er etwas abgerundet ist.

II. Schwere Stenosen.
a) Ältere Leute.

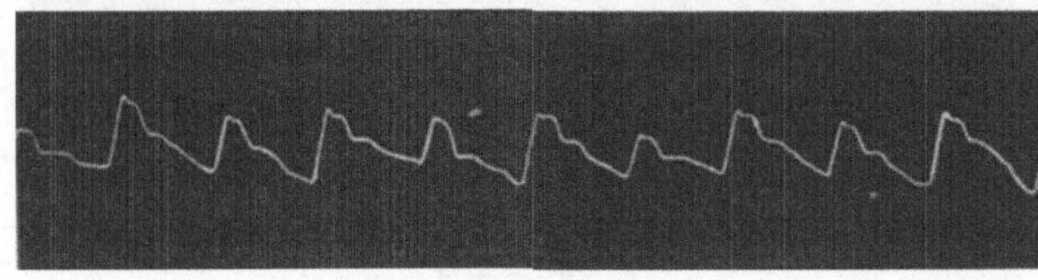

a) R. dx. 23. III.; Puls 100.

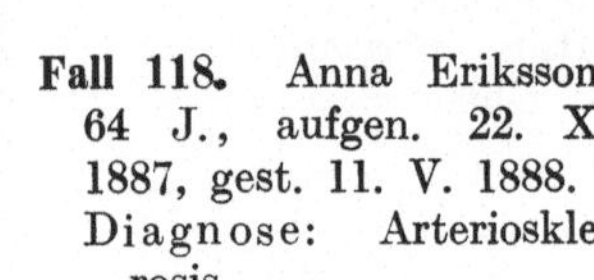

Fall 118. Anna Eriksson,
64 J., aufgen. 22. X.
1887, gest. 11. V. 1888.
Diagnose: Arteriosklerosis.
Herz: Endocarditis acuta;
hochgradige Stenose
(„die Spitze des Fingers
durch“).

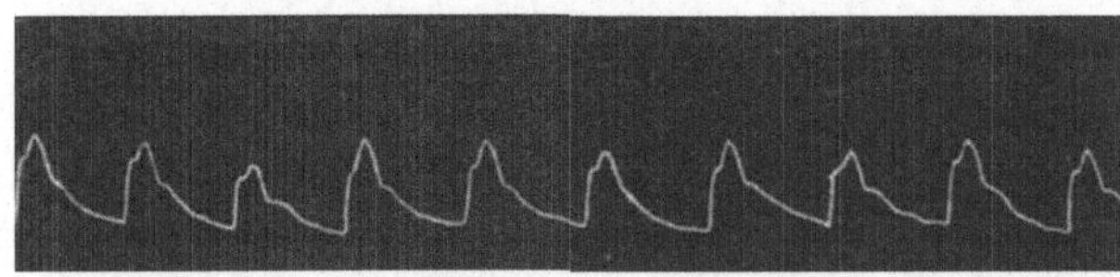

b) R. sin. 24. III. 84.

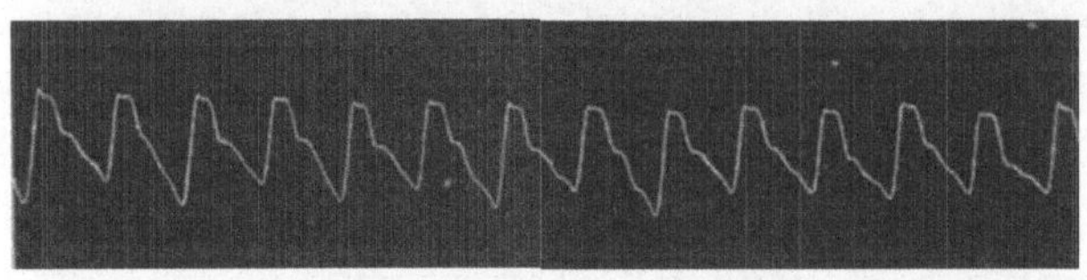

Fall 119. Anna Andersson,
47 J., aufgen.
Diagnose: Pleuropneum.
acuta; Atheros. arter.
Herz: D. c. H.; schwere
Stenose (nicht 1 Finger
durch).

R. dx. 2. II. Puls 80.

b) Jüngere Leute.
Fall 121. Johanna Hellman, 22 J., aufgen. 24. III., gest. 7. V. 1885.

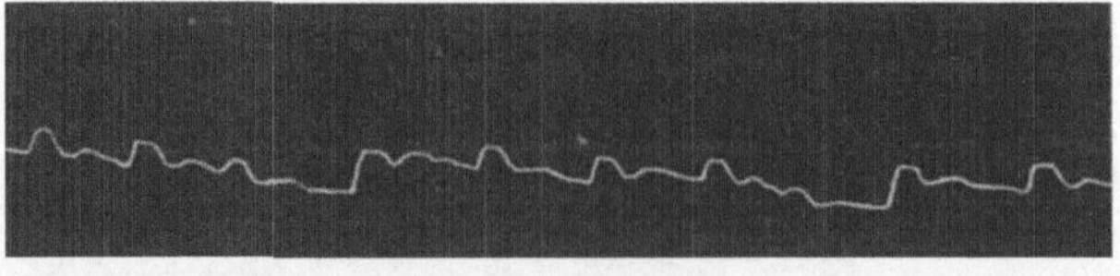

a) 26. III. Puls 80.

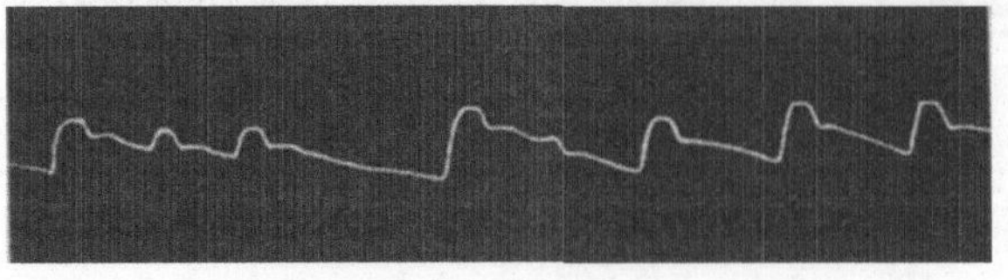

b) 6. IV. 58.

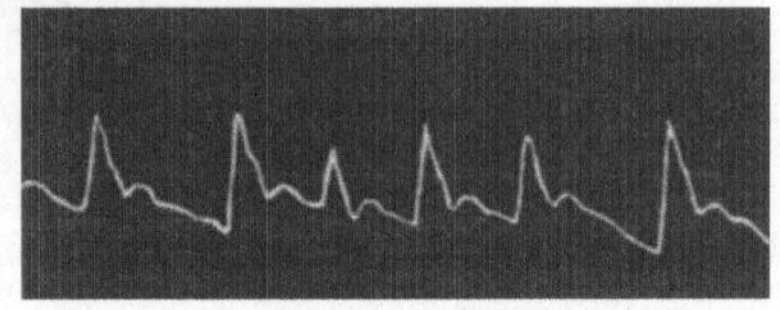

c) 11. IV. 72.

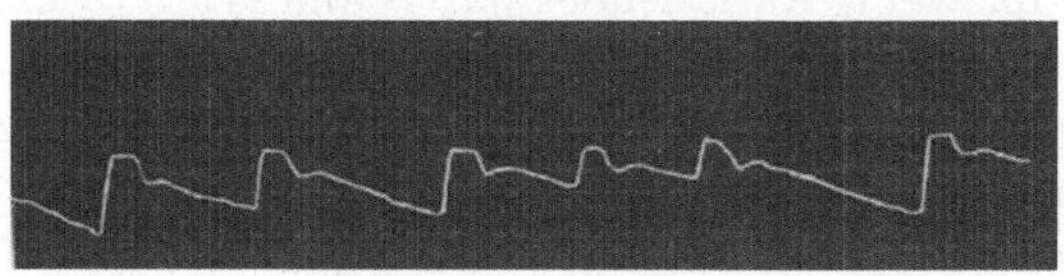

d) 30. IV. 72.

Diagnose: Kyphos.; Pleurit.; Aorta-Hypoplasie; Nephrit. acuta.
Herz: D. c. H.; Endocardit. acuta; schwere Stenose (nicht 1 Finger durch).

Fall B. 65. Emilia Grönberg, 26 J., aufgen. 1. IX. 1909, gest. 17. II. 1910.
Diagnose: Nephrit. chron. parench.; Stasis.
Herz: D. c. H.; Myocardit. lev. microsc.; Endocarditis acuta ulcerosa; keine Perikarditis; schwere Stenose (1 Finger durch).

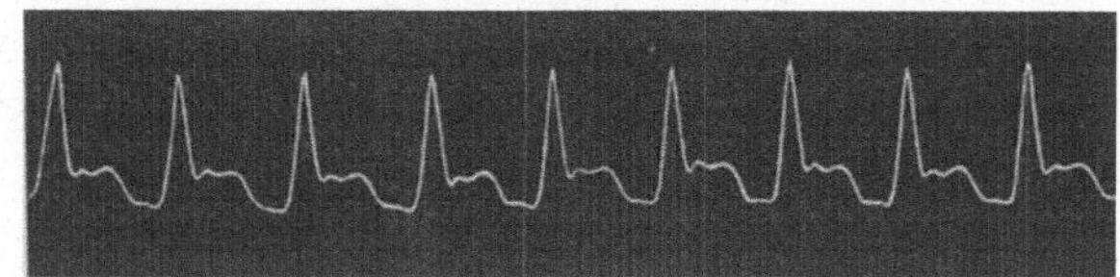

R. dx. Puls regelm., etw. zeler, 120.

Die Kurven 118, 119 und 120 von älteren Leuten haben einen stumpfen Apex, selbst mit anakroter Zacke.

Die 22jährige Johanna Hellman, Fall 121, zeigt beide Formen, am meisten den dachförmigen Apex; Fall B. 65 ist aber sehr spitzig und dikrot, wohl infolge der ulzerativen Endokarditis. Der schweren Stenose ungeachtet ist der Puls regularis.

Endlich füge ich zwei Kurven von Stenose bei, wo der Grad der Verengerung nicht bekannt ist. Beide Fälle waren mit Nephritis verbunden.

Fall B. 61. Augusta Nilsson, 45 J., aufgen. 25. VII., gest. 18. X. 1905.
Diagnose: Nephritis parench. acuta.
Herz: D. c. Dil. acuta.

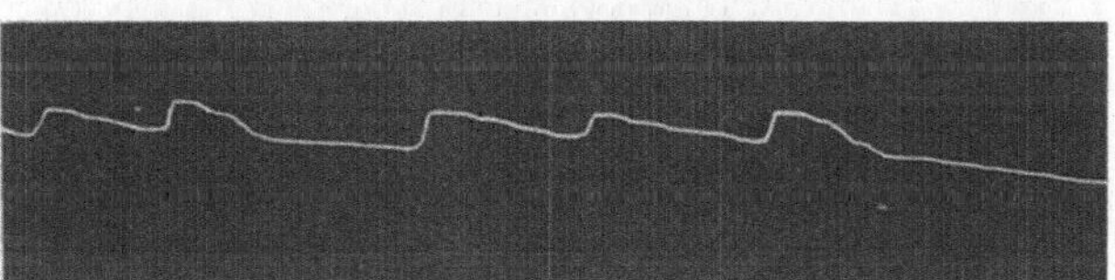

21. VIII. Puls irregularis, 72.

Fall 112. Erik Gust. Vahlberg, 23 J., aufgen. 16. IV.
Diagnose: Nephritis chron. parench.; Pleuritis.
Herz: D. c. H.

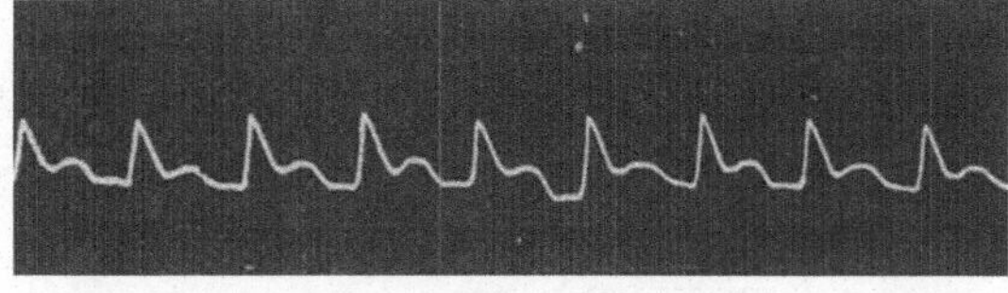

R. dx. Puls 100.

Was ist nun das für die Kombination Mitralinsuffizienz mit Stenose charakteristisch? Ich finde zuerst die Irregularität; die Kurve ist nicht besonders groß, gewöhnlich spitzig, dagegen bei Arteriosklerose platt, hat bei komplizierender chronischer Nephritis bisweilen auch Nephritis-Charakter und wird bei gewissen akuten Herzkrankheiten, wie Pericarditis acuta und Endocarditis ulcerosa, dikrot.

Bei jüngeren Individuen bietet die Kurve, wenn die Stenose nicht hochgradig ist, überhaupt wenig Auffallendes dar (Fälle 112, 113 und 115) und kann selbst recht groß werden.

In Zusammenhang hiermit kann ich es nicht unterlassen, die Frage aufzustellen, ob nicht die in den französischen Lehrbüchern von Marey als typisch für die Mitralinsuffizienz angenommenen und gedruckten sechs Kurven (bei Marey, Circulat. du Sang, 1881, p. 689, Abb. 335) in der Tat von Fällen mit kombinierter Stenose und Insuffizienz stammen. Leider fehlen alle Auskünfte über die zwei Sektionen, die Zeit der Aufnahme der Kurven, ob unmittelbar vor dem Tode im Stadium incompensationis usw. Daß nur Insuffizienz in den vier Fällen diagnostiziert wurde, findet eine genügende Erklärung, wenn eine Stenose ohne dia- (präsy-) stolisches Geräusch vorlag. Man ist berechtigt, dieselbe Frage bei den Abb. von Sée (Maladies du coeur, 1889, p. 231) und André Petit (Traité de Medicine p. Charcot etc., V. I., p. 262) zu stellen. Jedenfalls sind sie nicht typisch oder im Stadium compensationis genommen.

Pulskurven bei den Aortafehlern.   (Tabelle XIII., Seite 244.)

Aortastenose.

Fast alle Verfasser sind darin einig, daß die Aortenstenose durch den Pulsus tardus ausgezeichnet wird. Ich verfüge über zwei solche sehr charakteristische Kurven, Fälle 137 und 138, aus einem typischen Fall. Indessen scheint man wenig darauf geachtet zu haben, daß bei der Stenose, wenigstens in meinen drei Fällen, immer eine hochgradige Arteriosklerose oder wenigstens Rigor vorhanden war, und die Frage läßt sich stellen, ob nicht also die Form der Pulskurve doch zum Teil davon abhängt, wie wir unten sehen werden.

Auch Fall 139 hat prinzipiell dieselbe Form.

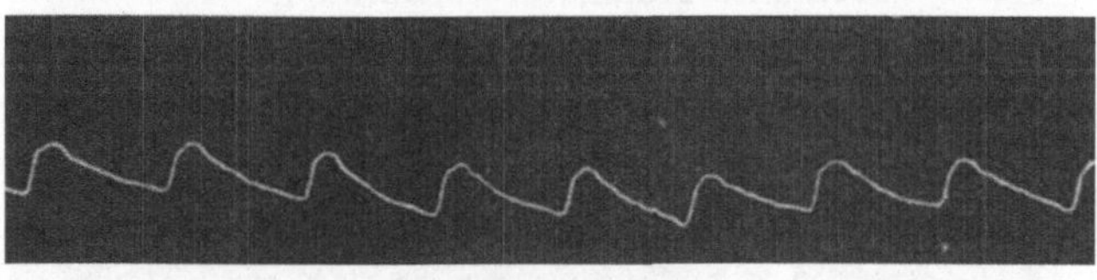

14. III. Puls 70.

Fall 137. Erik Andersson, 74 J., aufgen. 13. V., gest. 6. VI. 1887 (1885: 192).
Diagnose: Arteriosclerosis; Alkoholismus; Gangraena senil.
Herz: D. c. H.

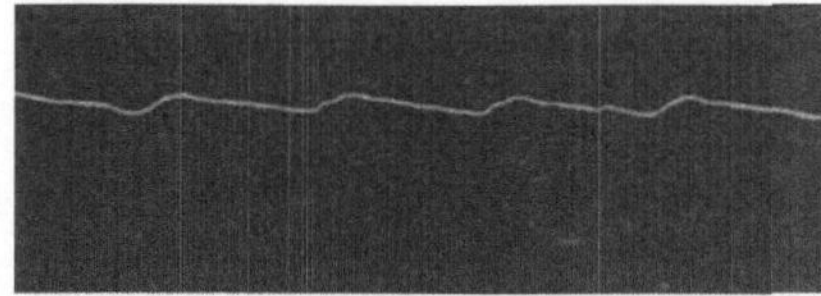

12. XI. Puls 68.

Fall 138. Johanna Bask, 63 J., aufgen. 8. IX., gest. 8. X. 1885 (1883: 442).
Diagnose: Arteriosclerosis; Pneumonia chron.
Herz: D. c. H. 1883.

Fall 139. J. E. Jansson, 78 J., aufgen. 21. IX., gest. 15. X. 1899.

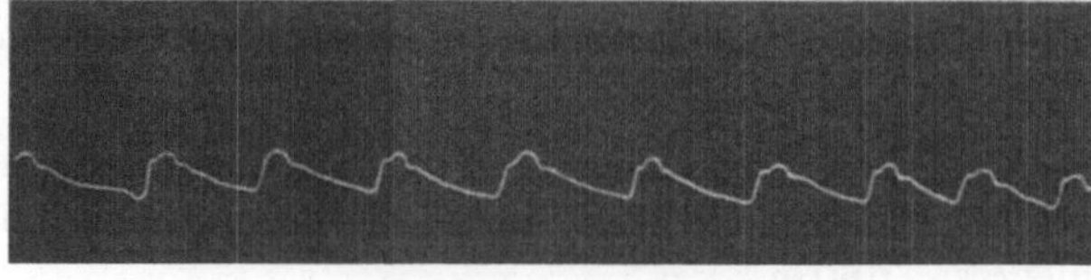

a) R. dx. 23. IX. Puls 72.

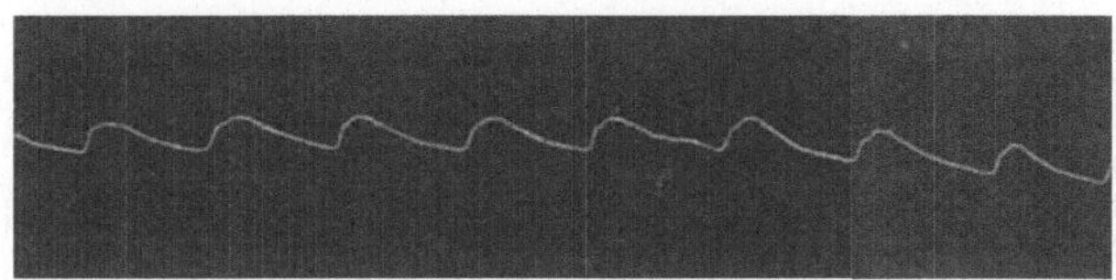

b) R. sin. 25. IX. 76.

Diagnose: Arteriorigosis; Cholesteatom.
Herz: D. c. H.; Endocarditis ulcerativa.

In den meisten Lehrbüchern trifft man gute Abbildungen dieser Kurven, wenn auch einige den Apex zu abgerundet haben. In mehreren Büchern ist die Kurve umgewendet abgedruckt, wie bei Strümpell, Sahli. In mehreren Büchern ist die Form wenig charakteristisch, wie bei André Petit, Byrom Bramwell, Keyt. Indessen erkennt man auch bei diesen die typische Form.

Aorteninsuffizienz.

Auch die Kurve bei der Insuffizienz ist so allgemein bekannt, daß ich dabei kaum zu verweilen brauche. 12 Kurven stammen von solchen Fällen. Bei der Betrachtung dieser Kurven ist es augenfällig, daß sie sich wesentlich voneinander unterscheiden.

Aus der Tabelle XII. ersehen wir, daß die Gruppe Ai verschiedene Untergruppen enthält. Zuerst Fälle mit Endocarditis ulcerosa. Wie Kurven dadurch verändert werden, zeigt besonders Fall 142 mit dem überdikroten Puls, welcher seine Form den begleitenden ulzerösen Endokarditis und Perikarditis adhaesiva verdankt. Alles Charakteristische ist hier verschwunden.

Fall 142. K. A. Jansson, 26 J., aufgen. 26. III., gest. 13. IV. 1893.
Diagnose: (Septikämie).
Herz: D. c. H.; Endocarditis ulcerosa; Pericarditis adhaesiva.

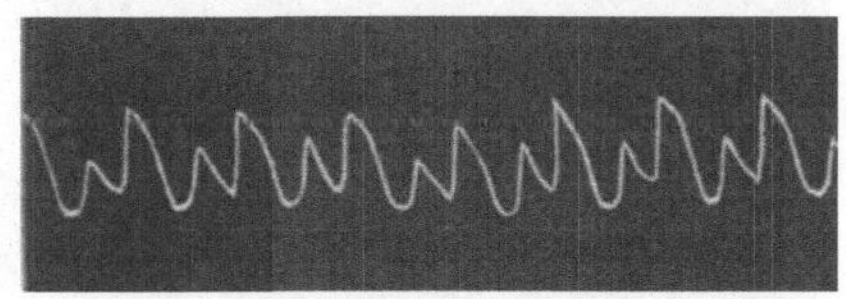

12. IV.

Der Dikrotismus tritt auch in folgendem Falle hervor, wo eine Nephritis chron. parench. mit einer Endocarditis ulcerosa den Fall komplizierte.

Fall B. 95. Oskar Waßberg, 26 J., aufgen. 6. V., gest. 25. VI. 1902.
Diagnose: Nephritis chron. parench.
Herz: D.; Endocarditis ulcerativa; Degen. parench. myocardii (microsc.).

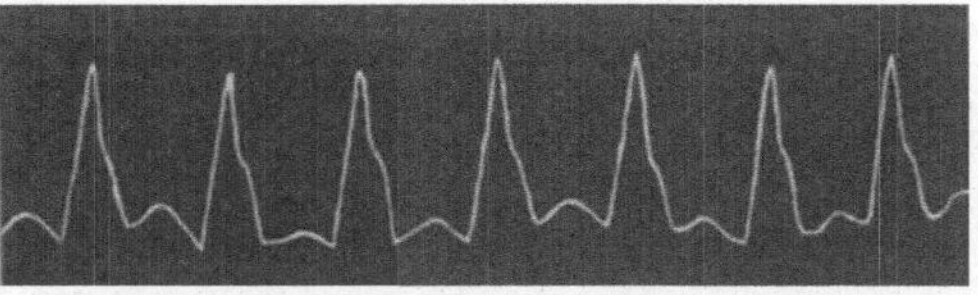

R. sin. 17. VI. Puls 96.

Ihm zunächst steht Fall B. 96, welcher mit Tuberculosis miliaris kompliziert ist. Der Dikrotismus ist hier wesentlich modifiziert und die Celerität klar.

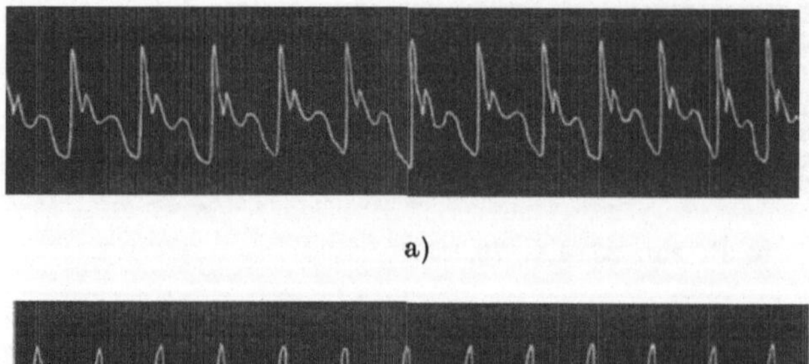

a)

b) R. sin.

Fall B. 96. Joh. Gust. Svensson, 47 J., aufgen. 11. IX. 1906, gest. 15. V. 1907.
Diagnose: Tbc. miliaris universalis.
Herz: Etwas dilatiert.

In all ihrem Glanze tritt die Celerität bei Fall 144 Danielsson hervor, wozu wohl die chronische Alkoholnephritis beiträgt.

Die Kurve zeigt, wie sich ein solcher Puls kurz vor dem Tode verändern kann. Er ist deutlich dikrot, wohl wegen der auftretenden akuten Endokarditis.

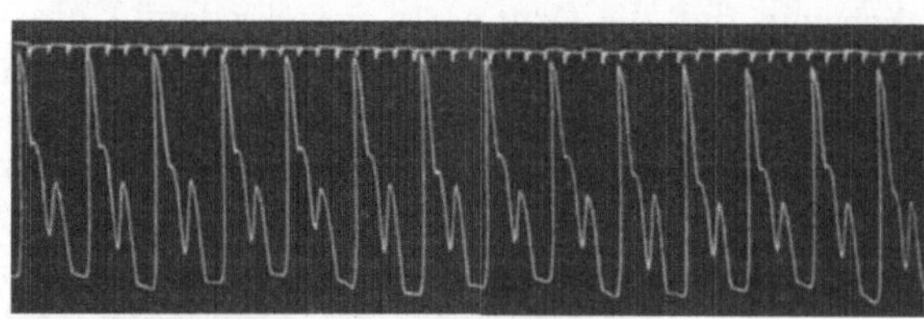

a) 19. I.; Puls 84.

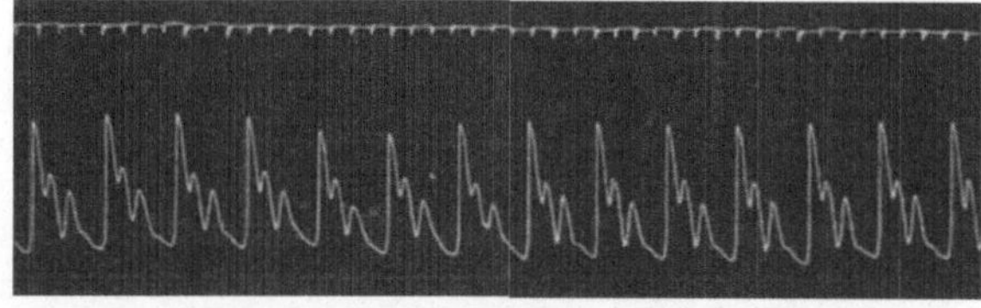

b) 1. II.; 81.

Fall 144. K. J. Danielsson, 34 J., aufgen. 19. I., gest. 26. II. 1898.
Diagnose: Nephritis chron.; Cirrhosis hepatis; Endocarditis aortae rec.
Herz: D. c. H.

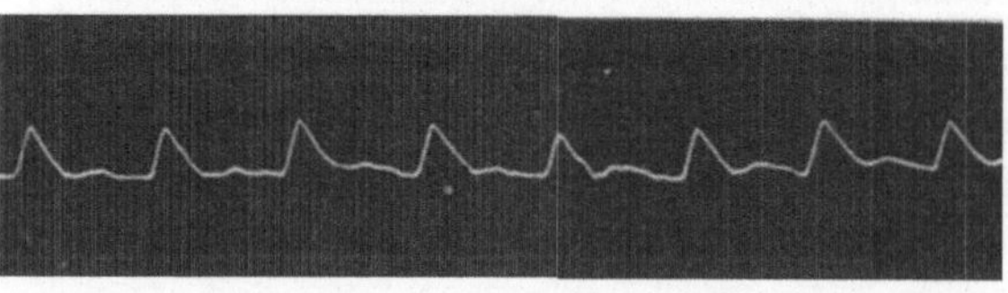

c) R. dx. 22. II. 102.

Erstaunlich ist die Kurve B 97 mit einer ausgesprochenen frischen Myokarditis, selbst mit kleinen Abszessen.

Fall B. 97. Jan P. Jansson, 61 J., aufgen. 30. IV., gest. 27. V. 1909.
Diagnose: Stasis; Bronchitis purulenta.
Herz: D. c. H.; Myocarditis microsc. grav.; Endocarditis subacuta. Aorta normal.

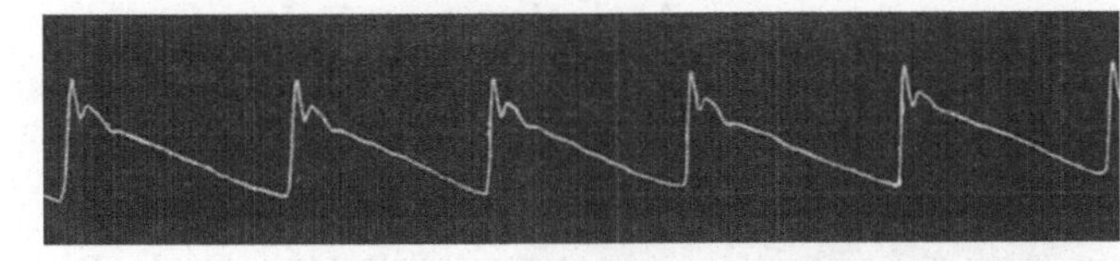

a)

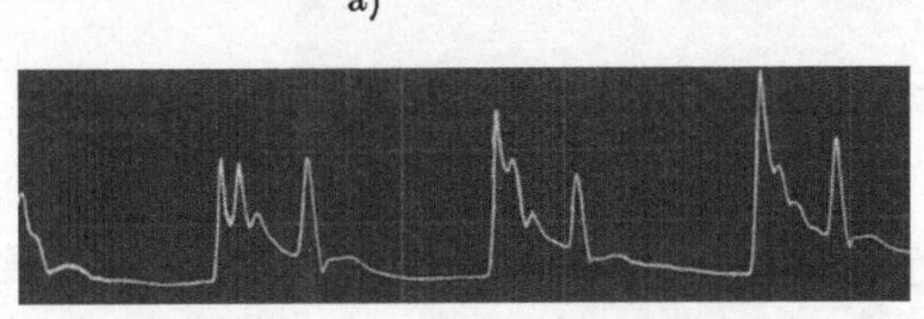

b) R. sin.

In folgenden zwei Fällen war die Insuffizienz mit Arteriosclerosis luetica verbunden. In Fall B 99 lag auch eine Nephritis chron. arterioscler. vor. Der Puls ist kaum celer.

Fall B. 99. Sven Pålsson, 59 J., aufgen. 5. IV., gest. 18. IV. 1902.
Diagnose: Arteriosclerosis; Aneurysma aortae; Nephritis insterstit. arterioscl.
Herz: D. c. H.
Puls nicht deutlich celer, aber Kapillarpuls. Die Radialarterie perlenschnurähnlich.

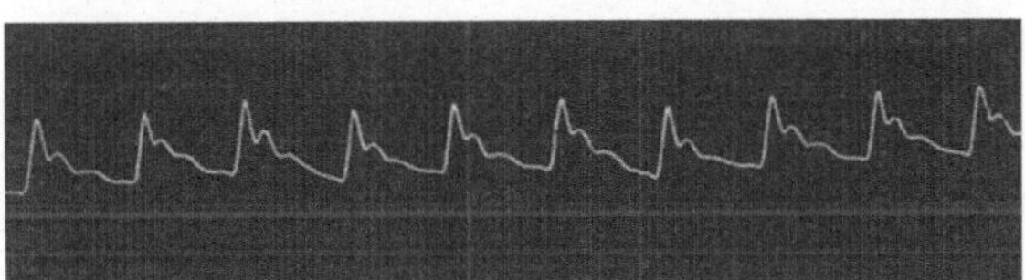

R. sin. 9. IV.

Fall 145. J. Dahlqvist, 46 J., aufgen. 6. XI., gest. 1· XII. 1885.
Diagnose: Arteriosclerosis; Embolia cerebri; Lues.
Herz: D. c. H.

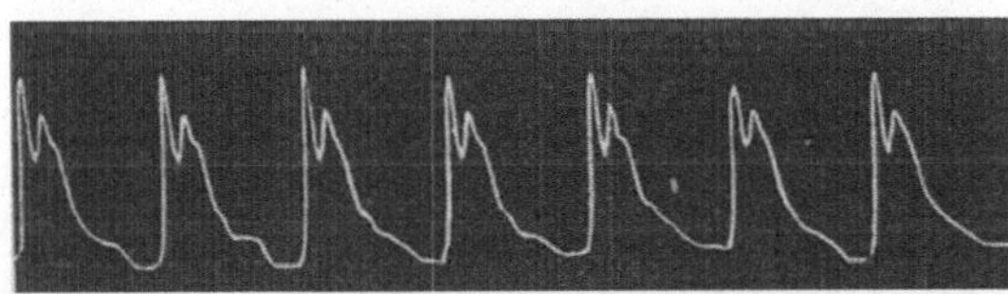

a) R. sin. 15. XI.

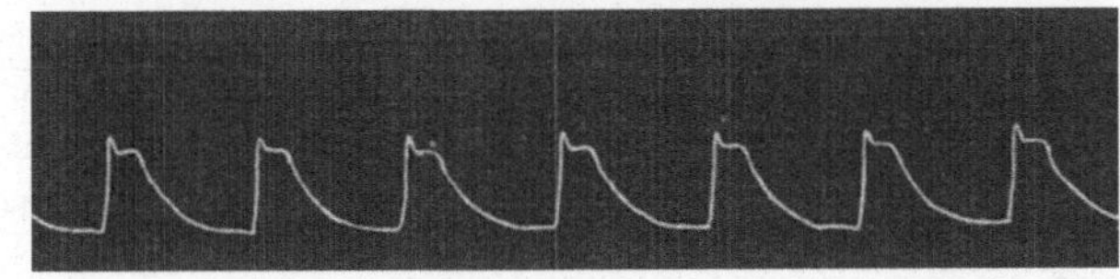

b) Puls 78. 15. XI. 75.

Es scheint für die Aorteninsuffizienz charakteristisch, daß die Pulskurve immer spitzig ist, wenn nicht Arteriosklerose vorliegt, was auch Eichhorst durch seine Abb. 8 (Aufl. 4, 1890) hervorhebt. Diese mit plattem Dache finden wir in Fall 145 b.

Die charakteristische Zacke scheint im Fieber zu verschwinden (Fälle 142, B. 95, 144 c; auch Fall B. 96 b).

Aortastenose mit Insuffizienz.

Die folgenden zwei Kurven bei luetischer Aorteninsuffizienz ähneln in hohem Grade dem Pulse der reinen Aortastenose. Auch lag eine Arteriosklerose vor.

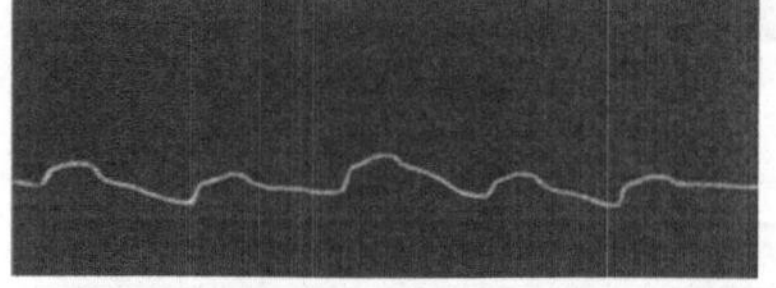

Fall 148. Fredr. Råd, 57 J., aufgen. 8. IV., gest. 17. IV. 1887.
Diagnose: Pleuropneum. acuta; Gangräna; Aortasklerosis und Aortaaneurysma.
Herz: D. c. H.

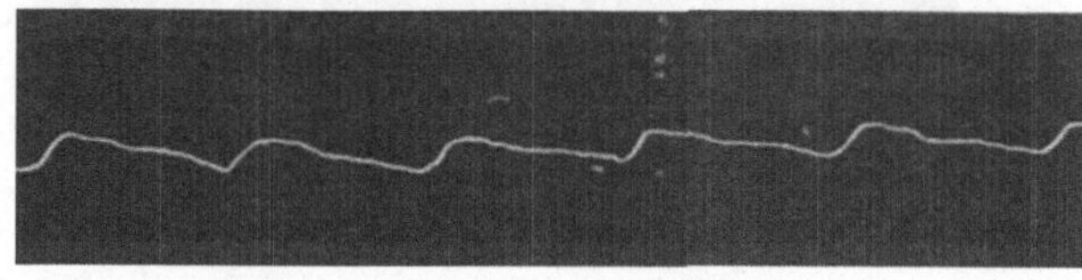

Fall B. 102 a. Johan Lindgren, 49 J., aufgen. 7. VII., gest. 8. VIII. 1910.
Diagnose: Aortitis fibrosa; Arteriosclerosis; Pleurit. exsud.; Stasis.
Herz: D. c. H.

Puls regelm. 88.

Die Kurven weichen bedeutend von denen der Lehrbücher ab (vgl. André Petit, S. 236).

In Resümé lauten die Schlußsätze:

1. Eine Kurve einer reinen Aortenstenose ist vielleicht nicht bekannt. Die geläufigen, sehr charakteristischen stammen wohl von arteriosklerotischen Individuen und diese Arterienveränderung prägt sich auf der Kurvenform aus.

2. Die Aorteninsuffizienz hat nur in ausgeprägten Fällen die bekannte charakteristische Form. Bei akuten Entzündungen des Herzens (Fall 146) ist sie nicht immer mehr erkenntlich.

3. Bei der ausgeprägten Kombination Stenose mit Insuffizienz bei älteren Individuen mit Arteriosklerose hatte in zwei Fällen (148 und B. 102 a) die Kurve die für die einfache Stenose typische Form.

4. Der Puls der Aortenfehler ist gewöhnlich regelmäßig.

Vergleichen wir hiermit die von Marey (a. St., S. 666) für die Stenose gegebenen Kurven, so ähneln sie, wie die Insuffizienzkurven (S. 678), auch im ganzen den meinigen.

Die Insuffizienzkurven von Eichhorst sind besonders lehrreich und zeigen, wie sie sich unter Umständen modifizieren. Die Kurven von Bramwell und Sée sind auch sehr typisch, weniger oder gar nicht dagegen die bei André Petit, welche ebensogut eine Kurve einer chronischen Nephritis sein könnte (vgl. meine Kurve B. 99, Nephritis mit Arteriosklerose; S. 319).

Pulsformen bei den komplizierten Mitral- und Aortafehlern.
(Tabelle XIV., Seite 270.)

Noch mehr verwickelte Verhältnisse liegen in den jetzt zu behandelnden Formen vor. Wenn die Formen in den vorigen schon schwierig zu deuten sind, erreichen die Schwierigkeiten hier das Unmögliche. Es wird notwendig, von den einfacheren Formen zu den mehr zusammengesetzten zu gehen.

Die einfachsten Formen bilden die Gruppe C, b mit primärer Aorteninsuffizienz und sekundärer relativer Mitralinsuffizienz (S. 270—278).

Hier hat der Blutstrom in der linken Kammer zwei Ausflußkanäle, durch die Aortenmündung und nach rückwärts durch das Ostium mitrale. Der Strom zur Aorta darf also vermindert werden. Wir finden hier zuerst eine Gruppe

α) mit Endocarditis ulcerosa (Seite 274).

Fall B. 114. Ernst Lundberg, 25 J., aufgen. 20. IV., gest. 4. VI.
Diagnose: Aortainsuffizienz + Mitralinsulf. rel.; Endocarditis ulcerosa (luet.) aortae.
Herz: D. c. H. Insuff. mitral. Arterien.

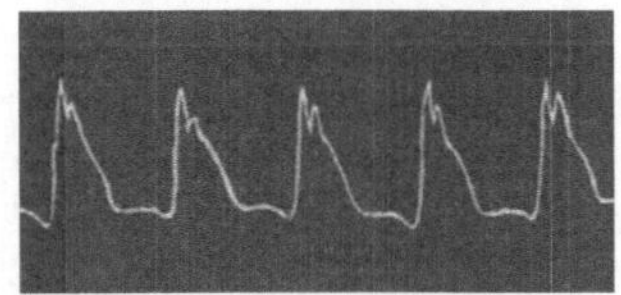

Puls regelmäßig, celer, 120.

Fall B. 115. Amanda Rosenberg, 32 J., aufgen. 8. XI., gest. 17. XI. 1907. Insuff. aorta + Insuff. mitr. rel. + Endocarditis ulcerosa aortae.
Herz: D. c. H.; Myocarditis acuta (microsc.); Abszesse in den Papillarmuskeln.

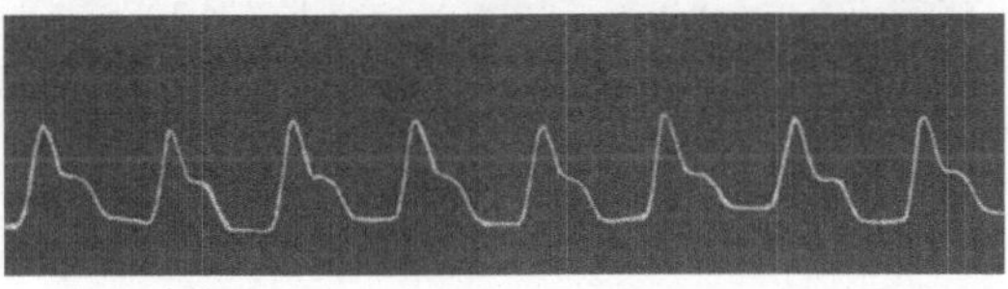

R. dx. 13. XI. Puls 120, regelmäßig 110—112.

Wir ersehen hier bei Fall B. 114 den charakteristischen Celertypus in eine doppelzackige und dikrote Form umgewandelt und in Fall B. 115 in eine einzackige Spitze; die Rückstoßelevation ist noch nicht zu Dikrotform gelangt. Der Grund der Veränderung ist ohne Zweifel die ulzeröse Endokarditis.

β) Diesen Formen nahe steht Fall B. 115, Arvida Åman, wo eine ausgedehnte akute Endokarditis mit akuter Herzdilatation den Celerpuls bei großer Frequenz in eine dikrote Form umwandelte.

Fall 154. Arvida Åman, 15 J., aufgen. 20. 11. 1896., gest. 27. X. 1896.

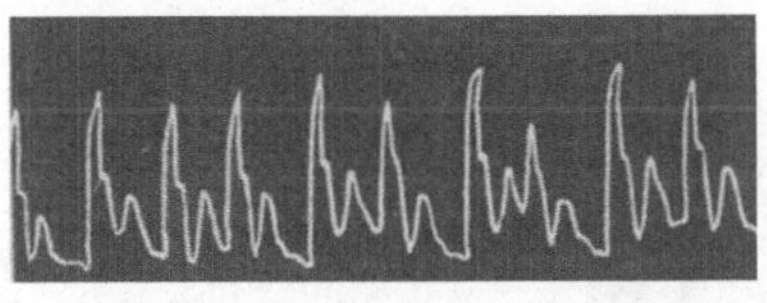 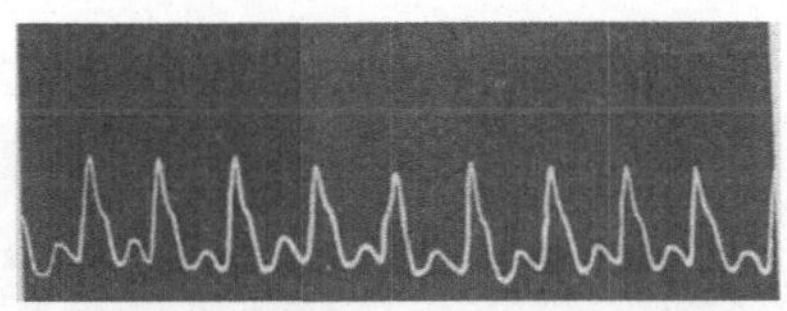

a) Puls 140.   b)

Diagnose: Insuffic. aortae + Insuffic. mitr. rel.
Herz: D. c. H.; Degeneratio cord. adiposa; Endocarditis acuta, Insuffic. mitr. rel.

Bei dem nächsten, Fall 153, war die Endokarditis eine sehr beschränkte und der Fall mit Nephrit. chron. parench. kombiniert. Daher Pulsus durus anacroticus.

Fall 153. K. J. Sandberg, 18 J., aufgen. 10. I., gest. 28. I. 1889.

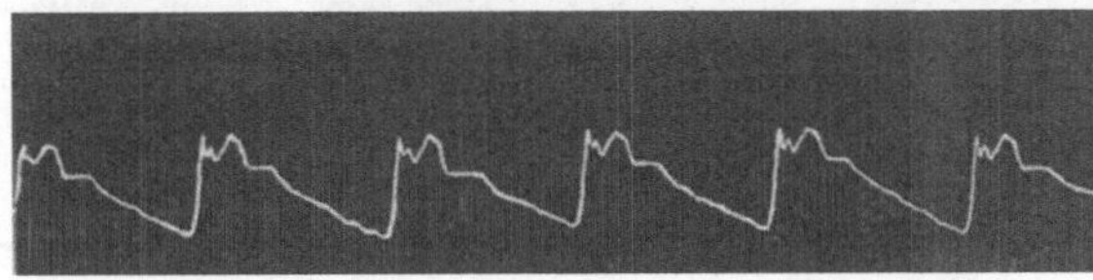

a)

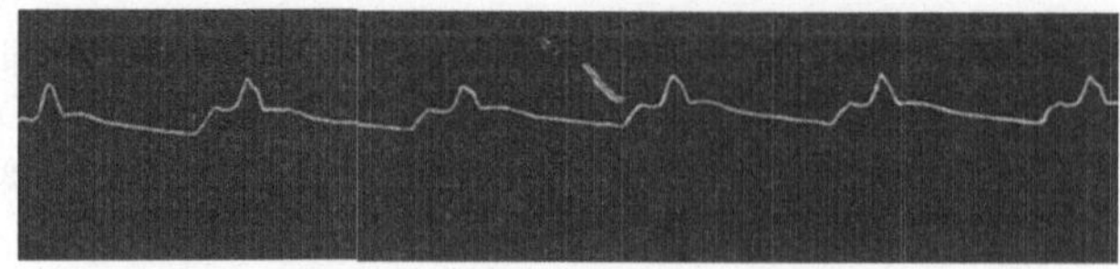

b) R. sin. Puls 64.

Diagnose: Nephritis chron. interst. und parench.; Aorta hypoplast.
Herz: D. c. H.; Endocarditis acuta chron.

Die Gruppe γ) (S. 274) ist auch mit Perikarditis kompliziert, und zwar beim Fall B. 120 Perikarditis acuta. An der Kurve kann man davon keine Spur sehen. Am Tage vor dem Tode ist dagegen ein Delirium cordis vorhanden.

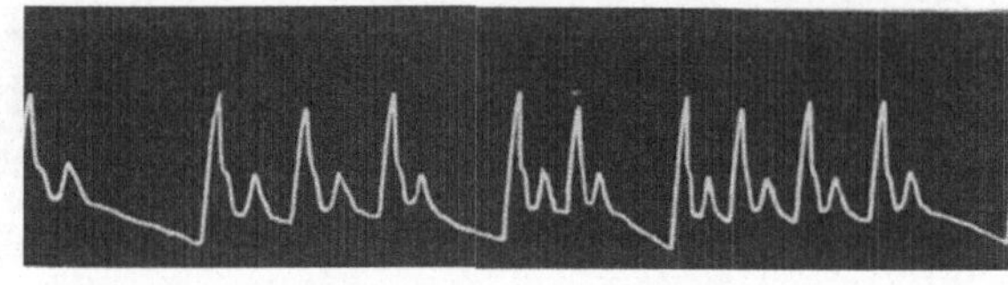

a) 23. IV.; Puls 68.

Fall B. 120. Olof Myrberg, 56 J., aufgen. 16. IV., gest. 2. V. 1909.
Diagnose: Aortainsuff. + Mitralinsuff. rel.; Nephrit. chron. parench. c. exacerb. ac.; Peritonit. seropurul.
Herz: D. und H.; Myocardit. lev.; Insuffic. mitr. rel. + Ao-Insuffic.; Perikarditis. Arter. rigid.

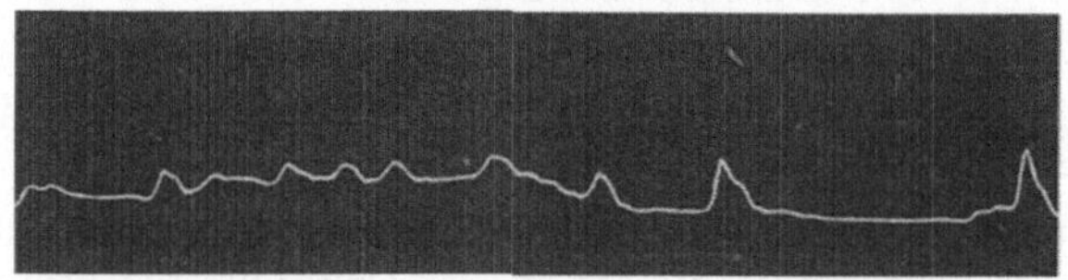

b) 1. V. 96—118, kräftig, regelmäßig 72.

An den Fällen B. 117 und B. 118 ist der Puls, wie oft bei Perikarditis 2—3—4 geminus und außerdem durch die akute Endokarditis dikrot.

Fall B. 117. Emma Karlsson, 20 J., aufgen. 15. IV., gest. 15. V. 1901.

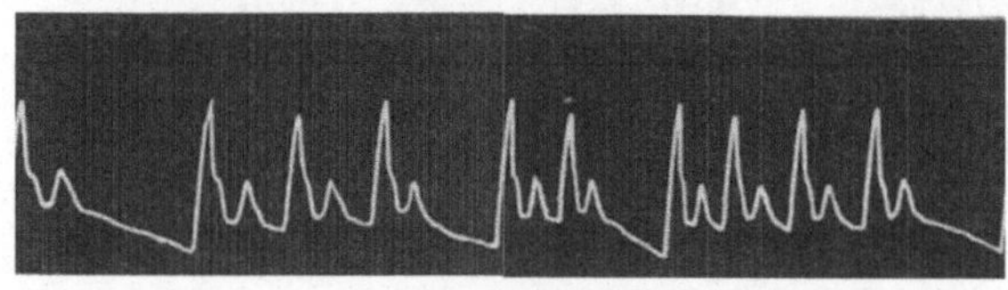

Diagnose: Nephritis acuta levis.
Herz: D.; Myocardit. lev.; Synech. pericard. und Pericardit. ac.; Endocardit. ac.; Insuffic. mitr. rel. und Insuffic. ao.

R. dx. 8. V. Puls 102. 2—3 gemin.

Fall B. 118. Karl Oskar Alm, 23 J., aufgen. 25. IV., gest. 21. V. 1901.

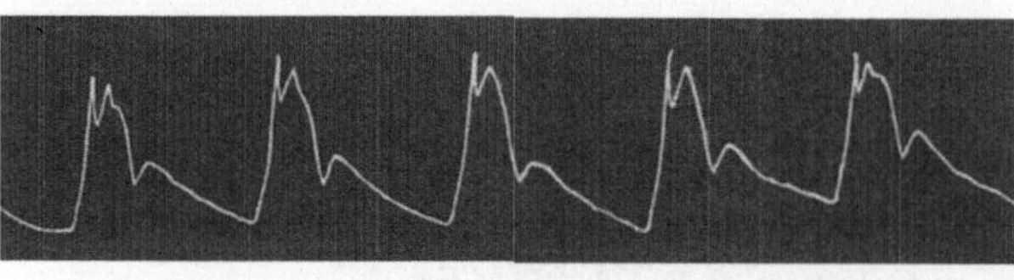

Diagnose: Insuffic. aortae + Insuffic. mitr. rel.
Herz: D. c. H.; Myocardit. acuta (microsc.); Pericarditis oblit.; Endocarditis recurr. verrucosa; Insuffic. mitr. rel. + Insuffic. aortae.

R. dx. 26. IV. Puls celer.

In allen diesen Kurven spürt man den Celertypus, wenn auch modifiziert, mit Ausnahme von Fall 153 (S. 321), wo eine Nephritis die Form verschuldet.

Kehren wir dann zur Aorteninsuffizienz mit organischer Mitralinsuffizienz, so haben wir auch hier eine Gruppe α) mit Endocarditis ulcerosa (S. 270).

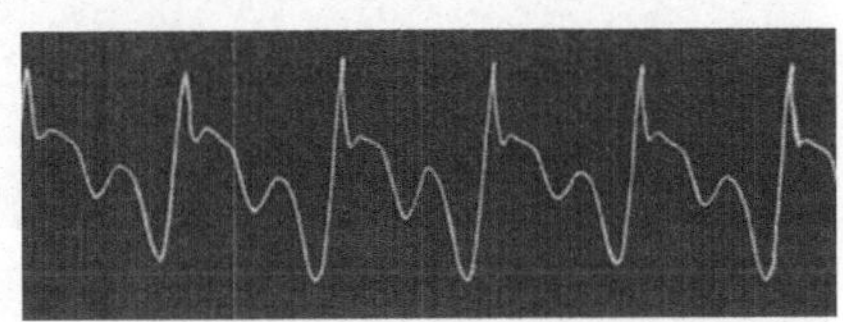

Fall B. 104.   Gustaf Lindqvist, 43 J., aufgen.
22. IV., gest. 4. VI. 1909.
Diagnose: Stasis; Endocardit. ulcerosa v.
aortae.
Herz: D. c. H.; Myocardit. fibrosa chron.;
Insuffic. mitr. organica
Insufficientia aortae.
Aorta normal.

a) R. sin. Puls regul. diff. 96.

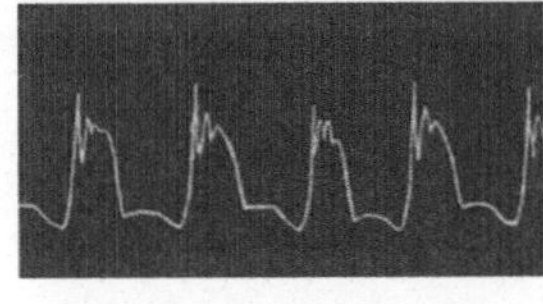

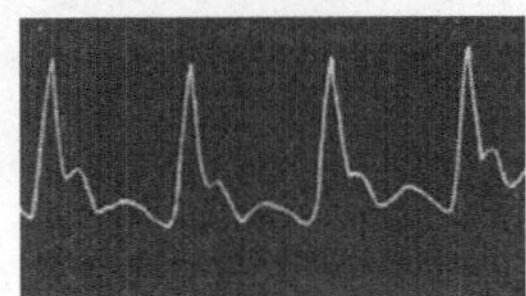

b)   c)

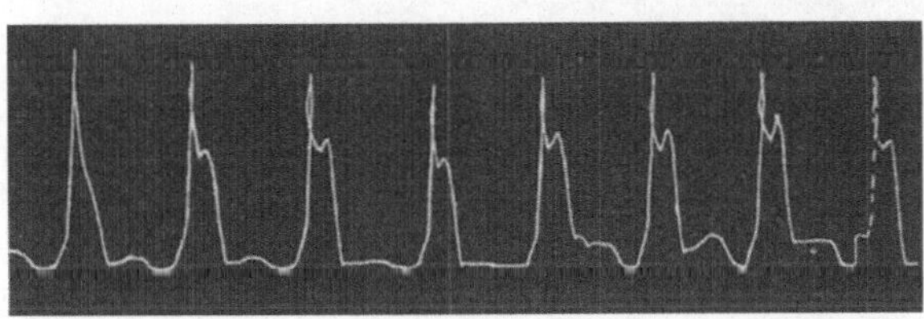

Fall B. 105.   Albert G. Pettersson, 37 J., aufgen. 14.
VIII., gest. 28. VIII. 1909.
Diagnose: Aneurysm. ac.
rupt.; Aortainsuffizienz.
Herz: H. c. Degen. parench.
und adiposa; Insuffic. mitr.

a)

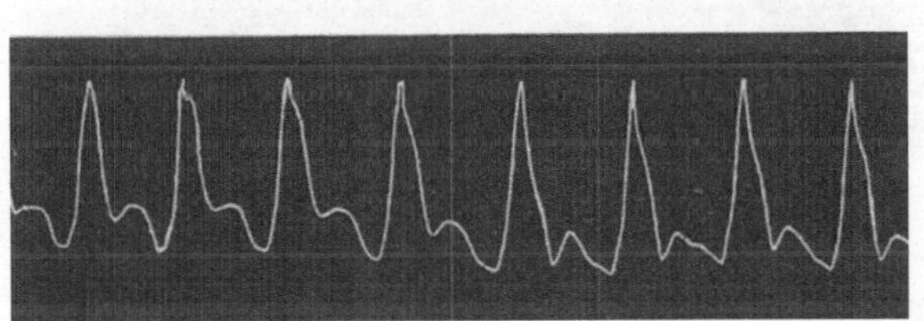

b) R. sin. 25. 8. Puls kräftig, regelm., 100.

Auch hier tritt die Einwirkung der ulzerösen Endokarditis schön hervor.
β) In den Fällen B. 106, B. 108 und B. 109 tritt zur akuten resp. ulzerösen
Endokarditis eine akute Perikarditis zu, welche sich doch nur im Fall B. 109
deutlich abzeichnet[1] (S. 272).

Fall B. 109.   Viktor Strandberg, 46 J., aufgen.
18. X., gest. 17. XI. 1907.
Diagnose: Nephritis chron. parench.; Insuffic.
aortae.
Herz: D. c. H.; Myocardit. acuta (microsc.);
Insuffic. mitr. organ.; Pericardit. fibrin. purul.;
Endocardit. verruc. acuta.

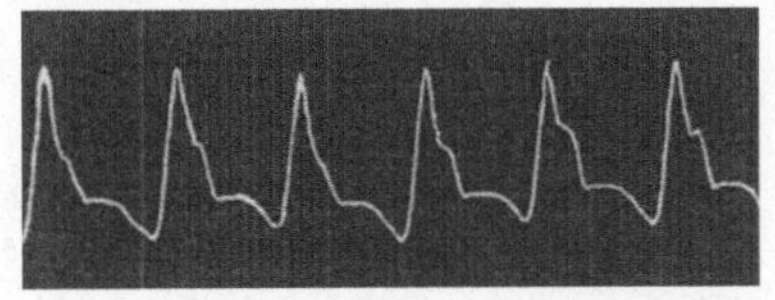

28. X. Puls etwas celer und unregelmäßig, 90—100.

---

[1] Aber in Fall B. 106 und B. 108 wesentlich durch eine chronische Nephritis modifiziert ist; dagegen in Fall B. 111 nur wenig beeinflußt hat.

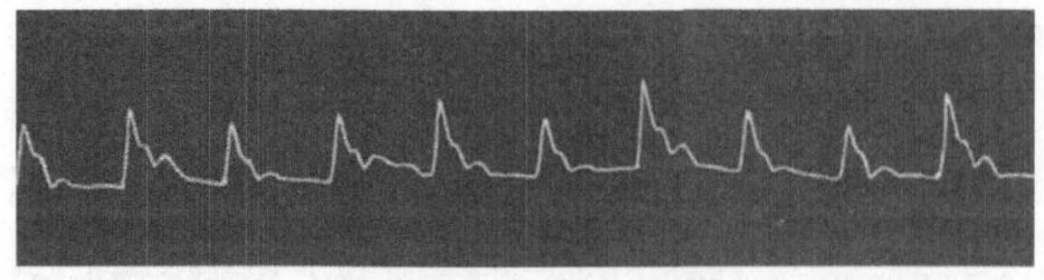

a) R. sin. 6. IV.

Fall B. 106.   Franz Malmström, 34 J., aufgen. 8. II., gest. 18. VII. 1902.
Diagnose: Aortainsuffizienz; Nephritis chron. parench.
Herz: D. c. H.; Myocarditis acuta (microsc.) et chron.; Insuffic. mitr. organ.; Pericarditis acuta; Endocarditis ulcerosa.
Puls durus, regul., celer, 85—116.

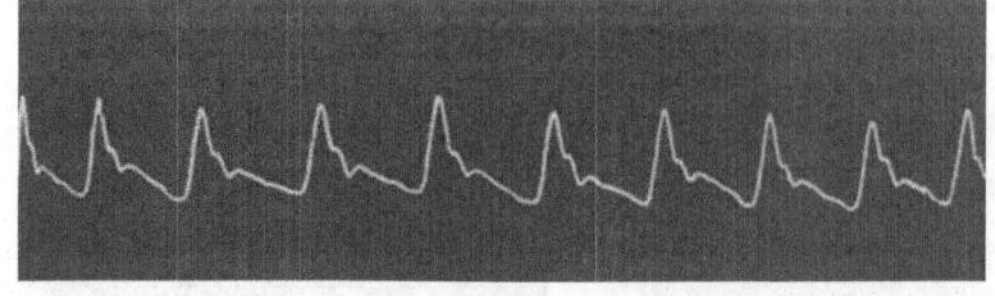

b) P. 85. R. dx. 9. V.

Fall B. 108.   Viktoria Löfgren, 18 J., aufgen. 31. I., gest. 5. II. 1907.
Diagnose: Insufficientia aortae; Pleurit. bilateral.
Herz: D. c. H.; Myocard. diff. acuta (microsc.) Insuffic. mitr. organ.; Pericardit. acuta; Endocardit. ulcerosa. Arterton.

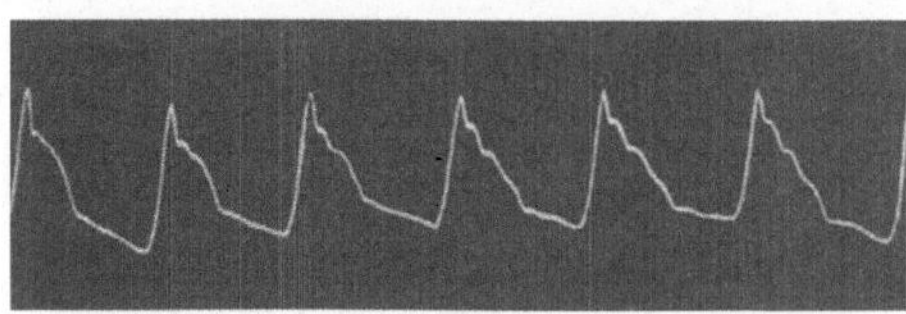

Puls celer, 110—115. R. dx. 3. II. 88.

Fall B. 111.   Janne Bäckman, 25 J., aufgen. 17. III., gest. 17. IX. 1910.
Diagnose: Insufficientia aortae; Aneurysma vent. aortae; Aorta-atherom.; Nephrit. subac. haemorrhag.
Herz: D. c. H.; Insuff. mitr. organ.; Synech. pericard.; Endocardit. ulcerosa; Arterienton: Kapillarpuls.

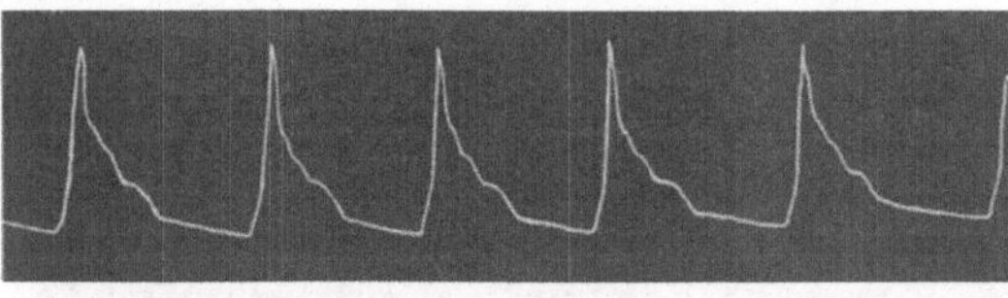

R. dx. 5. IV. Puls regelmäßig, zeler, 64.

Fall B. 110.   Tekla Karlsson, 15 J.,
Diagnose: Insuffic. aortae.
Herz: D. c. H.; Myocardit. acutae (microsc.); Insuffic. mitr. organ.; Pericardit. acutae und chron. (Synechia); Endocardit. acuta verrucosa.

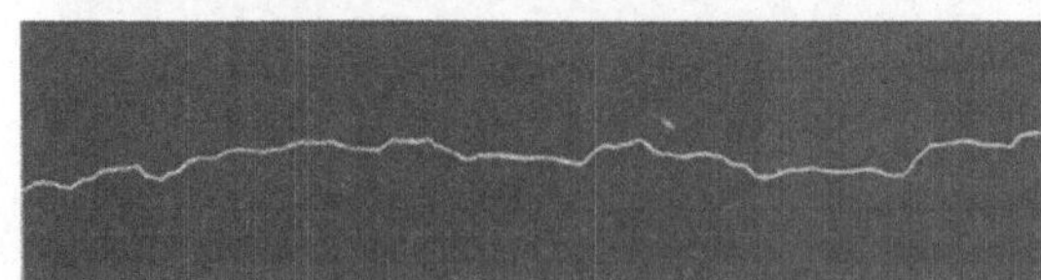

R. sin. 3. II. Puls unregelmäßig, zeler, 2—3 gem.

In Fall B. 110 ist wohl die Kurve prämortal verändert.

Wir kommen dann zu einer neuen Gruppe (δ), wo eine Dilatation der Aorta, gewöhnlich auf luetischer Basis und in Verbindung mit Arteriosklerose, auftritt.

Innerhalb dieser Gruppe gibt es zwei Untergruppen, die senile Arteriosklerose und die luetische; die Ätiologie ist jedoch nicht in allen Fällen absolut sicher.

Wir beginnen mit der luetischen Gruppe (S. 276).

Im Falle B. 123 finden wir die Kurve eines jungen Mannes, welcher schon im Alter von 33 Jahren starb, wo Lues fraglich war, aber klinisch wurde die Diagnose Aortitis luetica gestellt. Er hatte eine blasenförmige Dilatation der aufsteigenden Aorta (8—9 cm) mit Verengerung (5 cm) in der Nähe des Ductus Botalli, ob auf luetischer Basis ist fraglich.

Seine Pulsform ist deutlich durch eine Endocarditis exulcerans modifiziert und dikrot. Übrigens Pulsus differens.

Fall B. 123. Karl Johansson Lindahl, 33 J., aufgen. 27. X., gest. 15. XI. 1905. Diagnose: Insuffic. aortae; Lues?; Dilat. aortae; Tbc.; Stasis. Herz: D. c. H.; Myocardit. acutae; Insuffic. mitr. rel. Arterienton.

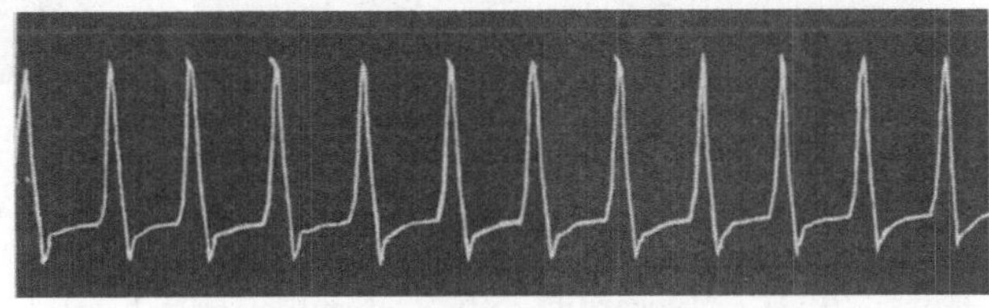

a) R. sin.

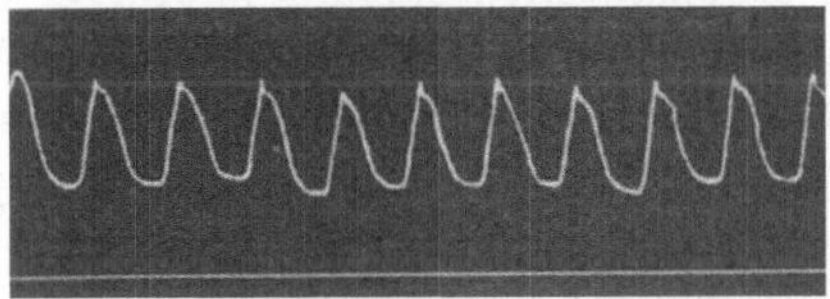

b) Pulsus differens. Puls regelmäßig, zeler, 120.
R. dx.

Der linke Puls ist auffallend hoch und spitzig, der rechte auch etwas dikrotisch.

Fall B. 122 unterscheidet sich klinisch durch Abwesen irgend einer Form von akuter Endokarditis. Die katakrotische Zacke ist auch mehr ausgeprägt und der Dikrotismus nicht so hervortretend. Auch Pulsus differens. Die Spitze rechts doppelzackig.

Fall B. 122. Fredrika Göransson, 51 J., aufgen. 16. V., gest. 3. VI. 1909.

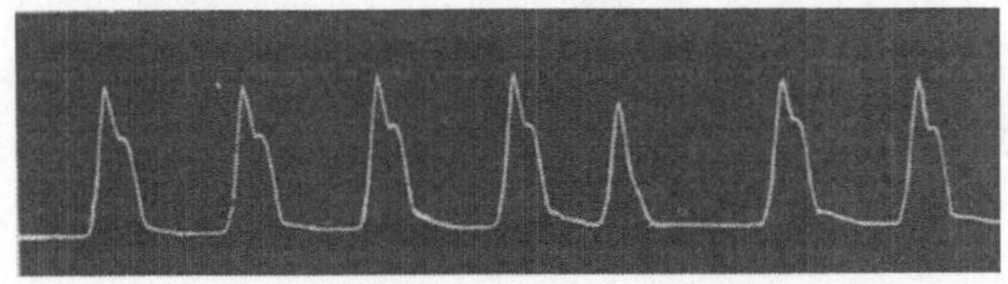

a) 27. V. Puls magnus, celer (rechts).

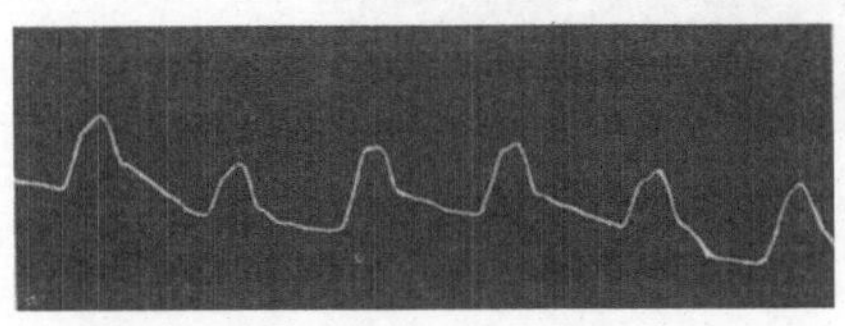

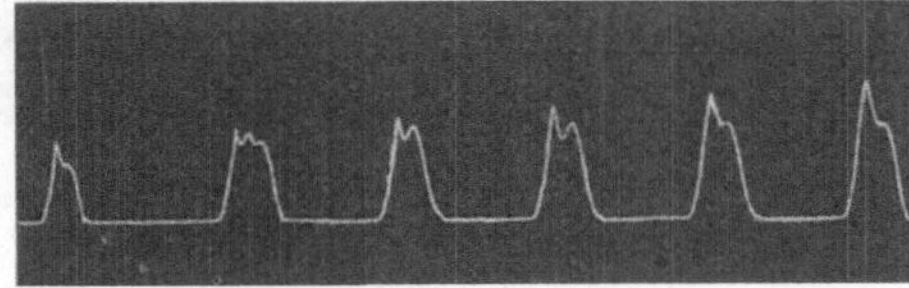

b) P. sin. tardus.

c) R. dx. parvus,

Diagnose: Insuffic. aortae; Aortit. luet.; Arteriosklerosis; Stasis. Herz: D. c. H.; Myocardit. partial. (microsc.); Insuff. mitr. rel.

In Fall B. 124 tritt derselbe Typus, wenn auch noch ausgeprägter, hervor; die Spitze ist 2—3 zackig; das katakrote Knie ausgesprochen; die Kurve hoch, senkrecht aufsteigend.

Fall B. 124.   Helena Ch. Viberg, 50 J., aufgen. 7. IV., gest. 12. VI. 1902.

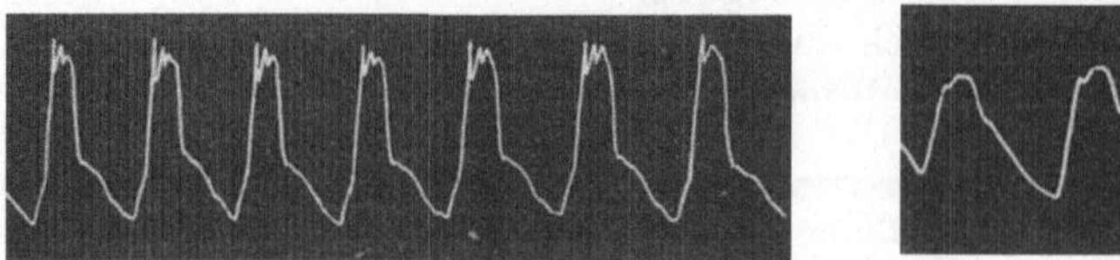

a)   b)

Puls durus, regelmäßig, 76, differens. R. dx. 18. IV.; R. sin. 18. IV.

Diagnose: Insuffic. aortae; Aneurysma; Arteriosklerosis,
Herz: (d) H.; Myocardit. diffusa; Insuffic. mitral. rel.
Aorta 9—10 cm breit.

Die schönste Entwickelung hat dieser Typus in Fall B. 125 erreicht, wo die Aorta diffus erweitert ist.   Die Kurve ist sehr hoch, spitz, mit einer katakroter Zacke nahe unter der Spitze und scharf abgesetztem Knie.

Fall B. 125.   Edvin Pettersson, 49 J., aufgen. 19. IX., gest. 6. XI. 1903.

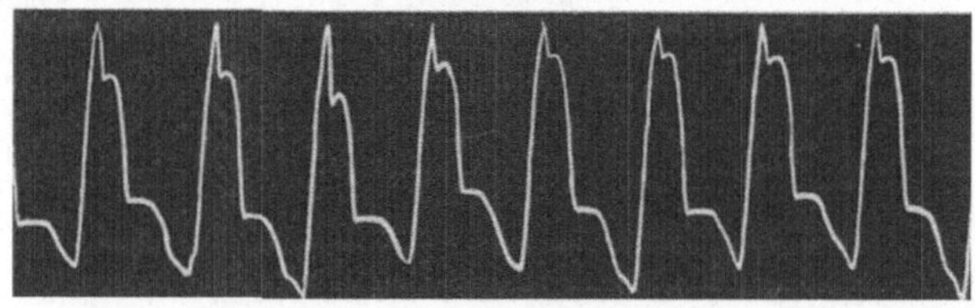

a) R. dx. 21. IX.;

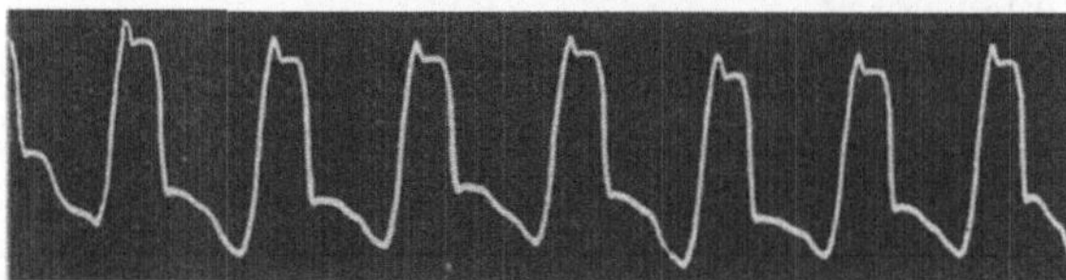

b) R. sin. 21. IX.

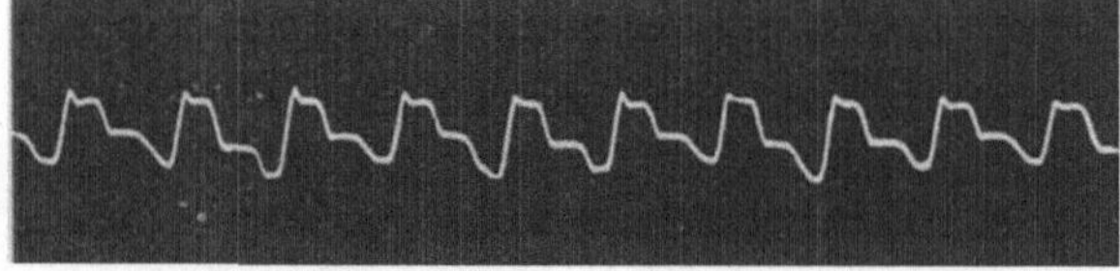

c) R. dx. 12. X. 96.

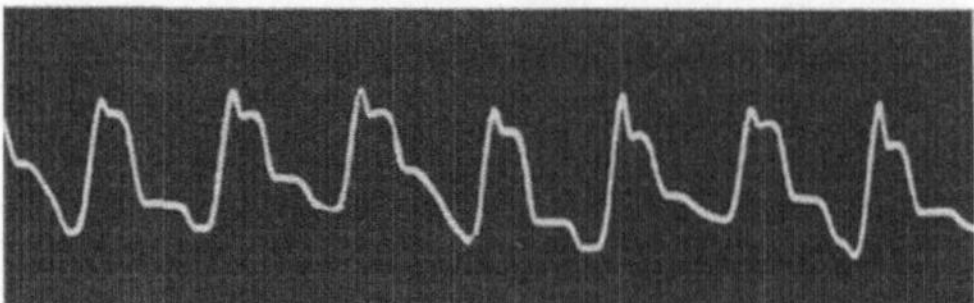

d) R. sin. 12. X.

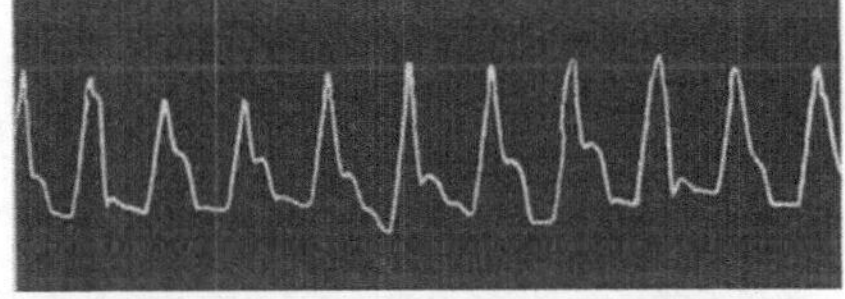

e) R. sin. 30. X. 80.

Diagnose: Insuffic. aortae; Aortit. luet. dilat.; Nephrit. chr. acuta.
Herz: D. c. H.; Insuffic. mitr. rel. Pulsus celer, magnus, 96, differens. Art. rigide.

Wahrscheinlich ist die Aortitis auch in Fall B. 121 luetischer Art. Die Kurve deutet darauf.

Fall B. 121. A. G. Andersson, 45 J., aufgen.
19. I., gest. 16. II. 1902.
Diagnose: Insuffic. aortae; Aortit. chron.
  luet. c. incrust. calc.
Herz: D. c. H.; Myocardit. chron. fibrosa.

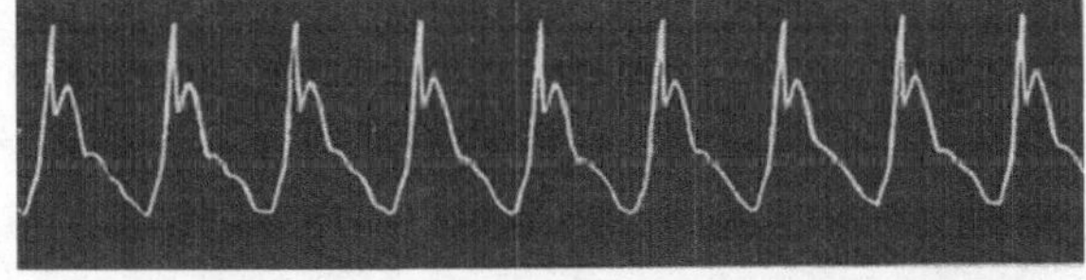

Pulsus durus, celer, 108.

In Fall B. 129 haben wir ein Beispiel, wie die luetische Endokarditis mit Dilatation auf luetischer Basis, der Perikarditis ungeachtet, große spitzige Kurven hervorbringen kann.

Fall B. 129. J. G. Hellgren,
52 J., aufgen. 23. X., gest.
21. XI. 1901.
Diagnose: Aortainsuffic.;
  Lues; Endarteriit. aortae
  c. Dilat.
Herz: D. c. H.; Myocardit.
  chron.; Mitralinsuffizienz.

Pulsus celer, 80; Kapillarpuls. R. sin. 29. X. Arterienton. Arter. rigide.

Einem ganz anderen Typus begegnen wir in der Gruppe der senilen Arteriosklerose. Der Aorteninsuffizienz ungeachtet ist die Kurve eher der der Aortenstenose ähnlich, obschon die Aortaöffnung nicht stenotisch war und die Aorta erweitert; ihre Innenseite war rauh und grübelig, jedoch nur zu einer Höhe von 2 cm nach oben von der Aortenmündung. Auch fand sich eine chronische Nephritis.

Fall 155. E. G. Eriksson, 70 J., aufgen. 8. IX. 1895, gest. 3. I. 1896.

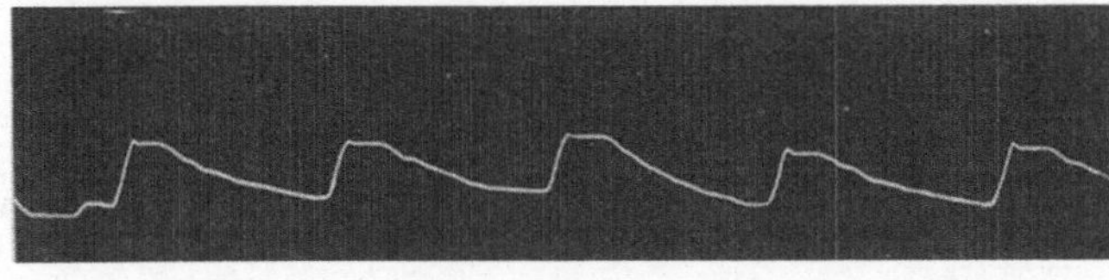

a)

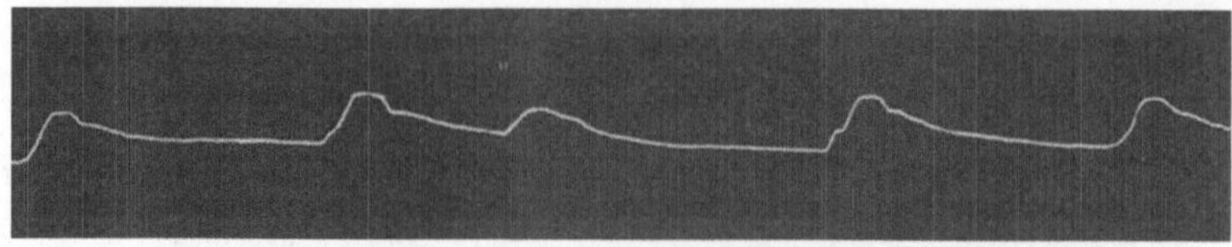

b) 17. X. Puls 60 bis 52.

Diagnose: Aortainsuffic.; Nephritis chron. interst.; Arteriosklerose; Alkoholismus.
Herz: Insuffic. mitral.

Wir kommen jetzt zu der Komplikation der Aorteninsuffizienz mit Aortenstenose, also die Kombination Mi + Ais (S. 278).

Hier finden sich verschiedene Typen:

a) wo der Puls durch eine Endocarditis exulcerans modifiziert ist. Die hohe spitzige Kurve deutet nicht auf Stenose; diese war auch anatomisch fraglich. Zwar hatten die Aortaklappen große Kalkmassen an ihren Rändern, diese aber waren zwar uneben, wie fettig und ulzeriert (As?). Die Kurve ist auch die einer Ai mit Endocarditis ulcerativa (siehe oben).

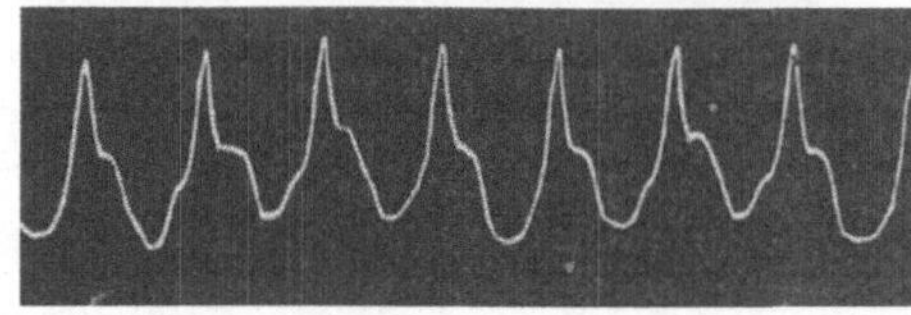

Fall B. 128. Oskar Andersson, 21 J., aufgen. 1. XII., gest. 5. XII. 1904.
Diagnose: Ais + Endocardit. ulcerosa v. aortae; Stasis.
Herz: D. c. H.; Myocardit. microsc.; Insuffic. mitral.

R. dx. 16. XI. Puls. regelmäßig, celer, 110.

b) Keine Endokarditis.

Fall 156. Johan Melin, 19 J., aufgen. 19. VII., gest. 4. X. 1893.

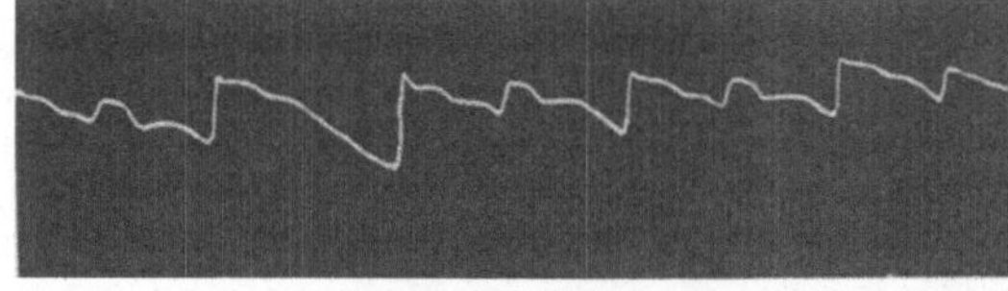

a) Puls 7. IX.;

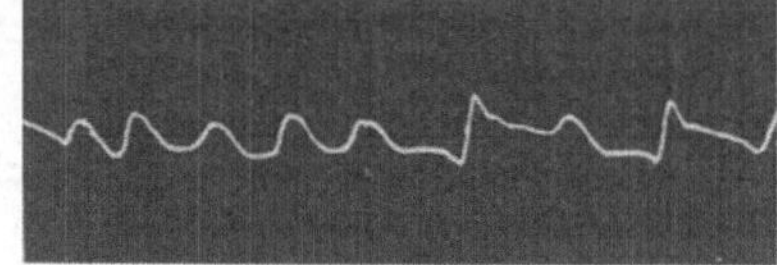

b) R. dx. 10. IX.

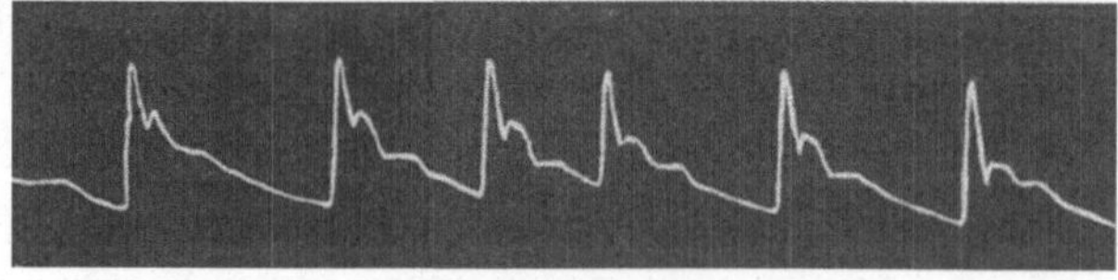

c) R. sin. 3. X.

Diagnose: Aortainsuffic. + Aortastenose (gering oder fraglich).
Herz: Synechia totalis; Mitral insuffic.

In Fall 156 ist die Regelmäßigkeit durch eine Perikarditis gestört; die Aortenstenose war gering oder fraglich, wie die Kurve vom 3. X. vor dem Tode zeigt.

In Fall B. 147 tritt ein anderer Typus hervor, wo die Stenose infolge Kalkinkrustationen an den zusammengewachsenen Klappen nur das Durchfließen eines schmalen Blutstroms erlaubte.

Fall B. 147.   Johan G. Blomgren, 57 J.. aufgen. 8. IX., gest. 12. X. 1908.

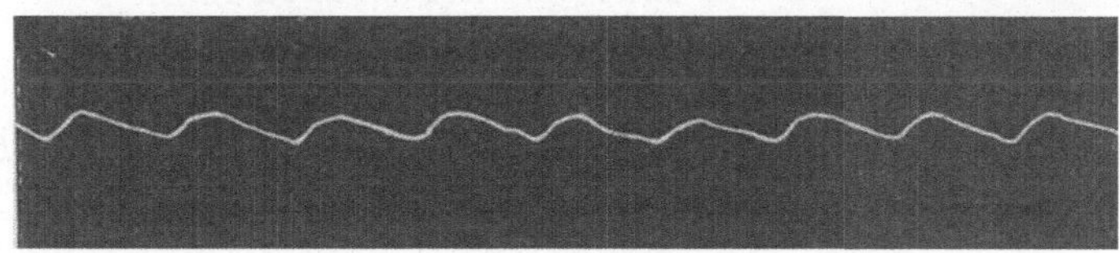

Pulsus parvus. Kapillarpuls.

Diagnose: Ais; Arteriosklerosis; Aneurysma luet.; Stasis.
Herz: D. c. H.; Myocardit. chron.; Insuffic. mitr.
Aorta: Stenosis aortae calcific.

Ehe wir zur Kombination der Aortenklappenfehler mit der Mitralstenose übergehen, wollen wir einen Rückblick auf die eben mitgeteilten Kurven werfen.

In allen Fällen lag eine Mitralinsuffizienz ohne Stenose vor; der Aortafehler war in der Mehrzahl eine Aorteninsuffizienz ohne Stenose. Die Kurven sind nicht ausgewählt, sondern alle zugänglichen mitgenommen.

1. Zuerst fällt die Regelmäßigkeit in fast allen Fällen ins Auge. Sie ist selten gestört, wie im Fall B. 120 (S. 322) am Tage vor dem Tode. Eine Woche früher war der Puls groß und regelmäßig. Die Kurve B. 110 (S. 324) ist wohl auch prämortal.

Aber in drei Fällen von Perikarditis sind die Kurven zeitweise (Fall 156; S. 328) unregelmäßig oder in Fall B. 117 und B. 118 (S. 322) bei akuten Prozessen allorhythmisch, wie ich es mehrmals bei der Pericarditis acuta gesehen habe.

2. Die Kurve ist hoch und kräftig mit steil aufsteigendem Schenkel.

3. Die Kurve wird durch akute Herzprozesse, wie ulzerative (oder akute) Endokarditis, oder bisweilen auch durch Perikarditis wesentlich modifiziert.

Wir finden zuerst dann einen scharf spitzigen Apex, wie in den Fällen B. 114, B. 115, 154 (S. 321), B. 117, B. 118 (S. 322), B. 104, B. 105 (S. 323), B. 106, B. 108 (S. 324), B. 109 (S. 323) und B. 111 (S. 323). In diesen Fällen fällt die sonst für Pulsus celer charakteristische katakrote Zacke mehr oder vollständig weg, und ein Pulsus dicrotus tritt auf.

4. Doch wird dabei die Pulsform durch eine chronische Nephritis modifiziert. Dabei treten Züge der harten Nephritiskurve hervor, wie in den Fällen B. 106 (S. 324), B. 120 (S. 322) (mit schönem, hartem Pulse) und Fall 153 (S. 321) mit in der ersten Kurve fast typischem Nephritispulse, hier wohl durch die Aortaenge modifiziert.

5. Endlich haben wir bei der luetischen Aortadilatation einen besonderen Typus von großem Interesse. Er tritt in durch ulzeröse Endokarditis modifizierter Form bei Fall B. 123 (S. 323) vor uns und ferner sehr schön bei den Fällen B. 121 (S. 327), B. 122 (S. 325), B. 124, B. 125 (S. 326) und B. 129 (S. 327). Die Kurve ist hoch, sehr spitz, oft mit 2—3 Zacken am Apex oder gleich nach hinten von dem Apex und häufig mit ausgesprochenem katakrotischem Knie, wie in den Fällen B. 124, B. 125 und B. 129. Dieser Typus scheint die luetische Aortendilatation zu charakterisieren.

6. Wenn aber eine ausgesprochene senile Arteriosklerose, wie beim alten Manne, Fall 155 (S. 327), vorliegt, oder in der Mündung der Aorta Kalkinkrustationen eine hochgradige Stenose bilden und den vollen Blutstrom hemmen, dann wird die Kurve Pulsus tardus.

7. Inwieweit die Kurve für Ai durch die As modifiziert wird, das hängt deutlich vom Grade der As ab. Ist As gering oder fraglich, dann prädominiert der Ai-Typus (wie in Fall B. 128; S. 328); ist sie hochgradig, wie in Fall B. 147 (S. 329), dann wird der Puls tardus.

Wir gehen jetzt zu den mit Ms (resp. Mis) kombinierten Formen von Aortafehlern (Ai, As und Ais). Auch hier müssen wir verschiedene Gruppen unterscheiden (S. 280 ff.).

Auch hier scheint es zweckmäßig, der Übersicht wegen, die Formen in Gruppen zu ordnen, und zwar nicht zu ängstlich, ob eine Mi vorhanden ist oder nicht, indem wir ja schon gesehen haben, daß die Mi kaum merkbar auf die Ao-Kurve einwirkt.

Durch die Mitralstenose wird der Zufluß von Blut wesentlich gehindert. Der dilatierte und hypertrophische linke Vorhof kann aber diesem Fehler zum Teil abhelfen, doch nur, wenn die Frequenz des Herzens eine langsame wird. Bei der Zusammenziehung der linken Kammer ist also diese bei schneller Herztätigkeit nur wenig gefüllt, und der Puls dürfte dann klein und unregelmäßig werden; bei langsamer Herztätigkeit aber kann die Kammer sich jedenfalls besser füllen und der Puls voller werden. Außerdem beruht die Pulsform auf der Mündung und Wand der Aorta.

Wir wollen jetzt sehen, wie diese theoretische Voraussetzung sich bestätigt und beginnen mit den leichten Stenosen.

1. Aortafehler mit leichter Mitralstenose.

Fall 162, Mis + Ais (As gering); etwas unregelmäßiger, bisweilen kräftiger Puls (S. 284).

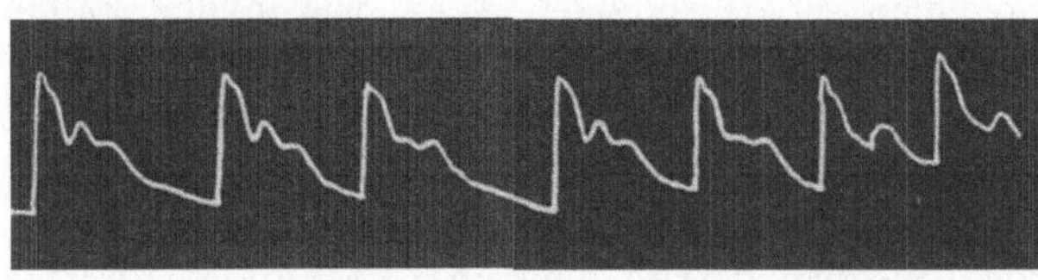

a) A.. rad. dx. 25. XI.

Fall 162. And. Wilh. Pettersson, 27 J., aufgen.
Diagnose: Insuffic. und Stenosis aortae.
Herz: D. c. H.; Insuffic. und Stenosis mitr. rel. (2 Finger durch); Pericarditis adhaesiva.
Aorta: Stenosis aortae gering.

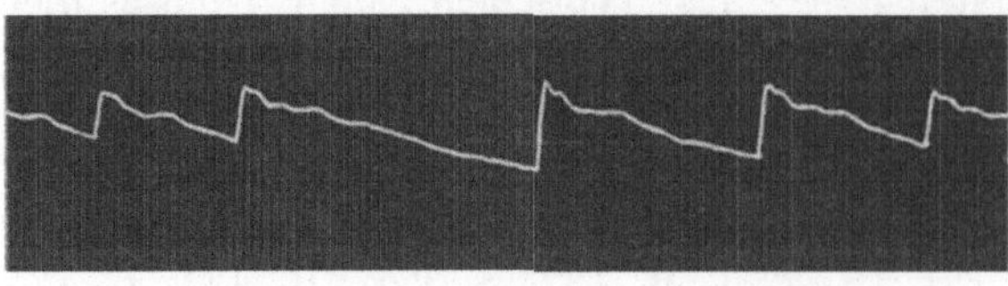

b) 30. XI.

Fall 157, Mis + Ai (Ms und Ai gelinde). Pulsus bigeminus, klein. Man hätte größeren Puls erwartet; aber der Puls wurde erst fünf Tage vor dem Tode aufgenommen (S. 280).

Fall 157. Klara Blomqvist, 36 J., aufgen.
17. XII. 1883, gest. 19. IV. 1884.
Diagnose: Iusuffic. aortae.
Herz: Insuffic. und Stenos. lev. mitr.;
D. c. H.; Endocardit. acuta.
Aorta: Insuffic. gelinde; Fettdegen.

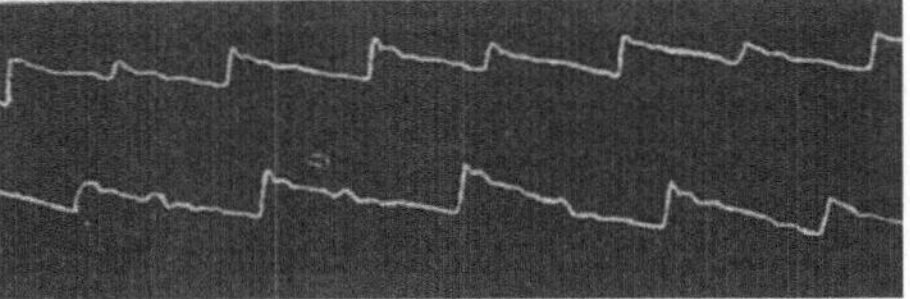

24. IV. Puls 78.

2. Aortafehler mit mäßiger Mitralstenose.

Fall B. 150, Ms + Ai. Die Mitralstenose mäßig. Puls unregelmäßig; die Nephritis gibt der Kurve das Gepräge; hart (S. 270).

Fall B. 150. L. Johan Andersson Lund, 51 J., aufgen. 11. IX., gest. 20. IX. 1903.
Diagnose: Aortainsuffizienz; Aortit. chron.; Aneurysma; Nephritis chron. parench.; Diabetes mellitus.
Herz: D. c. H.; Myocardit. subacuta microsc.; Stenos. mitral. (kaum 2 Finger durch).

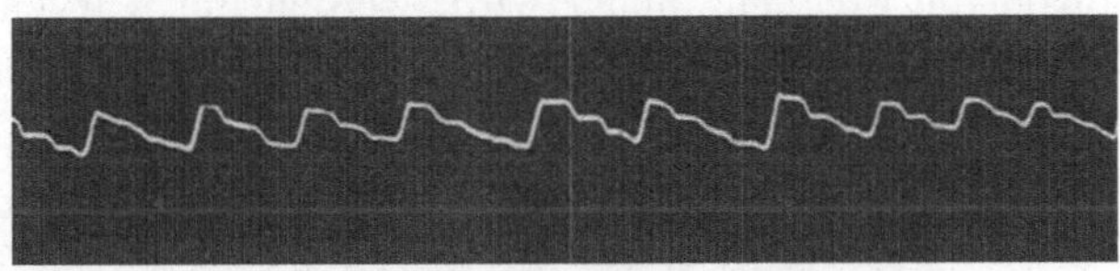

a)

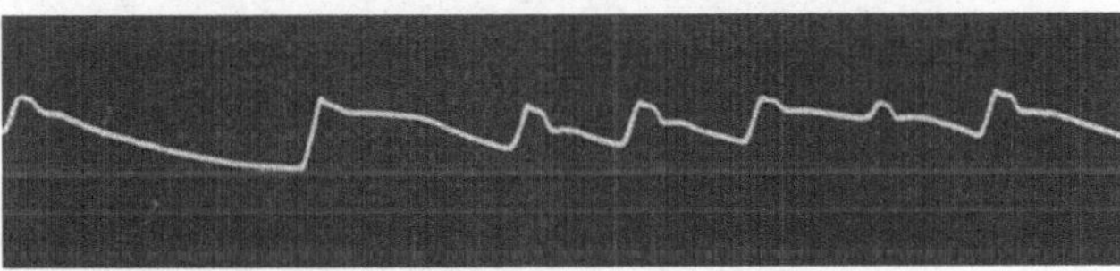

b) R. dx. 19. IX.

Fall B. 136, Mis + Ais. Der ausgeprägten Stenose ungeachtet ist der Puls regelmäßig und groß, und zwar infolge des für ein 30jähriges Weib langsamen Pulsus. Die ulzerative Endokarditis zeichnet sich nicht ab (S. 282).
Fall B. 136. Emma Widoff, 32 J., aufgen. 9. V., gest. 4. VI. 1910.

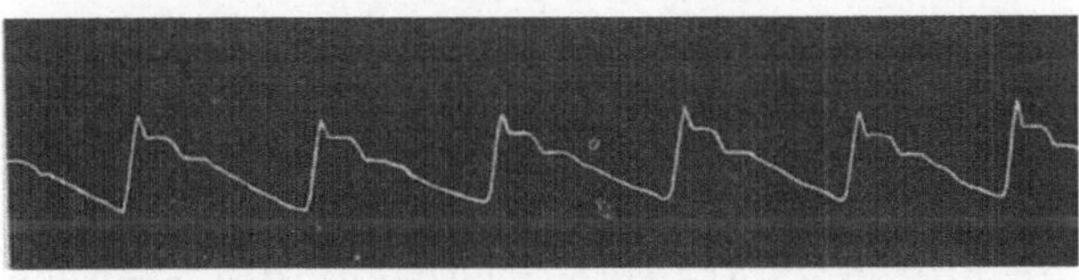

a) 1908. b; Pulsus magnus, celer, 68.

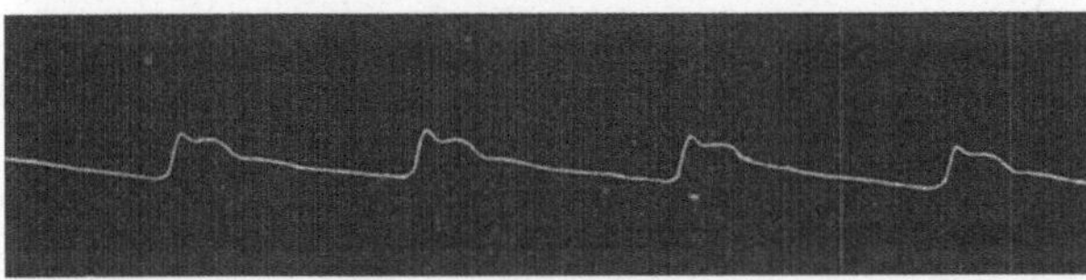

b) A. rad. dx. 21. I.;

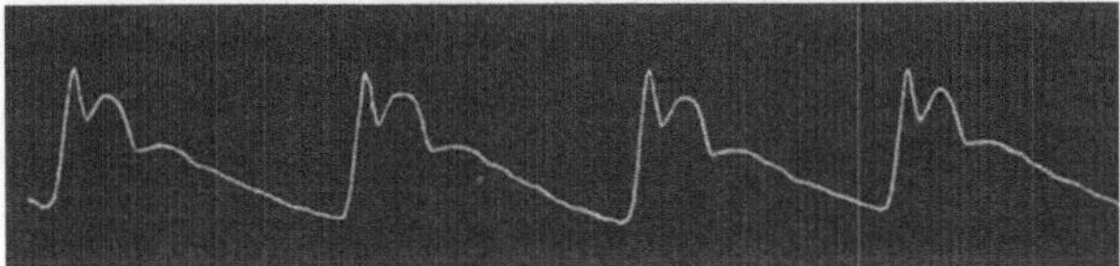

c) 68. 19. II.; A. rad. sin. 68.

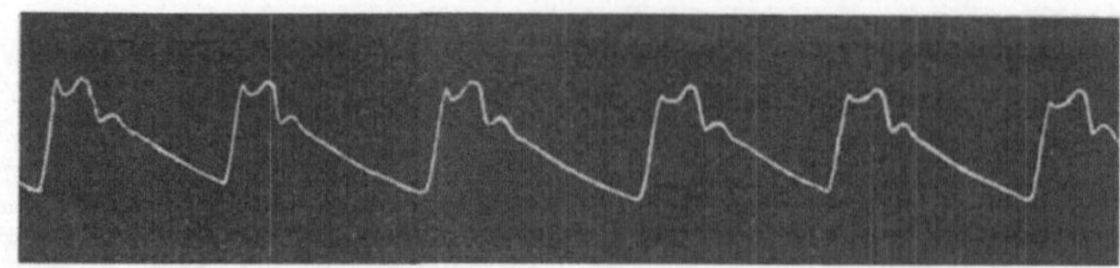

d) P. 68.

Diagnose: Insuffic. aortae; Stasis.

Herz: D. c. H.; Degen. adiposa; Endocarditis ulcerativa; Insufficientia et stenos. mitr. (stark verengt).

Fall B. 138 gibt kaum den Eindruck von weder Mitral- noch Aortastenose. Sobald die Frequenz höher wird, werden die Kurven kleiner. Aber dann sind die Spitzen sehr scharf und der Celertypus sehr ausgeprägt (S. 282).

Fall B. 138. Karl Björk, 25 J., aufgen. 25. IX., gest. 4. XI. 1903.

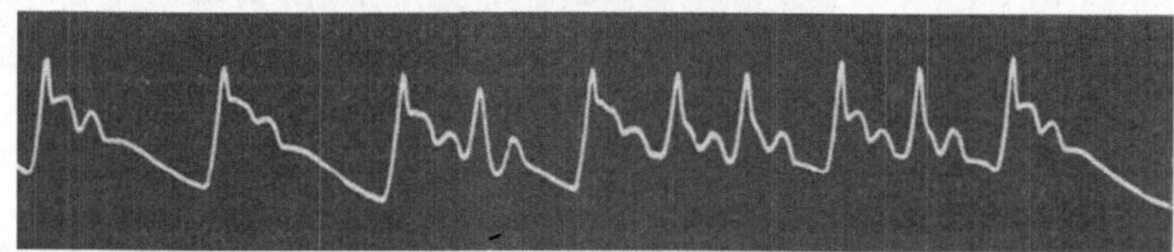

a) A. rad. dx. 12. X.

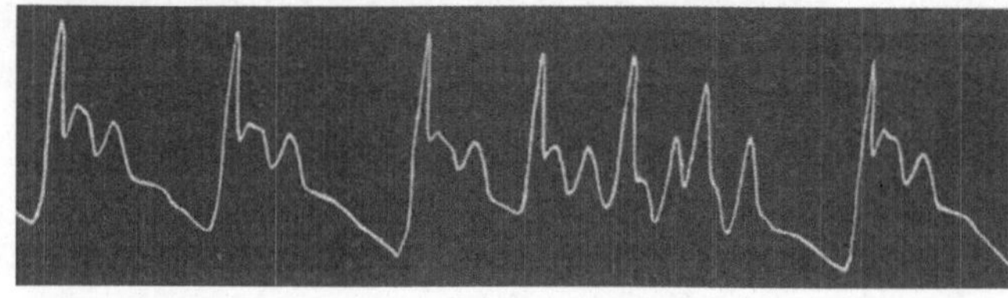

b) 17. X.

Diagnose: Insuffic. und stenos. aortae; Stasis.

Herz: D. c. h.; Endocardit. acutae; Insuffic. und Stenos. mitr. (1 Finger durch), nicht hochgradig.

Aorta: Stenose deutlich.

3. Aortafehler und hochgradige Stenosen; die Stenose läßt kaum 1 Finger durch. Alle haben Arteriosklerose.

Hieher gehören:

Fall 158, Elin Andersson — es ist erstaunlich, daß bei so hochgradiger Stenose der Puls so hoch wie in diesem Falle werden kann, obschon die Frequenz nicht sehr langsam ist. Er ist leicht unregelmäßig (S. 280).

Fall 158. Elin Andersson, 71 J., aufgen. Okt. 1889.

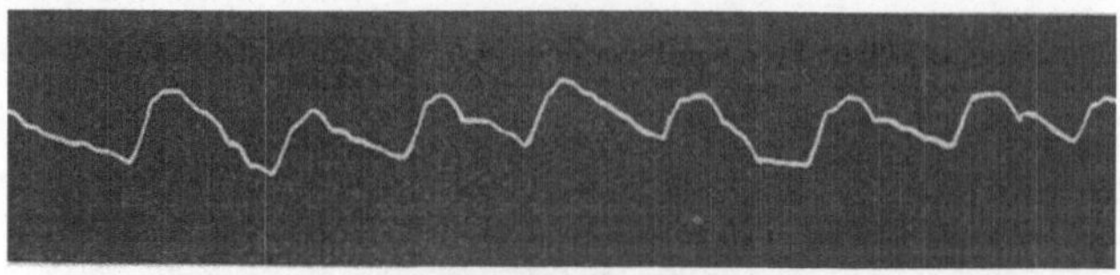

a) Puls A. rad. dx. 1890. 23. V..

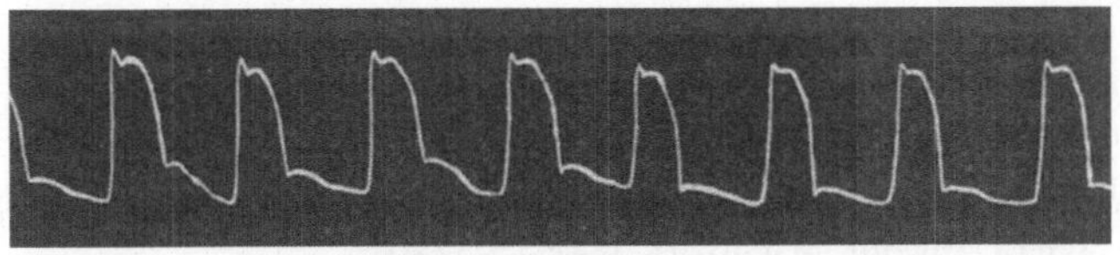

b) A. rad. sin. 23. V.

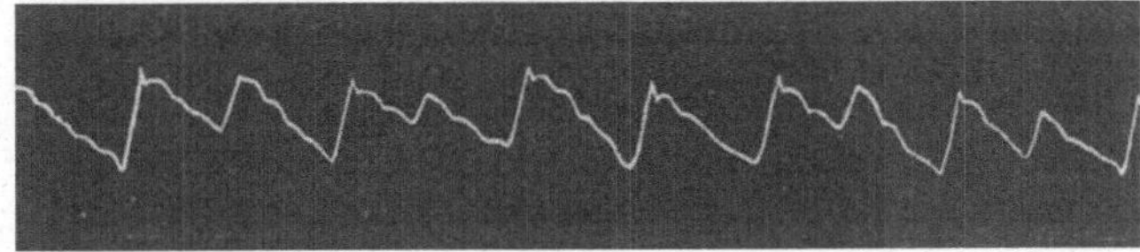

c) A. rad. sin. 1890. 16. IX.

Diagnose: Aortainsuffizienz; Arteriosklerosis; Albuminurie.
Herz: D. c. H.; Degen. adiposa; Insuffic. und Stenos. mitral. (kaum 1 Finger durch).
Aorta: Stenosis; Kalkeinlagerung.

In Fall 164, Mis × Ais, ist der Puls sehr unregelmäßig. Nach mehreren kleinen oder abortiven Schlägen kommt ein großer Schlag. Während der kleinen Schläge füllt sich die linke Kammer, und so macht sie einen kräftigen Schlag. (S. 284).

Fall 164. Anders Nyström, 75 J., aufgen. 1889 und Jan. 1891.

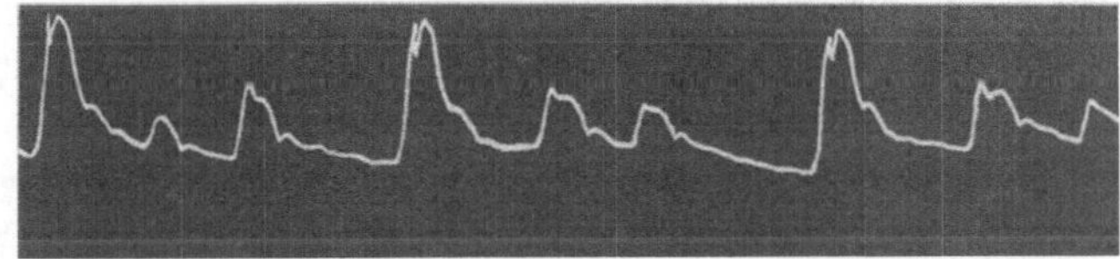

a) A. rad. dx. 1890. 2. IX. Puls 88.

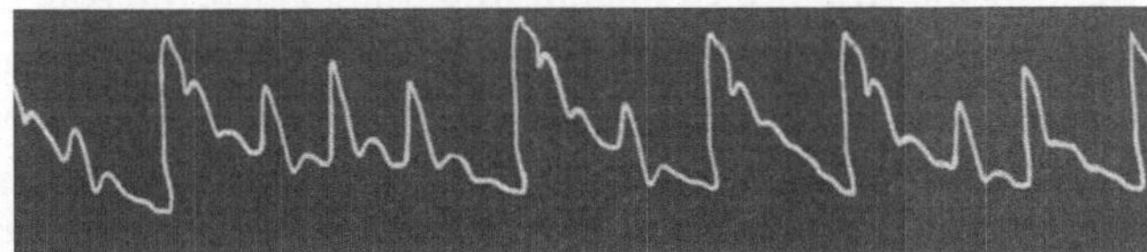

b) 13. XI.; A. rad dx. 1891.

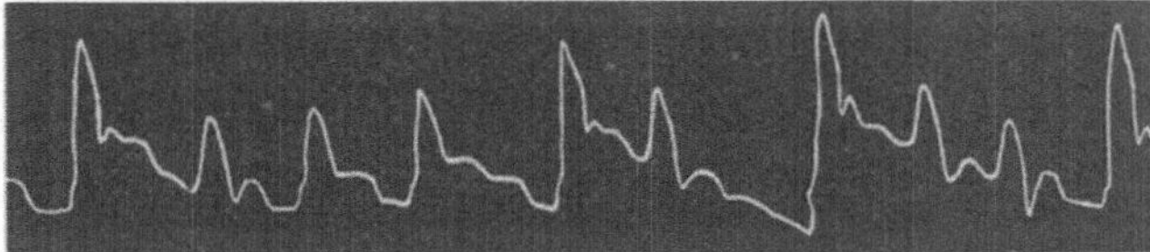

c) 15. II.; 1891. 15. II 110.

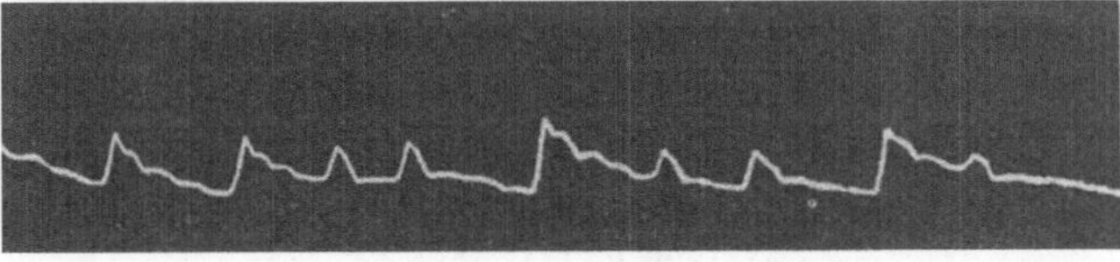

d) A. rad. dx. 1891. 4. IV.

Diagnose: Insuffic. und Stenos. aortae; Nephritis; Arteriosclerosis.
Herz: Insuffic. und Stenos. mitral. (Stenose kaum 1 Finger durch).
Aorta: Stenose; Klappen verkalkt.

In Fall B. 134a hat die Arteriosklerose dem Puls das Gepräge gegeben, obschon die Aorta mäßig erweitert war (S. 280).

Fall B. 134a. Kristina Engman, 50 J., aufgen. 25. X., gest. 16. XI. 1904.

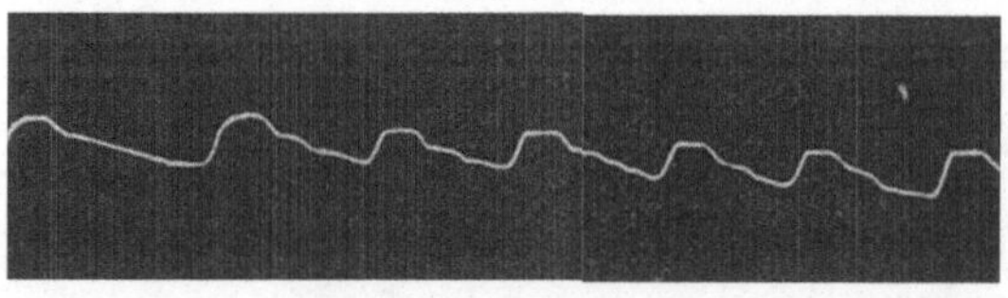

28. X. Puls 80.

Diagnose: Insuffic. und Stenos. aortae; Arteriosclerosis; Dilat. aortae levis.
Herz: D. c. H.; Mitralstenose (kaum 1 Finger offen).
Aorta: Insuffic. und stenos.; Klappen dick, retrahiert, zusammengewachsen.

Zu dieser Gruppe gehört wahrscheinlich auch Fall 159, obschon der Grad der Stenose nicht genau angegeben ist (S. 280).

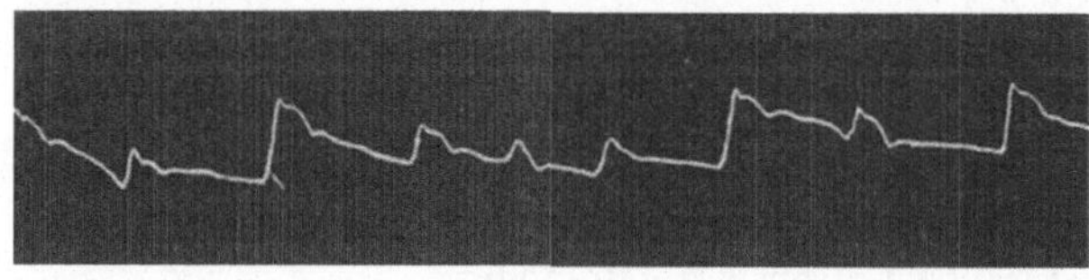

Puls A. rad. dx.

Fall 159. Katarina Stjernström, 80 J.
Diagnose: Petrificatio arteriar.
Herz: d. c. H.; Mitralostium mit Kalkinkrustationen.
Aorta: Insuffizienz unsicher.

4. Aortafehler und hochgradigste Stenose, die Öffnung nur für die Spitze des Kleinfingers zugänglich.

a) Große Pulsen. Man ist erstaunt, daß noch bei dieser Verengerung ein großer Puls zustande kommen kann; mehrere von diesen Fällen sind außerdem von Perikarditis kompliziert.

In Fall 163 war die Stenose so hochgradig, daß selbst die Spitze des Kleinfingers nicht eingeführt werden konnte. Der große und regelmäßige Puls wird nur durch die langsame Frequenz, 48—54, erklärt. Sobald er schneller (93) wird, wird er auch klein und unregelmäßig. In der Tat ist gewiß der Puls vom 2. III. (Puls 48) und 8. III. (Puls 54) ein latenter Pulsus bigeminus, wie die Messung der Länge anzugeben scheint (S. 284).

Fall 163. Gustaf Andersson, 20 J., aufgen. mehrmals 1892—1894.

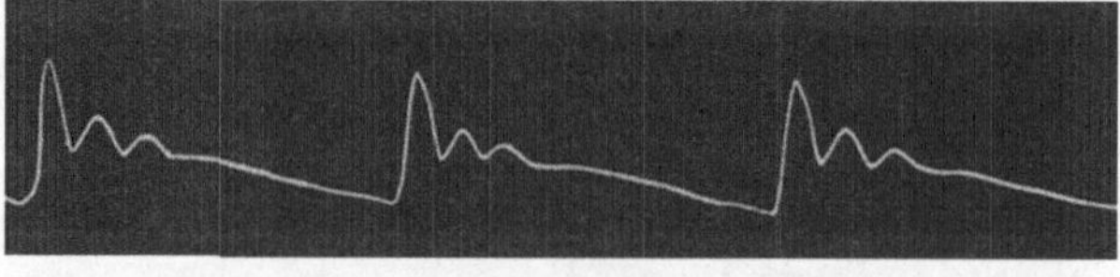

a) 1892 2. III. Puls 48.

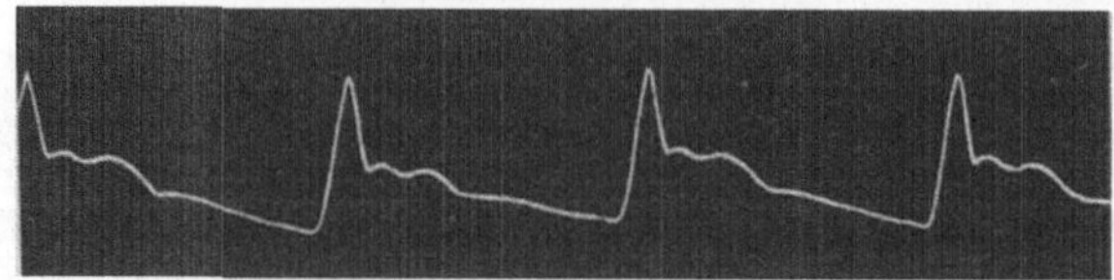

b) 1892 8. III. Puls 54.

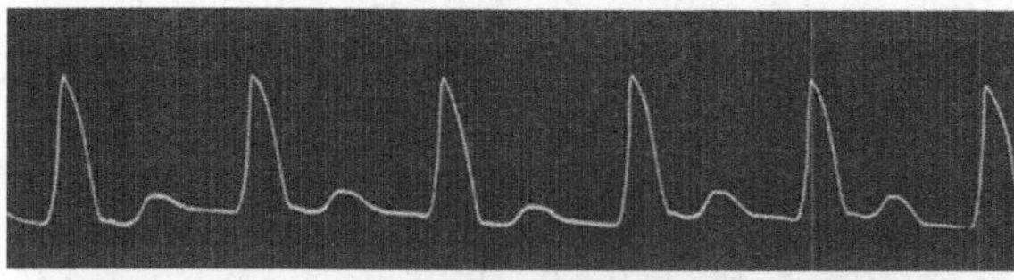

c) 1892 2. IV. Puls 88.

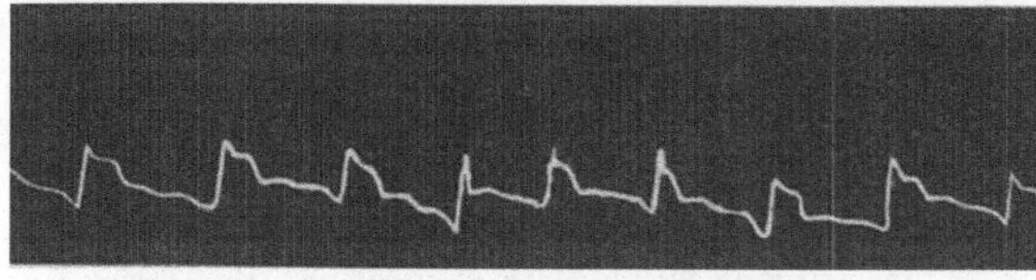

d) 1893, 20. XI. Puls 93.

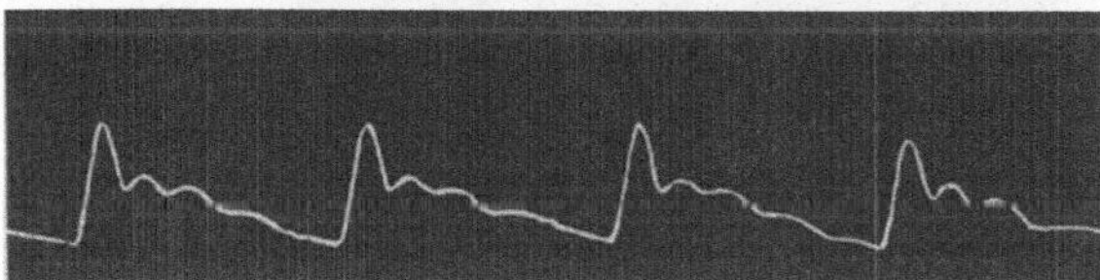

e) 1894, 4. II. Puls 80.

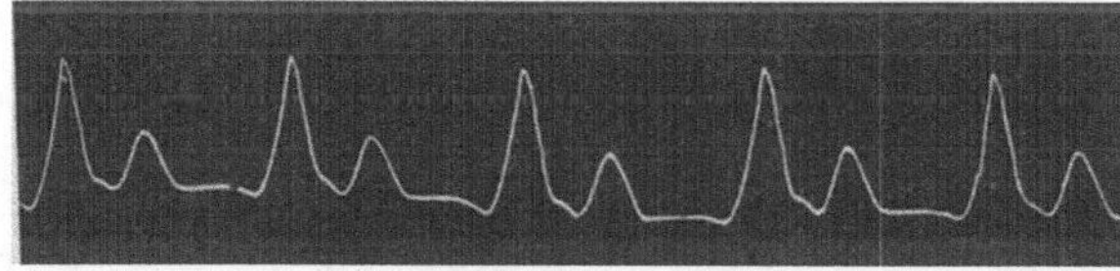

f) 1894, 24. II. Puls 76.

Diagnose: Insuffic.und Stenos. aortae.
Herz: Endopericarditis adhaesiva; Insuffic. und Stenos. mitr. (selbst nicht die Spitze
des Kleinfingers durch).
Aorta: Stenosis; die Klappen zum Teil zusammengewachsen.

Auch in Fall B. 144 war der Puls groß, a) fast typisch celer, b) etwas kleiner,
beide aber unregelmäßig (S. 284).

Fall B. 144. Amanda Granat,
40 J., aufgen. 12. IV.,
gest. 19. IV.
Diagnose: Insuffic. et
Stenos. aortae.
Herz: D. c. H.; Peri-
cardit. synech. total.;
Endocardit. recurr.; In-
suffic. et Stenos. mitral.
(nur die Spitze des Kleinfingers durch).
Aorta: Stenos.; die Klap-
pen bedeutend zusam-
mengelötet.

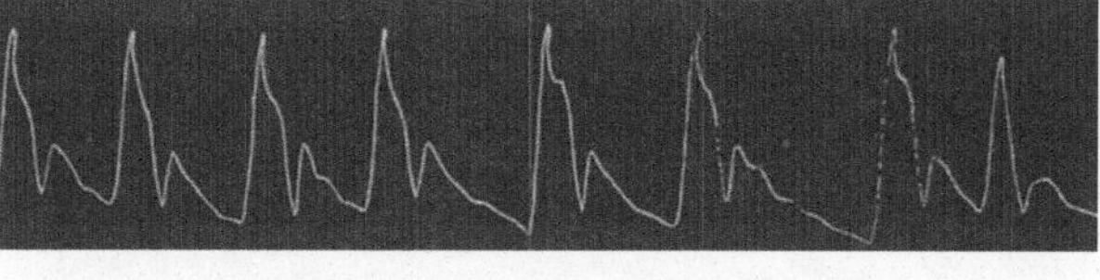

a)

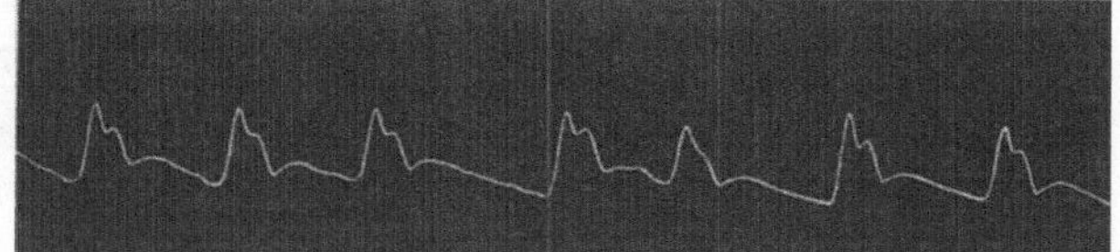

b) Puls wechselnd. 94.

b) Kleine Pulsen (S. 282). In Fall B. 142 ist der Puls noch regelmäßig ungeachtet der großen Verengerung des Mitralostiums (Klappen).

Fall B. 142.   Anna Blomqvist, 33 J., aufgen. 12. XI. 1908, gest. 20. II. 1909.

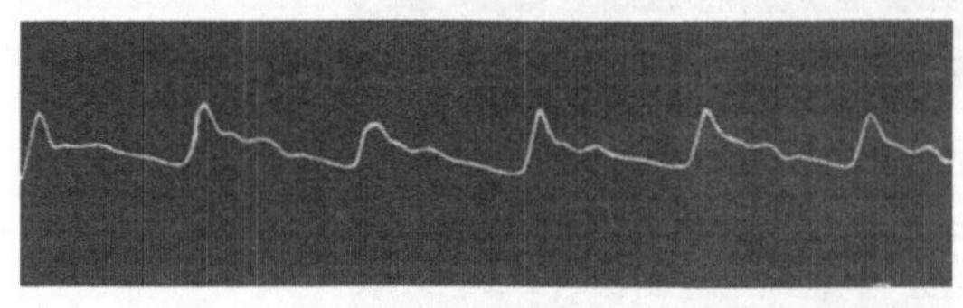

Diagnose: Insuffic. u. Stenos. aortae.
Herz: D. c. H.; Endocardit. acuta; Pericardit. acuta fibrin.; Insuffic. u. Stenos. mitr. (kaum die Spitze des Kleinfingers).
Aorta: Stenose; Klappen zum Teil zusammengewachsen.

R. dx. 3. XII. Puls weich, 92, bisweilen arhythmisch.

In Fall 161 ist der Plus klein, aber ziemlich regelmäßig.

Fall 161.   A. Cassel, 23 J., aufgen. 28. IV. 1893, gest. 6. V. 1894.

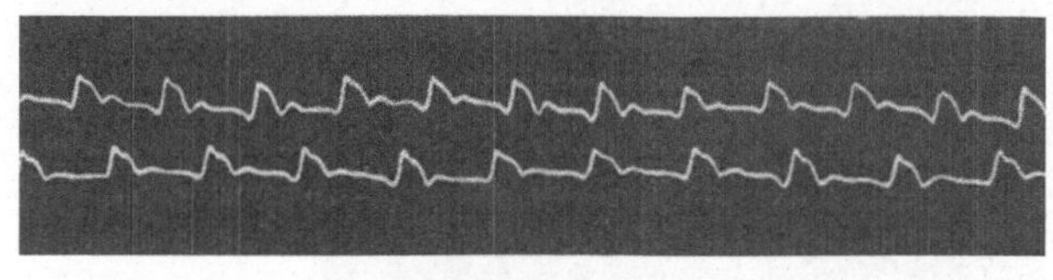

Diagnose: Insuffic. et Stenos. aortae.
Herz: D. c. H.; Hydropericard.; Insuffic. u. Stenos. mitral. (kaum die Kleinfingerspitze).
Aorta: Stenose; Klappen wulstig.

5. IX. Puls 98.

In Fall B. 139 ist der Puls sehr unregelmäßig und klein, zur Frequenz 140.

Fall B. 139.   Hilma Afzelius, 25 J., aufgen. 10. V., gest. 23. V. 1904.

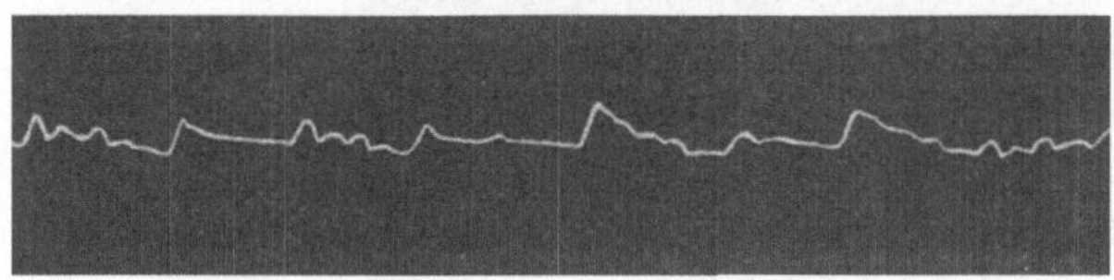

Diagnose: Insuffic. u. Stenos. aortae.
Herz: D. c. H.; Myocarditis acuta (microsc.); Endocarditis acuta; Insuffic. u. stenos. mitr. (kaum Kleinfinger).
Aorta: Stenosis levis.

Rad. dx. Puls 140, unregelmäßig, celer.

Wahrscheinlich gehört auch Fall B. 140 hieher. Die Mitralklappen waren verkalkt und geschrumpft, aber der Grad der Enge ist nicht angegeben. Die obere Kurve ist sehr unregelmäßig, die untere wohl ein latenter Bigeminus.

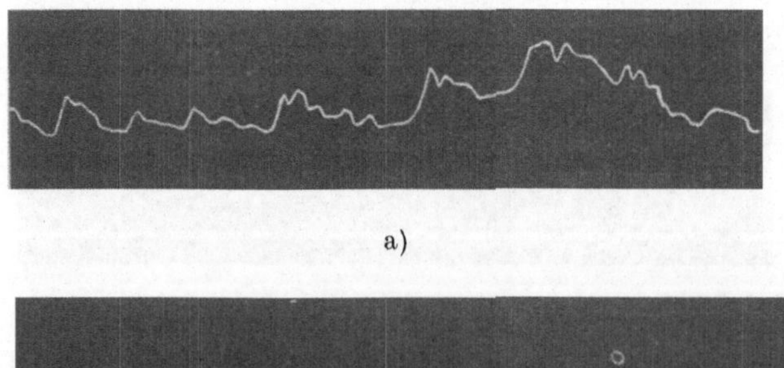

Fall B. 140.   Karl J. Magnusson, 42 J., aufgen. 15. VI., gest. 28. VII. 1904.
Diagnose: Insuffic. und Stenos. aortae; Stasis.
Herz: Insuffic. u. Stenos. mitral.; Cor bovinum; Klappen geschrumpft und verkalkt; Myocarditis in focis.

a)

b) Pulsus parvus, inäqual. 84.

Sucht man das Gemeinsame und Charakteristische der Kombination Ms (resp. Mis) mit einem Aortafehler zusammenzufassen, so findet man:

1. fast durchgehend den Unterschied darin, daß bei Mi + Ao-Fehler der Puls gewöhnlich regelmäßig, bei Ms + Ao-Fehler unregelmäßig ist. Diese Regel ist doch keineswegs ausnahmslos.

Bei Mi + Ao-Fehler sind 32 regelmäßig, etwa 12 unregelmäßig; bei Ms (Mis) × Aofehler sind 5 regelmäßig (2 Patienten) und 23 unregelmäßig (12 Patienten);

2. der Puls bei Ms + Aofehler ist fast durchgehends kleiner, mit Ausnahme einiger mit sehr langsamem Puls (Fall 163 [S. 331] und B. 136 [S. 334]), wo eine Kurve wohl oft zwei Herzschläge vertritt, latenter Pulsus bigeminus.

3. Erstaunlich ist, daß selbst bei sehr hochgradiger Mitralstenose bei langsamer Frequenz ein recht großer und regelmäßiger Puls zustande kommen kann.

4. Die Pulse sind oft spitz, der Ais ungeachtet, doch war die Stenose selten hochgradig.

5. Die Nephritis chronica modifiziert auch hier bisweilen die Pulsform (Fall B. 150; S. 331),

6. seltener aber die akute Endokarditis (Fall B. 136).

7. Der Puls bei der Kombination Ms + Ao-Fehler wechselt an Form im höchsten Grade, besonders je nach der Schnelligkeit des Pulses, so daß man nur selten den Grad der Mitralstenose beurteilen kann.

Immerhin bleibt bei Ms die Unregelmäßigkeit ein wichtiger Charakter, und diese hängt gewiß von der Mitralstenose ab.

Trikuspidalklappenfehler.
(Tabelle XII, Seite 216.)

Die vorliegenden Fälle umfassen drei Gruppen, Trikuspidalinsuffizienzen (Ti), Trikuspidalstenosen (Ts) und Trikuspidalinsuffizienzen mit Stenose (Tis).

I. Gruppe Ti. Davon gibt es zwei Formen, die organischen und die relativen. Bei jener Form entsteht ein Rückstrom infolge der Veränderungen der Klappen, bei diesen infolge der Dehnung des Ostiums. Beide sind gewöhnlich mit Mitralfehlern, Mi, Ms oder Mis, kombiniert; die relative Ti ist dabei in der Regel sekundär. Dabei wirkt die Trikuspidalinsuffizienz wie ein Sicherheitsventil, um zu starker Stasis oder vermehrtem Druck innerhalb der rechten Kammer vorzubeugen.

Wir beginnen unsere Demonstration mit

I. Gruppe Mi relativa + Ti relativa (+ Ai). (S. 218.)

Beide Fälle sind mit Ai kombiniert. In beiden Fällen, welche außerdem von einer ulzerativen Endokarditis kompliziert waren, ist man erstaunt über den großen regelmäßigen Puls. Indessen läßt sich die Sache erklären.

Die ursprüngliche Affektion einer Ai hat sekundär eine Mi relativa hervorgerufen und diese in ihrer Ordnung eine Ti relativa. Diese beiden Insuffizienzen dürften regulierend auf die Füllung der linken Kammer wirken.

In Fall 126 tritt keine deutliche Einwirkung der ulzerösen Endokarditis hervor, wohl dagegen in Fall 127 (untere Kurve). Eine gute Herztätigkeit läßt sich also mit diesen drei Fehlern vereinigen.

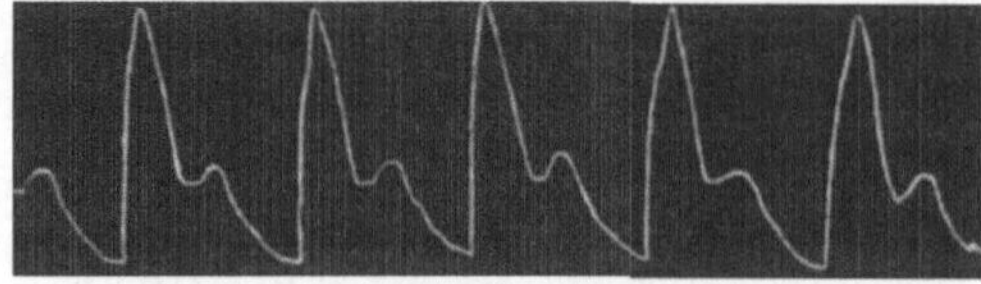

a) 11. III. Puls 78.

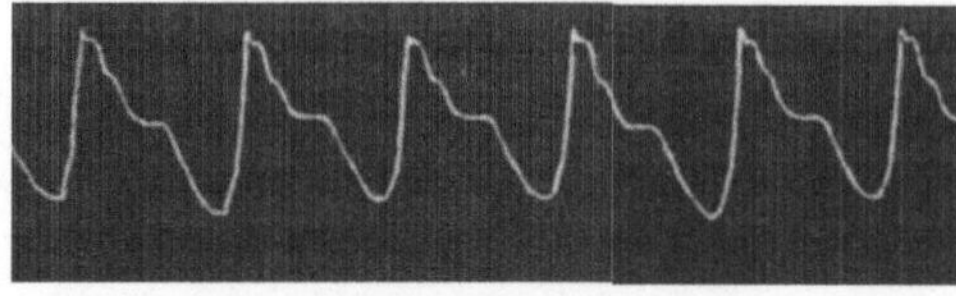

b) 11. III. Puls 78.

Fall 126. Franz Eriksson, 36 J., aufgen. 18. II., gest. 31. III. 1886.
Diagnose: Insuffic. aortae; Alkoholismus.
Herz: D. c. H.; Myocardit. fibrosa (Schwielen); Ti rel. + Mi. Endocardit. ulcer.

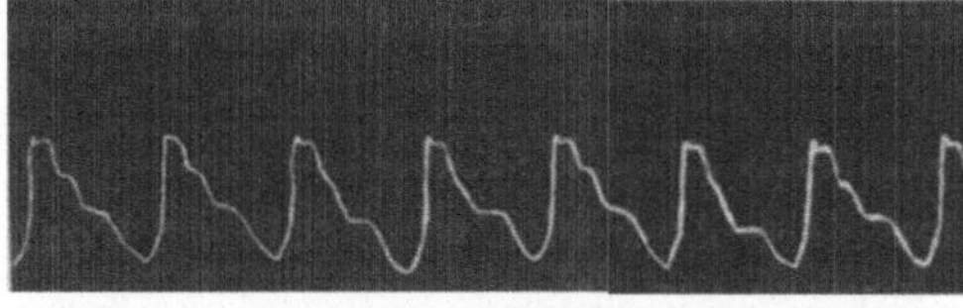

c) 24. III. Puls 92.

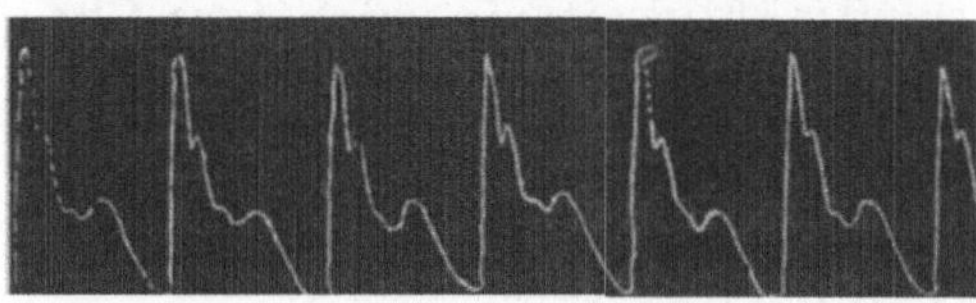

d) 28. III. Puls 82.

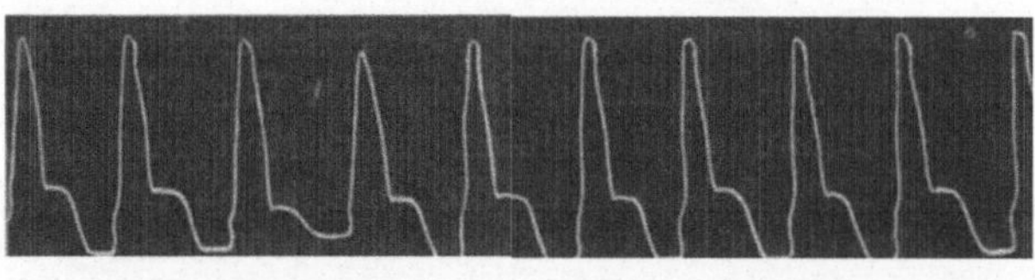

a) R. dx. Puls hoch, celer. 29. IX. 100.

Fall 127. Oskar Ohlsson, 22 J.
Diagnose: Pleuritis; Hypopl. aortae; Mi + Ti, Insuffic. aortae.
Herz: D. c. H.; Ti rel. + Mi; Endocardit. ulcerativa!

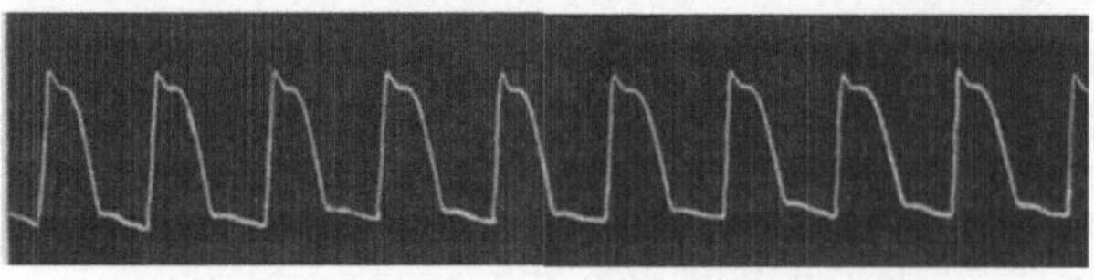

b) R. sin. 8. X. 110.

II. Gruppe. Dagegen zeigt Fall B. 137, wo eine As mit denselben Fehlern kombiniert war, die typische Stenosekurve. Hier ist die luetische Stenose mit Arteriosklerose primär; die relative Mi und Ti wirken nur regelnd auf den Zufluß des Herzens, also wohltuend (S. 220).

Fall B. 137. Aron W. Johansson, 59 J., aufgen. 3. VIII., gest. 5. IX. 1903. Diagnose: As; Arterioscleros. luet.; Pleuropneumon. acuta. Herz: Ti rel. + Mi rel.; Cardioscleros. levis.

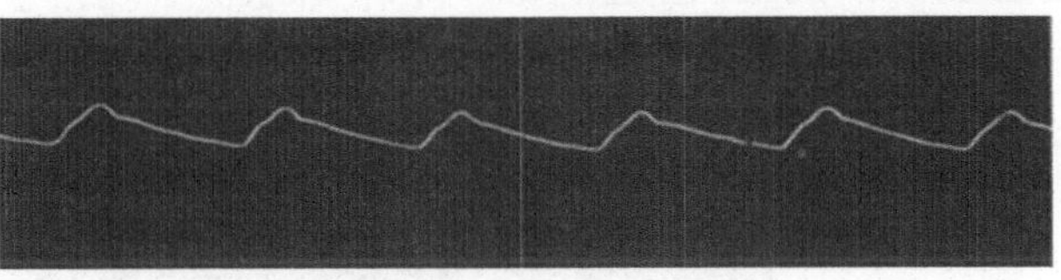

11. VIII. Puls 68.

III. Gruppe, Ti rel. + Mi organ. Im Falle 124 ist der Puls auffallend inäqualis, obschon die Veränderungen der Klappen gering sind. Die Krankheit kam nach Überanstrengung bei einem Marsche auf und scheint wohl hauptsächlich im Herzmuskel zu bestehen, obschon makroskopisch wenig zu sehen war. Ob die Ti relativ oder organisch war, ist unsicher. In jenem Falle dürfte Ti wohltuend, im letzteren schlecht wirken, indem dadurch vielleicht die rechte Kammer nicht die genügende Blutmenge zum linken Vorhof überführt. Vielleicht daher die Unregelmäßigkeit des Pulses (S. 216).

Fall 124. Anders Ivar, 47 J.

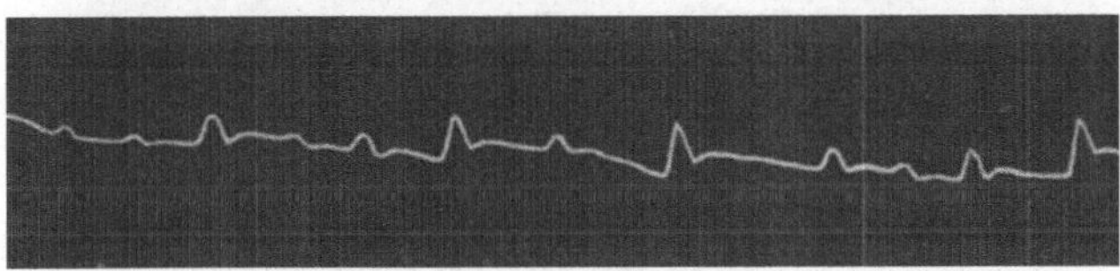

a) 1890. 22. I. Puls A. rad. sin. 62.

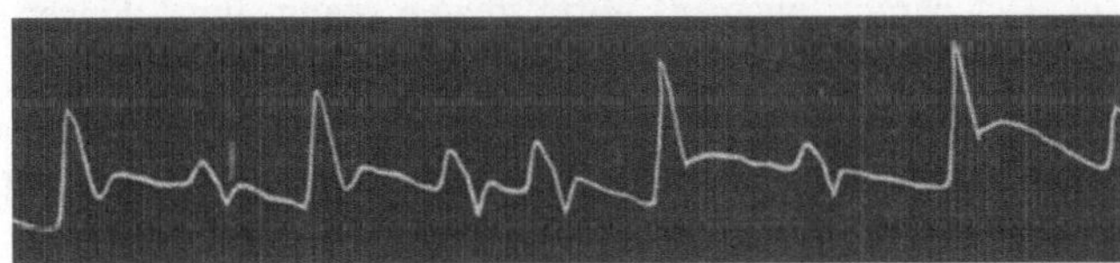

b) 27. I.; A. rad. sin. 70.

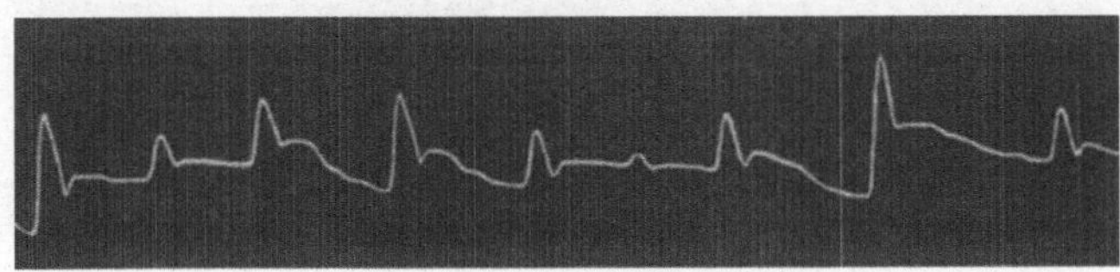

c) A. rad. dx. 66. 18. II.

Diagnose: Bronchit. chron.
Herz: Ti organ. + Mi organ.

IV. Gruppe, wo eine Mis die Zirkulationsstörung hervorruft.

a) Mis + Ti? (S. 216 ff.)

In Fall B. 80 sehen wir die ziemlich typische Mis-Kurve, einen kleinen unregelmäßigen Puls (a und b) oder einen latenten Pulsus bigeminus (c).

22*

Fall B. 80.   Johan A. Karlsson, 16 J., aufgen. 16. II., gest. 28. VI. 1904.

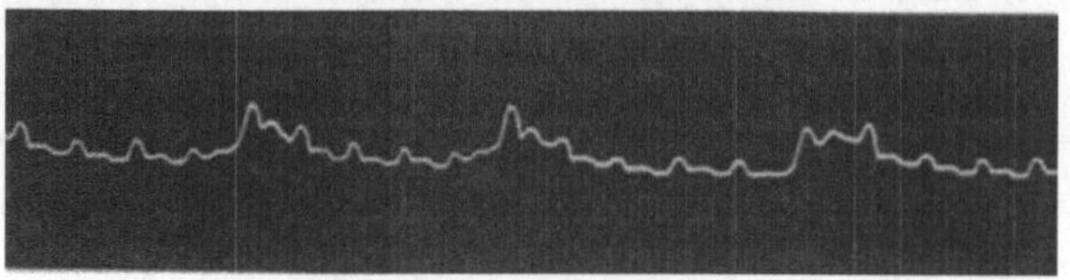

a) Puls. rad. dx. 14. IV.

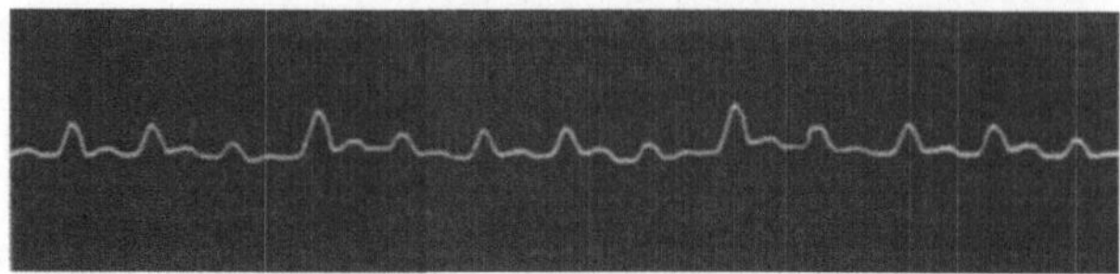

b) R. dx. 14. IV. Puls unregelmäßig, klein, 124—136.

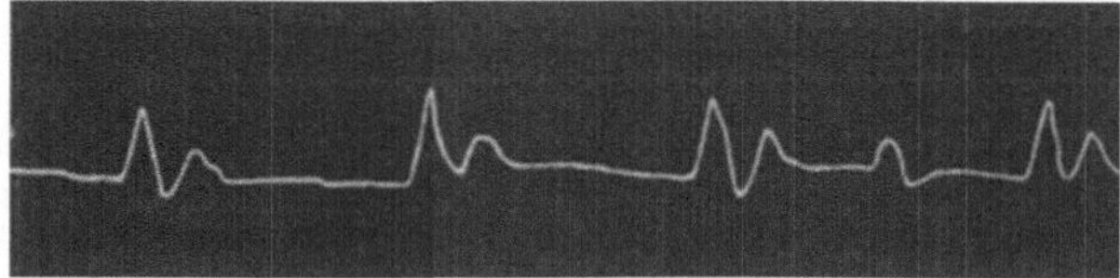

c) R. dx. 15. VI.

Diagnose: Ti? + Mis.
Herz: Endocardit. fibr. recens; Pericardit. chron. ohne Verwachsung; D. c. H.;
Myocardit. acuta et chron. (microsc.) Mitralstenose (kaum für 1 Finger offen).

In Fall 125 ist der Effekt scheinbar ein anderer, in der Tat ein Pulsus bigeminus (siehe Mitteil. II. 1898, S. 7). Die Unregelmäßigkeit tritt wenig hervor, die Bigeminie aber deutlich.

Fall 125.   E. G. Eriksson, 42 J., aufgen. 27. XI. 1897, gest. 12. I. 1898.

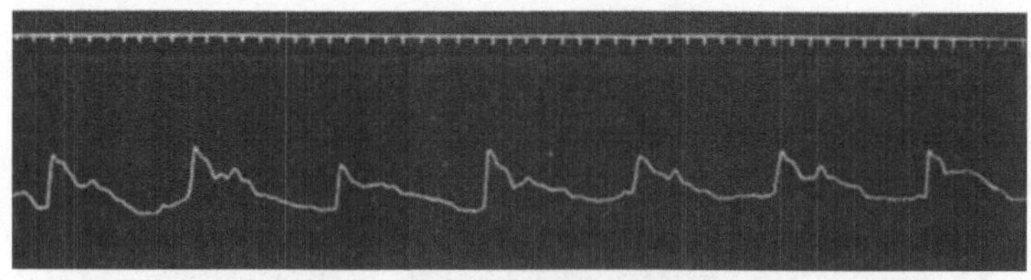

a) 27. II. Puls trigem. 40. 28. II.

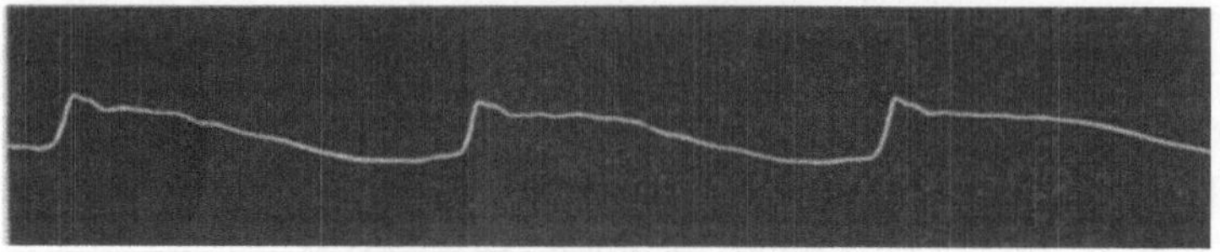

b) 28. II. Puls 40. trigem.

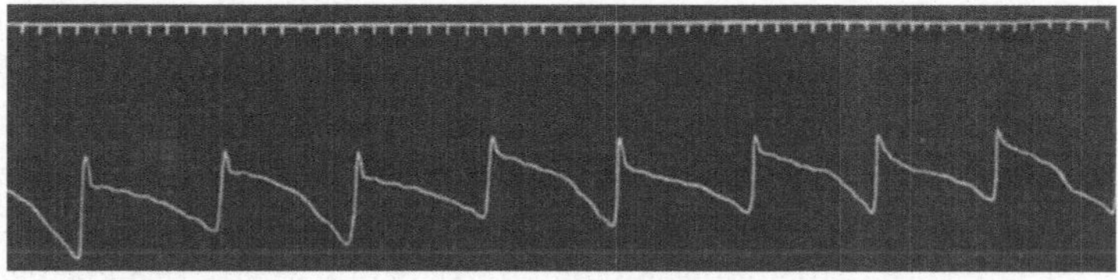

c) 2. XII. Puls 44.

Diagnose: Alkoholismus.

Herz: D. c. H.; Mi + Ti (relat.); Pericardit. partial.

V. Gruppe, Ti org. + Mis, kombiniert mit Aortafehler (S. 220).

a) Aortastenose.

Im Falle 128 ist der Puls weder für As noch für Mis charakteristisch. Die Ti ist relativ (Seite 220).

Fall 128. Tekla Landström, 16 J., aufgen. 2. II., gest. 13. II. 1894.

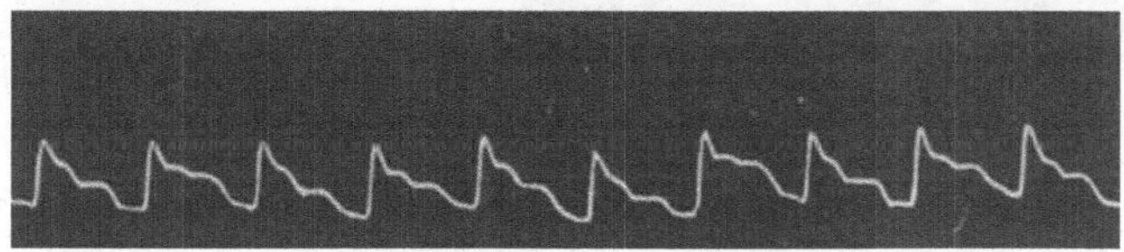

A. rad. sin. 5. II. Puls 112.

Diagnose: Pleurit. exsudat.; Stenosis aortae.

Herz: D. c. H.; Ti rel. (Tis ?) + Mis. Die Öffnung nur 0,5 cm in Diam.

Aorta: Stenose, Klappen zum Teil zusammengewachsen.

Die Regelmäßigkeit des Pulses läßt sich wohl folgendermaßen erklären. Mis verursacht an und für sich einen unregelmäßigen Puls, da der Zufluß von Blut in die linke Kammer gehindert ist. Wirkt der linke Vorhof regelmäßig und kann er seinen Zufluß bewältigen, dann kann der Puls regelmäßig werden, aber die überfüllte rechte Kammer führt zu viel Blut zum linken Vorhof, welcher dadurch dilatiert und geschwächt wird und sich unregelmäßig entleert. Wird aber der Blutabfluß aus der rechten Kammer durch die relative Ti reguliert, dann entsteht leichter ein regelmäßiger Puls.

b) Ti org. (Tis ?) + Mis, kombiniert mit Ao-Fehler.

Fall 129. Emma Borg, 31 J., aufgen.

Diagnose: Stenosis aort.

Herz: D. c. H.; Ti organ s. ? + Mis; Perikardialsynechie. Mitralstenose: 1 Finger durch.

Aorta: Starke Stenose.

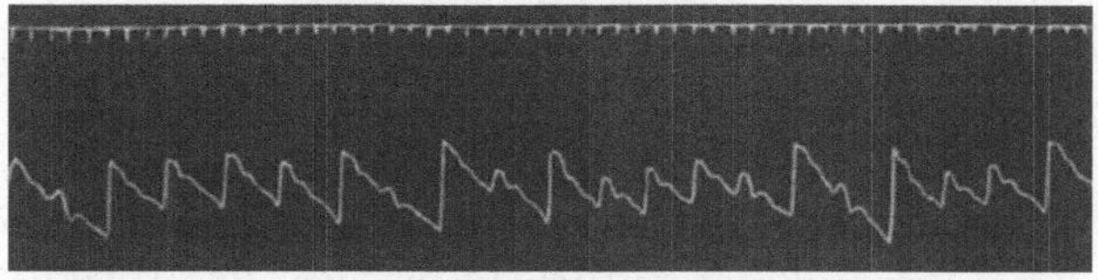

a) Puls A. rad. dx. 6. IX.

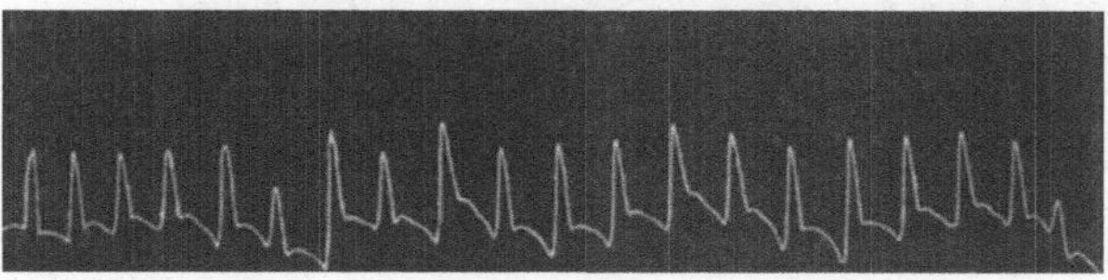

b) A. rad. sin. 12. IX.

Im Falle 129 liegt eine organische Ti vor. Die Klappenränder waren etwas verdickt wie die Chordae, welche auch verkürzt waren. Die Klappen an der Basis zum Teil zusammengewachsen, ohne deutliche Stenose zu bilden. Vielleicht gehört der Fall eher zur Gruppe Tis levis. Der Puls ist deutlich, wenn auch nur ein wenig unregelmäßig und hat deutlichen Ai-Typus, der Ausschlag aber ist ein verhältnismäßig kleiner, zwar wohl wegen des geringen Blutzuflusses infolge der Mitralstenose.

VI. Gruppe. Ts ist immer mit M(i)s vereinigt (S. 220 ff.).

In Fall 132 ließ die Stenose nur einen Bleistift durch; daher die kleine Kurve.

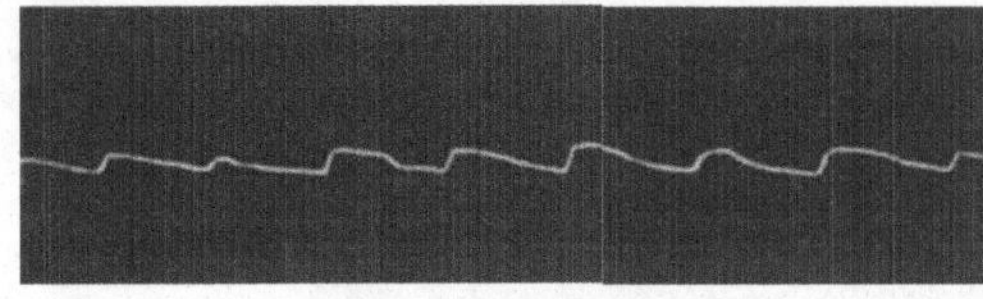

Fall 132. Emma Eriksson, 43 J., aufgen. 28. IV., gest. 14. V. 1895. Diagnose: Aortainsuffizienz; Albuminuria.
Herz: D. c. H.; Mis + Ts. Mitralstenose, offen für Bleistift.

Puls A. rad. dx.

In Fall 131 drückt das Fieber sein Gepräge auf die Kurve, der Nephritis ungeachtet.

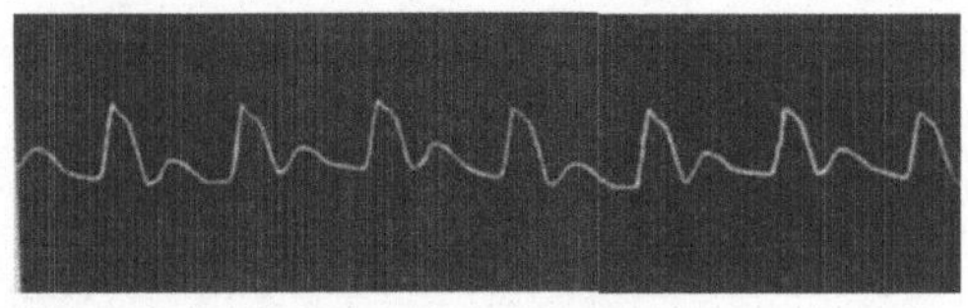

Fall 131. Albert Ekberg, 23 J., aufgen. 2. IV., gest. 15. V. 1893. Diagnose: Nephritis. Fieber 38,5 bis 39,2.
Herz: Endocarditis; Ts + Mis + Pis (Mitralstenose: kaum 2 Finger durch).

23. II. Puls kräftig. 80.

Pericarditis chronica. Fall B. 85. Ungeachtet sowohl Mis als der Pericarditis adhaesiva circumscripta ist der Puls erstaunenswert regelmäßig.

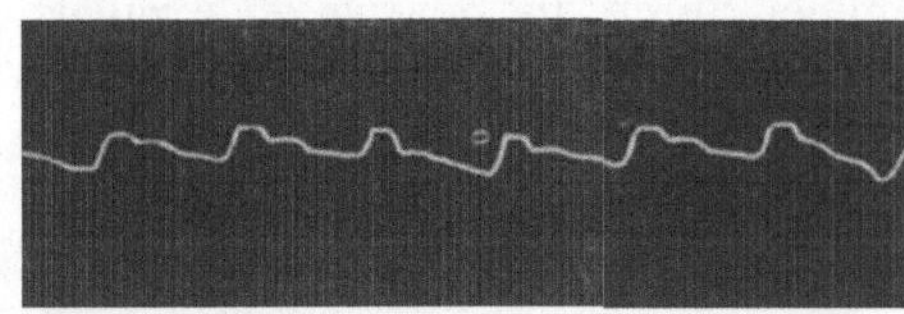

Fall B. 85. August Månsson, 35 J., aufgen. 29. XII. 1900, gest. 8. II. 1901. Diagnose: Pneumonia acuta.
Herz: D. c. H.; Pericardit. adhaesiva; Endocardit. chron. ulcer; Ts + Mis. Stenos. mitr. = Trichter.

9. I. Puls regelmäßig, klein, 84.

Im Fall B. 87 spürt man die Einwirkung der Nephritis. Die Kurve ist wohl so außerordentlich klein, weil die Mitralisöffnung nur einen Bleistift durchläßt.

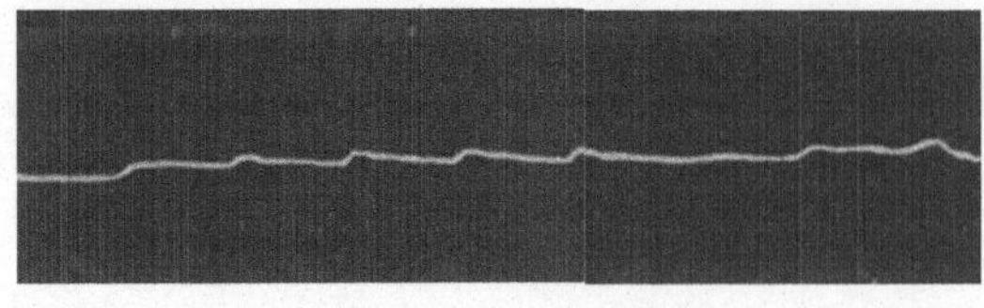

Fall B. 87. Klara Braun, 54 J., aufgen. 17. IX., gest. 29. IX. 1903. Diagnose: Nephrit. chron. interst. levis.
Herz: D. c. H.; Ts + M(i?)s (nur einen Bleistift durch).

22. IX. Puls Art. rad. sin. 80. Puls regelmäßig? 88.

VII. Ts × M(i)s, mit Aortafehler kombiniert (S. 222—224).

Im Falle B. 84 ist man erstaunt über die Größe der Kurve, und auch daß sie nicht mehr unregelmäßig ist. Darüber siehe unten. Man ersieht weiter die Tendenz zum Dikrotismus, welcher an zwei Pulsen mehr ausgeprägt ist.

Fall B. 84. Maria Holmdal, 35 J.,
aufgen. 25. VIII. 1900, gest. 2. II. 1901.
Diagnose: Lues.
Herz: Wenig vergrößert; Ts+M(i?)s;
Endocardit. ulcerosa. Stenos. mi-
tral.: Trichter.

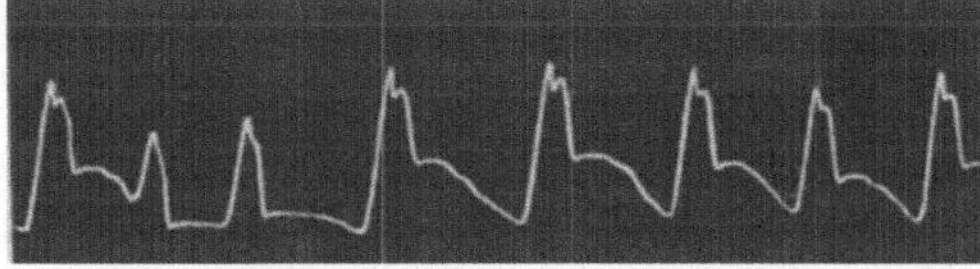

R. dx. 23. I. Puls unregelmäßig, 68.

Im Falle B. 90 spürt man etwas den Einfluß der Ai. Die Kurve ist hoch, merkwürdigerweise hart, ungeachtet, daß die Mitralstenose nur einen Finger durchließ. Die Tbc-Perikarditis war wohl späteren Datums.

Fall B. 90. Anna Ch. Akerberg, 43 J., aufgen. 8. II. 1902., gest. 9. II. 1903.

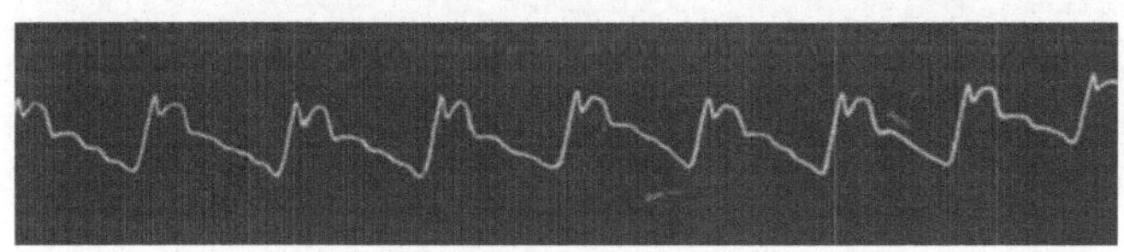

A. rad. dx. 5. XII. Puls 88.

Diagnose: Insuffic. aortae.
Herz: Tbc. pericard., Ti + Ms. Stenose, offen für 1 Finger.

In Fall B. 92 war die Ms nur eine gelinde.

Fall B. 92. Anna Andersson,
32 J., aufgen. 17. I., gest.
24. I. 1905.
Diagnose: A(i)s; Stasis.
Herz: D. c. H.; Pericar-
dit.; Ts+Mis (2 Finger).

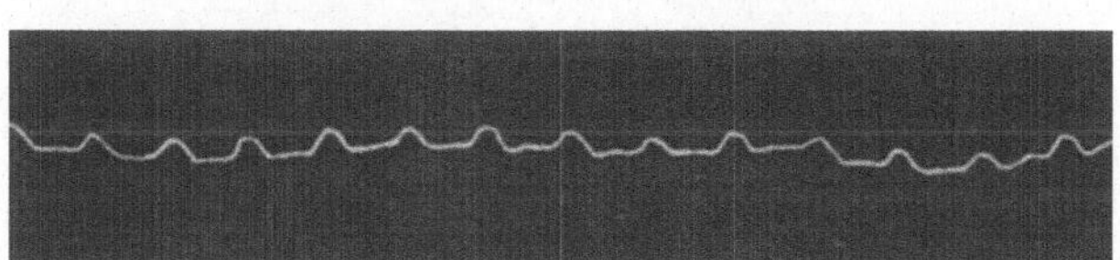

20. V. Puls regelmäßig 130. R. sin. 20. VI. 28.

VIII. Gruppe, Tis + Mis.

Fall B. 94. Die akute Endokarditis und die Pleuritis machen die Kurve dikrot.

Der Puls hat nichts Charakteristisches, ähnelt am meisten dem der Mitralstenose.

Fall B. 94. Jenny Lagström, 19 J.,
aufgen. 22. III., gest. 1. V. 1904.
Diagnose: Pleurit. fibrinosa;
Stasis.
Herz: D. c. h.; T(i?)s + Mis;
Endocardit. verruc. exulc.
Mitralstenos. (1 Finger durch).

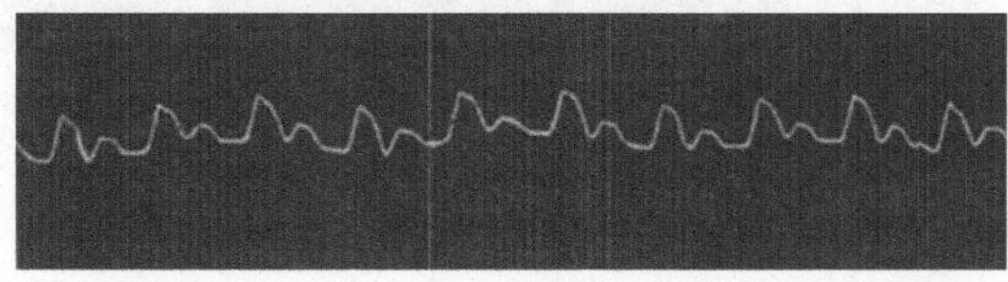

11. IV. Puls klein, 100—84.

In Fall 136 ist die Aorta hochgradig stenotisch, läßt nur einen Bleistift durch; daher der kleine stenotische Puls.

Fall 136. Klara Mat. Andersson, 41 J., aufgen. 7. III., gest. 2. IV. 1891.

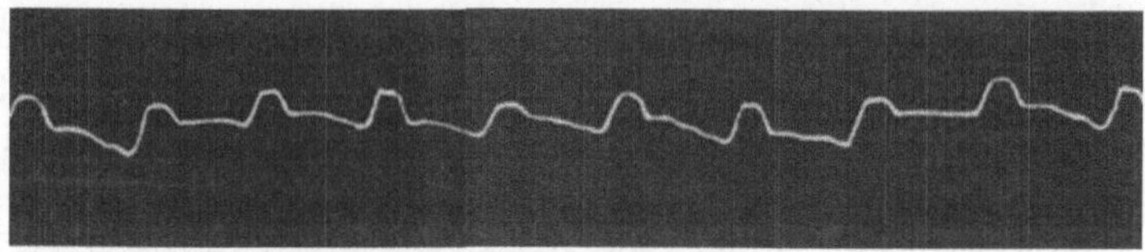

Puls A. rad. dx.

Diagnose: Insuffic. u. Stenos. aortae.
Herz: Tis + Mis.

Dagegen wurde der Fall B. 135 als Insuffizienz aufgefaßt, vielleicht mit Stenose. Beide Formen haben ihre Kurven.

Fall B. 135. Anna Johansson, 36 J., aufgen. 4. XII. 1898, gest. 6. I. 1899.

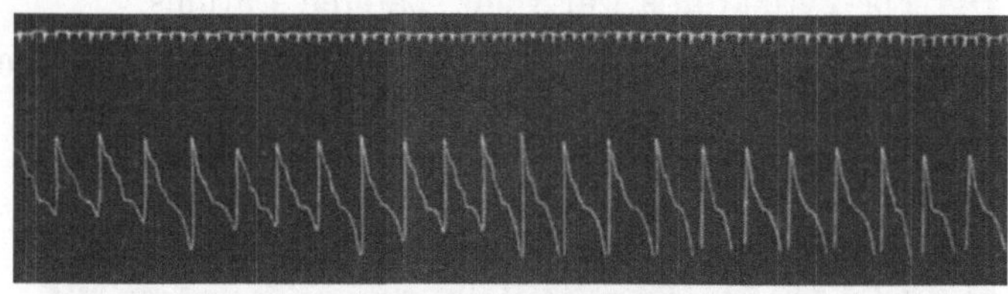

a) 17. II. Puls 80.

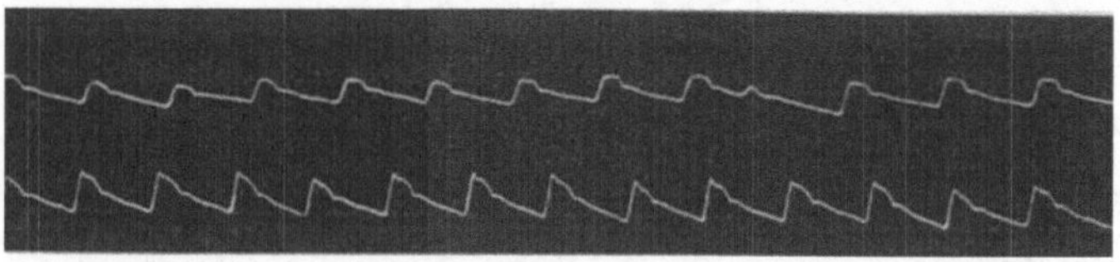

c) Rad. dx. 29. II. 78.

Diagnose: Nephrit. chron.; Insuffic. aortae.
Herz: D. c. H.; T(i)s + M(i)s. Puls regelmäßig, 64, oder etwas hart.

IX. Ein uniker Fall von Tis? + Pis mit Cancer.
Das Herz schwach.

Fall 130. Hilda Edling, 60 J., aufgen.

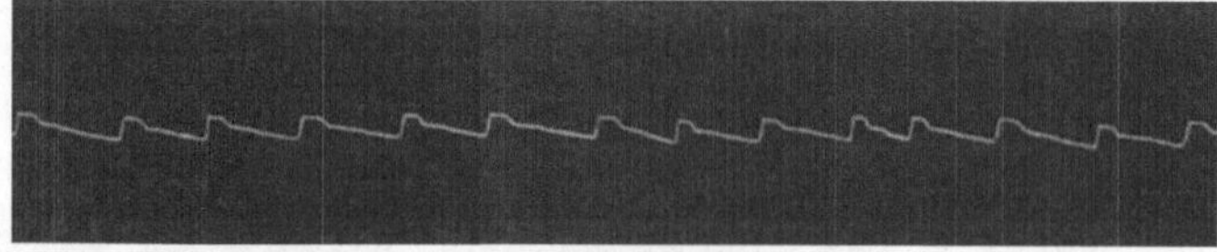

27. IX. Puls 84.

Diagnose: Cancer hepatis.
Herz: Ti? s? + Pis.; kaum vergrößert.

Kann man etwas aus diesen Beobachtungen schließen? Was kann dann der Mechanismus sein, welcher ungeachtet der oft vorhandenen Klappenfehler der linken Kammer, und oft sowohl der Mitralis wie der Aorta, den Puls regelt? Was besonders bei diesen T-Fehlern in die Augen fällt, ist die Regelmäßigkeit des Pulses. Von 12 Individuen sind noch kurz vor dem Tode die Pulse regelmäßig bei wenigstens 9. Man fühlt sich dann zu der Annahme gedrungen, daß der Trikuspidalfehler regelnd auf die Herztätigkeit beim Vorhandensein eines Fehlers der linken Kammer einwirkt. Wie kann man sich dies denken? Ich erlaube mir dabei die Aufmerksamkeit auf eine früher (Mitteil. I) von mir aufgeworfene Hypothese zu lenken. Ich suchte daselbst die Arhythmie aus dem Zustande der Herzhöhlen, ihrer Weite und Kontraktionskraft, und besonders aus dem Zustande des linken Vorhofs herleiten. Wird der linke Vorhof ausgedehnt, und kann er seinen Inhalt nicht zu rechter Zeit entleeren, und besonders wenn dann auch eine Mitralinsuffizenz besteht, infolgedessen bei der Kontraktion der linken Kammer ein Extrazuschuß von Blut eingeworfen wird, so wird von ihm eine Extrasystole ausgelöst, welche eine Extra-Kammersystole bewirkt, und wodurch also eine Irregularität des Pulses zustande kommt. Es ist also teils das Unvermögen des Vorhofs, sich in rechter Zeit zu entleeren, teils die Insuffizienz, welche die Irregularität verursacht. Und diese beruht also zuerst auf Überfüllung des linken Vorhofs. Daß dabei auch andere Momente bedeutungsvoll sind, wie z. B. die Einlagerung von Bindegewebe, der Zustand der Muskulatur, ihre Ernährung, der Zustand der Koronararterien usw., hob ich auch hervor.

Welches ist dann die Verschiedenheit, wenn eine Ti oder Tis zutritt? Ich bemerke dann zuerst, daß der Puls, mit Ausnahme in den Fällen 154 (S. 321) und 155 (S. 327), überhaupt klein ist. Ja, ohne Zweifel wird der Zufluß zur linken Herzhälfte durch Ti und Ts bedeutend vermindert. Die Folge muß sein: der linke Vorhof wird nicht von Blut überfüllt, und durch Ti und Ts wird also der Blutzufluß geregelt, der linke Vorhof kann vielleicht besser seine Blutmenge bewältigen und in gehöriger Zeit der linken Kammer zuführen. Betrachten wir die Sektionsresultate, so finden wir nicht selten, daß der linke Vorhof entweder nicht dilatiert oder nicht hypertrophisch ist. Wenn aber Dilatation oder Dilatation mit Hypertrophie besteht, so läßt sich gewiß annehmen, daß diese Veränderungen aus einer früheren Zeit herstammen, denn es läßt sich zeigen, daß die Trikuspidalfehler späteren Datums sind. Jedenfalls muß durch den Zutritt des Trikuspidalfehlers der Blutdruck im linken Vorhof vermindert werden. Und auf diesem Druck beruht wohl zum größten Teil der Impuls zur Kontraktion; wird er durch einen vorzeitigen Zufluß von Blut infolge der Mitralinsuffizienz in die Höhe getrieben, dann wird die Vorhofswand so gereizt, daß eine vorzeitige Kontraktion eintritt und gleich darnach eine Extra-Kammersystole ausgelöst wird.

Die eben gegebene Erklärung macht nur Anspruch auf eine noch lose Hypothese; sie verdient vielleicht diskutiert zu werden. Es war inzwischen auffallend, daß ungeachtet der hochgradigen Stenose der Mitralisöffnung der Puls in manchen T-Fehlern regelmäßig war, und zwar obschon Patient an der hochgradigsten Zyanose und venösen Stauung litt. Dies scheint mir darauf zu deuten, daß der Puls weniger von der im Blute angehäuften Kohlensäure abhängt, als von den rein mechanischen Verhältnissen innerhalb des Herzens, der Weite der Höhlen, der Kraft der Muskulatur, der Weite der Öffnungen und also der **Füllung der Höhlen** in der Zeiteinheit und dem besonders im linken Vorhofe herrschenden **Drucke**.

Zusammenfassung.

Oben habe ich versucht, eine Darstellung der Variationen der Pulsformen, welche sie unter dem Einfluß der verschiedenen Komplikationen
der Herzklappenfehler darbieten, zu geben. Dabei sind die Pulskurven unter den
resp. Formen der Klappenfehler systematisch zusammengestellt, und am Schlusse
ist jeder einzelnen Zusammenstellung der Variationen eine Zusammenfassung
sowie eine Kritik der Ansichten der verschiedenen Verfasser über die Bedeutung
der Pulsform bei jeder Form von Klappenfehlern beigegeben.

Es geht aus diesen Zusammenfassungen hervor, daß sich eine charakteristische Kurve nur bei einigen Formen von Klappenfehlern vorfindet.

Die Endokarditis (S. 289) hat an und für sich keine spezifische Kurve,
wenn man die ulzerative Form ausnimmt, von der unten gesprochen wird,

Die organische Mitral-Insuffizienz (Mi) (S. 295) hat an sich wenig
Typisches, und wird durch die mannigfachen, bei diesem Fehler auftretenden
Komplikationen so hochgradig verändert, daß die Urform kaum erkannt werden
kann. Das Sphygmogramm gibt deshalb kaum eine zuverlässige Hilfe bei der
Diagnostik, indem die Komplikationen die Form wesentlich bestimmen.

Die funktionelle Mitral-Insuffizienz hat eine Pulskurve, welche der
der organischen wesentlich ähnelt, was man auch erwarten konnte. Sie wird
besonders durch die Arteriosklerose, die ulzerative Endokarditis und hochgradige Schwäche beeinflußt (S. 305).

Die Kurve der reinen Mitral-Stenose (Ms) hat selbst nur wenig Charakteristisches und ist übrigens nur wenig bekannt (S. 310). Man begegnet bei
diesem Klappenfehler den verschiedensten Formen, je nach den vorhandenen
Komplikationen und besonders dem Grade der Kompensation.

Auch die kombinierte Mitral-Insuffizienz und Stenose (Mis)
(S. 312 und 315) hat nur bisweilen eine charakteristische Kurve, besonders bei
gestörter Kompensation, indem dabei eine oft auffallende Irregularität hervortritt.

Dagegen hat die reine Aortenstenose (As) eine sehr typische Kurve,
einen sich immer wiederholenden Pulsus tardus (S. 316). Da indessen diese reine
Stenose immer mit der Arteriosklerose verbunden ist, so beruht die typische
Form wohl zum Teil auf Gefäßveränderung. In allen Formen von Aortenstenose,
wo eine senile Arteriosklerose vorhanden ist, hat der Puls diese Tardusform,
selbst wo sie mit Aorta-Insuffizienz verbunden ist, wie in den Fällen B. 148 und
B. 102a (S. 320), Fall B. 134a (S. 334), und auch wo diese Arteriosklerose luetischer
Natur ist, wie im Falle B. 137 (S. 339). Eine ganz andere Pulsform kann dagegen
die Aortenstenose annehmen, wenn diese Stenose junge Personen mit weichem

Arterienrohr betrifft. Dann kann die Kurve eine spitze oder recht normale
Form annehmen. Im Falle 128, wo selbst die Aortenstenose mit Ti rel. und Mis
verbunden war, hat die Pulskurve eine recht normale Form, und im Falle 129
(S. 341), wo die Aortenstenose auch mit Ti und Mis kompliziert war, hat der
Puls selbst eine an Aorteninsuffizienz erinnernde Form, obschon die Aortenstenose
eine starke war. Aber in diesen beiden Fällen betraf sie junge Individuen von
16, resp. 31 Jahren.

Nur bei gleichzeitiger Arteriosklerose bietet also die Aortenstenose eine
typische Kurve dar.

Die Aorteninsuffizienz (Ai) prägt sich im allgemeinen durch die wohlbekannte Celer-Form aus, welche doch auch durch die hinzutretenden Komplikationen wesentlich verändert werden kann, wie durch eine ulzerative Endokarditis (S. 317) oder wo sie mit einer Stenose (S. 320) kombiniert ist. In den
meisten Fällen wird die Celer-Form selbst dann als eine veränderte Celer-Form
erkannt. Wenn dagegen eine senile Arteriosklerose vorhanden ist, dann ändert
sich die Form so wesentlich, daß man eher eine Stenose annehmen möchte,
wie in dem Falle 155 (S. 327).

Dagegen tritt die Celer-Form bei den Aortendilatationen, welche gewöhnlich
luetischer Natur sind, in prachtvoller Form hervor (S. 323 ff.).

Bei einer komplizierenden Mitralinsuffizienz oder -Stenose
wird die Celer-Form bisweilen gar nicht, bisweilen in hohem Grade modifiziert
(S. 330 ff.). Die schönste Celer-Form kann z. B. bei der Mitralinsuffizienz vorkommen, obschon der linke Ventrikel sich dabei nur unvollständig füllt (S. 326,
Fall B. 125).

Bei der Mitralstenose, selbst wenn sie recht hochgradig ist, kann eine
Celer-Form vorliegen, ja in schöner Form, wie im Falle B. 138, (S. 332). Was
noch mehr Erstaunen erweckt, ist, daß eine Mitralstenose, wo die Öffnung
nur oder kaum einen Finger durchläßt, nicht das Auftreten einer schönen Celer-
Form verhindert, wie die typischen Kurven (S. 333—335) zeigen. Besonders
ist dieses der Fall bei langsamer Schlagfolge (Fall 163, S. 334), kommt aber auch
bei größerer Schnelligkeit vor (S. 333, 335). Oft dagegen verliert die Aorteninsuffizienz bei sehr komplizierten Fehlern jede Spur des Charakteristischen
(S. 336).

Interessant ist zu beobachten, wie die Fehler der Trikuspidalklappen
(T) auf die Pulsform einwirken. Dabei ist ja zuerst zu bemerken, daß diese immer
mit Mitralfehlern kombiniert sind. Eine Insuffizienz der T- und M-Klappen, wo
also der Blutzufluß zu der linken Kammer recht beeinträchtigt ist, verhindert
nicht das Erscheinen einer typischen Celer-Form bei der Aorteninsuffizienz
(Fälle 126, 127, S. 338).

Wie Ti auf die Mi einwirkt, tritt an den Kurven S. 339 hervor, und S. 340
sind einige Kurven von der kombinierten Ti + M(i)s zu sehen.

Bei Ts in Kombination mit M(i)s (S. 342) kann die Kurve normal sein,
ist aber oft sehr niedrig; tritt eine Aorteninsuffizienz hinzu, dann kann die Kurve
eine typische Celer-Form annehmen (Fall B. 84, S. 342).

Bemerkenswert ist jedenfalls, daß bei den Trikuspidalfehlern der Puls so
oft regelmäßig ist, obschon oder wohl richtiger weil der Klappenfehler regulierend auf den Blutzufluß in die linke Kammer einwirkt.

Für die Trikuspidalfehler gibt es keine charakteristischen Pulskurven.

Die Einwirkung der verschiedenen Komplikationen auf die Form der Pulskurve.

Da nun die Pulskurve der verschiedenen Herzklappenfehler durch die verschiedenen Komplikationen verändert wird, so entsteht die Frage, in welcher Richtung diese Veränderung vor sich geht, und ob jede Komplikation auch eine konstante Veränderung der Pulsform hervorbringt und sich also durch die Form kennzeichnet.

Für die Lösung dieser Frage müssen die Pulskurven von neuem Revue passieren, aber in einer anderen systematischen Ordnung. Zum Einteilungsgrund muß nicht mehr die Art des Herzfehlers gelegt werden, sondern die Komplikation, welche die Modifikation der Kurve verursacht haben kann. Da indessen in jedem oder wenigsten den allermeisten Fällen beim Tode mehrere ungleichartige Komplikationen oft vorhanden waren, so ist es oft recht schwierig zu bestimmen, welche von diesen die Modifikation der Form der Kurve verursacht haben kann. Es finden sich z. B. teils eine Nephritis chronica, teils eine Arteriosklerose bei der Sektion, oder sowohl eine ulzerative Endokarditis wie eine Pericarditis acuta oder chronica; welcher von diesen gleichzeitig vorhandenen Komplikationen verdankt die Pulskurve ihre Form? Es ist einleuchtend, daß bei der Analyse recht vieles Subjektive sich geltend machen kann, ja überhaupt nicht vermieden werden kann.

Es wird deshalb nötig, zuerst diese verschiedenen Komplikationen Revue passieren zu lassen, und dabei nur die am häufigsten vorkommenden Formen aufzunehmen, da man sonst gezwungen ist, sich nur auf einzelne Beobachtungen zu stützen, was jedenfalls die Zuverlässigkeit der Schlüsse in Frage stellt.

Bei einer Übersicht der Komplikationen fällt es gleich in die Augen, daß die Komplikationen in folgende Gruppen klassifiziert werden können:

1. Veränderungen an den Klappen, welche keine Klappenfehler hervorrufen, wie die ulzerative Endokarditis;
2. Veränderungen des Myokardiums, wie die Segmentation oder Myokarditis;
3. Veränderung des Perikardiums, akuter oder chronischer Art;
4. Veränderungen des Arterienrohrs: Arteriosklerose, Dilatationen, Aneurysmen;
5. Krankheiten anderer Organe, welche die Pulsform beeinflussen können, wobei in erster Linie an die Nephritis in akuter oder chronischer Form zu denken ist, besonders weil der Herzfehler so oft davon begleitet wird, und die Nephritis den Blutdruck beeinflußt und sekundäre Gefäßveränderungen hervorruft;
6. Akute Infektionen, wie Pneumonie, Pleuritis und septikämische Prozesse, ja überhaupt fieberhafte Krankheiten;
7. Chronische Krankheiten, kachektische (Krebs und Tuberkulose) sowie die Altersveränderungen;
8. Allerlei Schwächezustände und agonale Zustände.

Es ist wohl einleuchtend, daß

1. einige von diesen Krankheiten nicht so sehr auf die Form wie vielmehr auf den Rhythmus des Pulses einwirken, wie z. B. die außerordentlich gewöhnlichen chronischen Myokarditiden und selbst bisweilen auch die

akuten Formen. Die Einwirkung der Myokarditis auf die Form der Kurve wird deswegen unten nur ausnahmsweise erwähnt;

2. die Kachexien durch arteriosklerotische Veränderungen des Blutrohrs auf den Puls zurückwirken, und daß ihre Wirkungen also bei der Diskussion über die Bedeutung der Arteriosklerose zu finden sind;

3. die Einwirkungen der akuten Infektionen mit denen der ulzerativen Endokarditis wesentlich zusammenfallen;

4. die Schwächezustände und die agonalen Erscheinungen sich gewöhnlich so deutlich auszeichnen, daß sie keine nähere Auseinandersetzung verdienen.

Nach dieser Aussonderung der Momente 2, 6, 7 und 8 sind folgende Faktoren zu diskutieren: die Einwirkung der

1. ulzerativen Endokarditis, resp. der akuten Infektionen und der Perikarditis, welche sich besonders an der Schlagfolge bemerkbar macht;

2. Arteriosklerose, resp. des Cancers;

3. Nephritis, besonders in der chronischen Form.

Wir beginnen also, mit dem Ausschluß der Gruppe der „unkomplizierten Endokarditis“ und den Fällen, wo ein Hydrops an der Stelle der Applikation des Sphygmographen die Kurven verunstaltete, mit der Gruppe

1. **Ulzerative Endokarditis** und ihrer Einwirkung bei:

A. der organischen Mitralinsuffizienz;

 Fall 54—41 J. Puls dikrot, regelmäßig.

 Fall B. 15—52 J. Puls hart, regelmäßig, kompliziert mit Nephritis!

 Hierher gehören auch die Fälle mit Perikarditis, wo in allen Fällen

  57—60 (jüngere Pat.) der Puls dikrot, aber recht regelmäßig war.

B. der funktionellen Mitralinsuffizienz,

 Fälle B. 32, B. 37, B. 48, B. 49 (alle jüngere Leute, 20—26 J.) mit dikrotem Pulse, regelmäßig oder unregelmäßig.

 Weiter folgende mit Endoperikarditis komplizierte Fälle 91, B. 39, B. 43, B. 44, B. 46 (jüngere Leute) mit Puls dikrot, regelmäßig oder unregelmäßig.

 (Dagegen Fall B. 42 Pericarditis chr. ohne Endokarditis: Puls nicht dikrot.)

 Außer diesen Fällen hatten, in dieser Gruppe, folgende Fälle einen dikroten Puls:

 Fall B. 28 mit akuter Pneumonie;

 „ B. 74 mit Endocarditis acuta.

C. der reinen Mitralstenose;

 Fall 99—21 J. Puls dikrot, regelmäßig;

 „ 98—17 J. Puls, dikrot, regelmäßig (mit ausgedehnter akuter Endokarditis und Pericarditis acuta); sowie bisweilen, vor dem Tode:

 Fall 96—22 J. Puls dikrot (mit akuter Perikarditis und Pneumonie).

D. der Mitralinsuffizienz mit Stenose;

 Fall B. 70—8 J. Puls dikrot, regelmäßig (mit Pericarditis obliterans);

 „ B. 65—26 J. Puls fast dikrot, regelmäßig (mit Nephritis chr. paren.);

E. der Aortenstenose; keine Fälle;

F. der Aorteninsuffizienz;

    Fall 142—26 J. Puls dikrot, regelmäßig (mit Pericarditis adhaesiva);

    „ B. 95—26 J. Puls dikrot, regelmäßig;

G. der kombinierten Aorteninsuffizienz und Stenose; kein Fall;

H. den komplizierten Mitralaortenfehlern; in dieser großen Gruppe finden sich viele Fälle mit ulzerativer Endokarditis, nämlich

    Fälle B. 114—25 J. 154—15 J.; B. 104—43 J.; B. 105—37 J.; B. 123—33 J.;

    oder im ganzen 5 Fälle, alle mit dikrotem Pulse;

    aber außerdem die Fälle B. 115—32 J.; B. 125 (Nephrit. chr.) und B. 106—34 J. (mit Nephrit. chr.); Fälle B. 128—21 J. und B. 136—32 J.,

    wo der Puls nicht dikrot war, ohne daß die Ursache gefunden wurde. Da alle diese Leute jung waren, so hätte man einen dikroten Puls erwartet.

In Zusammenhang damit ist zu bemerken, daß in mehreren Fällen von Endoperikarditis in dieser Gruppe der erwartete Dikrotismus fehlte (Fälle B. 142; B. 144; B. 109 [Nephrit. chr.]; B. 108; B. 111 [Endocardit. chr.]; wogegen im Falle 163 mit Endoperikarditis bisweilen ein Dikrotismus auftrat.

Die komplizierten Mitralaortenfehler scheinen also dem Dikrotismus bei der ulzerativen Endokarditis wie bei der Endoperikarditis entgegenzuwirken.

I. den Trikuspidal-Fehlern; in dieser Gruppe fand sich ein Dikrotismus in dem

    Falle B. 80—16 J. (mit Endoperikarditis recens et chron.)

    „ B. 84—35 J. (fast dikroter Puls),

    „ B. 131—23 J. (mit Endokarditis und Fieber) und

    „ B. 94—19 J. (mit Endocarditis ulcerosa und Pleuritis fibrinosa).

Resümieren wir jetzt das Resultat, so finden wir, daß

a) unter 26 Fällen von ulzeröser Endokarditis 21 einen Dikrotismus zeigten, dagegen 5 nicht;

b) unter 17 Fällen von akuter Endoperikarditis 12 den Dikrotismus zeigten, dagegen 5 nicht.

Außerdem fanden sich 2 Fälle mit Dikrotismus (1 mit Pneumonie, 1 mit akuter Endokarditis).

Diese Zahlen sind lehrreich. Das Auftreten von Dikrotismus bedeutet entweder eine ulzeröse Endokarditis oder eine akute Endoperikarditis. Nur in 5 Fällen von ulzeröser Endokarditis sowie in 5 Fällen von Endoperikarditis fehlte dieser Dikrotismus, und zwar nur bei sehr komplizierten Klappenfehlern.

Das Erscheinen eines Dikrotismus hat also großen diagnostischen Wert bei Klappenfehlern.

Weiter kommen hier in Betracht mehrere Formen von Pulsus celer, von denen die schönsten, die überaus hohen als „celerrimus" bezeichnet werden.

Indessen kann nun ein und derselbe Fall manchmal mehrere Formen darbieten, weshalb ihre Einrangierung in eine bestimmte Form vereitelt wird.

Um die Einwirkung der Arteriosklerose auf die Form der Pulskurve richtig zu beurteilen, muß man zuerst in Betracht ziehen, daß die Arteriosklerose verschieden auf die Form der Kurve einwirken muß, je nach der Ausdehnung und dem Grad sowie dem Sitz der Gefäßveränderung; weiter wirken die senile, die luetische und die nephritische Form auf die Form der Kurve recht verschieden, indem die erste Form typisch mit Kalkinkrustation verbunden ist, die luetische gewöhnlich nicht, und bei der nephritischen kommt ein Moment dazu, nämlich die veränderte Spannung des Gefäßrohrs. Auch ist hier die Gefäßwand von einer anderen Textur wie bei den anderen Formen von Arteriosklerose. Aus diesem Grunde sind hier die nephritischen Formen ausgeschlossen und werden unten abgehandelt.

Leider haben wir für die Benennung der verschiedenen Formen der Pulskurve keine genügende und treffende Nomenklatur. Es ist vonnöten, eine solche einzuführen, um Mißverständnisse zu vermeiden, und der Kürze halber Namen an die Stelle weitschweifiger Beschreibungen zu setzen. Die Begriffe „harte (durus"), „arteriosklerotische" usw. Kurve müssen genauer definiert werden; sonst werden unter denselben Namen ganz verschiedene Formen einbegriffen.

Hier wurde ich, mangels einer exakten Nomenklatur, oft genötigt, verschiedene Formen von Kurven mit einem und demselben Namen zu belegen. Indessen fallen unter den Namen „harter" oder „typisch-arteriosklerotischer" Puls sowohl diejenigen, welche eine abgerundete Spitze, mit oder ohne anakroter Zacke haben, wie die mit ganz plattem Gipfel oder plattem Gipfel mit Spitze.

Die hier beschriebenen Formen von Pulskurven können folgendermaßen klassifiziert werden:

a) mit abgerundeter Spitze und aa) mit, bb) ohne anakrote Zacke = Typus a; Fall 120, Kurve a und b (S. 313);

b) mit plattem Gipfel und scharfer Spitze vorne = Typus b (Fall 155, S. 327; 159, S. 334; Fall B. 150, S. 331);

c) mit scharfer Spitze und scharfen katakrotischen Zacken = Typus c; atypische Form (Fall 164, S. 333);

d) mit geteilter Spitze und katakrotischen Zacken = Typus d (Fall B. 136, S. 332);

e) ganz niedrige, platte Kurven, mit lnagsam aufsteigendem Schenkel sich dem P. tardus annähernd = Typus e; Fall 138 (S. 316);

f) kräftige Kurven, mit steil aufsteigendem Schenkel und kräftigen katakroten Zacken. Davon zwei Formen:
aa) hohe = Typus f. aa (Fall 69, S. 297);
bb) niedrige = Typus f. bb (Fall B. 53, S. 306);

g) schwache, normale oder fast normale Form.

2. **Arteriosklerose** und ihre Einwirkung auf die Pulskurve in der Gruppe:
A. organische Mitralinsuffizienz;
Fall 63—62 J. P. durus mit abgeplatteter Spitze. Typus b (kompl. mit Nephr. chr.);
„ 65—62 J. P. durus mit abgerundeter Spitze. Typus a, aa (Cancer);
„ 66—67 J. P. durus mit spitzplatter Apex. Typus f, aa (Lues);

B. funktionelle Mitralinsuffizienz;

    Fälle 81—59 J. und 82—66 J. beide mit atypischer Kurve (nahe Typus f, bb.);

    Fall 85—65 J. und 86—66 J. mit typischer, und 89—68 J. und 88—61 J. mit atypischer Kurve, Typus b;

C. reine Stenose der Mitralöffnung;

    Fälle 101—60 J. Typus celer. Kurve hoch und sehr spitz; also atypisch;

    B. 58—66 J. Typus g. Kurve niedrig, aber spitz; also atypisch;

D. kombinierte Mitralinsuffizienz und Stenose;

    Fälle 118—64 J., 119—47 J. und 120—67 J. alle mit mehr oder weniger typischen Kurven (118 u. 119 Typus b; 120 Typus a);

E. Aortenstenose;

    Fälle 137—74 J., 138—63 J. und 139—78 J., alle mit typischem Pulsus tardus;

F. Aorteninsuffizienz;

    Fälle B. 99—59 J. und 145—46 J., beide mit atypischer Kurve (Typus c—d);

G. Aortenstenose mit Insuffizienz;

    Fälle 147—57 und B. 101—49 J., beide mit exquisitem P. tardus;

H. komplizierte Fälle von Mitral- und Aorta-Fehlern;

    In dieser Gruppe muß man zwei Formen von Arteriosklerose unterscheiden: a) die senile und b) die luetische Form. Diese ist ja oft mit Dilatation oder Aneurysma verbunden;

    a) die senile Form (Nephritis-Fälle ausgeschlossen, alle mit Ai);

        Fälle 158—71 J. mit Kurve von gemischtem Typus (a und f, aa, sowie celer und b) von Ai und Arteriosklerose;

        „ B. 134a—50 J., fast typische Tardusform; mit Ai+As! Typus a und b;

        „ 159—80 J. Petrificatio arter. mit atypischer Form. Typus b;

    b) die luetischen Formen (alle mit Ai);

        aa) ohne Dilatation oder Aneurysma = Aortitis luetica;

            Fall B. 121—45 J. Pulsus celer,

            „ B. 122—51 J.   „ celerrimus, differens,

            „ B. 129—52 J.   „ celer.;

        bb) mit Dilatation, resp. Aneurysma;

            Fall B. 147—57 J. Pulsus tardus (Ais),

            „ B. 123—33 J.   „ celerrimus differens (ulzerat. Endokarditis),

            „ B. 124—50 J. Pulsus celerrimus differens,

            „ B. 125—49 J.   „   „   „

            „ B. 150—51 J. Typus b, Pulsus durus (Nephrit. chron. parenchymatosa),

Eine Zusammenstellung der Fälle mit Arteriosklerose ergibt folgendes Resultat:

Bei den arteriosklerotischen Mitralformen findet man in der Regel diejenigen Pulsformen, welche allgemein als für die Arteriosklerose als charakteristisch betrachtet werden, entweder nach den Typen a, b, c oder f, welche 4 Formen einander in hohem Grade ähneln.

Die mit Arteriosklerose verbundene Aortenstenose hat immer einen charakteristischen Pulsus tardus, selbst wenn sie mit Aorteninsuffizienz kombiniert ist.

Die luetische Form von Arteriosklerose gibt bei der Aorteninsuffizienz fast immer eine überaus schöne Zelerform, oft einen Pulsus celerrimus (6 Fälle), bisweilen (in 2 Fällen) eine modifizierte Zelerform und 1 mal eine Durusform (Fall mit Nephritis chron.). Dagegen hat die senile Form von Arteriosklerose bei der Aorteninsuffizienz selten eine charakteristische Form.

Wir kommen jetzt zu der Frage: Wie verändert die Nephritis die Pulskurve bei den Herzklappenfehlern? Dabei sollte man eigentlich zwischen akuten, chronisch-parenchymatösen und chronisch-interstitiellen Formen unterscheiden. Indessen wirken alle chronischen nephritischen Prozesse in derselben Richtung, der Unterschied ist nur ein gradueller; und außerdem würden bei einer solchen Zerteilung des Materials zu viele Gruppen, jede mit nur einem oder einigen Repräsentanten, gebildet werden, was die Übersicht erschweren würde. Die Formen werden deshalb zusammengerechnet.

Wie bekannt ist die Arteriosklerose oft mit der Nephritis verbunden. Bisweilen ist die Nephritis der primäre Faktor, bisweilen ist sie sekundär, bisweilen sind sie koordiniert und endlich bisweilen ganz verschiedener Natur.

Die Formen der Kurven sind auch von anderen Ursachen abhängig, wie von dem Kraftzustand des Kranken. Als die wichtigsten Formen können folgende rubriziert werden. Typen

    a) die kräftige, typische, mit steil aufsteigendem hohem Schenkel, scharfer Spitze, langem katakrotischem Schenkel und der Apex naheliegenden Undulationen, gewöhnlich mehrere an Zahl (Fall 69, S. 297; Fall 67, S. 298; Fall 153, S. 321);

    b) dieselbe Form, aber die Kurve niedrig (Fall B. 53, Kurve a, S. 306; B. 15, S. 292);

    c) spitze Zeler-Formen (bei. Aorteninsuffizienz) (Fall B. 95, S. 317; Fall 144, S. 318; Fall B. 99, S 319);

    d) niedrige Formen, typische mit plattem Dache (Fall 63, S. 294);

    e) „ „ atypische mit aufsteigenden kleinen Spitzen (Fall 62, S. 294);

    f) „ „ atypische, mit kleinen anakrotischen Zacken (Fall 153, Kurve b, S. 322);

    g) dikrote Formen, infolge akuter Prozesse (Fall 19, S. 290);

    h) spitze Formen, ohne die Höhe der Zeler-Formen zu erreichen, oft infolge akuter Prozesse (Fall B. 106, S. 324);

    i) platte Gipfel, mittelgroße Höhe (Fall 155, S. 327).

3. **Nephritis** und ihre Einwirkung bei:

  A. Endocarditis simplex;
    Fall 19, dikroter, Typus g, (akute hämorrhagische Nephritis;
    „ 31, Typus e, nahe dem Typus b;

  B. organischer Mitralinsuffizienz;
    Fall B. 15, Typus b;
    „ 62, „ e;
    „ 63, „ d;

  C. funktioneller Mitralinsuffizienz;
    Fall 69, Typus a;
    „ 72, „ b (nicht typisch);
    „ 67, „ a;
    „ 68, „ h (sehr spitze Form, nicht typisch);
    „ 71, „ h „ „ „ „ „ fast zeler);
    „ 74, „ h (kleinere Höhe als die vorgehenden, Endocarditis
             acuta);
    „ B. 49, Typus g, dikroter P. (infolge ulzerativer Endokarditis);

  D. Mitralstenose;
    Fall B 53, Typus b (Kurve a); Typus h (Kurve b);

  E. kombinierter Mitralinsuffizienz und Stenose;
    Fall B. 67, Typus g (akute hämorrhagische Nephritis; dikroter P.);
    „ 121, „ sehr wechselnd, a, h usw. (akute Nephritis);
    „ B. 61, „ d (akute Nephritis);
    „ B. 65, „ c (chron. Nephritis mit ulzerativer Endokarditis);
    „ 112, „ h (chron. Nephritis mit akuter Pleuritis);

  F. Aortenstenose, kein Fall;

  G. Aorteninsuffizienz;
    Fall B. 95, Typus c (celer, dikrot);
    „ 144, „ c (celer);
    „ 99, „ h (Arteriosclerosis luetica) (s. oben);

  H. kombinierte Aorteninsuffizienz mit Stenose, kein Fall.

  I. komplizierte Fälle von Mitral- und Aorta-Fehlern;
    Fall 153, Typus a und Typus f (Ai + Mi rel.);
    „ B. 120, „ c (Ai + Mi rel.) (akute Perikarditis);
    „ B. 109, „ c (Ai + Mi org.) (akute Endoperikarditis);
    „ B. 106, „ h (Ai+Mi org.) (akute Endoperikarditis, ulz.);
    „ B. 108, „ c (Ai+Mi org.) (akute Endoperikarditis, ulz.);
    „ B. 111, „ c (Ai+Mi org.) (akute Endoperikarditis);
    „ 155, „ i (Mi.f+Ai), fast anakroter P.;
    „ B. 150, „ a—b;
    „ 164, „ c (zunächst);

  K. Trikuspidalfehler;
    Fall 131, Typus g, dikroter P. (akute Endokarditis mit Fieber);
    „ B. 87, Typus d, sehr niedriger Puls (sehr enge Mitralisöffnung).

Obenstehende Analyse der Pulsformen der Herzklappenfehler bei der Komplikation mit Nephritis ist lehrreich. Wir finden nämlich, daß gewisse

Faktoren imstande sind, die normale Nephritiskurve nach einer bestimmten Richtung hin zu modifizieren, und zwar nach folgenden Regeln:

A. **Akute Prozesse** verwandeln die Nephritiskurve in eine a) **dikrotische**. So wirken:

1. die akute hämorrhagische Form der Nephritis, wie die Fälle B. 19, und B. 67 zeigen, und auch andere,

2. akute Prozesse, Fall 131 (akute Endokarditis), Fall B. 49 (ulzerative Endokarditis).

In anderen Fällen wird die Kurve scharf **zugespitzt** (Typus h), wie im Falle 74 (auf Übergang zu Dikrotismus) (mit Endocarditis acuta), Fall 112 (akute Pleuritis) oder die Kurve wird selbst celer, Fall B. 65 (ulzerative Endokarditis).

B. **Bei der Aorteninsuffizienz** wird der Zelerpuls in der Regel wenig durch die Nephritis beeinflußt, wie viele Fälle zeigen (Fälle B. 95; 144; B. 120; B. 109; B. 108; B. 111; 164). Bei B. 109; B. 108; B. 111; fand sich eine akute Endoperikarditis und bei B. 120 eine akute Perikarditis.

C. Die **charakteristische Nephritiskurve** trifft man recht selten bei den Klappenfehlern, weder in ihrer großen kräftigen, noch in der niedrigeren Form; Typus a nur 3—4 mal; Typus b nur 2 mal.

D. Die **ganz niedrige Form mit plattem Gipfel** (Typus d) fand sich nur 3 mal und nie bei der Aorteninsuffizienz. Die höhere Form mit plattem Gipfel 1 mal, Typus i.

E. **Hohe spitze Kurve**, ein sich dem Zelertypus annähernder Typus, fand sich 2 mal (Fälle 68 und 71) bei funktioneller Mitralinsuffizienz, ohne Aortenfehler! In solchen Fällen führt die Kurve leicht irre.

Die eben gegebene ausführliche Analyse ergibt als Resultat, daß die für die verschiedenen Formen von Herzklappenfehlern charakteristischen Pulskurven in der großen Mehrzahl durch die vorhandenen Komplikationen akuter oder chronischer Art wesentlich verunstaltet werden, und zwar in bestimmter Richtung. Weiß man, **wie** die Komplikationen wirken, dann, aber auch erst dann, wird man imstande sein, die Kurven richtig zu deuten.

Druckfehlerverzeichnis.

Seite 294 Zeile 19 von unten steht: sclerosis., lies: sclerosis (?).
„ 299 „ 16 „ „ „ und B 28, lies: und die Bronchopneumonie bei B 28.
„ 305 „ 6 „ „ ist am Ende der Zeile zuzufügen: „Sowie B. 39, B. 43,
 B. 48 (akute Fälle).
„ 310 „ 2 „ „ steht: besonders den, lies: besonders die
„ 313 Fall 120 soll S. 314 nach Fall 119 eingesetzt werden.
„ 320 Zeile 22 von unten steht Fall 146, lies: Fall 142.
„ 321 Fall B. 115 unter der Pulskurve ist „120“ wegzunehmen.
„ 322 Fall B. 120 unter der Pulskurve b) ist „kräftig, regelmäßig 72“ wegzunehmen.
„ 324 Zeile 11 von unten, Fall B. 110, unter der Pulskurve ist „zeler, 2—3 gem.“
 wegzunehmen.